NOUVEAUX ÉLÉMENTS

D'HYGIÈNE

DE

JULES ARNOULD

MÉDECIN INSPECTEUR DE L'ARMÉE
PROFESSEUR D'HYGIÈNE A LA FACULTÉ DE MÉDECINE DE LILLE

Quatrième édition entièrement refondue

PAR

Le Dʳ E. ARNOULD

MÉDECIN-MAJOR DE L'ARMÉE
LAURÉAT DE L'ACADÉMIE DE MÉDECINE

PREMIÈRE PARTIE

SOL, EAU, ATMOSPHÈRE, HABITATION

Avec 103 figures intercalées dans le texte

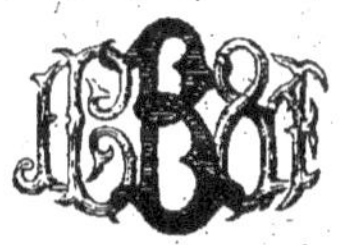

PARIS

LIBRAIRIE J.-B. BAILLIÈRE & FILS

19, rue Hautefeuille, près du boulevard Saint-Germain

1900

TABLE DES MATIÈRES

DE LA PREMIÈRE PARTIE

NOUVEAUX ÉLÉMENTS

D'HYGIÈNE

INTRODUCTION

Définition. — Le mot Hygiène, comme l'indique l'étymologie (Ὑγίας, *sain*; ὑγιεινὸς, *salubre*; τὰ ὑγιεινὰ, les *choses salubres*, les préceptes de l'hygiène), signifiait, chez les anciens, un *état* toujours bon et des conditions avantageuses qu'il n'y avait qu'à démêler et à choisir au milieu d'un vaste ensemble, comportant à la fois des circonstances favorables et d'autres nuisibles. On dit encore vulgairement d'une maison, d'une ville, que « l'hygiène y règne » ou «en est absente»; et c'est par abus de langage qu'on distingue une *bonne* et une *mauvaise* hygiène; distinction, du reste, que l'on applique aussi à la santé.

Longtemps, le choix des conditions naturelles les plus heureuses a constitué la meilleure part du domaine de l'hygiène; les grandes créations d'assainissement ne faisaient, pour ainsi dire, que les copier. A mesure que se développaient les sciences, et parmi elles la médecine, on s'est habitué à analyser l'influence des agents extérieurs sur l'homme, à étudier la modalité des phénomènes physiques ou biologiques qui, s'accomplissant en dehors de lui, paraissent l'impressionner d'une façon utile ou nuisible et déterminer son état de santé ou de maladie. On en a conclu à de certains *actes* par lesquels l'homme tente de régler au mieux des intérêts de sa propre conservation le mode des phénomènes extérieurs; à de certaines pratiques, au moyen desquelles il atténue ou élude l'influence des milieux qui l'entourent et le pénètrent, lorsque celle-ci devient compromettante pour la vitalité de l'individu ou de l'espèce. C'est le « *soin de la santé* » (*Gesundheitspflege*), substitué à la vieille expression galénique, *hygiène*, que nous conservons ici, parce que le sens des mots suit toujours les modifications du caractère des choses.

Il ressort de là que l'hygiène se sépare des sciences physiques et naturelles, tout en paraissant embrasser les mêmes objets. Les premières, en effet, étudient le sol, l'air, l'eau, les organismes vivants, pour eux-mêmes ou au point de vue économique, industriel, etc.; l'hygiène ne les envisage que comme modificateurs possibles de la vitalité humaine. Elle se distingue, du reste, également de la physiologie, de la pathologie et de toute autre branche de la médecine, en ce que le champ de son étude est essentiellement *extérieur*; tandis que les sciences médicales, ses sœurs, poursuivent par-dessus tout les phénomènes *internes*.

L'hygiène est donc autonome. Nous croyons pouvoir la définir : *la science des rapports sanitaires de l'homme avec le monde extérieur et des moyens de faire contribuer ces rapports à la viabilité et au perfectionnement de l'individu et de l'espèce.*

Caractères et portée de l'hygiène. — En raison des découvertes accomplies dans la seconde moitié de ce siècle, du nombre prodigieux des matériaux apportés pendant ces dernières années à l'édifice dont les travaux de Pasteur puis ceux de R. Koch ont formé la base, l'hygiène a acquis peu à peu le caractère d'une science biologique précise. Elle est sortie du vague et procède par expérimentation ; ce qui ne nous paraît pas un motif suffisant pour abandonner l'observation naturelle, cette expérience spontanée.

Quel que soit le milieu étudié et la modalité des influences qu'il exerce sur l'homme, la préoccupation des microorganismes qui peuplent ce milieu et des phénomènes engendrés par leur présence, marque maintenant de son empreinte les allures de l'hygiène et souvent les domine La lutte contre les germes animés des maladies, dont on a démontré l'existence au sein des milieux extérieurs, a pris très justement aux yeux des hygiénistes une importance capitale, et leurs efforts tendent surtout à combattre les maladies infectieuses, dites plus spécialement *évitables*. Il ne faudrait pas croire, toutefois, que l'hygiène ne soit que de la bactériologie, et il serait très fâcheux que celle-ci absorbât celle-là. Les bactériologistes eux-mêmes ont sagement reconnu que le microbe n'était pas tout dans la genèse de la maladie et qu'on ne saurait trop approfondir les conditions du *terrain* où il évolue, que ce terrain soit un *des milieux extérieurs* ou l'homme lui-même ; dans l'un et l'autre cas il est indispensable de rechercher comment les modificateurs extérieurs agissent sur le germe et sur l'homme.

Les germes infectieux sont ubiquitaires ; bien plus ils nous pénètrent, et nous nous rendons chaque jour mieux compte de l'importance étiologique du *microbisme latent* : essayer d'atteindre directement tous ces germes serait donc déjà dans la plupart des cas une vaine tentative, si perfectionnés que l'on suppose les moyens d'action dont nous pourrions disposer à cet égard. Au reste, les germes en question restent d'ordinaire inoffensifs, jusqu'à ce que des modifications éventuelles dans la composition chimique ou biologique du milieu qu'ils habitent — que ce soit le sol, l'eau, l'air ou l'homme lui-même — leur confèrent une virulence plus ou moins redoutable. Même alors ils ne deviennent pathogènes qu'à condition de rencontrer une certaine adaptation ou *prédisposition* du milieu humain que déterminent des circonstances appropriées, généralement d'origine extérieure, dites causes secondes ou banales de maladie ; encore, la maladie une fois commencée, se poursuit-il entre la cellule animale et le microbe une lutte au cours de laquelle la première l'emporte ou succombe selon que l'événement l'a trouvée plus ou moins robuste.

Or, l'adaptation de l'organisme, la débilité, la moindre résistance de la cellule animale doivent être prévenues par le plus large épanouissement possible de la vitalité humaine et l'élévation à son maximum de la résistance de l'économie.

En poursuivant ce but, l'hygiène ne cesse pas de s'occuper des modalités diverses des milieux extérieurs ; elle étudie et utilise seulement de plus près leur action sur l'homme. Elle vise toujours à *conserver* la santé, et en outre à *l'augmenter*. L'intégrité des milieux, autrement dit la *propreté*, objectif capital de l'hygiène, qui doit nous permettre, dans la limite du possible, d'éviter l'atteinte des germes dangereux, se trouve d'ailleurs être encore le tonique général le plus sûr de l'organisme, le meilleur moyen d'en accroître les défenses et de le rendre impropre à la culture des microbes pathogènes. L'air altéré, l'eau impure, la misère, le surmenage n'engendrent pas la fièvre typhoïde, mais ils troublent le fonctionnement de nos cellules et en atténuent l'activité jusqu'à les rendre incapables de s'opposer à la pullulation du microbe nécessaire, mais non toujours suffisant, que ce germe existe depuis longtemps déjà dans l'organisme ou qu'il y soit véhiculé éventuellement par quelque milieu souillé. Aussi est-ce faire de l'hygiène *positive* que d'assurer aux individus et aux groupes l'air pur, l'eau irréprochable, une alimentation salubre et suffisante, un travail bien équilibré. On y joindra la mise en œuvre de certains moyens reconnus aptes à provoquer le développement des forces et de la résistance organique : l'exercice physique, la gymnastique notamment. Cette hygiène active, dont les anciens avaient grand souci, est à coup sûr une des meilleures manières de se défendre contre l'action des causes de maladies.

Division. — Les divisions introduites dans l'étude de l'hygiène ne valent que par la clarté qu'elles y apportent ; il est des distinctions, d'ailleurs logiques, qu'il faut sacrifier à ce but essentiel. Nous croyons que la distinction en hygiène *privée* et hygiène *publique* repose, toute classique qu'elle soit, sur un simple abus du mot *privée*. En médecine, il n'y a que la clinique qui fasse du particularisme, l'hygiène s'y prêterait certainement, mais en pratique et non dans un livre. En réalité, l'hygiène *privée* des auteurs traite du sol, de l'eau, de l'air, etc., et se trouve être l'hygiène de tout le monde, que nous préférons appeler *générale*. A la vérité, cette conception entraîne à séparer aussi le *sujet* et la *matière* de l'hygiène. Nous pensons qu'il faut laisser le sujet, l'homme normal, à la physiologie, ne viser, en hygiène, que l'homme impressionné par les agents extérieurs, et ne particulariser qu'en faveur de certains *groupes* naturels, qui usent effectivement d'une façon spéciale des objets de l'hygiène commune.

A notre sens, l'étude de l'hygiène peut être fructueusement répartie en trois branches :

A. **Hygiène générale**. — Elle envisage les rapports obligatoires de l'homme avec les agents ou milieux cosmiques qui peuvent influencer la santé, soit par eux-mêmes, soit par suite de la présence même de l'homme. Il est facile de voir que cette série de rapports est également *commune* et *fatale ;* tous les hommes la subissent et même la partagent avec la plupart des êtres vivants, tandis que les rapports qui feront l'objet de l'hygiène spéciale sont *particuliers* et habituellement *libres*, impliquant des situations propres à certaines catégories d'individus seulement.

Les rapports nécessaires comprennent les objets suivants, énoncés dans un ordre qui a paru naturel, mais qui pourrait être modifié sans inconvénient :

1° Le SOL,
2° L'EAU,
3° L'ATMOSPHÈRE,
4° L'HABITATION,
5° Le VÊTEMENT,
6° Les ALIMENTS et les BOISSONS artificielles ;
7° L'EXERCICE et le REPOS ;
8° Les SOINS CORPORELS.

B. **Hygiène spéciale**. — Elle distingue dans l'humanité un certain nombre de groupes très réels dont les rapports sanitaires avec le monde extérieur ont une nuance qu'il convient de marquer, en approfondissant certains détails et en formulant des règles qui adaptent les principes généraux à une situation caractérisée.

Elle paraît devoir embrasser les études suivantes :

1° HYGIÈNE DE L'ENFANCE ;
2° HYGIÈNE SCOLAIRE ;
3° HYGIÈNE RURALE ;
4° HYGIÈNE URBAINE ;
5° HYGIÈNE INDUSTRIELLE ;
6° HYGIÈNE MILITAIRE ;
7° HYGIÈNE NAVALE ;
8° HYGIÈNE DES PRISONS ;
9° HYGIÈNE HOSPITALIÈRE ;
10° PROPHYLAXIE DES MALADIES CONTAGIEUSES, ce chapitre, comme le précédent ayant en vue le groupe des *malades*.

C. **Organisation et législation sanitaires.** — Elles comprennent l'organisation de l'*hygiène publique* dans les divers pays, l'énumération des *autorités*, des *agents* et des *lois sanitaires*.

Principaux ouvrages généraux d'hygiène. — LÉVY (Michel) : *Traité d'hygiène publique et privée*, 6ᵉ éd., Paris, 1879. — EULENBERG (H.) : *Handbuch des œffentlichen Gesundheitswesen*, Berlin, 1881-82. — PROUST (A.) : *Traité d'hygiène*, 2ᵉ éd., Paris, 1881. — BOUCHARDAT (A.) : *Traité d'hygiène publique et privée*, 2ᵉ éd., Paris, 1882. — PETTEN-KOFER (Max von) et ZIEMSSEN (H. v.), *Handbuch der Hygiene und der Gewerbe-Krankheiten*, Leipsig, 1882-94. — PARKES (Edmond A.) : *A manual of practical Hygiene*, 6ᵉ éd., par F. de Chaumont, New-York, 1884. — ROCHARD (J.) : *Encyclopédie d'hygiène et de médecine publique*, Paris, 1889-97. — WEYL (Th.) : *Handbuch der Hygiene*, Iena, 1893-99. — FLÜGGE (G.) : *Grundriss der Hygiene*, 4ᵉ éd., Leipsig, 1897. — PARKES (Louis C.) : *Hygiene and public Health*, 5ᵉ éd., Londres, 1897. — PRAUSNITZ (W.), *Grundzüge der Hygiene*, 4ᵉ éd., Munich, 1899. — RUBNER (M.), *Lehrbuch der Hygiene*, 6ᵉ éd., Leipsig, 1899.

PREMIÈRE PARTIE

HYGIÈNE GÉNÉRALE

CHAPITRE PREMIER

DU SOL

CONSTITUTION DU SOL. — RAPPORTS DU SOL AVEC L'AIR. — RAPPORTS DU SOL AVEC L'EAU. — NAPPE SOUTERRAINE. — THERMALITÉ DU SOL. — SOUILLURES ET MICROBES DU SOL. — INFLUENCES SANITAIRES ET ASSAINISSEMENT DU SOL.

Le mot SOL veut dire proprement *surface* ou *support*. Au point de vue de l'hygiène la seule surface terrestre serait déjà une vaste étude. Mais, de même qu'en agriculture, on a été conduit ici à étendre notablement le sens du mot et à l'entendre de *toute la partie de la croûte terrestre qui peut avoir une influence sur la santé des humains*. C'est plutôt la signification du latin *tellus*, auquel ne répond pas tout à fait notre mot *terre*, mais que renferme l'adjectif *tellurique* passé dans la langue de l'étiologie. (Les termes allemands *Boden*, *Grund*, adaptés à des nuances un peu différentes, contiennent plus que notre mot *sol* l'idée à laquelle se rattachent les études de l'hygiène. Il en est de même de l'anglais *ground*, *soil*).

Sans doute, il convient de se rendre compte de l'influence que peuvent avoir sur la santé de l'homme les qualités extérieurement apparentes de cette surface qui nous porte ; mais, comme on le verra, cette question, qui est surtout affaire de *contact*, ne saurait être bien embarrassante. Au contraire, les phénomènes physiques et bio-chimiques qui s'accomplissent au sein des premières couches du sol, où rien ne se passe qui ne soit susceptible d'impressionner à quelque degré les êtres fixés à la surface, constituent un ensemble infiniment complexe et dont l'étude est fort délicate, étant donné qu'elle porte à la fois sur ce qui retourne au sol et sur ce qui en vient. Le sol est le réceptacle à peu près obligatoire de toute la matière organique qui a cessé de vivre ; d'où une effroyable souillure fort heureusement bientôt atténuée et même annulée, quand les circonstances s'y prêtent, par une série de décompositions dont l'aboutissant final est la minéralisation de la matière azotée. Il importe donc de déterminer quelles sont les conditions telluriques dépendant de la constitution et des propriétés des terrains, de leurs rapports avec l'air et avec l'eau, de leur thermalité, qui régissent la marche de ces transformations, lesquelles représentent d'ailleurs le résultat de l'activité de nombreux microorganismes. Or la nature de ceux-ci, la manière dont ils opèrent, la nocuité ou l'innocuité des éléments qu'ils mettent en liberté sont fonction des caractères du milieu.

Notre attention devra en outre se fixer sur le sort dans le sol de certains de ces germes qui sont les moteurs chez l'homme de maladies épidémiques. D'où l'obligation de s'assurer de la façon dont ils peuvent diffuser dans l'air ou dans l'eau, aussi bien que les impuretés banales, pour aller agir sur l'organisme humain.

Nous pourrons alors adopter en connaissance de cause les moyens propres à parer aux dangers provenant soit du sol naturellement insalubre soit des terrains souillés par la présence de l'homme. Et nous aurons en même temps déterminé les bases de l'épuration voulue par le sol, en des points choisis, des résidus de la vie humaine, sans inconvénient ni pour l'air ni pour l'eau que nous sommes appelés à respirer ou à ingérer.

1° CONSTITUTION DU SOL

Les connaissances acquises sur l'histoire de la formation et des révolutions successives du globe terrestre, non plus que les classifications géologiques basées sur ces connaissances ne paraissent guère utilisables en hygiène. La plupart du temps en effet un terrain quelconque, depuis le granit jusqu'à l'alluvion, ne possède pas de vertu sanitaire qui lui soit conférée par son âge ou sa nature géologique. La raison de sa salubrité ou de son insalubrité tient d'une part à la nature, aux propriétés générales et au mode de groupement de ses éléments ; d'autre part à la disposition des couches voisines et aux caractères que leur impose également leur constitution élémentaire : toutes choses qui conditionnent les relations du terrain considéré avec l'air, l'eau, la température extérieure, et dont relèvent par suite à la fois le degré de souillure de ce terrain et l'activité des phénomènes d'épuration qui peuvent s'accomplir dans son intimité.

C'est donc exclusivement des éléments des terrains et de l'agencement de ces éléments qu'il sera question ici ; les rapports réciproques des différents terrains dont les couches constituent l'ensemble d'un sol donné présentent d'ailleurs une variabilité qui exige une détermination spéciale pour chaque cas particulier.

Eléments principaux du sol.—La *silice*, la *chaux*, l'*alumine* sont les éléments constituants essentiels et à peu près constants de toutes les formations géologiques ; il s'y joint, moins régulièrement et dans des proportions plus restreintes, de la *potasse*, de la *soude*, de la *magnésie*, du *fer* et du *manganèse*. Les trois premières surtout se retrouvent dans toutes les roches, massives ou stratifiées, et la différence entre les roches ne repose pas sur la présence ou l'absence de l'un ou de l'autre, mais sur la variabilité de leurs quantités respectives et sur le mode d'union de leurs molécules constitutives. La silice et les silicates d'alumine et de potasse prédominent dans certaines roches compactes ou fragmentées ; sous le premier état, ces roches s'appellent granit, gneiss, grès ; sous le second, cailloux, graviers, grève, sable.

Dans les roches calcaires le carbonate de chaux est l'élément le plus ordinaire ; il faut en rapprocher la *dolomie*, dans laquelle la magnésie s'associe à la chaux, et le terrain *gypseux*, où le sulfate de chaux est plus ou moins exclusif. Ces roches calcaires comme les roches siliceuses ont des propriétés fort différentes, selon qu'elles sont en assises continues ou qu'au contraire elles se trouvent naturellement fragmentées ; selon qu'elles possèdent une texture serrée et une consistance dure, ou qu'au contraire elles sont formées de grains fins sans cohésion.

L'argile, provenant de la décomposition des roches feldspathiques sous l'influence de CO_2, est extrêmement répandue et, selon la nature des éléments qui lui sont associés, porte différents noms : Argile plastique (*Thon*, Allem. ; *Clay*, Angl.) : argile ferrugineuse (*Letten*) ; marneuse (*Tegel*, *Flinz*) ; bitumeuse (*Alaunthon*) ; calcaire (*Lehm* et, en poudre, *Lœss*) ; kaolin, latérite, argile à silex, *Terra rossa*, etc. L'argile, comme on le verra, a la propriété d'absorber l'eau et de la retenir avec une grande énergie, tandis que les sables siliceux et les calcaires fragmentés la laissent passer plus ou moins aisément.

Les alternances thermiques dilatent, resserrent, fendillent les roches primitives et les préparent à la désagrégation ; la couleur, la capacité pour le calorique de ces roches favorisent ou retardent cet effet. D'autre part, l'eau des pluies use mécaniquement, par lavage, les roches les plus dures et, en pénétrant dans leurs pores, les éclate par la congélation en hiver. Chimiquement, elle les attaque au moyen de l'oxygène et de l'acide carbonique qu'elle tient dissous. Les roches silicatées sont les plus résistantes ; elles cèdent néanmoins et d'autant plus vite qu'elles renferment plus de chaux. L'oxygène, les acides, l'ammoniaque de l'air, participent à cette action chimique. Enfin les plantes inférieures, mousses, lichens, qui croissent sur les roches, aident à l'action des agents météoriques. Les uns et les autres disposent d'ailleurs des siècles.

Ainsi se forment la plupart des sols superficiels, sols d'éboulis, dont une partie véhiculée par les eaux va composer les plaines d'*alluvions*. Que des végétaux croissent et meurent sur ces terrains, y entassant peu à peu ce qu'ils ont fixé de substance par leurs emprunts à la terre et à l'atmosphère, et l'on a l'*humus* ou *terreau* dont nous pouvons observer la formation sous les arbres des forêts. On aboutit de la sorte à la *terre arable* qui a précisément pour caractéristiques d'une part la présence d'une proportion notable de matière organique, d'autre part la faible cohésion de sa structure. Elle rappelle toutefois son origine et volontiers la nature du sous-sol sur lequel elle repose — et dont elle ressent presque en tous cas l'influence — par la prédominance dans sa composition de tel ou tel élément qui détermine alors ses propriétés essentielles. D'où la distinction vulgaire des terres *légères* où le sable est abondant et des terres *fortes* dans lesquelles l'argile domine.

Propriétés générales et agencement des éléments. — Les dimensions des particules élémentaires du sol sont extrêmement variables. Dans les argiles plastiques le diamètre des grains oscille entre $0^{mm},0001$ et $0^{mm},005$; pour le sable grossier on trouve jusqu'à 2 millimètres ; ce sont là les extrêmes limites. De 2 à 10 millimètres c'est le gravier plus ou moins grossier ; au delà commencent les cailloux. Le « squelette du sol » est formé par les grains dont le diamètre est supérieur à $0^{mm},25$, les grains plus petits constituant la « terre fine ».

Ces particules ont des formes très diverses : les fines parcelles d'argile sont allongées et à section circulaire, les grains de sable anguleux et plus ou moins cubiques.

Cristallins ou amorphes les grains calcaires, et plus encore les grains siliceux, offrent en général une faible capacité pour les gaz ou pour l'eau. La *porosité* propre de ces éléments, dirons-nous, est médiocre ou nulle, le mot étant pris ici dans un sens beaucoup moins étroit qu'en physique. A notre point de vue un corps cesse d'être poreux, conformément à l'opinion de Soyka, lorsque ses pores sont assez petits pour qu'il ne puisse plus y avoir d'échanges entre leur contenu et les fluides extérieurs : tel est le cas des roches compactes et de leurs fragments. Ces derniers d'ailleurs sont susceptibles de constituer des sols doués d'une grande porosité, en raison des vides qui persistent entre leurs éléments constituants et qui permettent la présence de l'air ou de l'eau en proportions élevées.

Il n'en va pas ainsi avec certaines substances amorphes qui ont la propriété commune aux matières colloïdes de se gonfler au contact de l'eau en formant une sorte de gelée et de reprendre leurs caractères primitifs après la dessiccation : ce sont les éléments plastiques des terres, appartenant surtout à l'argile, dont les molécules se soudent les unes aux autres pour donner des boues imperméables. Il est vrai que l'argile colloïdale peut se transformer, sous l'influence des sels de chaux provenant du calcaire dissous dans l'eau chargée de CO^2, en argile coagulée (Schlœsing) ; celle-ci englobe les molécules de sable et forme de petites masses isolées dans les interstices desquelles l'eau peut circuler. Une terre argileuse, si elle contient de l'argile coagulée, est donc encore perméable. Sa porosité sera augmentée par la présence de débris de végétaux. Mais ceux-ci donneront plus tard naissance à l'humus dont les éléments, d'après Wollny, jouissent comme l'argile de propriétés colloïdales.

La porosité d'un sol est bien plutôt liée à sa structure, à l'agencement de ses éléments, qu'à leur nature. Elle est d'abord d'autant plus grande que les particules, le sol étant supposé sec, sont plus petites. Si les particules étaient sphériques et de dimensions semblables, elles pourraient se grouper de deux façons différentes : de telle sorte que chaque sphère fût logée dans l'espace laissé libre par les voisines, ou bien de façon à ce que tous les plans tangents aux points de contact fussent rectangulaires entre eux. Dans le premier cas l'agencement serait le plus compact et le volume des espaces libres, des *pores* (c'est-à-dire le rapport de l'ensemble des pores au volume total du sol), serait minimum, représentant environ 26 0/0 du volume total ; dans le second cas le volume des pores serait maximum, soit 47 0/0 du volume total.

Dans la terre arable les particules ne sont pas sphériques et n'ont pas mêmes dimensions. L'arrangement peut être un peu plus compact que dans le premier cas décrit ci-dessus, si de petits grains viennent se placer dans les espaces laissés libres par les plus gros ; il est moins compact que dans le second cas lorsque les particules sont disposées de façon à avoir leurs centres aux sommets d'un hexagone (Wollny). Aussi le volume des pores paraît-il susceptible d'osciller dans des limites fort étendues. En pratique, il reste pourtant assez constant, et d'une manière générale, on peut admettre qu'il représente environ le tiers du volume total d'une masse de terre donnée.

Souvent, quand les parcelles de terre sont très fines et qu'elles ont absorbé une certaine quantité d'eau, comme il arrive aux matières colloïdes, argileuses ou humiques, il se forme des conglomérats ou grumeaux laissant entre eux, par suite de leurs grandes dimensions, un grand nombre de larges espaces : d'où certaines modifications dans les propriétés physiques du sol, et surtout dans sa manière de se comporter vis-à-vis de l'eau, de l'air, etc., qui relève naturellement d'abord de sa porosité, laquelle se trouve alors augmentée.

Enfin on ne devra jamais perdre de vue que l'uniformité de structure d'une même couche, d'un même terrain, est éminemment sujette à caution, et qu'en tel ou tel point l'agencement des éléments peut présenter certaine modification qui ne réponde plus à la formule proposée comme caractéristique de la constitution générale de la couche envisagée. Nous aurons à signaler à diverses reprises les effets de ces irrégularités de structure qui compliquent dans une notable mesure l'idée qu'il y a lieu de se faire des relations du sol avec l'air et surtout avec l'eau.

2° RAPPORTS DU SOL AVEC L'AIR

La différence ordinairement assez grande qui existe entre le poids effectif d'un volume déterminé de terre desséchée et le poids que l'on devrait trouver d'après la densité de cette terre indique combien le sol est poreux et quelles quantités importantes d'air il contient, même lorsqu'il s'agit d'un terrain bien tassé et non cultivé (Dehérain). La capacité du sol pour l'air est en effet égale au volume des pores ; elle est donc d'autant plus grande que les particules sont plus petites et que la terre est plus sèche. Les quantités d'air et d'eau sont complémentaires ; quand le sol est très humide on n'y trouve presque plus d'air et d'autant moins alors que les dimensions de ses pores sont plus faibles, car l'eau les remplit avec plus de facilité. Or, l'air est indispensable à l'oxydation de la matière organique sous l'influence des ferments du sol, d'où l'importance de l'étude actuelle.

Perméabilité du sol à l'air. — Le sol offre à l'égard de l'air une certaine perméabilité, c'est-à-dire peut être traversé par l'air et les gaz quelconques qui, à la faveur des ruptures d'équilibre de pression, tendent à passer soit du dedans au dehors ou inversement, soit d'un point à un autre dans l'épaisseur même du sol. Bien que la perméabilité ait pour condition la porosité elle n'en copie nullement les allures. En effet, la facilité avec laquelle l'air circule dans le sol, à pression égale, étant en raison inverse de la résistance qu'il éprouve, il est clair qu'il pénétrera moins aisément le sol à pores nombreux, qui multiplie les inflexions et les étranglements de la voie suivie par l'air, par conséquent augmente aussi les frottements et la longueur du chemin. En d'autres termes, *la perméabilité augmente avec la grosseur des grains*, car elle ne dépend pas du volume total des pores mais de leurs dimensions.

Renk, Ammon, Welitschkowsky, Soyka ont étudié expérimentalement les lois de la perméabilité du sol à l'air. Nous reproduisons ci-dessous un tableau dans lequel Soyka a résumé les résultats de Welitschkowsky. Il s'agit d'un *sol sec*, artificiel, de 50 centimètres d'épaisseur.

NATURE DU SOL	DIAMÈTRE des Grains.	VOLUME des PORES	LITRES D'AIR PASSÉS PAR MINUTE		
			Pression : 50 ^{mm} d'eau.	Pression : 10^{mm} d'eau.	Pression : 5^{mm} d'eau.
Sable fin.............	Moins de 0^{mm},3	41.87 0/0	0^l 0058 (1)	»	»
Sable moyen..........	De 0^{mm},3 a 1^{mm}	40.64 —	0.8890 (155)	0^l.187 (1)	»
Sable grossier........	De 1 à 2	37.38 —	7.399 (1270))	1.628 (8.7)	'
Gravier fin............	De 2 à 4	35.47 —	»	12.518 (67)	7.182 (1)
Gravier moyen........	De 4 à 7	35.39 —	»	28.493 (152)	17.470 (2.4)
Gravier grossier......	De 7 à 20	35.24 —	»	»	37.880 (5.2)

Les chiffres entre parenthèses sont des nombres proportionnels.

Fleck a examiné le sol naturel, sec et pulvérulent, des cimetières de Dresde. Le tableau ci-après, dans lequel la perméabilité du sol le plus perméable est exprimée par 100, donne les principales constatations de l'auteur.

NATURE DU SOL	VOLUME des Pores.	PERMÉABILITÉ
I. Gravier roulé ($1^{cc},5 = 2$) grammes renferment : gravier pierreux 3^{cc} ; sable 1^{0cc} ; argile ($0^{cc},5$)	49.7 0,0	100
II. Gravier et sable	32.9 —	62.33
III. Sable quartzeux (grains de $1^{mm},5$ a 2^{mm})	34.5 —	61.60
IV. Sable plus fin. Traces d'argile	43.2 —	45.86
V. Sable très fin	41.3 —	36.88
VI. Sable argileux (*Rothliegendes* : sable 15 ; argile 4,5)	56.4 —	1.46
VII. Sable argileux en poudre très fine	52.1 —	1.09
VIII. Sable riche en argile et marne	51.8 —	0.61
IX. Sol argileux, moitié sable, moitié argile	55.8 —	0.59
X. Sol argileux, ne renfermant que des traces de sable	54.8 —	0.52

On voit que l'argile même sèche serait très imperméable ; ce fait pourrait résulter de ce qu'elle se présente parfois sous forme de poudre fine, à pores nombreux mais très petits. Il n'en est plus de même avec l'argile coagulée, à l'état granuleux, et dont les éléments de 1 à 2 millimètres sont parfaitement compatibles avec une grande perméabilité à l'air.

En tous cas la perméabilité croît avec la proportion de silice. L'humus se comporte lorsqu'il est sec comme les sables grossiers. Dans un sol contenant des grains de dimensions très différentes, la perméabilité dépend surtout des éléments les plus fins.

La perméabilité du sol diminue quand il est mouillé, et cela d'autant plus que la capacité d'absorption pour l'eau est plus grande ; on conçoit en effet que la présence de l'eau supprime un certain nombre de pores et rétrécisse les autres. L'argile, la tourbe et le calcaire terreux mouillés sont à peu près imperméables à l'air, tandis que le sable reste en général très perméable. La diminution de perméabilité est surtout rapide dans les terrains à grains fins, ce qui tient notamment à un certain resserrement des éléments sous l'action de l'eau et à ce que bon nombre de pores sont obstrués par de fines particules de terres entraînées par l'eau. En ce cas la culture doit intervenir pour détruire ce nouvel agencement du sol et rouvrir des voies à la pénétration de l'air nécessaire à l'activité des ferments de la terre. Cependant, il n'y a d'imperméables d'une façon durable à l'air que les sols qui, une fois mouillés, ne sont pas susceptibles de s'égoutter, et restent gorgés d'eau ; ceux qui laissent filtrer l'eau sont par la suite rapidement pénétrés par l'air, car si les espaces qui existent entre les particules du sol sont suffisants pour le passage de l'eau, *à fortiori* peuvent-ils être traversés par l'air (Dehérain et Demoussy).

L'eau se dilatant d'un dixième de son volume par la congélation, le *sol gelé* est encore moins perméable que le sol humide ; la perméabilité peut être supprimée, si le sol a été surpris en état d'humectation notable. Les échanges s'arrêtent alors entre l'air du sol et l'atmosphère sur toute l'étendue de sol atteinte par la congélation. Malheureusement, les portions de sol qui échappent à la gelée comme à la pluie sont précisément celles sur lesquelles reposent nos habitations ; c'est donc de ce côté que se portent les échanges entre le sol et l'atmosphère, comme l'ont signalé Layet, Soyka, Renk, Wolffberg, à propos de certains empoisonnements par le gaz d'éclairage en hiver ; d'autant plus qu'au même moment le chauffage détermine dans nos demeures une aspiration qui suffirait à elle seule à y amener le courant souterrain.

Mouvements de l'air du sol. — Il y a, entre l'atmosphère libre et l'air du sol, des échanges incessants dont la perméabilité du sol est la raison suffisante.

Ce sont là des mouvements dans le sens vertical ; d'autres s'accomplissent dans le sens horizontal au sein même du sol. Ici comme à l'extérieur l'air obéit à l'action des changements de pression déterminés par les modifications de la pression de l'atmosphère libre, les différences de température, le régime des vents ; il se déplace par le même mécanisme sous l'influence des oscillations de l'eau souterraine.

Théoriquement, et *a priori*, il semble que l'air du sol doit s'élever de la profondeur vers la surface quand la pression atmosphérique baisse ; inversement une augmentation de pression ferait pénétrer l'air du dehors dans le sol. A vrai dire l'observation n'a pas permis à Fodor de s'assurer de la réalité de ces phénomènes, peut-être, d'après Soyka en raison de la lenteur avec laquelle ils se produisent et de la difficulté d'une telle recherche.

Fodor attribue, avec raison, une influence capitale à la température sur ce qu'il appelle les « courants » de l'air du sol. En effet, la température n'est jamais en équilibre, du sol à la surface et à l'extérieur, ni même d'un point à un autre de l'épaisseur du sol. D'où les différences de densité ou de tension entre l'air intérieur et celui du dehors ou entre des couches différentes du premier. Les colonnes les plus denses vont vers les moins denses, qui font appel. Ainsi quoique l'air du sol soit plus froid en été, et généralement pendant le jour, que l'air de l'atmosphère, il s'élève alors. En hiver et pendant la nuit il est plus chaud ; dans ces conditions, c'est pourtant l'air extérieur qui pénètre dans le sol. Si l'air des caves et sous-sols n'a reçu un revêtement imperméable, l'atmosphère des maisons étant presque toujours plus chaude que celle du sol, il est fait appel sur cette dernière, et, le cas échant, sur le gaz d'éclairage qui peut s'être répandu dans le sol.

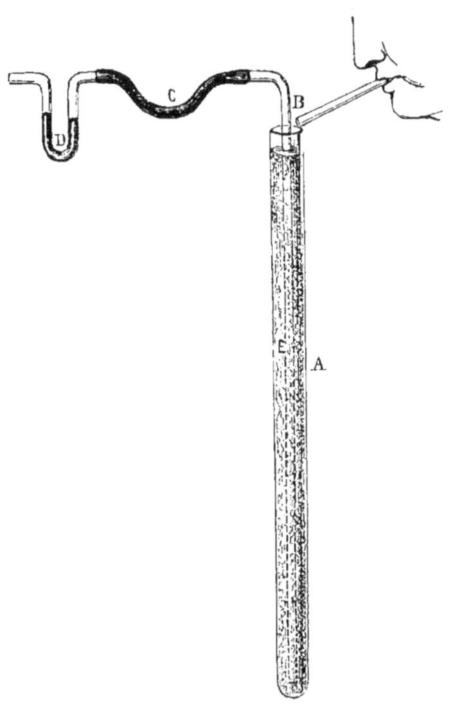

Fig. 1. — *Appareil de Pettenkofer pour démontrer l'action de l'air extérieur sur le mouvement des gaz du sol.*

Le vent provoque toujours des vagues dans l'air du sol, qui est comme lavé par l'air atmosphérique, du moins dans les couches superficielles. L'effet est de courte durée. En outre, il dépend beaucoup des conditions dans lesquelles le vent a donné. Le vent qui souffle contre la muraille d'une maison détermine en avant de ce mur un excès de pression et une dépression en aval ; c'est encore une manière de favoriser l'entrée de l'air du sol dans nos demeures.

A l'aide de l'appareil (fig. 1) ci-contre imaginé par Pettenkofer on peut mon-

trer dans un cours l'action du vent et de l'excès de pression sur le mouvement
des gaz du sol. Dans le tube A, rempli de gravier, plonge jusqu'au fond un
tube plus mince E, mis en communication par son extrémité supérieure avec
un tube en U, à demi plein d'eau Si l'on souffle à la surface du gravier, l'eau
monte dans la branche libre du tube en U.

La quantité d'air qui passe au travers d'une terre est inversement proportionnelle à l'épaisseur de la couche, et directement proportionnelle à la pression de
l'air tant que la vitesse de passage n'excède pas 5 centimètres par seconde ;
pour des vitesses supérieures, la proportionnalité n'existe plus, la pression de
l'air et l'épaisseur de la couche n'ayant plus autant d'importance.

Tout l'intérêt des échanges entre l'atmosphère du sol et l'atmosphère libre
réside dans la possibilité qu'il se trouve dans l'air du sol des substances capables d'influencer l'homme qui les respirerait. Au surplus les gaz quelconques
issus de la terre ne véhiculent guère de particules solides, soit en raison de la
faiblesse des courants, soit parce qu'ils se filtrent au travers des couches du sol.

Constitution de l'air du sol. — En outre d'une certaine quantité de vapeur
d'eau, l'air du sol est essentiellement caractérisé par la présence de notables
proportions d'acide carbonique, d'ammoniaque, et quelquefois d'hydrogène
sulfuré ou carboné. Comme il est bien établi que les proportions d'oxygène et
d'acide carbonique sont complémentaires l'une de l'autre, on doit en conclure
que cet acide carbonique est le résultat d'une oxydation, nécessairement de
celle des matières organiques renfermées dans le sol. L'ammoniaque et les
autres gaz représentent également les produits de décomposition de ces mêmes
matières.

Depuis Boussingault et Lévy, un grand nombre de savants, hygiénistes ou
agronomes, Pettenkofer, Fodor, Port, Wolffhügel, Wollny, Schlœsing fils, se
sont occupés de doser l'acide carbonique de l'air du sol. On doit à M. Schlœsing
fils, pour ce genre de recherches, un excellent dispositif consistant dans l'emploi
d'un tube d'acier de 2 millimètres au plus de diamètre intérieur, terminé par
une pointe conique qui s'enfonce dans le sol ; par ce tube on aspire l'air du sol
au moyen d'un écoulement de mercure, et on analyse l'échantillon recueilli.

Évidemment, l'acide carbonique peut être considéré comme le témoin des
phénomènes d'oxydation des matières carbonées dans le sol ; mais de là à en
faire l'indice de la salubrité du sol en un lieu donné, selon les vues de Pettenkoffer, il y a loin. Car les grandes fluctuations auxquelles est sujette la proportion d'acide carbonique de l'air d'un sol ne sont pas seulement dues aux
variations de la quantité de matière organique dans ce sol, mais aussi à l'oxydation plus ou moins rapide de ces matières selon les circonstances, et enfin aux
mouvements de l'air du sol. D'abord la quantité d'acide carbonique n'est proportionnelle à la quantité de matière organique que lorsque celle-ci est faible ;
le rapport des deux nombres diminue lorsque la matière organique est abondante, ce qui est assez naturel, remarque Wollny, puisqu'alors l'acide carbonique
lui-même, en forte proportion, fait obstacle aux phénomènes d'oxydation.
D'autre part l'oxydation des substances carbonées et, par suite, la production
d'acide carbonique, dépend surtout de la perméabilité des terrains à l'air, du
degré d'humidité et de température qui sont plus ou moins convenables à
l'activité des microbes chargés de la transformation des souillures organiques
du sol. Il s'ensuit que la structure physique de ce sol, l'état de sa surface et les
conditions météorologiques sont des facteurs importants de la formation de CO^2.
Enfin l'acide carbonique formé peut se déplacer dans l'intérieur du sol, où,

comme l'a fait observer Schlœsing fils, les nappes gazeuses, sous l'influence des variations de pression, doivent se mouvoir sans doute davantage que les nappes liquides qui, malgré leur fluidité moindre, y cheminent cependant : par conséquent rien ne garantit que l'acide carbonique dosé dans un terrain y ait pris naissance.

Au reste CO_2 peut encore s'échapper dans l'atmosphère, soit à la faveur des mêmes conditions, et cela d'autant plus aisément que le sol est à grains plus grossiers, soit par simple *diffusion*, en vertu de sa proportion plus élevée dans l'air du sol que dans l'atmosphère extérieure. Cette diffusion, aussi bien que celle de l'ammoniaque, est fonction du nombre des pores, et non de leurs dimensions ; elle diminue si l'humidité ou le tassement viennent à réduire le volume total des pores et cesse à peu près lorsque les couches superficielles sont saturées d'eau ; elle s'affaiblit à mesure que l'on observe à une plus grande profondeur.

On comprend dès lors quelles variations peut subir la composition de l'air du sol en CO_2 ou en ammoniac d'une saison à une autre, voire d'une belle journée à un jour pluvieux, d'un terrain exposé au midi à des pentes tournées vers le nord, d'une terre légère à un sol argileux, d'une couche superficielle à un niveau inférieur, etc.

On a émis l'idée (Bouchard) qu'en outre des gaz précédemment énumérés, l'air du sol pouvait véhiculer certaines toxines volatiles produites au cours des putréfactions organiques et capables d'agir sur les plasmas et le système vaso-moteur de l'homme. Nous verrons quels faits paraissent justifier cette hypothèse qui jusqu'ici n'a pu toutefois être vérifiée directement.

Absorption des gaz par le sol. — Mentionnons ici le curieux phénomène dit d'absorption en vertu duquel la surface des éléments du sol attire et retient les molécules gazeuses voisines, qui pénètrent alors dans les espaces intra-moléculaires de l'élément et s'y condensent. Le pouvoir absorbant de l'humus est très marqué, celui du quartz faible. Il croît avec la finesse des particules, c'est-à-dire avec l'étendue de la surface d'adhérence, atteint son maximum entre 0° et 18°, diminue lorsque la température s'élève.

La terre sèche peut ainsi emprunter de la vapeur d'eau à l'air ; la terre où l'air ne parvient plus directement par suite d'une trop grande humidité est encore capable de disposer d'une certaine quantité d'oxygène. Nous verrons mettre à profit le pouvoir absorbant de la terre arable sèche vis-à-vis des gaz fétides pour *désodoriser* les matières fécales. D'un autre côté, cette même propriété fait que le gaz d'éclairage qui se perd dans le sol se dépouille de son odeur : circonstance fâcheuse en ce sens que s'il pénètre ensuite dans les habitations, il ne trahit plus sa présence que par les accidents qu'il peut causer.

3° RAPPORTS DU SOL AVEC L'EAU — NAPPE SOUTERRAINE

La présence de l'eau dans le sol reconnaît pour condition la porosité de celui-ci, étant donné qu'il ne s'agit pas ici de l'eau intramoléculaire qui existe au sein des roches les plus compactes, dites poreuses, mais de celle qui rend le sol humide au sens vulgaire du mot et dont les proportions dans un même sol sont éminemment sujettes à variations. Toutes choses égales d'ailleurs, si ces proportions sont influencées par la richesse du sol en matières colloïdes, argileuses ou humiques, elles dépendent surtout de sa structure.

Pour l'hygiène l'importance de l'eau du sol et de la manière dont elle s'y comporte découle de ces deux faits, savoir : que l'humidité règle l'activité des microorganismes qui assurent la transformation de la matière organique au sein de la terre ; et que l'eau peut servir de véhicule à des substances ou à des germes nuisibles dont nous avons besoin de connaître les conditions de cheminement ou d'arrêt dans l'épaisseur des terrains.

Les lois générales de ces phénomènes commencent à pouvoir être formulées. Mais elles servent surtout à faire saisir la complexité de cette question. Pour parler exactement, on ne connaîtra bien les rapports avec l'eau d'un sol quelconque, pris en particulier, que quand on les aura étudiés directement dans ce sol lui-même.

Adhésion moléculaire et capillarité. — Parmi les phénomènes qu'engendre le contact de l'eau et du sol le rôle capital appartient sans contredit à la force attractive en vertu de laquelle les molécules liquides adhèrent d'une part entre elles et d'autre part à la surface des particules solides du terrain qui sont alors mouillées. Cette adhésion moléculaire, si faible qu'elle soit, détermine en effet tout d'abord les actions capillaires dans les pores suffisamment fins, c'est-à-dire ceux dont le diamètre est inférieur à 2 millimètres soit primitivement par suite de la ténuité des grains du sol, soit secondairement par suite des propriétés colloïdales de ces éléments : ceux-ci éprouvant au contact de l'eau un gonflement qui entraîne le rapetissement des espaces lacunaires. La cause motrice de la capillarité relève donc dans une certaine mesure de la nature des éléments du sol ; mais ensuite les effets capillaires ne dépendent plus que des dimensions des pores du terrain, conformément à la loi d'après laquelle la hauteur de la colonne liquide soulevée dans un conduit capillaire est en raison inverse du diamètre de ce conduit. Au reste plus les capillaires sont relativement larges et plus la circulation est rapide : elle l'est infiniment davantage dans le sable ordinaire que dans le calcaire non fissuré et surtout l'argile.

La capillarité joue naturellement le plus grand rôle vis-à-vis de la distribution générale de l'eau dans le sol, et cela non seulement dans le sens vertical mais aussi pour une part dans le sens horizontal.

Les attractions moléculaires dont nous venons de parler ne s'exercent pas seulement vis-à-vis des liquides qui ont pénétré dans les méats capillaires du sol, mais encore sur les divers corps en suspension dans ces liquides ainsi que sur les matières qui s'y trouvent dissoutes. Telle est l'origine et le mécanisme essentiel des phénomènes de purification que l'on observe sur l'eau qui a subi une *filtration* à travers des couches convenablement poreuses, en leur abandonnant les substances étrangères qu'elle tenait en suspension ou en dissolution. Même à l'égard des premières on ne saurait admettre une simple action d'arrêt due à l'étroitesse des méats capillaires par rapport aux dimensions de ces impuretés : elles sont au contraire la plupart du temps, surtout s'il s'agit de microbes, bien inférieures aux diamètres des méats. Le caractère capillaire de ceux-ci augmente seulement les chances des corps en suspension de rencontrer un élément de paroi sur lequel ils se fixent, attirés qu'ils sont par une force semblable, au dire de Duclaux, à celle qui fixe la matière tinctoriale sur le tissu plongé dans un bain de teinture. L'effet est le même si les chances de contact sont augmentées par une cause autre que la ténuité des pores : celle-ci agit à la fois par la grande surface de paroi qu'elle met en jeu et la lenteur qu'elle impose au mouvement de l'eau. Mais des espaces un peu plus larges peuvent produire une épuration pareille si leur longueur est suffisante, comme l'ont montré Duclaux, Roux et Chamberland, etc.

Nous aurons à revenir à propos de la répartition de la matière organique et des microbes dans le sol sur ces faits si importants qui conditionnent d'ailleurs la purification de toutes les eaux qui circulent dans l'épaisseur des terrains.

Capacité du sol pour l'eau. — Il faut distinguer ici la capacité qui traduit la quantité d'eau qu'un poids ou un volume donné d'un sol peut *admettre* dans l'ensemble de ses espaces lacunaires, petits ou grands (*saturation*, et quelquefois *sursaturation* ou *capacité maxima* des auteurs) ; et celle par laquelle on exprime la quantité d'eau que le même poids ou volume du même sol peut *retenir* sans la laisser couler (*capacité absolue* ou *minima* et parfois *saturation* des auteurs). Dans ce dernier cas la quantité d'eau est naturellement moindre puisqu'elle ne se compose que du liquide retenu par adhérence ou par capillarité dans les plus petits espaces, les plus grands ne pouvant exercer d'action capillaire vis-à-vis de ce liquide et le laissant s'échapper sous l'influence de la pesanteur.

Plaçons par exemple de la terre meuble, bien poreuse, dans un entonnoir et additionnons-la lentement d'eau ; celle-ci va commencer à être absorbée par la terre et ne s'écoulera pas par le bas de l'entonnoir tant que la capacité de rétention (ou *pouvoir d'absorption, faculté d'imbibition*) de la terre ne sera pas satisfaite ; au moment où l'écoulement se produit enfin, fermons l'extrémité inférieure de l'entonnoir : nous pourrons continuer encore pendant quelque temps à ajouter de l'eau à la terre et à constater que le liquide trouve place dans son intérieur. La saturation n'est atteinte qu'à l'instant où la pénétration n'a plus lieu.

La quantité d'eau nécessaire pour saturer le sol ne représente pas toujours très exactement le volume total des pores de ce sol, car il arrive que de l'air soit emprisonné çà et là par l'eau dans certains espaces lacunaires et ne puisse s'échapper pour faire place au liquide : circonstance évidemment plus fréquente quand l'eau pénètre dans le sol de haut en bas que lorsqu'elle l'envahit de bas en haut. D'ailleurs le volume des pores dépendant entre autres du degré de tassement du sol, il se peut que ce degré ne soit pas le même dans le sol sec que dans le sol mouillé ; que, par suite d'un plus grand écartement des éléments dans l'eau que dans l'air, la capacité de la masse pour l'eau soit alors supérieure au volume total de la masse elle-même ; c'est ce que l'on observe avec l'humus ou terreau : comme dit Duclaux, le terme de capacité du sol pour l'eau n'a alors plus de sens.

Il faut encore tenir compte de ces faits à propos du pouvoir d'absorption, ou de rétention, du sol pour l'eau. Notamment ce pouvoir lui aussi varie d'un sol à l'autre avec les propriétés colloïdales des éléments, et dans un même sol avec le degré de tassement et de finesse de ses grains. Faible pour le sable, moyennement développé pour le calcaire, le pouvoir d'absorption devient considérable dans l'argile qui retiendrait 70 à 80 0/0 de son poids d'eau, et énorme dans l'humus où cette proportion dépasse 100 0/0 et pourrait s'élever à 190 0/0 (Schubler, Mazure).

Dans ces deux derniers cas on ne distingue guère entre la capacité de saturation et celle d'absorption qui sont sensiblement la même chose. Il importe d'ailleurs de noter la relation générale à prévoir entre la richesse d'un sol en matière organique et la quantité d'eau qu'il sera susceptible de conserver. Enfin dans un sol donné les modalités diverses de structure décident de la valeur de la capacité d'absorption qui s'élève avec la finesse des grains : c'est qu'alors le nombre des pores capillaires s'accroît de plus en plus, et par suite la capacité d'absorption se rapproche du chiffre qui exprime le volume total des pores, autrement dit tend à se confondre comme tout à l'heure avec la capacité de saturation. C'est le cas des sols pulvérulents, du sable fin, et même de la terre cultivée parfaitement meuble. Remarquons que l'eau produisant dans une terre de ce genre un certain tassement diminue sa porosité et par conséquent le volume d'eau qu'elle peut absorber ; si en outre les particules humectées s'accolent et donnent naissance à des grumeaux, il se forme des pores larges, non capillaires, qui ne conservent pas l'eau, mais restent ouverts à l'air, à moins d'arrivée surabondante de liquide.

Perméabilité du sol pour l'eau. — C'est la propriété que possède le sol de laisser passer l'eau à travers ses couches. Elle est intimement liée aux phénomènes précédemment exposés en ce sens que, ne s'exerçant qu'une fois la capacité d'absorption satisfaite, elle est jusqu'à un certain point proportionnelle à la différence entre cette capacité d'absorption et celle de saturation : la dernière ne l'emportant sur la première que de la valeur du volume des espaces non capillaires du sol, c'est-à-dire ceux qui n'opposent que la plus faible résistance à la circulation de l'eau.

Les espaces capillaires offrant au contraire la plus grande résistance à ce mouvement, la perméabilité d'une couche de terrain se trouve être d'autant moindre que le grain en est plus fin, partant les pores plus petits. Autrement dit la perméabilité est en raison inverse de la capillarité.

Aussi voit-on l'infiltration de l'eau, assez rapide dans le sable, se faire plus lente dans le calcaire et extrêmement lente dans l'argile. Elle ne tarde même pas à cesser tout à fait dans le sol de ce genre, car l'argile *foisonne* au contact de l'eau et forme bientôt une pâte imperméable, tant en raison de la ténuité des espaces capillaires qui persistent entre ses particules qu'à cause de l'adhésion particulièrement puissante qui existe entre le liquide et les molécules d'argile et ne permet pas le déplacement de proche en proche qui s'observe avec des éléments d'autre nature, voire ceux de l'humus (Dehérain) dont le pouvoir d'absorption est cependant si élevé.

En effet, lorsqu'il arrive de l'eau à la surface d'une masse de sable, par exemple, régulièrement poreuse et déjà imbibée de tout le liquide qu'elle peut retenir, cette nouvelle eau ne pénètre qu'à mesure qu'un volume égal de liquide s'échappe par la partie inférieure du sable. L'ensemble de celui-ci et de l'eau dont il est imbibé constitue, dit Duclaux, une masse qui jouit à la fois de quelques-unes des propriétés des solides et des liquides ; elle est solide à l'égard de la pesanteur qui ne la dépouille pas de l'eau retenue dans ses pores ; elle est liquide au point de vue de la transmission des pressions, phénomène en vertu duquel toute goutte d'eau versée à la surface et qui tend à pénétrer dans l'intérieur en pousse une égale au dehors par le bas, grâce à des déplacements successifs de la zone superficielle à la zone la plus profonde. Il en résulte donc que l'eau ne traverse qu'avec une grande lenteur un sol à pores un peu fins. Ainsi Hoffmann, à Leipzig, trouvait que la pluie mettrait 114 jours à traverser 1 mètre de sable dont les grains avaient 3 à 5 dixièmes de millimètre de diamètre ; par suite de l'épaisseur de ce sable dans la zone considérée l'eau devait alors mettre théoriquement plus d'un an pour atteindre la nappe où s'alimentent les puits de Leipzig. Autrement dit la réserve de cette nappe représentait le total des pluies infiltrées dans le sol pendant un an. L'expérience, l'observation des rapports de temps entre l'abondance ou la rareté des pluies et l'élévation ou l'abaissement du débit des sources, ont montré que pareil cas n'était pas exceptionnel. Évidemment ce

sont là des circonstances très favorables à la purification de l'eau, la durée de
son passage au milieu des éléments du sol donnant aux actions attractives émanées de ces derniers les plus grandes chances de pouvoir s'exercer complètement
vis-à-vis des corps en suspension ou même des matières en dissolution dans la
masse liquide.

Mais, comme le fait remarquer Duclaux, dans la nature le déplacement de
l'eau ne se produit pas toujours couche par couche au sein d'une masse uniformément humectée. Hoffmann lui-même a déjà constaté que dans du sable tant
soit peu grossier il s'établit des veines de descente plus ou moins rapides les
unes que les autres, au moins au début, quand les premières couches d'eau
isolent de l'atmosphère extérieure l'air contenu dans l'épaisseur du sable ; cet
air se comprime, résiste d'une façon variable selon qu'il trouve ou non sur certains points des issues inégalement aisées pour s'échapper. Avec le calcaire,
fût-il très poreux, la finesse uniforme des pores met précisément obstacle au
déplacement de l'air qui les remplit. Il en résulte que si ce calcaire est en couche continue l'eau coule à sa surface à la première averse notable à peu près
comme sur les roches compactes, granitiques ou autres, dont la capacité pour
l'eau est nulle et l'imperméabilité complète.

Non seulement, enseigne Duclaux, dans les couches à grains assez fins et
présentant une certaine homogénéité de structure la pluie ne pourrait pénétrer
s'il ne se trouvait çà et là des fissures, des inégalités de constitution permettant
à l'air de s'échapper au dehors, mais encore, une fois que la pluie a pénétré,
elle tend à servir d'arrêt pour l'eau des pluies précédentes qui ne saurait continuer à cheminer vers la profondeur, si de l'air ne vient la remplacer dans les
couches qu'elle abandonne. Et d'autre part, cette eau des pluies antérieures
arrête de son côté celle des pluies qui se produisent ensuite en faisant obstacle
à l'air que ces dernières poussent devant elles. Une dessiccation superficielle
permet, au contraire, à l'eau des couches sous-jacentes de cheminer davantage
vers la profondeur. De sorte qu'en résumé, dans les couches voisines de la surface des sols dont nous parlons, les phénomènes de capillarité sont susceptibles
de maintenir longtemps les eaux météoriques dans un véritable état de balan-
cement qui retarde leur infiltration vers les couches profondes.

Toutefois, la situation se modifie singulièrement si les couches du sol, même
compactes, présentent des fissures, des cassures, et il en est souvent ainsi,
surtout pour les bancs calcaires, et de préférence au voisinage de la surface du
sol, là où les effets de dislocation provenant de l'action dégradante des agents
cosmiques se font le mieux sentir. L'eau elle-même élargit peu à peu les fissures
du calcaire en dissolvant leurs parois, grâce à l'acide carbonique dont elle est
chargée ; dès lors elle passe à travers le terrain très librement et presque sans
subir aucune épuration comme on l'a constaté en différentes occasions (Thoinot,
Martel). Elle peut donc entraîner fort avant dans la profondeur les souillures
qu'elle a recueillies en coulant à la surface, qu'elle laisse d'ailleurs sèche et
aride lorsque la terre arable ne s'y trouve pas en épaisseur suffisante.

Bien souvent, les terrains naturels offrent une constitution mixte, c'est-à-dire
présentent à la fois des portions homogènes, à grains uniformément fins, où
l'eau s'infiltre lentement en se dépouillant de ses impuretés au fur et à mesure
de sa progression, et, en quelques points, des éléments plus grossiers, moins
rapprochés les uns des autres, laissant entre eux des espaces relativement larges,
voire de véritables fissures qui fournissent à l'eau des voies trop directes pour
qu'elle puisse se purifier sérieusement au cours de sa pénétration trop rapide.
Dans ces conditions, l'eau de la profondeur résultera du mélange d'eaux pures

et d'eaux encore souillées. Abba, Orlandi et Rondelli en ont donné la démonstration expérimentale en étudiant la puissance filtrante du sol aux alentours d'une galerie de captage ; le terrain était arrosé d'une eau chargée de *bacillus prodigiosus :* ce germe apparut régulièrement dans les eaux de la galerie plus ou moins longtemps après le début de l'arrosage, mais disparut toujours peu de temps après sa cessation. Il persistait, au contraire, durant des semaines et des mois en divers points du terrain inondé. C'est donc qu'il ne passait qu'en certains autres points pourvus de canaux assez larges. D'où la conclusion de Duclaux : « il faut croire au pouvoir filtrant du sol, et cependant ne pas croire qu'il soit absolu. »

L'argile ne semble pas pouvoir se fissurer de manière à livrer aisément passage à l'eau ; ou si la chose a lieu du fait de la dessiccation, les fissures sont bientôt refermées dès que l'humidité vient permettre aux propriétés colloïdales de l'argile d'entrer en jeu. Aussi les couches de cette nature, voir les marnes qui ne contiennent pas plus de 40 à 50 0/0 d'argile, sont-elles régulièrement imperméables et arrêtent même mieux que les bancs de roches compactes l'infiltration des eaux à travers le sol.

La terre arable et les sols de débris quelconques sont plus perméables à l'état grumeleux ou seulement meuble qu'à l'état pulvérulent où les résistances à la circulation sont très grandes ; ils deviennent moins perméables par le tassement qui, à un certain degré, peut empêcher à peu près toute pénétration. Rappelons à ce propos que l'arrivée de l'eau tend à tasser la terre meuble, ses particules étant dans un équilibre instable dont l'eau détermine l'effondrement, en même temps qu'elle entraîne les grains les plus fins dans les interstices des plus gros (Dehérain).

La mesure de la perméabilité s'exprime par le volume de liquide qui traverse dans un temps donné, sous une pression donnée, un mètre carré de sol d'une épaisseur donnée ; ce volume croît avec la pression du liquide, mais sans qu'il y ait proportionnalité entre les deux variables (Wollny) ; d'après ce que nous avons dit plus haut il décroît, et très rapidement, avec le diamètre des pores, mais sans que l'on puisse indiquer la loi de cette diminution quand les espaces lacunaires sont irréguliers comme dans les sols naturels, parce que l'eau ne les traverse pas avec une vitesse assez constante (Duclaux).

D'autre part, si l'on considère des couches d'épaisseur différente, on voit, au moins pour les sols à grains fins, que la perméabilité diminue quand l'épaisseur augmente.

Évaporation et distribution générale de l'eau dans le sol. — La terre sèche est susceptible d'absorber beaucoup de vapeur d'eau, et d'autant plus que sa capacité d'absorption pour l'eau est plus grande ; mais c'est là une propriété qui, dans nos contrées, s'exerce très exceptionnellement, car le sol est presque toujours assez humide pour émettre de la vapeur au lieu d'en prendre (Soyka).

L'évaporation de l'eau du sol est donc le phénomène habituel. On aura une idée de son importance quand on saura qu'il enlève au sol de la France quelque chose comme les 40 centièmes de l'eau qu'il reçoit. D'ailleurs la quantité d'eau évaporée pour chaque point en particulier est infiniment variable et dépend d'une part de l'état hygrométrique de l'atmosphère, de la température, du mouvement de l'air, d'autre part de la nature et de la constitution physique du sol, de la facilité avec laquelle les couches inférieures peuvent entretenir l'humidité de la surface, de l'état de cette surface, etc. Un sol évapore d'autant mieux que sa capacité pour l'eau est plus grande et qu'il est à grains plus fins. L'argile, l'humus évaporent davantage que le sable ou le calcaire. Mais il est particulièrement intéressant de savoir qu'en même temps l'argile et surtout l'humus opposent une résistance très considérable à la dessiccation ; d'après Masure l'humus qui cesse de céder de la vapeur à l'air renferme encore 41 0/0 d'eau. D'où la persistance de l'humidité dans les sols tourbeux et plus généralement dans tous ceux qui sont riches en matière organique.

D'autre part Dehérain a constaté qu'une terre tassée perd plus d'eau par évaporation qu'une terre meuble, car non seulement dans la terre tassée l'eau s'infiltre plus difficilement vers le sous-sol, mais en outre l'étroitesse des pores favorise le mouvement capillaire ascensionnel qui, ramenant l'eau de la profondeur vers les couches superficielles, y entretient l'humidité et l'évaporation. En effet, comme l'expose Wollny, lorsque l'eau contenue dans la couche superficielle d'un sol s'évapore, elle fait place, dans la partie des espaces capillaires voisine de la surface, à l'eau de la couche sous-jacente qui tend à monter et vient remplacer celle qui s'est évaporée : d'où un mouvement dans toute la masse liquide du sol. Toutefois quand la richesse en eau des couches voisines de la surface n'est pas indéfinie, et c'est le cas le plus fréquent, le phénomène cesse bientôt, et la terre superficielle se dessèche, formant une croûte qui contribue encore à atténuer l'évaporation vis-à-vis de la profondeur.

Au surplus, l'ascension capillaire à travers les différentes couches d'un sol donné pouvant être interrompue par la plus mince épaisseur d'éléments grossiers déterminant des lacunes non capillaires, et la chose se présentant sans doute souvent en raison de l'ordinaire irrégularité de constitution des sols naturels, il est peut-être prudent de conclure avec Duclaux à l'extrême rareté d'une communication capillaire directe entre la couche souterraine saturée d'eau et la surface. En sorte qu'une véhiculation hydrique par cette voie de certaines impuretés, de certains microbes ainsi ramenés de la profondeur vers la surface paraît aujourd'hui très douteuse.

En revanche l'eau souterraine peut encore émettre des vapeurs qui vont de proche en proche se condenser sur les parois des espaces capillaires des portions les plus sèches ; mais ce mécanisme élimine toute idée de transport de germes du sein de la terre à sa surface libre.

La proportion considérable d'eau que le sol est susceptible de perdre sous l'influence de l'évaporation explique pourquoi les pluies d'été ne comptent guère au point de vue de l'alimentation des collections souterraines d'eau, du moins lorsque les couches superficielles arrosées évaporent beaucoup et n'offrent que peu ou point de larges crevasses. Ce sont les pluies d'hiver, époque à laquelle l'évaporation est peu importante, qui réapprovisionnent sérieusement l'eau souterraine.

D'après Hofmann la limite au delà de laquelle l'état d'humidité du sol n'est plus guère sous la dépendance des phénomènes d'évaporation et par conséquent n'offre plus de grandes variations d'une époque à l'autre, ne se trouve jamais bien loin de la surface ; la zone ainsi déterminée, ou *zone d'évaporation* pourrait, dans certaines conditions, retenir puis évaporer la pluie de la plus grande partie de l'année, de telle sorte que les couches inférieures n'en recevraient qu'une faible portion. Cette zone superficielle offre par ailleurs le plus grand intérêt au point de vue de l'hygiène car c'est elle qui reçoit d'abord les souillures diverses et c'est dans son épaisseur que la matière organique subit la plupart du temps ses transformations.

Vient ensuite une *zone de transition* où la capacité d'absorption du terrain reste satisfaite ; si cette zone reçoit de l'eau d'en haut, après saturation des couches superficielles, elle se sature passagèrement à son tour, mais laisse l'eau qui lui est ainsi surajoutée s'écouler vers des couches inférieures.

On y rencontre d'abord la *zone de la nappe de capillarité*, où l'eau de la nappe souterraine contiguë s'élève par capillarité à une hauteur variable selon la nature et la structure du terrain : de quelques centimètres dans le calcaire ou le gravier, d'un mètre et davantage dans l'argile, de plusieurs mètres dans la tourbe. Cette zone peut être déplacée par les oscillations de la nappe souterraine à l'étude de laquelle nous allons arriver.

Relations entre l'état de la surface et l'humidité du sol. — Parmi les circonstances tout extérieures qui sont de nature à influencer la teneur du sol en eau, il faut compter d'abord sa configuration, d'après laquelle se règle le ruissellement superficiel des précipitations aqueuses atmosphériques ; pour une même pluie il pénètre naturellement moins d'eau dans les terrains en pente, occupant les flancs des collines, que dans ceux qui sont situés en plaine et surtout au fond des vallées.

D'un autre côté, le fait que la terre est ou non couverte de végétaux entraîne des différences très grandes au point de vue de la quantité d'eau évaporée et par suite de la quantité de celle qui est finalement retenue. La terre nue évaporant un peu moins de la moitié de ce que perd en vapeur, dans le même temps, une égale surface d'eau ; il a été reconnu par des expériences faites à Montsouris que la présence de végétaux suffit pour donner au contraire la supériorité à l'évaporation terrestre, à condition que l'action de la lumière intervienne. C'est une fonction vitale encore plus qu'un phénomène physique.

Il est constant, dit Marié-Davy, « que le débit moyen des sources en pays cultivés diminue à mesure que la culture fait de nouveaux progrès ; aussi voit-on, depuis une trentaine d'années, des ruisseaux disparaître dans l'Eure par l'effet des défrichements et de la suppression de la jachère dans un pays depuis longtemps déboisé. »

L'observation ayant montré que l'évaporation du sol cultivé pouvait s'élever à 70 ou 80 0/0 du total des pluies (E. Risler), on doit se féliciter de voir tomber la plus forte proportion de celles-ci en hiver, lorsque la végétation a cessé et que la température est basse ; l'évaporation atteignant alors son minimum, la terre et ses nappes souterraines profitent mieux des eaux de pluie dont elles emmagasinent une quantité considérable. A cet égard les pluies de printemps et d'été ne sauraient jamais contrebalancer l'effet d'un automne et d'un hiver secs.

Plus les plantes sont serrées et développées, plus elles font perdre d'eau au sol. D'après Wollny, les arbres toujours verts évaporent davantage que les arbres à feuilles caduques, mais ceux-ci l'emportent encore sur les végétaux herbacés. A vrai dire il s'accomplit en forêt une série de phénomènes dont il n'est pas facile de prévoir la résultante finale. Aussi une bonne partie de l'eau tombée reste et s'évapore sur les feuilles sans arriver jamais au sol ; mais celle qui y parvient tombant moins brusquement que sur le sol nu et d'ailleurs retenue par le tapis de feuilles mortes a peu de chances pour ruisseler à la surface sans pénétrer ; enfin l'ombrage diminue l'évaporation directe par la terre.

Sans décider d'une manière absolue de l'action des forêts sur la proportion d'eau du sol, on peut admettre, avec Durand-Claye, qu'elles jouent surtout vis-à-vis de l'humidité un rôle régulateur et conservateur, favorable à l'emmagasinement de l'eau dans les nappes souterraines.

Notons du reste que, sans doute, toute espèce de végétation paraît susceptible d'entretenir dans la couche superficielle du sol une humidité relativement plus grande que celle de la couche immédiatement sous-jacente ; comme si les plantes retenaient une certaine quantité d'eau en suspension. Ainsi le sol nu est plus humide à 0,50 de profondeur qu'à 0,25 : mais c'est le contraire dans le sol gazonné, d'ailleurs généralement plus sec que le sol nu.

La nappe souterraine.

L'eau des précipitations atmosphériques qui a pénétré dans les couches terrestres et qui reste disponible après qu'il a été satisfait à leur capacité d'absorption, continue à s'infiltrer dans la profondeur du sol jusqu'à ce qu'elle rencontre une couche imperméable, un banc de roche compacte, ou plus souvent l'argile. Elle sature alors sur une certaine hauteur, en remplissant la totalité de ses pores, la couche immédiatement superposée, à la condition que le terrain imperméable ne soit pas trop incliné. Il se forme ainsi une sorte de collection aqueuse dite *nappe souterraine* (en allemand *grundwasser*, en anglais *groundwater*), *nappe d'eau des puits* (Belgrand), *nappe d'infiltration* (Delesse) qui alimente les sources et les puits. Pettenkofer lui faisait jouer un rôle capital dans l'étiologie de certaines maladies infectieuses et la décrivait comme suit : « Cette couche aqueuse souterraine, plus ou moins haute, existant dans le sol poreux, qui nous est accessible par le creusement des puits. Les eaux souterraines de nos surfaces terrestres peuvent être considérées comme des étangs et des fleuves souterrains, remplis par des alluvions et plus ou moins comblés, de telle sorte que nous habitons et cultivons la terre par-dessus leur niveau. Si nous établissons un puits, nous pratiquons une ouverture à travers la couverture de cette eau souterraine ; arrivés au niveau de l'eau, nous extrayons encore à quelques pieds de profondeur les matériaux de remplissage, de sorte que le bassin est déblayé et que l'eau s'y collectionne, pour être ramenée à la surface à l'aide d'une pompe ou d'un seau à puiser. »

Variantes, dispositions et rapports de la nappe souterraine. — On ne saurait trop se pénétrer de l'idée que les diverses modalités sous lesquelles se manifeste la nappe souterraine, son existence même, son niveau, ses mouvements, enfin la pureté de ses eaux dépendent étroitement de la nature et de la structure des couches terrestres ainsi que de leur situation respective.

Et d'abord la nappe souterraine peut faire défaut : c'est ce qui arrive dans les terrains imperméables, notamment les argiles coupées de calcaires, à la surface desquels on trouve souvent des étangs, mais où il ne se produit que çà et là quelques infiltrations superficielles, discontinues, alimentant les puits par suintement. Il faut, à partir de la surface, une ou plusieurs couches perméables reposant sur une couche imperméable pour déterminer la formation d'une nappe souterraine plus ou moins profonde. Cette nappe est *continue* dans les terrains uniformément perméables, tels que les sables alluvionnaires au-dessous desquels s'étend une couche imperméable généralement argileuse ; c'est le cas des grandes vallées perméables où le niveau de la nappe souterraine se raccorde avec celui du cours d'eau, qui n'est lui-même guère autre chose que la nappe souterraine devenue visible. Dans les terrains irrégulièrement perméables ou plutôt imperméables mais fissurés, coupés de crevasses, comme les calcaires, la craie, etc., la nappe est *discontinue*, c'est une mer semée de nombreuses îles ;

ou encore l'eau souterraine remplit seulement quelques failles ou poches isolées les unes des autres et qu'elle tend à agrandir.

Lorsqu'une couche perméable d'abord superficielle s'engage entre deux couches imperméables, on a au niveau du terrain poreux une *nappe profonde* ou *artésienne*, qui peut être sous-jacente à une nappe superficielle ordinaire. L'eau est souvent en pression dans ces nappes profondes; c'est-à-dire que le liquide remonte dans les puits qui l'atteignent jusqu'à une hauteur correspondant à peu près au niveau où il s'est primitivement infiltré dans la couche perméable. Une série de couches de terrain alternativement perméables et imperméables déterminent parfois l'existence de plusieurs nappes profondes superposées.

Pour une raison ou pour une autre, la nappe superficielle et la nappe profonde peuvent ne pas être complètement indépendantes l'une de l'autre, soit que la couche imperméable qui les sépare offre des fissures, soit même qu'elle n'existe pas, comme nous dirons plus loin qu'il arrive. D'où des communications entre les eaux des différentes nappes.

L'eau des nappes souterraines ne reste pas, en général, immobile; obéissant à l'action de la pesanteur et de la capillarité, elle progresse au gré des inclinaisons de la couche imperméable sous-jacente, avec plus ou moins de lenteur, d'ailleurs, selon les pentes de cette couche et les dimensions des interstices du terrain poreux. Sa vitesse d'écoulement est réglée par l'action de la pesanteur, diminuée de celle des frottements. Elle est proportionnelle à la hauteur de l'eau et en raison inverse de l'épaisseur de la couche de sol traversée (Darcy, Boussinesq, etc.). D'où la formule : $V = k\dfrac{h}{l}$; dans laquelle V est la vitesse, h la pression, l le chemin parcouru, k un coefficient exprimant la perméabilité, dépendant par suite de la nature du sol et dont la valeur diminue rapidement avec la grosseur des grains.

Les procédés employés pour la déterminer directement ne sont pas très sûrs. On fait baisser d'une quantité déterminée le niveau de l'eau dans un puits et, en connaissant le rayon d'alimentation de ce puits, on observe le temps que met le niveau primitif à se rétablir. Ou encore on se base sur le temps après lequel l'eau d'un fleuve, en cas de crue, apparaît dans les puits des environs. Soyka introduisait du sel marin dans des trous de forage pratiqués à 5, 10, 20, 50, 100 mètres d'un puits dont on faisait, à l'aide de la pompe, baisser le niveau. Ces essais permettent du moins de se faire une idée approximative de la lenteur habituelle de déplacement de l'eau souterraine qui, d'après Fodor, dans des conditions moyennement favorables, c'est-à-dire avec un terrain sablonneux, progresserait au plus de 50 mètres par jour. C'est là un phénomène de la plus haute importance au point de vue de la purification de l'eau.

En cheminant ainsi elle finit par venir au jour aux points d'affleurement des parties les plus déclives de la couche imperméable, affleurements dus d'ordinaire aux accidents de configuration de la surface du sol : failles, fissures, et surtout vallées d'érosions. Là où la vallée échancre la couche imperméable, sur la ligne d'intersection de celle-ci avec la surface du sol, apparaît à flanc de coteau un *lieu* ou *cordon de sources*.

Dans certaines vallées il y a des nappes superficielles, à flanc de coteau qui ne reposent pas sur une couche imperméable, et dont l'eau ralentie dans son mouvement par les phénomènes d'adhésion moléculaire, ne s'écoule pas seulement, sous l'influence de la pesanteur, vers la profondeur, mais aussi, suivant la ligne de la plus grande pente, parallèlement au relief extérieur du terrain. D'où l'apparition de sources en pleine zone perméable, comme dans les vallées de l'Aube et de la Marne (Duclaux). Ailleurs une nappe superficielle du même genre peut glisser sous les couches alluviales du fond de la vallée et rejoindre finalement le fleuve sans être venue auparavant au jour.

Au reste il est normal que la nappe souterraine offre une double inclinaison qui la dirige à la fois vers le lit du fleuve qui draine naturellement la contrée et dans un sens parallèle à ce cours d'eau. De telle sorte que la nappe se déverse dans la rivière par des sources situées sur ses bords, voire dans son lit, la faisant ainsi grossir même en l'absence de tout affluent superficiel visible. Ce ne sont donc pas les fleuves qui alimentent la nappe souterraine; c'est habituellement le contraire, comme on peut s'en rendre compte d'abord par la constatation de ce fait que le niveau moyen de la nappe superficielle des vallées d'alluvions est presque toujours plus haut que le niveau moyen du fleuve (il en est ainsi en ce qui concerne la Seine à Paris, le Rhône à Lyon, le Rhin à Strasbourg, l'Elbe à Dresde, etc.), et en second lieu par l'examen des eaux d'une *galerie filtrante* creusée le long des bords d'un fleuve, examen qui démontre que les eaux recueillies ont d'ordinaire bien plutôt pour origine la nappe souterraine que le fleuve.

Toutefois la règle n'a rien d'absolu. D'une part, en effet, la couche imperméable qui sert de lit à la nappe souterraine n'est pas nécessairement syncline avec le relief extérieur du sol; cette couche peut, au contraire, être disposée de manière à éloigner du fond des vallées les eaux infiltrées dans le sol et l'on a reconnu l'existence de lignes souterraines de séparation des eaux qui ne coïncidaient nullement avec celles de la surface. D'autre part, le lit des fleuves est parfois perméable ou du moins présente des fissures par où une partie de l'eau visible se perd dans le sol et forme une véritable rivière souterraine réapparaissant volontiers à quelque distance : la source du Loiret est ainsi due à une dérivation souterraine de la Loire; on observe des phénomènes semblables en certains points du cours de l'Ain, de la Leitha, du Danube, etc. Il faut en être bien prévenu afin de ne pas prendre pour des sources provenant d'une nappe souterraine des réapparitions au jour d'eaux de surface qui n'auraient accompli dans l'épaisseur du sol qu'un assez court trajet invisible, par des voies d'ailleurs infiniment trop larges pour qu'il puisse en résulter une épuration. C'est ce que l'on désigne sous le nom de sources « vauclusiennes ». Mais en fin de compte les cas de ce genre sont relativement rares : d'habitude le lit des cours d'eau est imperméable soit par nature, soit grâce à la production d'un revêtement cryptogamique et microbien formant un feutrage infranchissable sauf au moment des crues; encore l'eau ne s'infiltre-t-elle sans doute alors dans le sol qu'au niveau des berges ordinairement à sec.

Avec Lueger, Jaeger, on doit cependant reconnaître que du moment où une rivière est grossie sans apport visible par la nappe souterraine, c'est que son lit n'est pas imperméable et qu'il se prêterait aussi bien au passage de l'eau de la rivière dans la nappe souterraine; la chose a lieu en effet dans des circonstances faciles à prévoir : abaissement du niveau de la nappe souterraine (à la suite d'emprunts à cette nappe, par exemple), ou au contraire crue du fleuve devançant celle de la nappe.

Profondeur, oscillations et protection de la nappe souterraine. — Etant donné le défaut de concordance habituel entre le relief extérieur du sol et le profil des couches imperméables, le niveau moyen d'une même nappe peut se trouver très différent d'un point à l'autre d'une région. Il est nécessaire de creuser une série de puits ou de trous de forages pour avoir une idée de la profondeur à laquelle se rencontrera ce niveau sur une certaine étendue. La chose offre à notre point de vue une réelle importance, car une nappe trop rapprochée de la surface influe d'une manière fâcheuse sur le degré d'humidité de la couche superficielle du sol avec laquelle nous sommes en contact et qui reçoit les assises de nos demeures. On devra s'assurer que cette couche superficielle ne se confond jamais avec la zone où l'eau de la nappe souterraine s'élève par capillarité, zone plus ou moins épaisse selon les terrains, ainsi que nous l'avons déjà indiqué, et qui se déplace au gré des oscillations verticales de la nappe déterminées par l'abondance plus ou moins grande des précipitations aqueuses atmosphériques. En général il est désirable que le plus haut niveau de la nappe reste à 5 mètres au-dessous de la surface du sol.

A Paris, à l'Observatoire (61 mètres d'altitude) la nappe souterraine est à 31 mètres de profondeur ; au Quai des Grands-Augustins (33 mètres d'altitude) à 7 mètres de profondeur ; au pied de la colline Montmartre, elle arrive parfois jusqu'à 2 mètres seulement de la surface du sol.

Des observations multiples ont démontré que les oscillations de la nappe souterraine ne possédaient point l'influence étiologique si considérable qui leur avait été attribuée par Pettenkofer, comme nous l'exposerons plus loin. Mais on ne saurait pourtant se désintéresser, d'après ce que nous venons de dire, de la recherche de la distance de l'eau souterraine à la surface du sol ni des variations de cette distance. Pour ce faire on choisit un puits ou un trou de forage qui ne serve qu'à cela ; autrement l'eau extraite du puits ferait baisser artificiellement le niveau de l'eau souterraine. Toutefois, on peut attendre quelques heures après qu'il a été puisé de l'eau, pour pratiquer la mensuration, et même, dans les terrains légers. opérer tout de suite, parce que l'eau puisée est vite remplacée et que le niveau se rétablit aussitôt. Un ruban métrique ou une longue règle, portant à son extrémité libre un corps sur lequel la trace de l'eau se reconnaît aisément, est descendu dans le puits suffisamment pour rencontrer l'eau. On note, d'autre part, le point où la partie supérieure du ruban se trouve à la hauteur d'un « point fixe » situé sur la margelle et précisant l'altitude du lieu. La distance, lue sur le ruban, entre la division correspondant à ce point fixe et celle où l'on constate l'humectation par l'eau du puits, est la mesure cherchée. Pettenkofer a imaginé de munir de coquilles la partie inférieure du ruban. Ces coquilles se succèdent à de courtes distances ; on compte les divisions jusqu'à la première qui se trouve pleine d'eau.

On a même eu recours à des appareils automatiques et enregistreurs. A Munich, une chaînette portant du côté du puits un *flotteur* en liège, de l'autre un contre-poids, s'enroule sur un cylindre horizontal qui porte, à une extrémité, une aiguille verticale. Selon que le flotteur monte ou s'abaisse, l'aiguille indique des chiffres plus ou moins élevés sur un cadran fixé en arrière d'elle. On voyait, à l'Exposition d'hygiène de Berlin (1883), un appareil enregistreur construit par Fuess ; un flotteur portait une tige verticale, armée d'un crayon horizontal à sa partie supérieure ; celui-ci inscrivait sur un cylindre les oscillations que la montée ou la descente du flotteur imprimaient à la tige.

La nature du sol et l'intensité variable de l'*évaporation* expliquent, d'ailleurs, que l'ascension du niveau de la nappe souterraine n'ait pas toujours lieu dans le même temps après les pluies dans un même lieu et n'offre pas les mêmes rapports en tous lieux avec les précipitations atmosphériques.

Il va sans dire que l'épaisseur des couches terrestres traversées par les eaux avant d'atteindre la nappe souterraine joue vis-à-vis de la pureté de cette dernière un rôle capital ; toutefois on ne saurait formuler à cet égard aucune conclusion absolue en raison du fréquent défaut d'homogénéité de structure déjà signalé en ce qui concerne les couches perméables, et de la présence toujours possible dans tel cas particulier de fissures, surtout communes dans les calcaires. Ces terrains, à moins d'offrir des épaisseurs considérables (une cinquantaine de mètres, d'après Imbeaux, et toutes réserves faites quant à l'existence de sources vauclusiennes), ne constituent guère une protection suffisante pour la nappe souterraine sous-jacente dont le volume s'accroît bientôt après quelques pluies, preuve d'une infiltration trop rapide, presque directe, de l'eau à travers le sol. Au contraire, l'effet de la chute de pluies abondantes ne se traduit qu'au bout de plusieurs semaines ou mois, progressivement, sans à-coup, dans les nappes des terrains doués d'une sérieuse puissance filtrante où la lenteur du cheminement des eaux, le trajet compliqué qu'elles parcourent, conditions expresses de leur purification, exercent, d'autre part, une action régulatrice sur leur collectionnement. C'est ce que l'on observe, en général, dans les sables d'alluvions à éléments assez fins, quand les couches ont au minimum 6 m. d'épaisseur (Imbeaux), ainsi que dans les grès, même sous faible épaisseur.

Marais. — Quand, en pays plat ou légèrement déprimé, des pentes favorables à l'écoulement de l'eau font défaut, et qu'une couche imperméable se trouve très rapprochée de la surface du sol, la mince couche poreuse superficielle reste imbibée d'eau et peut même en conserver une certaine quantité visible et immobile au-dessus d'elle, jusqu'à ce que l'évaporation l'ait fait disparaître. Ces conditions, qui ne représentent guère autre chose qu'une nappe souterraine occupant la première couche du sol et n'offrant aucune inclinaison sensible, constituent le *marais*, dont les plaines basses mal drainées ou mal irriguées, les *oseraies*, les *rizières*, les *routoirs*, certains *étangs*, les *marais salants* et *gâts* ne sont que des variétés. La stagnation de l'eau dans la couche superficielle du sol très accessible aux influences thermiques, et plus précisément à la chaleur, paraît en effet caractériser le marais, lieu de prédilection du paludisme, conformément à la doctrine antique.

On ne sait pas encore quelles sont au juste les relations de l'hématozoaire décrit par Laveran et généralement considéré aujourd'hui comme le germe du paludisme avec les marécages et en particulier si les moustiques qui ont été incriminés dans ces derniers temps jouent le rôle d'intermédiaires nécessaires ; mais depuis longtemps il a été constaté que la terre, la chaleur, l'humidité, favorisent singulièrement le développement du paludisme dont ils seraient les facteurs nécessaires, sans en être cependant la raison suffisante ; car certains marais tropicaux, ceux de l'Australie, de la Nouvelle-Calédonie, de Taïti, ne sont pas fébrigènes. Toutefois, en dehors de ces régions, et exception faite aussi pour quelques zones d'altitude considérable, le paludisme est d'autant plus fréquent et peut-être aussi plus grave que les marais sont plus étendus et le climat plus chaud. La sécheresse atténue l'endémicité des fièvres, de même que les pluies prolongées qui arrivent à noyer complètement le terrain ; mais les premières pluies survenant après la sécheresse, ou au contraire le commencement des chaleurs après une saison pluvieuse, ont une influence fébrigène particulièrement redoutable. Les marais à moitié desséchés sont les plus dangereux.

Dans certains pays palustres on ne voit que peu ou point de marais proprement dits ; ainsi dans la campagne Romaine. Mais la nappe souterraine paraît s'y rencontrer à une très faible profondeur et entretient sans doute une assez grande humidité dans un sol d'ailleurs inculte, autre circonstance favorable au

paludisme : soit en raison de l'absence de végétaux capables d'évaporer beaucoup d'eau et de drainer le sol par leurs racines, soit par le fait de l'accumulation en grande quantité au sein du sol de matière organique dont la transformation ne peut s'opérer faute d'une aération convenable et qui, d'autre part,
entretient l'humidité. Du moins, s'expliquerait-on ainsi que les terres tropicales
à puissante végétation spontanée réalisent cependant des foyers palustres d'une
grande intensité.

Quoi qu'il en soit nous verrons qu'on assainit le sol palustre en l'asséchant
et en le cultivant. Mais on prendra garde que les premiers remuements de terre
entrepris dans ce but sont particulièrement dangereux ; à leur occasion le paludisme apparaît même en des lieux où il est habituellement inconnu, voire dans
des villes de France.

4° THERMALITÉ DU SOL

Les couches du sol qui intéressent l'hygiène reçoivent de la chaleur de différentes sources : du foyer central terrestre, des actions physiques et chimiques
dont elles sont le siège, telles que l'absorption de l'eau, la condensation des
gaz, les transformations de la matière organique, enfin du soleil. Leur état thermique est d'ailleurs réglé essentiellement par le pouvoir absorbant, la capacité
calorifique et la conductibilité de leurs éléments, propriétés dont les effets sont
toutefois modifiés par les proportions d'air ou d'eau présentes dans les espaces
lacunaires et par les phénomènes d'évaporation. La thermalité du sol exerce
une très sérieuse influence sur l'activité des ferments de la matière organique.

La chaleur provenant de l'oxydation lente de cette matière est en général trop
faible pour élever sensiblement la température du sol de plus de un ou deux
dixièmes de degré ; encore n'est-ce que pendant une période assez courte et dans
une terre très riche en fumier, par exemple. De même le dégagement de chaleur
produit par les actions physiques est quantité négligeable. Quant à la chaleur
d'origine centrale, les couches superficielles ne s'en ressentent guère, car il faut
s'enfoncer de 15 à 30 mètres, selon les latitudes et les sols, pour rencontrer le
point où les oscillations thermiques extérieures cessent de parvenir et où la
température invariable représente justement ou à peu de chose près la moyenne
thermique du lieu ; à partir de là la température du sol s'accroît de 1° par environ 30 mètres de profondeur : mais ceci n'intéresse plus que les ouvriers mineurs qui travaillent parfois jusque vers 800 ou 1000 mètres.

C'est donc finalement des effets de la chaleur solaire seule que nous aurons à
nous occuper au point de vue des couches terrestres au sein desquelles s'accomplissent les phénomènes de transformation des matières organiques dont le rôle
sanitaire est si important.

Pouvoir thermique du sol. — Comme d'habitude, le pouvoir *émissif* et le
pouvoir *absorbant* marchent, dans le sol, d'une façon parallèle. L'un et l'autre
sont liés aux propriétés physiques et minéralogiques des éléments du sol ; plus
élevés dans le sol léger et moins dans les matériaux compacts (Soyka, Lang) ;
moins sensibles dans les terres ou roches de couleur claire, et très accentués
dans celles de couleur sombre (Wolny). L'humus, qui est noirâtre, absorbe beaucoup plus le calorique que la craie ou que divers sols siliceux de couleur éclatante. La coloration est tellement décisive en ceci, que la teinte brune permet
l'échauffement de certaines argiles (*loess, lehm*) ou marnes, douées cependant

d'une capacité pour le calorique assez considérable. La couleur sombre élève de même l'aptitude au refroidissement (Flügge). Les éléments minéraux, surtout le quartz, rayonnent plus que les constituants organiques du sol. Mais les différentes terres arables ont sensiblement le même pouvoir émissif, surtout quand elles sont humides, car l'eau a un pouvoir émissif bien supérieur à celui des particules solides. Enfin tout ce qui accidente la surface, et par conséquent l'augmente, élève l'absorption et l'émission de calorique.

Capacité pour le calorique. — Il faut distinguer la capacité pour le calorique (ou *chaleur spécifique*) des éléments du sol et celle des sols eux-mêmes.

En les rapportant à la chaleur spécifique de l'eau = 1,000, on a attribué à diverses substances minérales ou même végétales les capacités suivantes :

Eau.	1,000	(Regnault).	Kaolin.	233	(Lang).
Bois	543	(Mayer).	Argile.	217	(*Calculée*).
Tourbe.	529	(Lang).	Marbre (poudre)....	214	(Lang).
Gypse.	273	(Neumann).	Sable siliceux.	170	(Fischer).
Carbonate de chaux	271	(Lavoisier).	Quartz.	186	(Kopp).

La chaleur spécifique de l'air, = 267, correspond sensiblement à la moyenne de celle des sols.

Il est aisé de comprendre, d'après ce tableau, que la richesse d'un sol en eau et en humus en augmente la capacité pour le calorique. D'où il suit que la présence de l'eau dans le sol retarde à la fois son échauffement excessif dans la saison d'été (indépendamment du refroidissement par évaporation) et l'abaissement exagéré de sa température en hiver (Wollny et Pott). Aussi les expérimentateurs sont-ils arrivés à des résultats assez différents, selon qu'ils ont étudié la chaleur spécifique du sol desséché à 100°, desséché à l'air, ou en état de saturation capillaire.

Nous nous bornerons à reproduire à cet égard le court tableau suivant, que Soyka emprunte à Schwarz.

Capacité pour le calorique a volumes égaux (Schwarz).

NATURE DU SOL	DESSÉCHÉ A 100°		DESSÉCHÉ A L'AIR		EN ÉTAT DE SATURATION CAPILLAIRE	
	CHIFFRE absolu	CHIFFRE proportion.	CHIFFRE absolu	CHIFFRE proportion.	CHIFFRE absolu	CHIFFRE proportion.
Sol de marais	140	1.00	191	1.36	360	6.85
Sable d'alluvion (quartz)	325	2.32	347	2.48	675	4.82
Lehm (Lehm-Lœss)	326	2.33	341	2.46	2	5.44
Argile	289	2.00	406	2.90	804	5.74

Conductibilité du sol. — Cette propriété du sol est encore assez indécise, malgré les recherches de Schübler, Péclet, Pott, Less, Littrow, parce que les résultats obtenus sur les éléments du sol à l'état de fragments compacts prouvent peu à l'égard du sol ordinaire, en général assez divisé, et que, si l'on opère sur ces éléments réduits en poudre, on y associe un corps d'une conductibilité extrêmement faible, l'air, qui peut changer le sens des indications.

Le pouvoir conducteur de l'eau est de 24 à 26 fois plus grand que celui de l'air (Eau, 1 ; Air, 0,037 à 0,047). Il en résulte que la présence de l'eau dans un sol sera généralement favorable à sa conductibilité. Dans les sols secs, ce pouvoir semble ne varier que dans la proportion de 1 à 3,5 ; la conductibilité croît d'ailleurs avec la dimension des particules ou des agrégats, avec la proportion des cailloux et le tassement.

La température d'un sol dépend des divers facteurs dont il vient d'être parlé ; lorsqu'elle s'élève sous l'influence du soleil, le quartz est l'élément qui s'échauffe le plus ; puis viennent l'argile, le calcaire, l'humus. Inversement lorsque la température baisse, la nuit, par exemple, le quartz se refroidit le plus vite, l'humus le moins vite.

Échauffement du sol. — Il est utile, pratiquement, de distinguer l'échauffement *de la surface* et la température *dans la profondeur*.

L'échauffement de la surface, avec laquelle l'homme est en contact, dépend de l'irradiation solaire, de la longueur des jours, de l'exposition et des pentes, qui décident de l'incidence des rayons du soleil et tout d'abord, de leur arrivée jusqu'au sol (exposition Sud). Les nuages, les brouillards s'opposent au rayonnement terrestre et aussi à l'absorption de chaleur solaire ; les vents produisent d'ordinaire un abaissement de température en activant l'évaporation. L'état de la surface du sol, sa couleur, les dimensions et l'arrangement des éléments, le degré d'humidité ont d'autre part grande importance. La dessiccation de la couche superficielle amène une élévation de température, puisque l'évaporation est amoindrie. En été les sols de couleur foncée sont les plus chauds ; mais lorsque les autres propriétés physiques sont très différentes, la couleur importe assez peu. Les cailloux, graviers, le sable, répandus sur le sol en élèvent la température en été, l'abaissent en hiver ; les matières à grande capacité d'absorption pour l'eau et de couleur claire (argile, marne, calcaire) produisent des effets inverses en raison d'une plus forte perte de chaleur par évaporation et d'un pouvoir absorbant plus faible pour la chaleur solaire.

Une terre couverte de plantes est un peu plus chaude en hiver, sensiblement plus fraîche en été qu'une terre nue. La différence augmente avec l'élévation de la température de l'air. La neige, mauvaise conductrice de la chaleur, atténue les variations de température et retarde la pénétration de la gelée.

Les variations quotidiennes et annuelles de la température sont en général assez étendues dans les couches superficielles du sol ; les variations quotidiennes cessent à partir de 1 m. de profondeur. Les variations annuelles sont remarquables par le rapprochement des minima d'hiver ou d'été sur le sol ou dans l'air ; les maxima au contraire témoignent presque toujours d'une température bien plus élevée sur le sol que dans l'atmosphère.

L'échauffement dans la profondeur est subordonné à la conductibilité du sol grâce à laquelle la chaleur de la couche supérieure se communique aux couches inférieures ; il dépend donc pour une grande part de la proportion d'eau, et aussi de la structure du sol. Les terres à structure grossière s'échauffent plus en été et se refroidissent plus en hiver que les terres à grains fins. La conductibilité peut prendre une importance telle que le rôle de l'évaporation vis-à-vis de la perte de chaleur devienne assez secondaire. Pourtant, en été, la température d'une terre est d'autant plus basse qu'elle est très humide et évapore davantage.

On peut considérer la profondeur de 5 centimètres, ou aux environs, comme appartenant encore à la couche superficielle. A 5 centimètres, en effet, la température a des extrêmes moins élevés qu'à la surface ; mais le degré thermique peut encore y dépasser notablement celui de l'air.

Au delà de cette profondeur, *la température du sol retarde sur celle de l'atmosphère* et d'autant plus que la profondeur augmente. La loi est vraie des oscillations diurnes et des oscillations mensuelles, des *minima* et des *maxima*. Toutefois, elle n'a rien de mathématique et ne se réalise pas d'une façon proportionnelle à la profondeur. D'après les observations des deux Becquerel, les oscillations thermiques annuelles, à Paris, s'accomplissent : à 1 mètre de profondeur, dans les limites de 7 degrés ; à 6 mètres, dans celles de 1°07 ; à 31 mètres, dans celles de 0°04.

Dans des observations faites à Bruxelles (Wiel), on attendit un mois pour qu'une couche de sable de 1m,8 d'épaisseur fût traversée entièrement par le calorique extérieur ; à une profondeur de 11 mètres, il se passa six mois, de telle sorte que la chaleur du sol atteignait à son maximum précisément à l'époque où la température de l'air était à son minimum. Il en résulte que l'activité des micro-organismes du sol, en tant qu'elle est réglée par la chaleur doit présenter son acmé non point en plein été, mais plutôt à la fin de celui-ci et au commencement de l'automne.

Le tableau suivant met en relief la marche respective de la température dans l'air, à la surface du sol et à diverses profondeurs ; on pourra y constater la proportionnalité du retard thermique avec la distance du niveau considéré à la surface.

Températures moyennes mensuelles du sol gazonné, au soleil (Montsouris, 1874-1875)

MOIS	TEMPÉR. à l'air.	SURFACE extérieure.	SOL A LA PROFONDEUR DE				
			0m,02	0m,10	0m,20	0m,30	1 mètre
Octobre	11°6	13°6	11.79	12.23	12°99	12.85	14°46
Novembre	5.3	6.5	6.61	7.09	7.99	7.88	10.52
Décembre	0.5	0.6	2.13	2.74	3.65	3.54	6.56
Janvier	5.4	5.4	4.06	3.88	4.32	3.88	5.12
Février	1.5	2.4	1.44	1.80	2.37	2.32	4.64
Mars	5.3	7.5	4.98	5.10	5.53	5.06	5.05
Avril	10.2	14.5	9.99	10.11	10.47	9.87	8.00
Mai	15.3	21.1	15.97	16.24	16.54	16.01	13.66
Juin	16.9	22.8	18.15	18.31	18.73	18.20	16.49
Juillet	17.1	22.6	18.16	18.35	18.70	18.20	16.87
Août	19.2	24.6	19.89	19.99	20.55	19.97	18.51
Septembre	16.9	21.3	17.87	18.16	18.80	18.45	18.11

Toutefois, les moyennes ne font pas ressortir un fait très significatif, vis-à-vis de la faible conductibilité du sol ; à savoir qu'il faut « des froids très intenses et surtout très prolongés pour que la gelée descende à 0m.20 ou 0m.30 et encore, une couche de neige de quelques centimètres d'épaisseur suffit-elle à enrayer ce mouvement d'approfondissement de la gelée ». (Marié-Davy.) A l'époque des plus grands froids de décembre et janvier, alors que le thermomètre couché à la surface du sol marquait — 15°,1, le thermomètre placé à 0m.10 ne descendait pas au-dessous de — 1°,87 ; à 0m,20 il ne dépassait pas + 0°,47 ; à 1 mètre il s'arrêtait, quatre jours après, à + 3°,70 son point le plus bas.

Les soldats, en campagne, creusent volontiers le sol à l'intérieur de leurs tentes, si l'on n'y prend garde ; cette pratique avait une certaine vogue pendant les rigoureux hivers de l'expédition de Crimée (1854-1856), de même que l'on recherchait les *taupinières*, baraques formées de planches disposées comme un toit au-dessus d'un trou dans la terre. On s'explique aisément qu'il y ait là un procédé assez efficace de conservation du calorique. Mais à tout autre point de vue la chose est détestable et doit être combattue.

Bibliographie. — Schubler : *Annales de l'Agriculture française*, 1854. — Delesse : *Recherches sur l'eau dans l'intérieur de la terre* (Soc. géologiq. de France. 1861-1862). — Pettenkofer (Max v.) : Zeitschrift für Biologie, I, V, XI. — Nichols (R.) : *On the composition of the ground atmosphere*, Boston, 1875. — Wollny : *Einfluss der Farbe des Bodens auf die Erwärmung* (Forschungen auf dem Gebiete der Agriculturphysik, I, 1878). — Lang : *Ueber Wärmeabsorption und Emission* (Forsch. auf d. Geb. d. Agriculturphysik, I, 1878). — Renk (Fried.) : *Ueber die Permeabilität des Bodens für Luft* (Zeitschrift für Biologie, XV, 1879). — Ammon (G.) : *Untersuchungen über das Condensationsvermögen der Bodenconstituenten für Gaze* (Forsch. auf d. Geb. d. Agriculturphysik, II, 1879). — Ammon (G) : *Untersuchungen über die Permeabilität des Bodens für Luft* (Forsch. auf. d. Geb. d. Agriculturphysik, III, 1880). — Flügge (C.) : *Lehrbuch der hygienischen Untersuchungsmethoden*, Leipzig, 1881. — Orth : *Boden* (Handbuch des œff. Gesundheitswesens, de H. Eulenberg, I, 1881). — Fodor (J.) : *Hygienische Untersuchungen über Luft, Boden und Wasser*. Braunschweig, 1882. — Hoffmann (Franz) : *Grundwasser und Bodenfeuchtigkeit* (Archiv f. Hyg., I, 1883). — Welitschkowsky (D. v.) : *Beitrag zur Kenntnis der Permeabilität des Bodens für Luft. — Experimentelle Untersuchungen über die Permeabilität des Bodens für Wasser* (Archiv f. Hyg., II, 1884). — Wollny : *Untersuchungen über die Wassercapacität der Bodenarten* (Forsch. auf. d. Geb. d. Agriculturphysik, VIII, 1885). — Soyka (I.) : *Beobachtungen über die Porositätsverhältnisse des Bodens* (Forsch. auf d. Geb. d. Agriculturphysik, VIII, 1885). — Mahé : Art. *Sol* (Dictionn. encyclopéd. des scienc. médic. Paris, 1886). — Soyka (I.) : *Der Boden* (Handbuch der Hygiene de Pettenkofer et Ziemssen, 1886). — Daubrée (A.) : *Les Eaux souterraines à l'époque actuelle*, Paris, 1887. — Soyka (I.) : *Die Schwankungen des Grundwassers*. Wien, 1888. — Th. Schloesing fils : *Sur l'atmosphère contenue dans le sol* (C. R. Acad. d. Sc., CIX, 1889). — E. Duclaux : *Sur les relations du sol et de l'eau qui le traverse* (Ann. d. l'I. P., IV, 1890). — A. Durand-Claye : *Hydraulique agricole*, Paris, 1890). — P. Dehérain : *Traité de chimie agricole*, Paris, 1892. — Fodor : *Hygiene des Bodens* (in Handbuch der Hygiene, de Weyl), Iéna, 1893. — E. Wollny : *Untersuchungen über die Permeabilität des Bodens für Luft.* (Forsch. auf d. Geb. d. Agriculturphysik, XVI, 1893). — Du même : *Les propriétés physiques du sol* (traduit de l'anglais). (Annales agronomiques, XXI, 1895). — P. Dehérain : *Le travail du sol* (Ann. agronom. XXII, 1896 ; XXIII, 1897 et XXIV, 1898). — P. Dehérain et Demoussy : *Recherches sur la perméabilité de la terre* (Ann. agronom., XXII, 1896). — Imbeaux : *Les eaux potables et leur rôle hygiénique dans le département de Meurthe-et-Moselle* (Thèse, Nancy, 1897). — E. Duclaux : *Traité de microbiologie*, I, Paris, 1898. — H. Jaeger : *Die Wechselwirkungen zwischen Fluss-und Grundwasser in hygienischer Beziehung* (Hyg. Rund., VIII, 1898).

5° SOUILLURES ET MICROBES DU SOL

Le sol reçoit les cadavres des plantes et des animaux, ainsi que les excrétions de ces derniers et les résidus multiples de l'existence des familles humaines : soit une masse énorme de matière organique naturellement vouée à une décomposition dont les différentes modalités possibles intéressent au plus haut point l'hygiène, puisque les souillures peuvent créer au sein des milieux extérieurs des conditions défavorables, à l'homme, même d'une façon *banale*, non spécifique. Or la disparition plus ou moins prompte des souillures organiques du sol, la nature du processus suivant lequel s'opère leur transformation en éléments capables ou non d'exercer une action nuisible, dépendent de la présence et de l'activité de certaines espèces de microbes habitant les premières couches terrestres. Après avoir étudié la manière dont les matières organiques résiduaires pénètrent et se répartissent dans le sol, nous aurons donc à décrire parallèlement la distribution et les conditions de la vitalité des microbes susceptibles de les détruire.

A côté de ces germes prennent place soit habituellement soit accidentellement les agents essentiels des maladies infectieuses qui représentent la souillure *spécifique* du sol. Leurs rapports avec ce milieu, les circonstances qu'ils y peuvent rencontrer et qui décident de leur conservation ou de leur destruction, qui permettent ou non leur véhiculation à travers les terrains et leur transmission plus ou moins directe à l'homme, offrent au point de vue de l'étiologie une importance capitale.

Pénétration et distribution de la matière organique dans le sol. — La matière organique arrive surtout au sol par sa surface ; si cette matière est à l'état de masses solides, et tant qu'elle y reste, elle ne peut guère pénétrer dans l'intimité des terrains, à moins qu'on ne l'y enfonce artificiellement. Il n'en va plus de même du moment où, très divisée, elle se trouve en suspension ou dissoute dans un liquide. Toutefois, son entraînement vers la profondeur est alors limité par les propriétés du sol qui régissent la pénétration de l'eau à travers ses différentes couches, plus spécialement par les phénomènes physiques d'adhésion moléculaire en ce qui concerne les matières en suspension, par les phénomènes physico-chimiques très analogues aux précédents et décrits sous le nom de *pouvoir absorbant* du sol, en ce qui concerne les substances dissoutes.

Nous avons déjà indiqué comment l'attraction et l'adhésion moléculaires réussissaient à fixer aux parois des méats capillaires les particules organiques en suspension dans l'eau, alors même que les dimensions des pores du terrain ne semblaient pas devoir faire obstacle au passage de ces particules ; leurs chances d'être arrêtées ne sont augmentées par l'étroitesse des méats que parce que cette disposition multiplie les chances de contact avec les parois, grâce soit au développement de ces dernières, soit à la lenteur de circulation du liquide vecteur. Une augmentation d'épaisseur du terrain produirait le même effet et pourrait suppléer à un défaut de finesse des pores.

Lorsque l'eau contenant en dissolution soit de la matière organique complexe, soit un sel, vient mouiller le sol, les éléments de celui-ci, grâce à la porosité, lui offrent, sous un volume relativement faible, une vaste surface de contact, et le degré de concentration de la matière organique ou du sel dans l'eau s'élève ou s'abaisse, les éléments mouillés retenant de préférence tantôt la matière organique ou le sel, tantôt l'eau. L'état d'équilibre qui s'établit alors entre la solution et le corps solide dépend de la température et plus encore de la durée du contact ainsi que du degré de concentration de la solution primitive. Si on remplace par une solution plus concentrée celle qui vient d'imprégner la terre, la nouvelle solution cède aussi du sel à la couche aqueuse adhérente aux éléments du terrain ; si, au contraire, on emploie de l'eau pure c'est cette couche aqueuse adhérente qui cédera au nouveau liquide une partie du sel qu'elle avait immobilisé.

Dès lors si une solution saline pénètre dans le sol et que celui-ci retienne le sel de préférence à l'eau, la liqueur s'appauvrit à mesure qu'elle chemine et rencontre des couches neuves avides de la substance dissoute, jusqu'à ce que le terrain ayant été saturé sur toute son épaisseur, la concentration du liquide qui s'écoule finalement reste constante. Mais si de l'eau pure vient à traverser ce terrain, le sel qui s'y trouve emmagasiné est entraîné au bout d'un temps plus ou moins court suivant l'énergie de l'adhésion des éléments solides à la substance absorbée.

Tel est, en résumé, d'après Duclaux, le *schema* des phénomènes qui représentent le *pouvoir absorbant* du sol, que l'on pourrait appeler son *pouvoir sélectif*. Il a été observé dès le siècle dernier par Bronner qui, faisant passer du purin au travers de terre de jardin, constatait que le liquide sortait de là décoloré et désodorisé. Malgré les apparences, il ne s'agit là que d'actions de contact analogues à celles qui fixent une matière colorante sur un tissu, et fort instables d'ailleurs, surtout au voisinage de l'état d'équilibre, si bien que les moindres causes suffisent à renverser le jeu de ces phénomènes.

Dans la nature le pouvoir absorbant du sol vis-à-vis de la matière organique dissoute dans l'eau a pour effet de ne pas permettre en général à cette matière de dépasser les couches superficielles du sol ; car leur masse est si grande, relativement à la quantité de matière organique, que celle-ci ne peut guère les saturer sur une bien notable épaisseur et les rendre ainsi incapables d'absorption. Ainsi Schlœsing constatait les proportions ci-après de matière organique carbonée et azotée dans un kilogramme de terre des champs d'irrigation de Gennevilliers.

	Carbone organique.	Azote organique.
A la surface	22 milligr.	2 milligr., 8
A 0,50 de profondeur .	8,3	1,1
A 1 mètre	6,1	1,0

En sorte que « au bout de quelques mètres de trajet souterrain, l'eau de purin la plus concentrée, l'eau d'égout la plus chargée, sont devenues limpides » (Duclaux). D'où la pureté des nappes souterraines quand elles sont bien protégées par un sol de nature et de structure convenables.

En effet, les divers éléments du sol n'agissent pas de la même façon vis-à-vis des substances dissoutes dans l'eau. Les corps colloïdaux ont, toutes choses égales d'ailleurs, la plus grande puissance absorbante ; le premier rang à cet égard appartient à l'humus ; viennent ensuite les marnes, puis bien après le calcaire poreux et enfin le sable.

Il n'y a pourtant pas de relation à établir entre le pouvoir absorbant et la perméabilité. En revanche, la profondeur à laquelle pénètrent les substances dissoutes dépend, jusqu'à un certain point, non seulement de la nature du terrain, mais aussi de sa porosité, c'est-à-dire du développement des surfaces absorbantes déterminant ici comme dans le cas des particules en suspension une augmentation des chances de contacts et prolongeant en outre la durée de ces contacts. Par suite, comme l'a remarqué Hoffmann, un sol à grands pores n'est jamais relativement aussi souillé qu'un sol à pores fins.

D'autre part, ce sont les substances les plus solubles qui pénètrent le plus profondément dans le sol, les moins solubles ou les plus colloïdales étant retenues plus près de la surface. C'est ainsi que la matière organique est d'autant mieux absorbée par les couches arables superficielles que sa constitution est plus complexe (peptones provenant des substances albuminoïdes, dextrines et gommes provenant des substances ternaires) ; au contraire, à mesure qu'elle se dégrade elle est plus aisément entraînée par l'eau dans la profondeur, voire jusqu'à la nappe souterraine, comme il arrive en fin de compte pour les nitrates et les nitrites. On y voit aussi parvenir volontiers, en même temps que les chlorures, la magnésie, la chaux, la soude, enlevées aux couches sus-jacentes qui retiennent par contre l'acide phosphorique, la potasse, et à partir d'une certaine distance de la surface, l'ammoniaque.

Pénétration et distribution des microbes dans le sol. — La pénétration dans le sol des microbes entraînés par l'eau ne saurait s'accomplir autrement que celle des particules organiques en suspension dans un liquide vecteur. Elle se trouve donc régie par la capacité et la perméabilité des terrains pour l'eau ; et ce sont toujours les phénomènes d'adhésion moléculaire déjà décrits qui interviennent pour immobiliser les microbes, comme les particules organiques, le long des parois des pores du sol. Il doit naturellement en résulter aussi que d'une part les microbes seront surtout abondants au niveau des couches terrestres superficielles, à condition qu'elles offrent uniformément la finesse de grains nécessaire, et que d'autre part le nombre de ces germes ira en diminuant très vite à mesure que l'on aura affaire à des couches de terrain plus profondes.

C'est en effet à cette constatation générale qu'ont abouti d'abord les recherches relatives à la bactériologie du sol, depuis celles de Koch (1881) qui prouvaient l'extraordinaire richesse microbienne des couches voisines de la surface en même temps que la rareté des germes à partir de 1 ou 2 mètres de profondeur. D'après Fraenkel, J. Reimers, la diminution n'est pas progressive mais se manifesterait tout à coup vers 1^m,25 environ pour se poursuivre ensuite si rapidement que les ensemencements faits avec des échantillons de terre recueillis à 4 ou 5 mètres de profondeur, parfois dans la zone de la nappe souterraine, ne donnent plus ou très peu de colonies : notion fort importante au point de vue des chances de protection des eaux souterraines vis-à-vis des souillures microbiennes.

L'examen bactériologique du sol est chose délicate. Il s'agit de prélever un échantillon à la profondeur voulue sans le mélanger à la terre d'autres niveaux, puis d'opérer sans délai les ensemencements en s'efforçant de séparer aussi exactement que possible les germes de leur support solide afin d'obtenir des colonies bien isolées et très visibles. Dans ce but, Fraenkel recueille l'échantillon au moyen d'un perforateur en acier dont l'extrémité inférieure est creusée latéralement d'une cavité fermée par un volet pendant qu'on enfonce l'instrument ; celui-ci étant arrivé à la profondeur voulue, on ouvre le volet, on remplit la cavité en faisant tourner le perforateur que l'on retire enfin après avoir refermé le volet. On prend alors dans la cavité de l'instrument, avec une cuiller de platine de capacité connue, un demi-centimètre cube de terre ; on dilue dans la gélatine, dont on fait soit des tubes d'Esmarch, soit des plaques ou mieux des boîtes de Petri. Il ne reste plus qu'à compter ultérieurement les colonies qui se développeront.

Cette méthode, la meilleure connue, ne saurait cependant conduire, comme le dit Duclaux, qu'à des résultats très incomplets et très contingents. D'abord elle ne permet pas de cultiver les microbes anaérobies et ne nous renseigne que sur les aérobies ; ensuite elle n'offre qu'un seul milieu nutritif aux germes si variés du sol qui exigent justement, ainsi que nous l'exposerons plus loin, des milieux nutritifs très divers ; les germes nitrificateurs, entre autres, ne se développent pas ; enfin, comme on est obligé d'attendre plusieurs jours la formation de certaines colonies tardives, on peut voir toute la numération rendue illusoire par l'apparition précoce de colonies liquéfiantes de la gélatine.

Aussi les chiffres obtenus par des auteurs différents ne sont-ils point du tout comparables, et ceux d'un même auteur ne possèdent-ils qu'une valeur toute relative.

Sous ces réserves voici maintenant quelques-uns des résultats de Fraenkel, qui s'était d'ailleurs rendu compte d'une partie des défauts des observations faites avant les siennes :

NOMBRE DE GERMES PAR CENTIMÈTRE CUBE

Profondeur.	Sol de forêt.	Sol de jardin.	Sol de maison.
0m	150.000	450.000	160.000
0.50	200.000	300.000	40.000
1	2.000	150.000	10.000
1.50	15.000	80.000	»
2	2.000	200.000	6.000
2.50	500	700	»
3	3.000	100	600
3.50	0	»	»
4	0	»	»

D'après Duclaux ce que nous savons d'une part de la concurrence vitale entre les espèces microbiennes, d'autre part des conditions de milieu réalisées dans les premières couches profondes soi-disant stériles, permet de penser que ces couches sont peuplées de bactéries nitrifiantes notamment qui y pullulent et par cela même en interdisent à peu près l'accès aux germes d'autre genre, susceptibles de se développer dans nos gélatines.

C'est que la distribution des microbes au sein de la terre n'est pas seulement parallèle *quantitativement* à celle de la matière organique (grâce surtout aux actions physiques exercées par les terrains), mais aussi *qualitativement*. En d'autres termes la richesse microbienne du sol est proportionnelle à sa souillure, et la qualité de celle-ci détermine la nature des germes qui se rencontreront dans telle ou telle couche. Ce dernier fait s'explique sans difficulté : la matière organique dont le sol est imprégné sert d'aliment aux germes qui l'habitent ; il s'ensuit que là où se trouvera la matière organique la plus complexe, c'est-à-dire, en raison de ses propriétés colloïdales, dans les couches superficielles, se multiplieront les germes susceptibles de se nourrir de cette matière, qui prospèreront aussi dans nos gélatines et nos bouillons ; au contraire, au niveau des couches un peu plus profondes où parvient presque uniquement la matière organique déjà dégradée, bien soluble sous forme d'ammoniaque, ne pulluleront que les microbes nitrificateurs, seuls capables de se contenter d'une nourriture si pauvre.

Le pouvoir absorbant des couches terrestres est donc finalement le facteur essentiel de la composition de la flore microbienne de chacune de ces couches, laquelle se règle d'après la constitution du milieu nutritif réalisé aux différents niveaux par la fixation de la matière organique à ses divers stades de dégradation.

Au surplus le parallélisme de cette double distribution de la matière organique et des microbes, mettant en présence et en contact étroit chaque espèce et l'aliment le mieux adapté à ses besoins, favorise singulièrement les transformations successives par action microbienne de la matière organique sous ses multiples formes. Dès lors on s'explique sans peine l'intensité que peuvent acquérir dans certaines conditions ces phénomènes si importants.

Transformation des souillures du sol. — « *La terre est quelque chose de vivant* », a dit Berthelot, exprimant ainsi à la fois l'importance et la nature fondamentale des actions qui font du sol le laboratoire de destruction de la matière organique qu'il immobilise grâce à son pouvoir absorbant à mesure que, préalablement dissociée et liquéfiée dès la surface par des microbes saprophytes, elle pénètre dans son sein. Cette destruction s'opère essentiellement par *oxyda-*

tion aux dépens de l'oxygène de l'air et sous l'influence d'une série de ferments distincts qui transforment le carbone en acide carbonique, l'azote en ammoniaque, l'ammoniaque en acide nitreux (ou azoteux), puis en acide nitrique (ou azotique); la combinaison de ces acides avec des bases salifiables donne les nitrites et les nitrates, dernier terme des régressions de la substance azotée par l'intermédiaire desquelles la matière organique morte et putréfiable se minéralise, devient imputrescible et propre à être absorbée par les végétaux pour reprendre place dans les tissus vivants.

Tel est le principe de l'épuration spontanée du sol : phénomène merveilleux dont la continuité et l'intensité dans des conditions aujourd'hui assez nettement définies permet au sol de servir pour ainsi dire d'une façon illimitée de réceptacle aux souillures organiques, quel qu'en soit d'ailleurs l'origine ou le mode d'apport, sans que l'on ait à craindre la formation de foyers putrides d'une redoutable insalubrité.

En ce qui concerne la production d'ammoniaque dans le sol aux dépens de la matière organique, A. Müntz et H. Coudon ont conclu de leurs expériences que l'on ne pouvait l'attribuer à des actions purement chimiques et qu'il fallait y voir l'œuvre exclusive de microorganismes très divers. Ce serait là une fonction banale commune à plusieurs moisissures, microcoques et bacilles. Parmi ces derniers le *Bacillus mycoïdes* des auteurs allemands paraît toutefois témoigner d'une aptitude particulière à provoquer activement l'oxydation des éléments de l'albumine ; le carbone se transforme sous cette influence en acide carbonique ; le résidu est de l'ammoniaque avec quelques produits secondaires, leucine, tyrosine, acides gras, eau. Une température voisine de 30°, une large aération, une légère alcalinité du milieu, une faible concentration des solutions de peptones, représenteraient d'après E. Marchal les circonstances les plus favorables au bacille en question.

Pour Dehérain et Demoussy il y aurait bien une oxydation purement chimique de la matière organique, mais très faible à froid et ne s'accroissant qu'à peine avec l'élévation de la température.

La perméabilité plus ou moins grande des terrains à l'air détermine des variations très considérables dans la quantité de CO^2 produit, encore que Wollny ait démontré que l'oxydation du carbone était liée à l'activité de certains microbes, car il ne se dégage presque plus d'acide carbonique d'une terre stérilisée par la chaleur.

L'aération ne joue pas toujours dans la formation de l'ammoniaque un semblable rôle. La combinaison de l'azote et de l'hydrogène peut s'effectuer aux dépens des matières végétales qui s'accumulent dans les sols humides et très peu aérés des tourbières, prairies, forêts. Bréal observe même que non seulement de l'ammoniaque apparaît dans ces conditions, mais encore que les végétaux ainsi enfouis sont susceptibles de propager la fermentation ammoniacale à d'autres substances azotées, notamment à l'humus qui les entoure et dont la richesse en azote est due en grande partie à des emprunts faits à l'immense réservoir de cette substance que représente l'atmosphère. Ce dernier phénomène reconnaît d'ailleurs lui aussi pour cause une action microbienne (Berthelot). Quant au reste de l'azote combiné de l'humus, il provient de l'ammoniaque dont nous venons d'indiquer le mode de formation et qui, à défaut d'une proportion d'oxygène suffisante dans le sol, est consommé peu à peu par des champignons fort abondants en pareil cas : le développement des propres tissus de ces cryptogames aboutit ainsi à la création de nouvelle matière organique azotée.

La destinée de l'ammoniaque est généralement tout autre dans un sol bien aéré. C'est alors qu'apparaissent les nitrites et les nitrates dont la formation a été reconnue dès l'époque où l'on a commencé à répandre sur des terres les eaux d'égout renfermant beaucoup d'azote organique et d'ammoniaque, sans traces de nitrites ou de nitrates, et qui sortent des champs d'irrigation avec une proportion de ces deux derniers bien supérieure à celle que le sol pourrait leur fournir. Frankland (1868) constatait dans l'eau d'égout, avant la filtration : azote organique 2,48 ; ammoniaque 5,58 ; azote nitrique 0 (p. 100,000 parties) ; après la filtration : azote organique, de 0,11 à 0,33 ; ammoniaque, de 0,11 à 0,62 ; azote nitrique, de 3 à 4. La nature microbienne de ce phénomène a été mise en lumière par Schlœsing et Müntz. Arrosant d'une dissolution très étendue d'ammoniaque un mélange stérilisé de sable et de craie placé dans un vase d'ailleurs très aéré, ces savants constatèrent qu'au bout de plusieurs semaines aucune trace d'ammoniaque n'était détruite ou convertie en nitrate. La nitrification s'effectuait au contraire en quelques jours si l'on ajoutait au sable et à la craie un peu de terre de jardin. Elle s'effectuait encore lorsque l'on arrosait avec de l'eau d'égout du sable quartzeux calciné au rouge ; on arrêtait en revanche cette transformation de l'azote organique et de l'ammoniaque en faisant arriver dans le sable des vapeurs de chloroforme qui évidemment agissaient sur des organismes nitrificateurs apportés par l'eau d'égout. Les antiseptiques produisent le même effet d'arrêt.

Le *ferment nitreux* et le *ferment nitrique*, le premier qui donne naissance à l'acide nitreux et aux nitrites, le second qui, en oxydant les nitrites, aboutit à l'acide nitrique et aux nitrates, ont été découverts par Winogradsky. Ce sont des germes aérobies existants dans toutes les terres cultivées ou non, et surtout abondants à une faible distance de la surface, d'après Warington. Selon Rigler leurs effets se font sentir au maximum vers 0^{m}30 de profondeur et offrent une marche d'autant plus rapide que le sol est plus souillé. Ces microbes ne sauraient agir vis-à-vis de la matière organique non décomposée, encore que l'ammoniaque ne soit pas la seule forme nitrifiable de l'azote, mais seulement celle qui est susceptible de fournir en un temps donné la plus grande quantité d'azote nitrique ; et le ferment nitrique, pour sa part, ne semble capable que de compléter l'oxydation déjà commencée par le ferment nitreux. Naturellement il y a d'autant moins d'ammoniaque dans une terre que la nitrification y est plus intense. Or, en outre de la présence de matière azotée nitrifiable et d'une base salifiable, l'activité des ferments nitrifiants est subordonnée à un assez grand nombre de conditions. La plus importante de toutes est l'accès dans le sol de l'air apportant l'oxygène nécessaire au développement et aux fonctions physiologiques des germes en question ; d'où, d'après Dehérain, l'explication de l'influence si favorable sur la nitrification de la culture qui en ameublissant la surface terrestre prévient sa compacité, détruit le tassement parfois consécutif aux pluies ou aux irrigations abondantes. Un excès de CO^2 dans l'air du sol entrave la nitrification. Il en est de même d'un excès d'eau faisant obstacle à la circulation de l'air comme cela s'observe souvent dans les terres fortes, très argileuses ; à plus forte raison les germes nitrifiants cessent-ils d'agir quand les couches où ils se trouvent sont envahies par la nappe souterraine lorsque le niveau de celle-ci s'élève ; toutefois, une certaine humidité est indispensable au processus d'oxydation de l'ammoniaque qui languit ou s'arrête totalement si la terre est trop sèche, par exemple, lorsqu'elle contient moins de 5 0/0 d'eau : selon Dehérain, la proportion d'eau la plus favorable serait comprise entre 10 et 15 0/0. La température ne doit guère descendre au-dessous de 12°, le point *optimum* se trouvant vers 37°. Enfin il faut un milieu alcalin : les ferments sont gênés par l'acidité qu'ils produisent et ne fonctionnent bien qu'en présence d'un carbonate alcalino-terreux, maintenant l'acidité du milieu à une valeur très faible.

Au surplus les divers facteurs de l'activité des microbes nitrifiants se renforcent réciproquement quand ils interviennent tous dans une bonne proportion ; à vrai dire, dans la nature, ce n'est pas toujours le cas, et les facteurs peuvent se contrarier. Aussi la nitrification est-elle ordinairement assez lente et volontiers inférieure aux résultats de Schlœsing d'après lesquels, dans les meilleures conditions d'aération, de température et d'humidité, 200 gr. de terre nitrifieraient 4 à 8 milligrammes d'azote par jour.

On peut même admettre avec Wollny que d'une façon générale les transformations des matières organiques dans le sol sont quantitativement et qualitativement réglées par celui des facteurs de l'activité microbienne qui intervient avec la moindre intensité. Du moins, la chose se vérifie-t-elle pour l'oxygène dont la présence conditionne le processus d'oxydation du carbone et de l'azote organique, tandis que son absence entraîne l'apparition de phénomènes putréfactifs avec processus réducteur.

La caractéristique de ce dernier mode de décomposition de la matière azotée est la formation d'hydrogène sulfuré ou carboné, d'acides divers, d'amines, d'indol, de scatol, enfin de ptomaïnes ou toxines plus ou moins dangereuses.

Ces substances, dont beaucoup sont mal odorantes, prennent d'habitude lentement naissance sous l'influence de microbes pour la plupart *anaérobies*, qui ont été signalés d'abord par Dehérain et Maquenne, Gayon et Dupetit, etc. Bien que les couches terrestres relativement superficielles paraissent d'ordinaire assez aérées, il peut se rencontrer dans certaines de leurs innombrables cavités des atmosphères partielles privées d'oxygène où se developpent les anaérobies qui empruntent aux matériaux nutritifs eux-mêmes le peu d'oxygène qu'ils contiennent. Au reste la privation d'oxygène n'est pas toujours complète dans des cas où l'on constate cependant une dénitrification. Ainsi Burri et Stutzer ont isolé deux microbes dénitrifiants, dont l'un, *B. denitrificans* II, est paralysé par une aération généreuse, mais dont l'autre *B. denitrificans* I fonctionne parfaitement dans ces conditions ; ce microbe, il est vrai, ne saurait que décomposer les nitrites formés aux dépens des nitrates grâce au *B. coli* (H. Weissenberg). D'autres micro-organismes qui jouent un rôle dans la transformation des souillures organiques du sol seraient tantôt aérobies, tantôt anaérobies et jouiraient selon le cas de propriétés différentes. Par exemple au dire de E. Marchal le *B. mycoïdes* que nous avons décrit comme un ferment ammoniacal aérobie, agissant par oxydation, pourrait aussi devenir anaérobie et dénitrifiant en l'absence d'oxygène : il dégagerait alors de l'ammoniaque, en réduisant les nitrites et les nitrates.

Enfin Bréal a démontré l'existence sur les débris végétaux d'un organisme aérobie, celui-là, qui décomposerait les nitrates en faisant entrer partiellement l'azote en combinaison organique ; il y aurait en même temps perte d'azote à l'état gazeux. On peut se demander si l'absence de nitrates dans les sols de prairies ou de forêts relativement aérés ne tiendrait pas à l'action de ce germe qui serait répandu sur les feuilles mortes lesquelles sont douées d'un réel pouvoir dénitrificateur.

D'ailleurs la faible quantité de nitrates susceptible de prendre naissance dans un sol trop humide et peu aéré, tel que ceux dont nous venons de parler, se trouve volontiers la proie de moisissures très aptes à en détruire la plus grande partie.

Quant aux nitrates qui se forment en abondance dans les terres arables bien aérées et bien perméables, n'étant point retenus par le pouvoir absorbant, ils sont entraînés par les pluies et passent dans les eaux souterraines à moins qu'ils n'aient été assimilés par les végétaux. Dehérain a observé que c'étaient les premières pluies d'automne qui fournissaient les eaux de drainage les plus chargées de nitrates : c'est que ces pluies surviennent au moment où les terres cultivées sont dépouillées de végétation et où la chaleur de l'été emmagasinée dans le sol y a rendu la nitrification très active. Mais d'ailleurs la végétation ne prend aucune part à l'épuration du sol souillé ; elle se borne à l'assécher dans une certaine mesure et à absorber les composés minéraux provenant de la destruction microbienne de la matière organique.

Microbes pathogènes dans le sol. — A côté des saprophytes dont nous venons d'exposer le rôle vis-à-vis de la matière organique, on trouve dans les couches les plus superficielles du sol et même parfois à une certaine profondeur des germes pathogènes pour l'homme extrêmement variés. Certains y sont régulièrement abondants comme si c'était là leur milieu normal : tels le *vibrion septique* ou *Bacille de l'œdème malin* et le *Bacille du tétanos* dans la terre de jardin et celle des champs. D'autres ne s'y rencontrent que d'une façon sans doute accidentelle, transitoire, encore que l'on puisse penser avec Duclaux que les germes de toutes les maladies sont constamment présents dans la masse du sol où ils parviennent avec les excrétions des individus malades, tout au moins avec leurs cadavres : la question est de savoir comment ils se comportent au sein de ce milieu et quelles chances ils ont de donner lieu ultérieurement à de nouveaux cas de maladie. Au surplus la virulence est en somme chez les microbes un caractère contingent et il est permis aujourd'hui d'admettre que certaines affections contagieuses ne reconnaissent pas toujours pour origine une infection humaine antérieure se transmettant par l'intermédiaire du sol, mais bien la prise de virulence dans des circonstances encore indéterminées de quelque germe compté jusque-là parmi les hôtes saprophytes de ce milieu et qui joue tout à coup le rôle d'agent morbigène. Tel serait le cas pour les *B. coli*, entre autres, dont la présence dans le sol ne paraît d'ailleurs pas toujours en rapport avec une contamination par les excrétions de l'homme ou des animaux (Linarès, Kruse, etc.).

La répartition dans le sol des germes pathogènes ou susceptibles de le devenir est régie, comme celle des autres microbes, par les propriétés et les caractères spéciaux des couches considérées. Par suite, dans les terrains régulièrement poreux et à grains assez fins, ces germes sont arrêtés à peu de distance de la surface ; c'est là d'ailleurs qu'ils rencontrent la matière organique indispensable à leur nourriture, l'air oxygéné, enfin, du moins pendant l'été, la température relativement élevée qui leur convient.

Au contraire, plus profondément, les microbes pathogènes ne sauraient jouir d'habitude de conditions propres à favoriser leur développement. La température n'y aide pas souvent, car elle est d'ordinaire inférieure à 16°. D'autre part on a observé depuis longtemps déjà que les espèces saprophytes, moins délicates, mieux adaptées au milieu, accaparent les substances nutritives du sol avec une énergie dont les germes pathogènes sont victimes (Miquel) ; Koch a essayé de cultiver la bactéridie charbonneuse dans le terreau, dans la terre riche en humus provenant des rives d'un fleuve, dans la vase, dans la boue mélangée d'eau ; il n'a observé aucun développement. Praussnitz a fait des recherches dans le même sens et avec aucune espèce de terre, ni avec aucun fumier, il n'a obtenu de multiplication des bactéries pathogènes (Flügge). Schrakamp a pu constater un développement des bacilles du charbon dans une terre préalablement stérilisée et arrosée d'urine, de sang, de sérum, d'infusion de foin, sans compter les 3 à 4 gouttes d'urine renfermant les bacillles charbonneux ou leurs spores, qui servaient à l'ensemencement. Mais il est clair que cette expérience ne prouve rien pour un sol ordinaire, non stérilisé, où les saprophytes ont l'avantage, sans parler de l'accumulation de CO^2, antipathique aux bactéries pathogènes.

Ces germes se trouvent donc ordinairement en mauvais terrain dans le sol et ne sauraient s'y multiplier, sauf en certaines circonstances de temps et de lieu fort exceptionnelles. La question est bien plutôt de savoir combien de temps ils sont capables de résister aux causes de destruction accumulées autour d'eux, et de se conserver.

Or il ne paraît pas que ce temps puisse être bien long, à moins d'avoir affaire à des germes pathogènes pouvant donner des spores, lesquelles se conserveraient pendant une longue série d'années dans la terre desséchée ainsi que l'a observé Miquel notamment pour les germes du tétanos ; mais encore faut-il que le défaut d'humidité, d'aération, de température convenables n'aient pas permis à ces spores de germer et de produire de nouveaux bacilles beaucoup plus fragiles et sans doute voués à une destruction rapide comme nous le montrerons plus loin ; il est en outre nécessaire que la sporulation se soit accomplie avant la pénétration dans le sol où la température basse l'entraverait : ainsi Soyka n'a jamais vu le bacille charbonneux sporuler en terre au-dessous de 18°, point auquel seule la couche superficielle peut atteindre durant la belle saison. L'observation de Soyka vaut d'ailleurs probablement pour les autres bacilles pathogènes (Duclaux).

Dans les espèces où il ne saurait être question de spores la conservation des agents infectieux au sein de la terre paraît très limitée.

C. Héjja (cité par Fodor), à Klausenbourg, a trouvé que les cadavres de souris mortes du charbon, enterrés à 20 ou 30 centimètres de profondeur, ne donnaient pas pendant plus d'une semaine des bacilles charbonneux virulents ; qu'au bout de quinze jours, ces cadavres ne fournissaient plus matière à infection, bien que possédant encore des bacilles colorables. La terre au-dessous et autour des cadavres n'était pas infectante. Esmarch a observé des faits analogues, qui à vrai dire seraient contredits par les expériences de Petri, de même qu'ils paraissent en contradiction avec les recherches de Pasteur. Cependant Lösener reprenant cette étude a déclaré n'avoir trouvé du charbon virulent dans le sol au bout d'une longue période, un an par exemple, que là où il s'était produit des spores avant l'inhumation du cadavre en expérience.

Au dire du même auteur les bacilles de la tuberculose, toujours aisés à mettre en évidence vers le 60ᵉ jour de l'enfouissement des corps infectés, ne le sont plus guère vers le 95ᵉ, et pas du tout au delà du 123ᵉ.

En ce qui concerne le microbe du choléra, Petri ne le retrouve que 19 jours au plus dans les cadavres de cobayes enterrés après avoir été infectés par ce germe ; Lösener constate encore sa présence au bout de vingt-huit jours. Selon de Giaxa à 1 m. de profondeur il succomberait en 4 jours à la concurrence des saprophytes dans un terrain non stérilisé quelle qu'en fût la nature.

Le bacille typhique contenu dans les corps inhumés serait très rapidement détruit ; Petri ne l'a jamais retrouvé ; Lösener y aurait réussi une fois, mais la signification de ce cas resta d'abord douteuse, le même savant ayant d'ailleurs rencontré, au sein des couches terrestres, des bacilles offrant tous les caractères du bacille typhique sans que l'on pût invoquer une contamination antérieure du milieu par des matières typhiques. La possibilité d'un pareil fait a été vérifiée et affirmée depuis par Remlinger et Schneiderqui, sur une dizaine d'analyses de terre de jardin superficielle ou profonde (1 m.), en dehors de toute épidémie, décèlent 4 fois par la méthode d'Elsner le bacille d'Eberth. Il s'ensuit que ce bacille devrait être compté au nombre des pathogènes normalement présents dans le sol, ce qui est gros de conséquences au point de vue épidémiologique, et oblige en tous cas à faire des réserves sur l'origine des bacilles typhiques signalés parfois dans certains sols (sols de casernes, entre autres, comme dans les observations de Tryde et de Vogl), alors que naguère on concluait régulièrement de la constatation de ces microbes à une contamination plus ou moins ancienne du sol par des malades. Désormais la question de survie de bacilles typhiques d'une telle provenance, survie de plus de cinq mois et demi d'après Grancher et Deschamps, de trois mois seulement d'après Karlinski, de deux ou trois jours à peine selon Würtz et Mosny, si les bacilles se trouvent en contact avec la nappe souterraine, perd beaucoup de son importance.

En revanche il reste fort intéressant de rechercher par quelles voies les germes pathogènes que le sol recèle normalement ou à titre transitoire peuvent arriver jusqu'à l'homme et donner naissance à des manifestations épidémiques : c'est surtout de quoi il va être traité dans les pages suivantes en même temps que des moyens de modifier d'une manière favorable l'influence sanitaire directe ou indirecte du sol.

Bibliographie. — Schlœsing (Th.) et Müntz (A.): *Sur la nitrification par les ferments organisés* (C. R. Acad. d. Sc. LXXXIV à LXXXIX, 1877-1878). — Koch (Rob.) : *Bodenuntersuchung* (Mittheilungen aus dem kais. Gesundheitsamte, I, 1881). — Gayon et Dupetit : C. R. Acad. d. S., XCV. — Dehérain : *Les microbes et les nitrates dans le sein de la terre* (C. R. Acad. Sc., XCVI, 1882). — Miquel (P.) : *Des bactéries répandues dans la poussière et dans le sol* (Annuaire de Montsouris pour 1882. — Nægeli (C. v.) et Buchner (H) : *Der Uebergang von Spaltpilzen in die Luft* (Centralblatt f. die med. Wissenschaft, 1882). — Hoppe-Seyler : *Die chemische Vorgænge im Boden und Grundwasser, sowie über ihre hygienische Bedeutung* (Archiv f. œff. Gesundheitspflege in Elsass-Lothringen, VIII, 1883. — Wollny (E.) : *Ueber die Thœtigkeit niederer Organismen in Boden* (D. V. f. œff. Gesundheitspflege, XV, 1883). — Dehérain et Maquenne. *La réduction des nitrates dans la terre arable* (Ann. agronom., IX, 1883). — Soyka (Isid.) : *Die Selbstreinigung des Bodens* (Archiv für Hygiene, II, 1884). — Hoffmann (Franz): *Ueber das Eindringen von Verunreinigungen in Boden und Grundwasser* (Archiv f. Hyg., II, 1884). — Soyka : *Die Lebensthœtigkeit niederer Organismen bei wechselnder Bodenfeuchtigkeit* (Prag. medic. Wochenschrift, 1885). — Du même : *Bacteriologische Untersuchungen über den Einfluss des Bodens auf die Entwickelung von pathogenen Pilzen* (Fortschritte der Medizin, IV, 1886). — Renk (Fried) : *Bacterien und Grundwasser* (Archiv f. Hyg., IV, 1886). — E. Duclaux, *Les microbes du sol* (Ann. de l'I. P., I, 1887). — Frænkel (Carl.) : *Untersuchungen über das Vorkommen von Mikroorganismen in verschiedenen Bodenschichten* (Zeitschrift f. Hyg., II, 1887). — Dehérain : *Recherches sur la formation des nitrates* (Ann. agronom., XIII, 1887 et XIV, 1888).— Frankland (Grace C.) et Frankland (Percy F.) : *Ueber einige typische Mikroorganismen im Wasser und im Boden* (Zeitschrift f. Hyg. 1889). — Grancher (J.) et Deschamps (E.) : *Recherches sur le bacille typhique dans le sol* (Archives de méd. expériment., I, 1889). — Reimers (John) : *Ueber den Gehalt des Bodens an Bacterien* (Zeitschrift f. Hyg , VII, 1889). — Grancher et Richard : *Action du sol sur les germes pathogènes* (Congrès d'hyg. de Paris, 1889).— Esmarch : *Das Verhalten der Bakterien in todten Körper* (Zeitsch. f. Hyg., VII. 1889). — V. de Giaxa : *Le bacille du choléra dans le sol* (Ann. de micrographie, II, 1889-90). — Petri : *Versuche über das Verhalten der Bakterien des Milzbrands, der Cholera, des Typhus und der Tuberkulose in beerdigten Thierleichen* (Arbeiten a. d. k. Gesundheitsamte, VII, 1890). — E. Duclaux : *Sur les actions chimiques*

et microbiennes qui se produisent dans le sol (Ann. de l'I P., IV, 1890). — Winogradsky
(M. S) : *Recherches sur les organismes de la nitrification* (Ann. de l'I P., IV et V, 1890-1891).
— Karlinski (Justyn) : *Untersuchungen ueber das Verhalten der Typhusbacillen im Boden*
(Archiv f. Hyg., XIII, 1891). — Fülles (L) : *Bacteriologische Untersuchung des Bodens in
der Umgebung von Freiburg-i.-B.* (Zeitschrift f. Hyg., X, 1891). — Proskauer (B) : *Ueber
die hygienische und bautechnische Untersuchung des Bodens auf dem Grundstücke der
Charité und der sogenannten « Alten Charité Kirchhofes. »* (Zeitschrift f. Hyg., XI, 1891).
— Falk (F.) und Otto (R.): *Zur Kenntniss entgiftender Vorgänge im Erdboden* (V. f. g. Med.
u. œff. Sanitätswesen, III, 1892). — Sanfelice : *Contributo allo studio dei batterii patogeni
aerobi ed anaerobi che si trovano constantemente nel terreno* (Ann. d. Ist. d'Ig. di Roma,
I, 1892). — Du Même : *Sulla tossicità degli anaerobi dell terreno* (Ibid., II, 1892). — Fonor
(J. von) : *Hygiene des Bodens* (Handbuch der Hygiene, de Theod. Weyl. Jena, 1893. —
E. Duclaux, *La distribution de la matière organique et des microbes dans le sol* (Ann. d.
l'I. P., VII, 1893). — Müntz et Coudon : *La fermentation ammoniacale de la terre* (Ann.
agronom., XIX, 1893). — Lœsener : *Ueber das Verhalten von pathogenen Bacterien in beer-
digten Kadavern* (Arbeiten a. d K. Gesundheitsamte, XII, 1895). — Dehérain et Demoussy :
Sur l'oxydation de la matière organique du sol (Ann. agronom., XXII, 1896). — Buéal :
Décomposition des matières végétales (Ibid., XXII, 1896). — Miquel : *Sur la longévité des
germes de bactéries dans les poussières et dans le sol* (Ann. de micrographie, IX, 1897). —
P. Dehérain : *Le travail du sol et la nitrification* (Ann. agronom., XXIII, 1897). — Du même :
Recherches sur la réduction des nitrates (Ibid., XXIII, 1897). — Remlinger et Schneider :
Contribution à l'étude du bacille typhique (Ann d. l'I. P., XI, 1897). — G. v. Rigler :
Ueber die Selbstreinigung des Bodens (Archiv f. Hyg., XXX, 1897). — H. Weissenberg :
Studien über Denitrification (Ibid., XXX, 1897). — E. Duclaux : *Traité de microbiologie*
(I, Paris, 1898).

6° INFLUENCES SANITAIRES ET ASSAINISSEMENT DU SOL

La mise en jeu des propriétés du sol que nous avons analysées, l'évolution
au sein de ses couches superficielles des phénomènes si complexes de la décomposition des matières organiques, peuvent exercer plus ou moins directement
sur la santé de l'homme une influence heureuse ou fâcheuse selon les cas. Car
si le sol est presque forcément le réceptacle de toutes les souillures, il est aussi
un merveilleux épurateur, capable de retenir et de transformer les impuretés
sans en laisser passer soit dans l'air, soit dans l'eau aucun élément dangereux.
D'où ce principe général déjà signalé que le sens de son action sanitaire dépend
à la fois de ce qui pénètre dans son intimité et de ce qui en sort. Désormais
fixés sur le premier point, c'est-à-dire sur les facteurs réels de sa salubrité ou
de son insalubrité, il nous reste à étudier maintenant les agents de l'influence
tellurique, en d'autres termes les éléments qui, émanés des couches terrestres
sous forme gazeuse, solide ou liquide, sont susceptibles de venir impressionner
l'organisme humain. Après quoi nous passerons aux moyens propres à modifier
de telle manière les conditions offertes par un sol donné que, les choses y tournant à l'avantage de l'homme, ce terrain devienne salubre.

Agents de l'influence tellurique. — Ce sont naturellement : l'air du sol,
avec les vapeurs et gaz divers qu'il contient ; les poussières organiques et organisées, banales ou spécifiques ; enfin l'eau, envisagée soit au simple point de
vue de l'humidité qu'elle occasionne, soit plutôt comme véhicule de germes de
toutes espèces ou de substances nuisibles tantôt dissoutes, tantôt en suspension.

Air et poussières du sol. — Les gaz issus du sol, ainsi que les vapeurs de
même origine, représentent essentiellement les *effluves, émanations* ou *miasmes*
auxquels on attribuait jadis un rôle capital dans l'étiologie de plusieurs mala-

dies infectieuses paraissant en rapport avec le degré de souillure du sol. Les idées ont dû se modifier à cet égard depuis les découvertes microbiologiques. Toutefois on peut encore admettre que l'altération de l'air du sol par les produits des décompositions de la matière organique, acide carbonique, hydrogène sulfuré ou carboné, etc., est de nature à affaiblir la vitalité des individus qui respirent ce mélange. Peut-être même se dégage-t-il de certains terrains où la putréfaction (réduction) l'emporte notablement sur l'oxydation des toxines volatiles capables de paralyser les défenses naturelles de l'économie contre l'envahissement par des germes infectieux provenant de l'extérieur ou préexistants à l'état latent dans quelque organe. Cette opinion, exprimée par Bouchard, a été adoptée par J. Arnould, Kelsch, Charrin, encore qu'aucune constatation directe ne soit venue la justifier jusqu'à présent. Mais il est difficile de la repousser absolument quand on voit des épidémies de fièvre typhoïde, de dysenterie, d'ictère, prendre naissance à la suite de travaux de terrassements, ouverture de tranchées, manipulation et transport de boues, de vases, comme il est arrivé entre autres dans différentes villes lors de l'établissement ou du remaniement du réseau d'égouts ou de la canalisation d'eau.

En effet, si en pareilles circonstances un certain nombre de germes pathogènes peuvent être brusquement ramenés par la main de l'homme de la profondeur à la surface terrestre, il n'est pas certain qu'ils soient toujours disséminés dans l'atmosphère ambiante à l'état de poussières. Les terres extraites de quelque profondeur sont volontiers assez humides, soit en raison de la proximité où elles se trouvaient de la nappe souterraine, soit à cause de leur richesse en matières organiques résultant d'une longue contamination, comme cela s'observe pour le sol des villes; d'autres fois il s'agit de véritables boues, ou encore des pluies viennent détremper les terres amoncelées et aucun microbe ne peut émaner de ces surfaces humides. Sans doute des particules de ces boues ou de ces terres peuvent adhérer aux mains des hommes et souiller leurs aliments ou encore s'attacher aux chaussures, aux vêtements, être rapportées en cet état dans nos demeures, s'y dessécher et s'y pulvériser, mettant en liberté des microbes qui ne seront point exposés autant qu'au dehors aux alternatives de dessiccation et d'humidité, de chaleur et de froid, à l'action solaire, à la concurrence des autres espèces, toutes causes si puissantes de destruction. Toutefois il arrive surtout que l'air pénètre avec difficulté dans les terres humides amoncelées sous une certaine épaisseur, et par suite la putréfaction y prédomine; des gaz malodorants et insalubres s'en dégagent alors, surtout quand une température un peu élevée favorise d'une part les fermentations et de l'autre commence à amener la dessiccation de la surface de la terre qui se crevasse. Ces gaz ne sauraient engendrer la fièvre typhoïde, la dysenterie, etc. Mais ils y préparent au mieux les individus dont ils dépriment l'économie.

Au reste la véhiculation de germes par l'air ou la vapeur d'eau qui émanent d'un sol humide est impossible; un tel sol filtre très exactement l'air et la vapeur ainsi que l'ont constaté Nägeli, Pumpelly, Miquel, Renk, Emmerich, avec des courants de vitesse très supérieure à celles que l'on observe dans la nature.

Peut-être n'en va-t-il plus de la sorte quand l'air s'échappe d'un sol sec, fendillé, crevassé; mais dans ce cas ce sont bien plutôt les courants de l'atmosphère libre qui enlèvent de la surface même du sol des microbes mêlés à de la poussière proprement dite, le tout étant détaché par les chocs et les trépidations. Il est possible qu'il se trouve là des microbes pathogènes ayant résisté à l'action combinée des vicissitudes atmosphériques et de la concurrence des espèces saprophytes qui dans la terre ramenée de la profondeur au contact de l'air libre offrent un développement extraordinaire. Ces germes pathogènes ont pu d'ailleurs perdre plus ou moins complètement leur virulence, mais restent susceptibles de la récupérer soit dans l'organisme humain soit même dans le milieu extérieur si les circonstances s'y prêtent.

A vrai dire nous sommes mal fixés jusqu'à présent sur l'influence de la dessiccation vis-à-vis des microbes pathogènes. Nous y reviendrons à propos de la possibilité de leur véhiculation par l'air. Mais il faut dire dès à présent que si Uffelmann a observé que le bacille du choléra pouvait résister pendant 2 ou 3 jours à la dessiccation à la surface du sol, et le bacille typhique 20 jours sur de la terre de jardin préalablement stérilisée, en revanche Germano aurait au contraire constaté que ce dernier bacille succombe très rapidement à la dessiccation.

Quoi qu'il en soit, dans ces derniers temps, on a accusé à maintes reprises, et non sans raison à ce qu'il semble, des poussières provenant de terrains plus ou moins formellement contaminés d'avoir donné naissance à des épidémies diverses, notamment à des épidémies de fièvre typhoïde. (Remarquons à ce propos que le bacille pathogène incriminé est justement de ceux dont la présence dans le sol paraît devoir être considérée comme normale, en dehors de toute question de souillure par des excrétions pathologiques.) Ainsi pour A. Dubrulle en 1894, à Bourg, ce sont les poussières du sol de la ville où l'on creuse des tranchées au voisinage d'une caserne, pendant la saison chaude, qui font apparaître la fièvre typhoïde dans cette caserne. Selon Heurot les troupes de cavalerie de Reims prennent en 1895 la même maladie sur les terrains desséchés où elles évoluent au milieu de tourbillons de poussière; ces terrains avaient servi peu auparavant à l'épandage de matières fécales. Sanglé-Ferrière et Remlinger attribuent une origine presque identique à la fièvre typhoïde qui sévit en 1897 sur les soldats d'un régiment de cavalerie à Tunis; dans les poussières incriminées, que le vent apportait surtout de terrains de culture situés auprès du champ de manœuvres et sur lesquels on avait répandu des matières fécales durant la sécheresse, on constata la présence du B. coli en abondance et l'on put même déceler des germes ayant tous les caractères du bacille d'Eberth.

Ce n'est pas à dire d'ailleurs que les observations ci-dessus relatées impliquent l'origine typhoïdique des matières fécales reçues par le sol, et Remlinger insiste justement sur ce point. Les selles d'individus sains peuvent contenir le bacille d'Eberth et il est possible que celui-ci rencontre parfois, dans les milieux extérieurs, à la surface du sol, des circonstances propres à le rendre virulent et à en faire l'agent d'épidémies vis-à-vis de sujets qui au surplus seront sans doute prédisposés : peut-être dans l'espèce par les poussières mêmes qui accompagnent le germe spécifique.

Eau du Sol. — Son action sanitaire la plus simple est celle qu'elle exerce par contact, lorsqu'elle rend humide la couche terrestre qui nous supporte et qu'elle envahit les fondations de nos demeures ou se répand sous forme de vapeurs surabondantes dans l'air ambiant. C'est surtout en pareil cas le point de vue thermique qu'il importe d'envisager, comme nous le ferons soit à propos de l'atmosphère extérieure soit à propos des habitations. Au reste, il est à peine besoin de dire qu'il nous est désavantageux d'être exposés à ressentir l'humidité du sol, d'où une première indication d'avoir à en préserver les couches superficielles et de les soustraire aux oscillations de la nappe souterraine.

D'un autre côté nous savons que la présence d'un excès d'eau dans un terrain en diminue l'aération et y favorise par suite les putréfactions avec leurs dégagements gazeux suspects, tandis que les oxydations s'y ralentissent. S'il vient à se produire une submersion complète, l'activité microbienne est à peu près entièrement suspendue, la matière organique ne subit plus que des transformations extraordinairement lentes, l'épuration du sol n'a pas lieu.

Enfin, les idées de Pettenkoffer au sujet du rôle étiologique du sol et de sa nappe souterraine ont conduit à rechercher quel pouvait être l'effet des oscillations de cette nappe sur la distribution des germes dans le sol, et spécialement des germes pathogènes.

Nägeli et Buchner considèrent que quand une eau riche en bactéries pénètre le sol, et a son niveau qui s'abaisse par infiltration dans la profondeur, elle laisse une mince couche sous forme de lamelles, fixées aux parois des pores du sol qu'elle vient d'abandonner. Par un degré plus avancé de dessiccation, ces lamelles éclatent et *pulvérisent* dans l'air environnant leur eau avec les bactéries qu'elle renferme. Cette idée est subtile et le mécanisme délicat. Encore doit-il être peu efficace et n'agir que près de la surface.

Soyka pense avoir démontré que les organismes sont ramenés de la nappe souterraine à la surface du sol par les courants capillaires ascendants, qui prendraient, d'ailleurs, en route les bactéries arrêtées sur leur passage. Ces courants ascendants sont déterminés par l'évaporation même dans la zone superficielle ; ils conduisent les microorganismes jusqu'à la couche extrême où se forme la poussière et les y abandonnent. Dès lors, les germes suivent le sort de ceux qui sont naturellement dans cette poussière.

Les expériences de Soyka paraissent avoir été contredites par celles de Pfeiffer. Mais en somme les deux auteurs ne se sont pas placés dans des conditions identiques, et d'après Duclaux la conclusion à tirer de là est que théoriquement ou pratiquement tous les cas sont possibles dans la circulation de l'eau et des microbes à travers les méats du sol, selon leurs dimensions, l'activité de l'évaporation de la terre humide, etc. D'ailleurs, il peut encore se faire que les microbes anaérobies susceptibles d'être ramenés de la profondeur par les actions capillaires ne puissent persister dans les couches superficielles où pullulent les aérobies.

Il ne convient pas de pousser plus loin ici l'étude des résultats de la circulation de l'eau dans le sol au point de vue de ce que cette eau peut contenir lorsqu'elle émerge enfin des couches terrestres. C'est une question qui touche au rôle sanitaire de l'eau bien plus encore qu'à celui du sol et nous la traiterons au chapitre suivant.

Rôle étiologique général du sol. — L'observation d'un ensemble de faits d'ailleurs incontestables ayant paru montrer qu'à côté du paludisme certaines affections épidémiques, la fièvre typhoïde et le choléra par exemple, se manifestaient de préférence dans les localités situées en terrain déprimé, à surface voisine de la couche imperméable et de la nappe souterraine, et d'ailleurs pénétré de souillures, Pettenkofer crut pouvoir en conclure à l'origine *tellurique* de ces maladies dont l'éclosion serait subordonnée à des conditions de temps et *de lieu*. C'est la théorie *localiste* qui attribue à la perméabilité du sol, à sa richesse en eau, à sa souillure banale, aux rapports de la surface avec l'eau souterraine, à la température, un rôle capital vis-à-vis de la prise de virulence et de la propagation des germes spécifiques. Le phénomène dangereux serait surtout l'abaissement de la nappe souterraine qui, après avoir humecté les couches superficielles au grand avantage des différents microbes qu'elles renferment, laisse derrière elle toute liberté aux échanges entre le sol et l'atmosphère tandis qu'intervient d'autre part la dessiccation, toujours favorable au transport des germes.

En ce qui concerne notamment la fièvre typhoïde, Pettenkofer avait formulé cette loi que la courbe épidémique était en sens inverse de la courbe des oscillations de la nappe souterraine : « le typhus abdominal monte comme le *grundwasser* descend ».

Ces vues sont loin de s'être vérifiées partout. Au reste, Pettenkofer n'a jamais indiqué que vaguement en quoi consiste la « disposition de lieu ». A quel degré faut-il que le sol soit humide, chaud, souillé, pour que les épidémies prospèrent? On accuse volontiers la disposition locale après l'épidémie ; c'est la constatation d'un fait ; mais l'on n'aurait pu d'avance annoncer qu'un germe importé prospérerait dans le point considéré. La disposition paraît varier d'une ville atteinte à une autre qui l'est également ; les conditions habituelles de cette disposition manquent même parfois tout à fait dans des localités que la fièvre typhoïde ou le choléra n'épargnent nullement. Le choléra a maltraité Leipzig sur l'argile imperméable et Craponne sur le gneiss. La partie haute de Nuremberg, dit Flügge, autrefois épargnée par le choléra et la fièvre typhoïde, a des épidémies de cette dernière depuis trente ans. Les quartiers bas n'y ont pas plus le choléra que la ville haute, etc. — La « disposition de temps » est encore plus incertaine.

Enfin ce que nous savons aujourd'hui des circonstances si généralement défavorables à leur multiplication et même à leur conservation que rencontrent les germes pathogènes dans la profondeur du sol, le peu de probabilité de leur transport par les gaz telluriques qui passent dans l'atmosphère extérieure, les difficultés que rencontre volontiers leur véhiculation par l'eau souterraine remontant vers la surface, sont autant d'objections graves à la théorie étiologique de Pettenkofer.

A Paris et à Berlin on lui a opposé la doctrine *contagionniste* qui tend à ne considérer le sol que comme un support transitoire pour les germes pathogènes venus de l'homme malade et qui de là vont infecter l'homme sain grâce à la véhiculation hydrique.

On ne voit ici, comme le dit Duclaux, que le microbe dangereux, la plante, et on néglige le terrain, c'est-à-dire le sol avec ses conditions si variables, et l'homme dont certaines influences telluriques peuvent avoir modifié la réceptivité. La doctrine de Pettenkofer s'accordant davantage avec les faits est à juste titre plus compréhensive. Après tout rien ne permet de nier d'une façon absolue l'existence par places de conditions telluriques convenables pour la conservation et la culture de certains germes pathogènes. Dans ces derniers temps nous avons même reconnu que leur faculté de s'accommoder aux milieux naturels était très supérieure à ce que l'on s'était imaginé d'abord et l'idée de l'ubiquité de ces germes, au moins dans la couche terrestre superficielle, a fait de grands progrès depuis que l'on s'est, d'ailleurs, aperçu qu'ils ne conservaient pas partout et toujours leurs propriétés pathogènes, mais pouvaient s'atténuer, devenir inoffensifs au point d'en être méconnaissables, en attendant que des circonstances nouvelles de temps et de lieu leur restituent le pouvoir pathogène. C'est l'histoire des germes de la fièvre typhoïde et du choléra selon les travaux les plus récents. Il ne nous manque donc plus guère que la preuve de l'influence directe du sol sur l'homme le préparant à admettre ou au contraire à repousser le microbe infectant. « Quand nous aurons cette preuve la théorie de Pettenkofer pourra se réveiller et dire : Voilà mon vrai domaine » (Duclaux).

En attendant, les données actuelles nous engagent à conserver pour objectif l'assainissement du sol, sa protection vis-à-vis des souillures ou du moins la destruction rapide de celles-ci par oxydation au sein de la terre, l'élévation de la résistance individuelle. Il est apparent que les efforts accomplis dans ce sens ont contribué à faire diminuer le paludisme, la fièvre typhoïde, le choléra et probablement quelques autres maladies encore. Cela a été une des conséquences de la doctrine de Pettenkofer et ce sera la gloire de l'illustre hygiéniste d'avoir entraîné son pays dans cette voie.

Procédés d'assainissement du sol. — Les procédés au moyen desquels on lutte contre l'insalubrité du sol sont assez nombreux et s'appliquent à des situations différentes.

Désinfection. — Lorsque l'on a affaire à une masse de terre ou de boue relativement peu considérable et notoirement suspecte, il est possible d'en rechercher la désinfection par les méthodes chimiques. C'est le cas pour les terres fraîchement extraites du sol d'une ville au cours des fouilles que nécessitent la pose de conduites d'eau, l'établissement ou le remaniement d'un réseau d'égouts, la construction de vastes bâtiments. On a souvent constaté, comme nous l'avons déjà dit, que les travaux de ce genre avaient été bientôt suivis de quelque explosion épidémique de fièvre typhoïde dans les quartiers où ils avaient été effectués (à Paris à diverses reprises, à Nancy au moment de la réfection des égouts, à Nice dans une caserne dont la construction a été précédée de terrassements considérables, etc.). D'autres fois, il s'agit du creusement de canaux en terrain marécageux, ou encore de leur curage qui comporte le déplacement de grandes quantités de vases ; ces opérations exposent à des manifestations palustres ou dysentériques.

On chercha pour la première fois à prévenir ces inconvénients par la désinfection, c'est-à-dire par la destruction des germes et la suppression des fermentations qui en dépendent, lors du curage du grand canal du parc de Versailles et du lac de Saint-Mandé. A mesure qu'on retirait les vases on les mélangeait conformément aux indications de Rabet à du sulfate de fer dans la proportion de 500 gr. par mètre cube et à un lait de chaux vive à raison de 1 k. par mètre cube. La méthode, peu coûteuse, s'est montrée fort efficace.

Les vases retirées du lac d'Enghien, étendues en couches de 20 centimètres d'épaisseur, ont été saupoudrées avec succès de 100 gr. de sulfate de fer et 200 gr. de chaux vive par mètre carré.

Ces procédés conviennent également à l'égard des vases ou limons qu'après une inondation les eaux laissent derrière elles en se retirant. Enfin le Conseil d'hygiène de la Seine a recommandé ces mêmes pratiques à l'occasion des travaux à exécuter dans le sol de Paris en vue de l'Exposition de 1900. Au surplus, on évitera de faire coïncider les terrassements les plus importants avec la saison chaude.

Culture. — Il faut distinguer ici, au point de vue de l'assainissement du sol, le travail proprement dit de la terre, ou labourage, et le fait d'y faire croître une certaine végétation. Le labourage qui vise tout d'abord et essentiellement à détruire la compacité des terrains, à les ameublir de manière à y assurer la pénétration de l'air extérieur, la circulation et l'évaporation de l'eau, joue de beaucoup le principal rôle vis-à-vis de la décomposition des souillures organiques et de leur minéralisation. Schlœsing pensait que la trituration de la terre favorisait la nitrification en déterminant une dissémination nouvelle du ferment nitrique qui pouvait ainsi se porter sur de nouvelles matières oxydables. Mais il est plus probable, d'après Dehérain, que c'est l'aération et un certain degré d'humidité convenable qui décident de l'activité des transformations organiques dans la terre labourée.

La végétation ne possède guère de pouvoir épurateur ; ce serait plutôt l'inverse, en ce sens qu'elle absorbe les composés minéraux formés au cours de la nitrification et organise ainsi cette matière minérale. Les plantes concourent cependant à l'assainissement en consommant un peu d'ammoniaque et en évaporant une notable quantité d'eau, en drainant le sol par leurs racines, là où l'on a affaire à des terrains très humides, marécageux.

Au reste ce n'est pas sans danger que l'homme enfonce pour la première fois l'outil dans un sol encore vierge de toute culture, ou depuis longtemps improductif et cependant naturellement ou artificiellement riche en matière organique ; on donne ainsi issue aux produits gazeux des réductions dont ce sol a été sans doute le foyer. De là, ou en vertu de quelque autre phénomène — car nous ne connaissons pas encore le mécanisme étiologique exact des manifestations paludéennes qui prennent notamment naissance en semblables circonstances — de redoutables conséquences pour ceux qui se livrent aux défrichements dans les régions dont on commence l'exploitation agricole. Il sera bon de choisir pour travailler les heures les moins chaudes de la journée, tout en s'abstenant au voisinage du lever ou du coucher du soleil. On s'efforcera d'ailleurs de hâter l'exécution de la tâche nécessaire, de remplacer l'homme par des machines s'il est possible, et dans les colonies palustres de ne pas employer la main d'œuvre européenne. Tout le monde sait ce que la non observation de ce principe a coûté d'existences en Amérique et en Afrique avant que les contrées où l'on s'est installé fussent précisément peu à peu assainies par la culture dont leur sol était l'objet.

Parallèlement au travail de la terre on a conseillé comme mesure prophylactique à opposer au paludisme dans les régions encore improductives où il sévit la plantation de certains végétaux qui ont paru réellement de quelque efficacité ; on ne saurait préciser d'ailleurs la nature de leur action. Ce sont en général des espèces à développement rapide qui possèdent peut-être une faculté évaporatoire très grande ; mais il ne serait pas impossible non plus qu'ils fussent doués de propriétés susceptibles d'influencer le germe même du paludisme. En tous cas l'*Eucalyptus* a donné de bons résultats dans une foule de localités palustres en Italie, en Algérie, en Corse. L'*E. rostrata* doit être préféré dans les pays chauds où il résiste bien. Chevreul avait signalé l'*Helianthus annuus* (tournesol) pour sa puissance d'évaporation. Göppert place au même rang que l'Eucalyptus, et même avant lui quand il s'agit des régions européennes, le *Paulownia imperialis*. Enfin on assure que les plantations de pins auraient également de très heureux effets vis-à-vis de l'endémie palustre.

DRAINAGE. — Le drainage a pour but d'assécher les couches superficielles du sol, au sein desquelles doit s'accomplir la nitrification, en abaissant le niveau de la nappe souterraine et en limitant ses oscillations. Les sillons tracés par la charrue, les rigoles, fossés, canaux d'écoulement des eaux sont déjà du drainage. Mais on désigne plus spécialement sous ce terme la création, dans l'épaisseur d'un sol humide et d'habitude compact, d'un réseau de voies ouvertes à la circulation de l'eau. Tout ce qui rompt l'homogénéité de la couche imperméable peut servir à la drainer. Toutefois on emploie ordinairement à cet usage des tubes en terre cuite, bien poreuse, de 30 à 40 centimètres de longueur et de 0^m,025 à 0^m,20 de diamètre intérieur, placés bout à bout au fond de tranchées que l'on comble ensuite. Les tubes sont volontiers réunis par des colliers où s'engagent leurs extrémités. La grosseur des drains, l'écart entre les lignes qu'ils forment, sont déterminés d'après le volume d'eau à évacuer et la compacité du terrain qu'il s'agit d'assécher plus ou moins complètement selon sa destinée ultérieure. L'écartement moyen est de 6 à 7 m. ; on le réduira à 3 ou 4 m. pour les terres fortes et celles qui doivent recevoir des constructions.

Il faut viser à obtenir un écoulement assez rapide des eaux et pour cela on donnera une légère pente aux lignes de drains, tout en maintenant l'ensemble du réseau en contact avec la couche à assécher. Des lignes parallèles de *drains secondaires* aboutiront au besoin, obliquement, à des *drains principaux* qui iront se déverser dans des ruisseaux ou rivières, voire même dans des puits absorbants.

A défaut de conduits en poterie on pourrait se borner à déposer au fond des tranchées un lit de cailloux, de gravier très grossier ; nous verrons que l'on

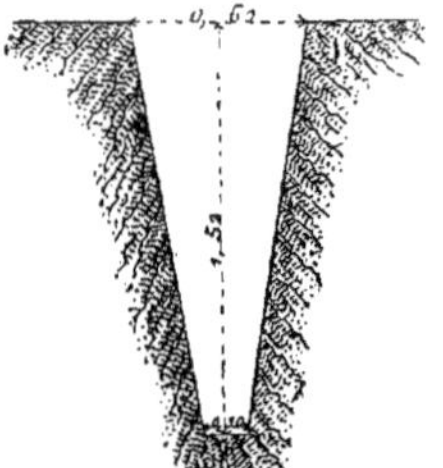

Fig. 2. — *Coupe d'une tranchée*
de drainage.

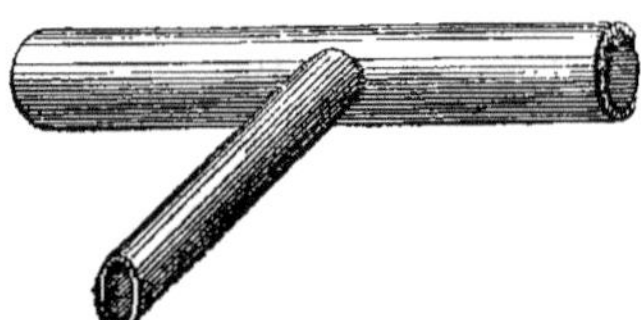

Fig. 3. — *Jonction d'un drain ordinaire*
avec un drain principal.

Fig. 4. — *Deux tubes réunis par un collier.*

organise avec avantage des couches de ce genre, d'une haute perméabilité, auprès des murs de fondation trop exposés à l'atteinte de l'eau souterraine.

Non seulement le drainage évacue l'excès d'eau du sol, mais il aère directement celui-ci. Aussi a-t-il rendu et rend-t-il toujours les plus grands services en matière d'assainissement.

Suppression des marais. — Nous indiquerons seulement en quelques mots les principales méthodes qui permettent d'arriver à ce résultat si désirable.

Si la dépression où se trouve le marais est à un niveau plus élevé que les cours d'eau voisins ou que la mer, il suffit d'un système de fossés et de canaux à ciel ouvert pour débarrasser le sol de l'eau stagnante qui le recouvre en partie. C'est ce qui a été fait dans la région de l'ancien golfe de Saint-Omer dont les *wattringues* se déversent à marée basse dans la mer. Mais la situation est parfois plus compliquée en ce sens que l'on est obligé d'avoir recours à des machines élévatoires pour vider les eaux de certaines cuvettes dont la cote est au-dessous du niveau de la mer : cela a été le cas pour les polders de la Hollande, le lac de Harlem notamment, et le delta du Tibre vient d'être assaini de la même manière.

D'autres fois, quand la pente et les déversoirs naturels manquent, on utilise le sol lui-même dont on perce la couche imperméable au moyen de puits absorbants faisant communiquer la nappe superficielle avec une nappe profonde. On a eu recours à ce procédé dans le Gâtinais, dans les Landes, et aussi en certains points de la campagne romaine.

Aux embouchures des fleuves qui apportent beaucoup d'alluvions il est possible de faire combler automatiquement par ces dépôts les dépressions où séjourne l'eau stagnante. C'est le *colmatage*, qui a permis de combler de nombreux étangs ou marais salants au voisinage des côtes.

Le *terrement* consiste à projeter de la terre, prise à ses bords, dans un canal de détournement d'un cours d'eau assez rapide, que l'on a dirigé vers la dépression occupée par le marais. Ce cours d'eau voulu exécute ainsi le colmatage à l'aide des alluvions qu'on lui improvise. Ce procédé a été utilisé en Allemagne, dans les bruyères de Lunebourg et de Brême (Vallin).

Enfin, au moyen de l'*avivement* on rendra la salubrité aux canaux envasés en redressant leur talus et en creusant leur fond ; aux étangs marécageux, en endiguant leurs bords et en substituant une eau profonde à la partie où la minceur de la couche liquide l'expose à la dessiccation pendant les chaleurs de l'été.

On combine avantageusement l'*avivement* avec le *colmatage*, en creusant et encaissant d'un côté, tandis que l'on comble les dépressions de l'autre.

Il va sans dire que la salubrité des régions marécageuses où l'on a exécuté des travaux de ce genre a singulièrement gagné, et que le paludisme y a diminué avec l'humidité du sol tandis que la culture prenait plus d'extension.

Bibliographie. — Di Tucci : *Dell' antico e presente stato della Campagna di Roma, in rapporto alla fertilita del suolo ed alla salubrita dell' aria*. Roma, 1868. — Colin (Léon) : *Traité des fièvres intermittentes*. Paris, 1870. — Gimbert : *L'eucalyptus globulus, son importance en agriculture, en hygiène, en médecine*. Paris, 1870. — Tommasi-Crudeli (C.) : *Della distribuzione delle acque nel sotto suolo romano e della sua influenza nella produzione della malaria* (Academ. de Lincei, avril et décembre 1879). — Colin (Léon) : *Sur les mesures hygiéniques a conseiller au sujet de l'exécution du canal de Tancarville* (Rev. d'hyg., III, 1881, et Ann. d'hyg., V, 1881). — Du même, *Hygiène des ouvriers travaillant dans des pays marécageux* (Bull. Acad. méd., 15 nov. 1881). — Pfeiffer (Aug.) : *Die Beziehungen der Bodencapillarität zum Transport von Bacterien* (Zeitschrift f. Hyg., I, 1896). — E. Duclaux : *L'Ecole de Munich et l'Ecole de Berlin* (Ann. de l'I P., IV, 1890). — Kelsch : *Traité des maladies épidémiques*, I. Paris, 1894. — A. Dubrulle : *La fièvre typhoïde à Bourg en 1894* (Arch. de méd. militaire, XXIV, 1894). — Divernesresse : *Aseptisation des terres contaminées* (Ann. d'hyg , XXXI, 1894).— Henrot : *Recherche des causes de l'epidémie de fièvre typhoïde qui a sévi sur la brigade de cavalerie de Reims*. Reims, 1895. — Sanglé-Ferrière et Remlinger : *Epidémie de fièvre typhoïde due a l'epandage d'engrais humain* (Rev. d'hyg., XX, 1898). — Laveran : *Traité du paludisme*. Paris, 1898. — Bunel : *Les travaux de démolition et de terrassement au point de vue de l'hygiène* (Rev. d'hyg., XX, 1898).

CHAPITRE II

DE L'EAU

L'EAU DANS LA NATURE. — SOUILLURES ET MICROBES. LEUR INFLUENCE SANITAIRE. — EXPERTISE DE L'EAU. — CORRECTIONS DE L'EAU. — APPROVISIONNEMENT D'EAU.

L'organisme humain a besoin d'eau dans de très larges proportions ; l'eau fait partie intégrante de ses tissus et de ses humeurs ; et l'organisme ne saurait probablement en perdre beaucoup plus de 10 0/0 sans que l'existence ne fût gravement compromise. L'eau qui entre dans la constitution des aliments ne suffit pas aux besoins de l'organisme ; l'*eau de boisson* est destinée à fournir ce supplément nécessaire. L'eau est indispensable encore aux soins de propreté corporelle, au nettoyage du linge, des ustensiles de ménage, de l'habitation, etc. ; enfin l'industrie en consomme des quantités énormes. Le terme *eau de lavage* n'est pas assez compréhensif à l'égard de ces divers emplois, l'expression *eau d'usage* (Allem. *Brauchwasser* ou *Nutzwasser*) s'applique au contraire à la fois aux eaux qui servent à entretenir la propreté et à celles qui alimentent l'industrie.

Il ne faut pas conclure de cette distinction dans les mots qu'il doive y en avoir une dans les choses. Le mieux serait, au contraire, que chaque groupe humain n'eût à sa disposition qu'une seule espèce d'eau et que celle-ci fût excellente et abondante afin non seulement de ne jamais être cause de maladies soit par altération soit par défaut de quantité, mais en outre de fortifier la santé de toutes manières. Il est clair que l'eau qui peut servir de boisson est à la hauteur et au delà, des autres besoins. Mais l'eau irréprochable est quelquefois assez rare pour qu'en pratique on se résigne à opérer des lavages avec une eau inférieure. Et cependant l'eau contenant des principes offensifs les abandonnera sur les parois de nos demeures, à la surface des rues, etc., lorsqu'elle se sera évaporée, et fournira par suite des éléments dangereux aux poussières qui se formeront après dessiccation. Enfin la propreté sera d'autant plus grande qu'on cherchera à l'obtenir au moyen d'une eau plus pure. Il est donc toujours fâcheux de ne réclamer de l'eau pure que pour la boisson et d'admettre de l'eau souillée pour tout autre usage.

1° L'EAU DANS LA NATURE

L'eau est celui des milieux naturels dont les propriétés ont au plus haut degré le caractère de subordination. Elle est constamment modifiée, au point de vue sanitaire par l'atmosphère ou par le sol selon ses contacts avec l'une ou avec l'autre ; en ce qui concerne ses rapports avec le sol, les conséquences sont généralement fort différentes suivant qu'elle reste à sa surface ou qu'elle pénètre dans sa profondeur. Aussi distinguerons-nous trois groupes assez naturels : les *eaux météoriques* qui n'ont traversé que l'atmosphère avant d'aller alimenter les groupes suivants : les *eaux souterraines* qui occupent les couches plus ou moins profondes du sol d'où elles sourdent par diverses voies ; les *eaux superficielles* que l'on rencontre à la surface de la terre.

EAUX MÉTÉORIQUES

Elles se présentent sous forme de *pluie* ou de *neige*, et très accessoirement au point de vue de la quantité de liquide sous celle de *grêle*, de *brouillard*, de *rosée* ; nous indiquerons dans un autre chapitre (ATMOSPHÈRE) les conditions qui donnent naissance à ces dernières modalités en même temps que leur rôle comme modificateurs atmosphériques.

Eau de pluie. — L'eau de pluie, qui est le résultat de la condensation des vapeurs atmosphériques, dissout à son passage dans l'air plus ou moins impur des gaz, et spécialement de l'acide carbonique, différents sels, et entraîne des poussières minérales, organiques et organisées; comme l'a dit Frankland et comme le constatent les bactériologistes contemporains, « elle lave l'atmosphère »; par conséquent, elle lui emprunte une bonne part de ses impuretés.

Toutes les pluies dissolvent des *gaz* de l'atmosphère et d'autant plus que la température est moins élevée. (A la pression normale, suivant Würtz, l'eau pure dissout 20 centimètres cubes d'oxygène à 20°, 32 centimètres cubes à 10°.) En janvier, par 4°, Reichardt obtint $32^{cc},4$ de gaz par litre d'eau de pluie ; en juin, par 15°, $24^{cc},9$ et même $26^{cc},9$.

D'après Baumert, les gaz de l'eau de pluie se répartiraient dans les proportions suivantes : oxygène, 33,76 ; azote, 64,47 ; acide carbonique, 1,77 p. 100. Reichardt, sur quatre épreuves, a trouvé les variations ci-après :

Proportions pour 100 de gaz

	n° 1	n° 2	n° 3	n° 4
Oxygène	31,8	27,0	13,3	22,0
Azote	61,6	64,2	72,6	64,8
Acide carbonique	6,7	8,8	14,1	13,2

Sans parler des poussières siliceuses, quartzeuses, argileuses et du charbon que les pluies abattent, particulièrement au-dessus des villes, cette eau renferme du *chlorure de sodium*, quelquefois d'autres *chlorures* encore, du *sulfate de chaux* et de *soude*, du *carbonate de chaux*, du *brome*, et même, selon Chatin, de l'*iode*. Le résidu sec s'élève à $2^{mgr},6$ d'après Brandes ; à $50^{mgr},9$ au calcul de Marchand. Il est clair que ces chiffres peuvent différer selon les lieux. L'eau de pluie utilisée dans la ferme de Lawes et Gilbert, à 25 milles de Londres, a été trouvée contenir 40 milligrammes de matières solides par litre. A Paris, on sait que l'eau de pluie renferme assez de sels terreux pour rester sans action sur les tuyaux de plomb, attaqués par l'eau distillée. Mais la qualité vulgaire de cette eau de pluie d'être très favorable au lessivage, grâce à sa pauvreté en sels calcaires, est cependant constante.

En revanche elle contient régulièrement de l'*ammoniaque* le plus souvent sous forme de carbonate d'ammoniaque, de l'acide azotique et des traces d'acide azoteux. D'après Schlœsing la source principale de cette ammoniaque serait la mer et non point le sol ; pourtant il est manifeste que ses proportions sont plus élevées dans les villes, où existent d'énormes foyers de fermentations organiques, qu'à la campagne.

	Azote ammoniacal — mgr. par litre	Azote nitrique — mgr. par litre
Angleterre (intérieur des terres)	0,88	0,19
— (dans les villes)	4,25	0,22
Ecosse (près de la côte	0,61	0,11
— (intérieur des terres)	0,44	0,08
— (Glascow)	7,49	0,63
Parc de Montsouris	1,76	0,74

La pluie de Paris a présenté jusqu'à 6 milligrammes d'ammoniaque par litre (Boussingault) ; celle de Lyon, 16 milligrammes (Bineau) ; celle de Francfort-sur-le-Mein, de 0,9 à 3 milligrammes (Kober). Sur le Liebfrauenberg (Vosges), $0^{mgr},79$.

Les acides sulfureux et sulfurique se rencontrent dans la pluie des villes (1 à 2 centigr. par litre), où l'air renferme les produits de la combustion des houilles pyriteuses.

Les proportions de *matière organique* dans l'eau de pluie sont assez élevées. Dans les recherches de l'Observatoire de Montsouris, portant soit sur la pluie du parc de Montsouris, soit sur celle des Buttes-Chaumont, un litre d'eau a absorbé de 1 à 3^{mgr},6 d'oxygène du permanganate de potasse alcalin.

D'autre part, au point de vue microbien les eaux de pluie peuvent être généralement considérées comme assez pures, surtout si l'on ne recueille pas les premières portions des averses qui abattent la plupart des poussières flottant dans l'air. De 1883 à 1886 Miquel a trouvé en moyenne 4,3 bactéries par cc. d'eau de pluie à Montsouris, 19 à l'intérieur de Paris.

Neige, brouillard, etc. — L'eau des neiges et des brouillards est un peu plus riche en ammoniaque que celle de la pluie. Cela ne justifie pas d'ailleurs la médiocre réputation dont jouit l'eau provenant de la fonte de la neige qui en somme n'est guère ni plus ni moins pure que l'eau de pluie. Toutefois, d'après Janowski, la neige renfermerait d'ordinaire un plus grand nombre de germes que la pluie.

Au reste il est superflu d'insister ici sur la qualité de ces variétés d'eaux météoriques qui n'ont vraiment aucune importance au point de vue de l'alimentation en eau de boisson.

EAUX SOUTERRAINES

Les *nappes souterraines* décrites au chapitre précédent et qui ont pour origine l'infiltration dans le sol d'une partie des eaux météoriques émergent sous forme de *sources* ou sont collectées et mises artificiellement au jour au moyen de *puits* et de *galeries* dites « *filtrantes* ».

La quantité et la qualité des eaux souterraines dont l'homme dispose dépendent de l'abondance des pluies mais surtout des conditions réalisées par les diverses couches terrestres avec lesquelles ces eaux se sont trouvées en rapport; conditions qui régissent, comme nous l'avons vu, l'alimentation et la puissance des nappes souterraines en même temps que l'ensemble des caractères physiques, chimiques et biologiques si variables de leurs eaux. Les phénomènes d'adhésion qui s'exercent sur tout le parcours de celles-ci à travers les terrains déterminent en effet à la fois la rapidité de leur pénétration et leur purification : la première aura chance d'être d'autant moindre, la seconde d'autant plus complète, que la nappe se trouvera protégée par des couches plus régulièrement poreuses et à grains plus fins. Ici, pour qu'une goutte d'eau arrive à la nappe, il faut qu'il en soit tombé suffisamment après elle à la surface du sol pour satisfaire à la capacité d'absorption des diverses couches interposées.

Toutefois l'épaisseur de la terre traversée peut suppléer, dans une certaine mesure, à son manque d'uniformité de structure, à la vitesse trop grande avec laquelle l'eau passe dans certains méats trop larges pour assurer des contacts de durée suffisante en sorte que les probabilités de pureté des eaux s'accroissent généralement avec la profondeur des nappes. L'effet de la chute des pluies ne se traduit parfois qu'au bout d'un ou plusieurs mois dans des nappes profondes.

Il convient de noter que le volume des eaux souterraines est fréquemment énorme pour peu qu'il s'agisse d'une nappe continue : en ce cas l'influence des causes de contamination ne saurait être grande à moins de s'exercer soit sur une vaste surface, soit près du point d'émergence de l'eau (Duclaux). Cette dernière circonstance paraît être la plus fréquente.

Les nappes sont en général très pures quand la surface de leur bassin alimentaire est couverte de forêts, de landes, de prairies, ne recevant pas d'engrais et non souillées par l'homme. La proportion des chlorures et des nitrates existant en pareil cas dans les eaux souterraines est relativement peu élevée par rapport à ce qu'elle est d'habitude dans les nappes superficielles des terres cultivées où les décompositions organiques sont très actives. La teneur en nitrates varie d'ailleurs selon les saisons, la quantité maxima se rencontrant à la suite de l'été, époque à laquelle les ferments ont fait le plus de besogne et où par suite le sol peut laisser plus de nitrates aux premières eaux qui le traversent.

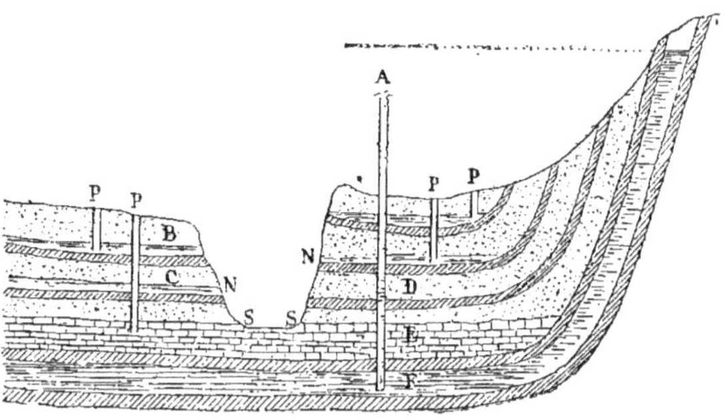

Fig. 5. — *Schéma des nappes souterraines,* d'après Bechmann.

A, puits artésien. — B, nappe des puits. — C,D,E, 2e, 3e et 4e nappes. — F, nappe artésienne. — N, niveau d'eau. — P, puits. — S, sources. — Les hachures représentent les couches imperméables.

Eaux de sources. — Nous avons déjà dit comment les réapparitions de la nappe souterraine à la surface de la terre dues aux affleurements des couches imperméables déterminent la production de sources. Celles-ci jaillissent d'ordinaire, dans la zone inférieure de la couche perméable mise à jour, par exemple au point C de la couche DC (fig. 6). Mais il peut se présenter telle circonstance géologique en raison de laquelle l'eau émerge à un niveau plus élevé que celui de la nappe souterraine d'où elle provient. Qu'une lame de porphyre ou de trapp coupe par exemple plus ou moins perpendiculairement les stratifications du terrain et l'eau remonte le long de cet obstacle pour donner une source en S (fig. 6). D'autres fois c'est une faille que l'eau remplit jusqu'à sa partie supé-

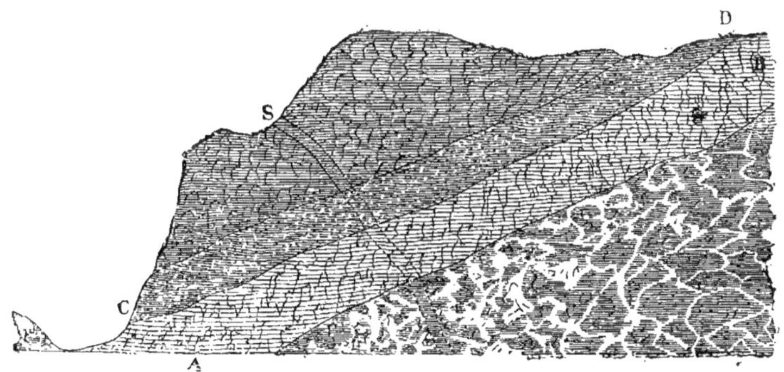

Fig. 6. — *Schéma de l'origine des sources.*

AB, assise imperméable. — CD, couche perméable. — S, source déviée par un filon de porphyre.

rieure, S, après s'être écoulée de la partie droite de la couche perméable B (fig. 7).

Dans les pays à sol peu perméable ou à sous-sol imperméable voisin de la surface, les sources sont nombreuses, disséminées de 'tous côtés, mais peu importantes. Lorsque au contraire le sol est très perméable les sources sont relativement rares, mais considérables et apparaissent soit au fond des vallées, soit

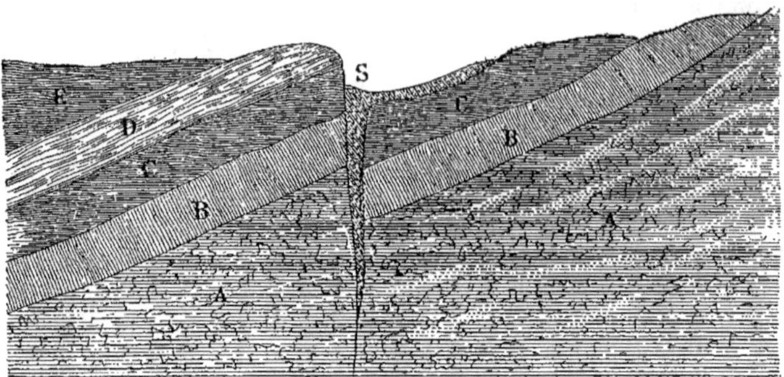

Fig. 7. — *Mécanisme suivant lequel sourdent les eaux de la vallée de Saratoga.*

AA. terrain imperméable, — BB, couche perméable. — CC, D, E, couches superficielles. — S, point où l'eau reflue par la faille.

le long des flancs de leurs versants si des couches imperméables viennent y affleurer, déterminant alors un *cordon de sources* (Belgrand).

Il ne faut pas prendre pour des eaux émanées d'une nappe souterraine celles de certaines prétendues sources qui ne sont autre chose que la réapparition après un trajet souterrain plus ou moins long de rivières superficielles momentanément absorbées par un sol trop perméable, ou plutôt offrant de larges fissures ou crevasses dans lesquelles l'eau s'engouffre sans subir presque aucune purification par influences de contact. Tel serait d'après Thoinot le cas des eaux d'Arcier, à Besançon ; M. Martel a signalé un autre cas analogue.

Les variations de débit des véritables sources se font sans à-coup, assez longtemps après la chute des pluies, et ne s'accompagnent d'aucun trouble des eaux : à ces signes on reconnaîtra que la source prend son origine dans une nappe profondément située ou du moins protégée par des terrains à pores assez régulièrement fins, capables d'offrir au mouvement de l'eau une résistance suffisante pour en régulariser le cours et en obtenir du même coup l'épuration.

Caractères des eaux de source. — On ne saurait assigner *a priori* des caractères spécifiques aux eaux de source sans s'exposer à de graves erreurs en raison des modalités infiniment variées que peuvent offrir les terrains avec lesquels ces eaux ont été en contact depuis le moment où elles ont pénétré dans l'intimité du sol jusqu'à celui où elles sont revenues au jour.

Au point de vue des *matières minérales* il faut noter que les eaux qui se sont infiltrées dans le sol jouissent, vis-à-vis des éléments de celui-ci, d'un pouvoir dissolvant élevé grâce à leur richesse en CO_2 (emprunté notamment à l'air du sol). Aussi font elles passer à l'état de bicarbonates les carbonates de chaux et de magnésie et dissolvent-elles des proportions notables de ces sels terreux. Le même fait se produit vis-à-vis des oxydules de fer et de manganèse. Les silicates alcalins et terreux de l'argile, du feldspath, du granit, des schistes, qui ne sont pas insensibles à l'action de l'eau pure (Dietrich), sont eux-mêmes attaqués par les eaux acidules, selon l'observation d'Ebelmen. La présence des sels ammoniacaux favorise le phénomène en provoquant des doubles décompositions ; de même, le carbonate de magnésie en présence du gypse se transforme en sulfate soluble.

En conséquence, les éléments gazeux et minéraux habituels des eaux de source sont l'*oxygène*, *l'azote*, *l'acide carbonique*; les *carbonates de chaux, de magnésie, de fer*, dissous à la faveur de cet acide; la *silice* libre et les *silicates alcalins* et *terreux*; les *sulfates de chaux* et *de magnésie*, le *chlorure de sodium*; exceptionnellement, les *sulfates, chlorures* et *nitrates d'ammoniaque, de potasse, de soude, de chaux*. Les trois gaz de l'air, les sels de chaux, le sel marin, n'y manquent à peu près jamais.

La proportion de *gaz* dissous est habituellement peu élevée, puisque cette eau n'a pas eu de contact avec l'atmosphère avant son émergence. Boussingault indique le maximum de 35 centilitres par litre. Ces gaz sont ceux de l'air et surtout l'acide carbonique, abandonné par les bicarbonates au moment où l'eau voit le jour.

Gaz dissous, par litre (Bechmann).

	Eau de la Dhuis.	Sources de la Vanne.
Oxygène	7cc,2	6cc,4
Azote	13 ,6	14 ,9
Acide carbonique	23 ,3	20 ,3
	42cc,2	44cc,6

L'eau de roche (Quartz, Feldspath, Granit, Gneiss, etc.) est pauvre en éléments minéraux. Moins pauvre est l'eau des terres argileuses, qui renferment également de la chaux et de la magnésie, et celle du sable, dont les grains sont le plus souvent agglomérés par la marne calcaire. L'eau des terres calcaires, de la craie, de la dolomie, est la plus riche en carbonate de chaux et de magnésie. Les sulfates et les chlorures prédominent dans les eaux des terrains gypseux. L'eau des terrains humifères, toujours assez minéralisée, l'est plus dans l'humus formé de débris argileux et calcaires que dans celui dont le sable et les graviers siliceux forment la masse; elle accuse, dans l'un et l'autre cas, son passage sur des débris organiques par la présence de la potasse, de l'ammoniaque, de l'acide phosphorique, ou de leurs combinaisons, et en moindre quantité, de l'acide silicique, de la soude, de la chaux, de l'acide sulfurique (Way, Liebig).

Les *matières solides dissoutes* ont été trouvées entre 306 milligrammes par litre (grès rouge) et 831 milligrammes (terrain houiller) en Angleterre; de 70 milligrammes (granit) à 418 (dolomie) et 2,365 (gypse), en Allemagne. En France, Bechmann et Alb. Lévy indiquent :

Distribution d'eau de Paris.	Vanne	225 mgr. par litre.
	Dhuis	297	—
	Arcueil	527	—
	Avre	217	—
—	de Lille (Seclin)	339	—
—	du Havre	368	—
—	de Besançon	280	—
—	de Dijon	260	—
—	de Fécamp	320	—
Puits de Grenelle		142	—

On peut, sous réserve de l'examen bactériologique, regarder comme pures les eaux qui ne renferment pas plus de 50 à 60 parties de matières dissoutes pour 100,000 d'eau, dont 15 à 25 sont constituées par la chaux et la magnésie,

2 à 3 par le chlore, 8 à 10 par l'acide sulfurique, quelques cent-millionièmes par l'ammoniaque, l'acide azotique ne s'y révélant point.

L'eau de quelques sources provenant de terrains tourbeux ou analogues renferme des molécules organiques réfractaires à l'oxydation, certains éléments solubles de l'humus, les acides *crénique, apocrénique, humique, formique* (Schérer, Gorup-Besanez, Vogel).

En ce qui concerne les *microbes*, les nombreuses recherches entreprises depuis celles de Pasteur et Joubert ont montré que les eaux de source en contenaient généralement très peu, voire même point du tout. Mais on ne saurait trop se convaincre que ce fait est subordonné de la manière la plus étroite à la nature et à la structure des couches terrestres sus-jacentes aux nappes dont provient l'eau ; qu'il y a par conséquent sources et sources ; que les unes fourniront une eau très pure, à son émergence, parce que cette eau aura subi une filtration très exacte à travers des terrains suffisamment épais et finement poreux ; que les autres, dans des régions calcaires par exemple, donneront des eaux plus ou moins impures parce que les voies qu'elles parcourent en certains points sont trop larges et dénuées de pouvoir filtrant. Parfois la nappe qui alimente la source est bien garantie par sa situation contre l'arrivée de toute souillure et pure ; mais l'eau de la source est contaminée un peu avant son apparition au jour, tandis qu'elle circule à une profondeur de plus en plus faible au milieu des terrains d'éboulis, après s'être dégagée des terrains en place dont la compacité la protégeait.

La *température* de l'eau de source est à peu près *constante*, ce qui lui assure d'ordinaire, pendant la saison chaude, le mérite de la fraîcheur. Dans nos contrées, elle est entre 10 et 12 degrés, c'est-à-dire voisine de la moyenne thermique du lieu. La source de la Dhuis marque 9°,7 à 10°,7 ; celle de la Vanne 9°,5 à 11°.

Eaux de puits. — On distingue les *puits superficiels*, ou *plats*, les *puits profonds* et les *puits artésiens* selon qu'ils atteignent seulement la nappe souterraine superficielle ou qu'ils sont creusés jusqu'à une nappe profonde, voire à une nappe artésienne (fig. 5). Les qualités et les défauts des eaux de ces puits reproduisent ceux des eaux des nappes auxquelles il est fait emprunt.

C'est dire qu'en principe l'eau de puits ne diffère par rien d'essentiel de l'eau de source. Comme cette dernière elle est suffisamment oxygénée, riche en CO^2, et ne renferme d'ordinaire les sels alcalins ou terreux empruntés au sol que dans des proportions qui n'inspirent pas d'inquiétude.

Mais tandis que les sources jaillissent plutôt dans la campagne, à quelque distance des agglomérations humaines, il est de règle que les puits soient creusés tout auprès des habitations et s'alimentent à la nappe souterraine juste au-dessous d'une surface souillée au plus haut degré par l'homme. En pareil cas, dans l'intérieur des villes, il arrive que l'eau de la nappe superficielle où aboutissent la plupart des puits (*puits plats*) contienne des proportions élevées de *chlorure de sodium*, de *nitrates* et parfois de *nitrites*, *d'ammoniaque* et de *matières organiques*. L'importance du chiffre du chlorure de sodium est essentiellement due à l'infiltration des urines dans le sol. Ce sel n'est pas retenu à son passage dans les couches terrestres. Son abondance est donc significative. Les nitrates sont le produit final des oxydations organiques ; c'est le témoignage de ce qui s'est passé, mais aussi la preuve que l'épuration par le sol s'est accomplie. Les nitrites sont un degré de transformation moins avancé. L'ammoniaque, naturellement, est un état encore plus voisin du début de la décomposition. Aussi, le professeur J. Fodor la regarde-t-il comme la véritable mesure de l'impureté des eaux souterraines, ce qui paraît assez exact. Les sels de potasse et de soude sont, pour la plupart du temps, les mêmes sels préformés des matières animales ou végétales. Parfois, si l'on en juge d'après l'odeur de certaines eaux de puits, il s'y est mêlé de réels produits de *putréfaction, hydrogène carboné et sulfuré, acides gras, triméthylamine, phénol, indol, crésol, scatol,* etc., comme il y en a déjà dans les matières fécales.

L'expertise bactériologique des eaux, l'étude du pouvoir absorbant du sol vis-à-vis des substances chimiques nous ont appris d'ailleurs que l'abondance de ces dernières dans les eaux de puits n'avait pas de rapports avec la richesse de ces eaux en microbes (Heræus, Plagge et Proskauer, Ch. Girard), et surtout en microbes pathogènes. Au reste, C. Fränkel a constaté que même au milieu des villes les couches du sol situées à 4 ou 5 m. de profondeur et qui recèlent la nappe souterraine paraissent la plupart du temps très pauvres en germes, encore que l'eau d'une telle nappe « urbaine » soit communément assez riche en nitrates, chlorures, et même en ammoniaque ; mais elle l'est beaucoup moins souvent qu'on ne pourrait le croire en matière organique et microbes.

Cependant si les eaux se renouvellent lentement au fond d'un puits peu utilisé, il arrive qu'elles se peuplent de germes ; ceux-ci se raréfient au contraire à mesure que l'on épuise le liquide. Dans l'eau d'un puits où l'on n'avait pas pompé depuis 36 h. Heræus trouve 5,000 organismes par c. c. ; après avoir pompé pendant une demi-heure il n'en trouve plus que 35. De même, Percy-Frankland analysant l'eau des puits profonds qui alimentent une partie de Londres, n'y rencontrait des chiffres élevés de microbes que lorsqu'il y avait interruption dans le travail des pompes.

Mais si la nappe où s'alimente le puits est exposée par sa situation superficielle à être souillée, ou, quoique profonde, se trouve en communication avec une nappe superficielle souillée, il se peut que sous l'influence de l'aspiration déterminée par une pompe des germes arrivent avec une certaine abondance dans l'eau du puits lors même qu'ils n'atteindraient pas la nappe au voisinage immédiat de ce puits : Pfuhl a démontré la possibilité du transport de divers microbes par la nappe souterraine à une certaine distance à travers la couche où elle se meut. Naturellement la rapidité du cheminement des germes est activée par l'aspiration des pompes. Mais elle n'est point forcément égale dans toute l'épaisseur du terrain qui, comme celui observé par Pfuhl, peut offrir çà et là de larges pores formant comme des voies spéciales pour le passage des microbes.

La condamnation *a priori* des puits superficiels serait pourtant excessive, voire dans les villes : s'il en est de détestables c'est surtout à la suite d'une contamination directe, par l'orifice extérieur, ou en raison d'une extrême proximité de foyers spéciaux de souillure existant dans l'épaisseur du sol, notamment les fosses d'aisances non étanches.

Le volume et la nature des *gaz* de l'eau de puits sont très variables. Ritter, dans les puits de Nancy, trouvait de 27 à 84 centimètres cubes, avec 4 à 6 centimètres cubes d'oxygène et même 8 à 10 dans les puits souvent pompés. Munkacsy, à Budapest, obtient $128^{cc},8$ CO^2 ; 4,72 oxygène ; 27,67 azote.

La *température* de l'eau des puits est *fraîche* et varie, comme celle des sources à leur émergence, entre 10 et 12 degrés. C'est, en somme, la température de la nappe souterraine, généralement peu ou point influencée par la température extérieure. Cette fraîcheur séduit régulièrement les clients des puits, fussent-ils médiocres, et les détourne de puiser à la distribution d'eau municipale, si l'on n'a pas eu soin de protéger efficacement celle-ci contre la chaleur.

Constitution de l'eau de puits (milligr. par litre).

LOCALITÉS		CHLORE	ACIDE SULFURIQUE	ACIDE AZOTIQUE	ACIDE AZOTEUX	AMMONIAQUE	MATIÈRE ORGANIQUE	CHAUX	MAGNÉSIE	RÉSIDU	AUTEURS
Berne	max.	128	81	652	0.1	2.0	beaucoup	342	37	»	Aeby.
	min	9	17	19	traces	0.1	traces	122	19	»	
Berlin	max	312	485	353	»	»	7.7	612	154	»	Reich.
	min	4	41	6	»	»	88	141	13	»	
Bonn	max	215	122	334	beaucoup	beaucoup	49	»	»	»	Finkelnburg.
	min	14	30	traces	0	0	5	»	»	»	
Hambourg	max	433	389	3.7	traces	0	243	559	45	»	Wibel.
	min.	21	25	4	0	0	0	33	4	»	
Hanovre	max.	838	991	473	beaucoup	101.4	412	906	172	»	Fischer.
	min.	36	37	7	0	0	traces	107	19	»	
Magdebourg	max	585	450	1130	beaucoup	0.2	336	647	30	»	Aeby.
	min.	192	253	113	»	0.1	beaucoup	710	28	»	
Milan	max	313	»	420	»	7.8	83	»	»	»	Pavesi et Rotondi
	min	9	»	1	»	0.2	8	»	»	»	
Nancy	max	611	325	5	114	2	50	522		1000	Ritter.
	min.	61	53	traces	traces	0	5	156		300	
Clermont Ferrand	max.	128	165	17	»	»	78	130		998	Truchot.
	min	5	2	41	»	»	4	21		154	
Pierrefonds	max	98.3	»	beaucoup	quant. n.	trac. not.	18.3	x		»	G Pouchet.
	min	16.3	»	traces	traces	0	5.5	»		»	

Les *puits profonds* traversent la première et parfois la seconde nappe souterraine et les couches imperméables sur lesquelles elles reposent pour atteindre des nappes situées à au moins une trentaine de mètres de profondeur et qui par suite ont les plus grandes chances d'être pures, leurs eaux ne provenant pas de la surface directement sus-jacente. Cependant il peut se produire des communications entre une nappe profonde et la nappe superficielle grâce à des fissures dans la couche imperméable intermédiaire.

Les *puits artésiens* sont des puits profonds dont l'eau, issue de nappes qui ont leur origine à des niveaux supérieurs à l'altitude où est ouvert le puits, jaillit au-dessus de l'orifice. Bactériologiquement pure, cette eau possède des propriétés physiques ou chimiques qui n'en font pas toujours une bonne boisson. Schnitzer a fait sur trois puits artésiens d'Erlangen les constatations ci-après :

Eau de puits artésiens.

PUITS	PROFONDEUR	MILLIGRAMMES PAR LITRE		
		Résidu.	Matière organique.	Chaux.
Numéro 1	99 mètres.	215	13	67
Numéro 2	127 —	128	9	49
Numéro 3	680 —	3060	52	464

Quelques-uns de ceux que l'on fora à Munich donnèrent une eau si chargée d'hydrogène sulfuré et de fer que l'on dut renoncer à s'en servir (Wolffhügel). Le puits de Grenelle présente un résidu de 140 milligrammes par litre ; mais l'eau de celui de Rochefort laisse plus de 6 grammes de résidu. Deux puits artésiens de Munich fournissent à des brasseries une eau regardée comme louable et dont les principaux caractères sont : résidu, de 240 à 335 milligrammes ; acide sulfurique, 6,2 à 13^{mgr} ; acide nitrique, 12,5 à 29^{mgr},1 ; chlore, 0,3 à 13^{mgr}, 1 ; chaux et magnésie, 71 à 154 milligrammes ; éléments organiques, 22,5 à 22 milligrammes (Fonssagrives).

La *température* de cette eau est souvent élevée : 28° au puits de Grenelle (548 mètres) ; plus de 40° au puits de Rochefort.

Eaux des galeries filtrantes. — On a souvent ouvert au voisinage des cours d'eau des puits réunis par des galeries parallèles à la berge dans le but de collecter ainsi les infiltrations du cours d'eau dans le terrain où se trouve creusé son lit. Mais comme nous l'avons déjà dit le fond de ce dernier est très généralement peu perméable ; et lorsqu'il est perméable c'est bien plus souvent l'eau du sol qui rejoint celle du fleuve que le contraire, car le niveau moyen de la nappe souterraine est dans la plupart des cas supérieur à celui du cours d'eau qui occupe la ligne où aboutit naturellement le drainage de la région. Il en résulte que c'est surtout de l'eau de la nappe souterraine que l'on reçoit dans les galeries dites « filtrantes » : et c'est une circonstance souvent heureuse, car cette eau est volontiers préférable à celle du cours d'eau que ne saurait purifier ni rafraîchir suffisamment son passage à travers la faible banquette de terre laissée entre la berge et la galerie. Une certaine quantité de liquide arrive cependant dans quelques cas par cette voie et vient se mélanger à l'eau provenant de la nappe souterraine.

Il est des points où les galeries filtrantes recevraient pourtant surtout de l'eau de la rivière, en raison de certaines conditions particulières de terrain ou de pression. Le fait peut se produire n'importe où momentanément lors d'une crue durant laquelle l'eau de la rivière atteint les parties de ses berges ordinairement à sec et nullement imperméabilisées par les dépôts : à ce moment il n'y a pas beaucoup plus de filtration que lorsque l'eau gagne directement les orifices des puits et les submerge.

EAUX SUPERFICIELLES

Ce sont d'une part les eaux météoriques qui n'ont pu s'infiltrer dans le sol ni s'évaporer et séjournent ou ruissellent à sa surface, ajoutant aux impuretés récoltées dans l'atmosphère celles qui se rencontrent généralement en abondance sur cette surface ; et d'autre part les eaux souterraines issues des couches profondes et circulant désormais à l'air libre, sans protection vis-à-vis des souillures.

Eaux des rivières et des fleuves. — Elle ont la double origine que nous venons d'indiquer et par conséquent ne sont pas primitivement très impures mais sont exposées à le devenir à mesure qu'elles cheminent à la surface du sol. Déjà les pluies d'averses en particulier, à cause de leur violence et de leur soudaine abondance qui les empêchent d'être absorbées en notable proportion par la terre, entraînent avec elles jusque dans les cours d'eau des quantités importantes d'impuretés minérales et organiques provenant de l'atmosphère et surtout des terrains à la surface desquels elles ont ruisselé. En outre les cours d'eau font d'ordinaire des emprunts à leurs rives et surtout reçoivent bien souvent des agglomérations humaines une masse énorme d'immondices riches en matières organiques.

CARACTÈRES DES EAUX DE RIVIÈRES ET DE FLEUVES. — D'après ce que nous venons de dire ces caractères varient non seulement d'un fleuve à l'autre mais d'un point à un autre du même fleuve, d'une période à la suivante, soit en raison des modifications qui se produisent incessamment dans les apports, soit par suite des phénomènes d'épuration spontanée qui s'accomplissent au sein des cours d'eau et dont nous parlerons tout à l'heure.

La *température* des eaux fluviales dépend de la température atmosphérique, c'est-à-dire qu'elle est essentiellement *inconstante*. Nous ne parlons pas de l'eau au sortir des glaciers ni même à l'émergence de la source du fleuve. Le tableau ci-dessous de Reichardt, caractérise à cet égard les eaux de sources, de puits, et celles des fleuves :

EAU EXAMINÉE	TEMPÉRATURE			
	Maximum.	Minimum.	Différence.	Moyenne.
Source (a une demi-lieue d'Iéna)............	10°8	9°5	1°3	10°3
Puits (a Iéna)............................	11.0	6.4	3.6	9.0
Fleuve (la Saale, a Iéna)..................	18.9	1.4	17.5	10.3

Normalement l'eau courante renferme le maximum d'*air* qu'elle peut dissoudre, soit 16 à 50 cc. (Moleschott, Bolley) ; les gaz de l'air s'y trouvent dans des proportions correspondant au coefficient de solubilité de chacun d'eux.

Au point de vue des *matières minérales* dissoutes Poggiale trouvait au même moment $0^{gr},230$ de matières fixes dans l'eau de la Seine, à l'un de ses bords, et $0^{gr},296$ à la rive opposée. C. Schmidt remarque que les carbonates sont plus abondants en hiver, dans les eaux fluviales, alors que l'acide carbonique y est aussi en plus grande proportion. L'Elbe donne 260 milligrammes de résidu par litre à Magdebourg, et 270 à Hambourg (Reichardt) ; le Rhin, à Cologne, par les basses eaux, en octobre 1870, renfermait 240 milligrammes de matières fixes par litre, 160 milligrammes en novembre suivant, les eaux étant hautes, 245 milligrammes en janvier 1871, par la gelée (Vohl). Reichardt a examiné en des mois différents l'eau de la Saale, à Iéna, et a constaté des différences de 80 milligrammes, le 3 mai, à 312 milligrammes le 3 novembre, tandis que l'eau d'une source ne variait qu'entre 295 et 470 (d'ailleurs aux mêmes dates). On attribue à la Seine de 180 à 330 milligrammes ; à la Tamise de 273 à 396 ; au Nil jusqu'à 1,600. Deville calcule sur 180 pour le Rhône, 300 pour la Garonne, 511 pour la Marne ; Emmerich et Brunner, sur 210 à 219 pour l'Isar en amont de Munich ; Polek 135 dans l'Oder, à Breslau ; Wolffhügel 187 à 194 dans l'Aar, à Soleure; Emmerich-Brunner 191 à 247 dans le Danube, à Deggendorf. On voit que rien n'empêche de ce côté et *à priori*, d'utiliser l'eau des fleuves pour la boisson et les usages domestiques. En effet, les matières fixes sont en général moins abondantes dans l'eau des fleuves que dans celle des sources, probablement parce que la première renferme moins d'acide carbonique et que des carbonates se sont précipités.

Quant à leur *nature*, ces matières sont surtout des *carbonates de chaux* et de *magnésie*, du *chlorure de sodium*, rarement des *nitrates* (Rhin, Seine). Le Rhin renferme de $0^{mgr},17$ à $0^{mgr},48$ d'*ammoniaque* par litre (Boussingault, 1853) ; la Seine, au pont d'Ivry, $0^{mgr},17$ (Poggiale).

D'autre part tous les fleuves charrient, même en dehors des grands « *troubles* », une certaine proportion d'éléments solides en simple *suspension*. Bischoff donne l'estimation suivante pour quelques fleuves (en milligrammes par litre) : l'Elbe

9; le Rhin 17 à 20; le Danube 92; le Mississipi, jusqu'à 588; le Gange 217 à 1gr943. Poggiale a trouvé dans la Seine de 7 à 118 milligrammes de matières suspendues; Terme, de 350 à 1gr250 dans le Rhône qui, d'ordinaire, n'en renferme que 20. Au moment des *crues*, la Seine peut aller à 500 milligrammes, la Durance à 4gr180. Dans le Rhin et le Danube, ces éléments sont surtout siliceux, puis argileux, ferrugineux, calcaires. Ils sont parfois d'une ténuité telle qu'ils passent à travers les filtres et mettent 4 mois à se précipiter par le repos (le Rhin à Bonn). Ce sont eux dont la constance donne une véritable coloration à certains cours d'eau et leur mérite des noms qui rappellent le fait : *Rio Colorado* (le fer), *fleuve Blanc, fleuve Jaune* (l'argile), etc.

Les *matières organiques* des eaux fluviales, dans des conditions vraiment naturelles, ne différeraient pas beaucoup, comme quantité ou comme espèce, de celles des eaux de sources, encore que les débris des végétaux qui ont vécu au bord des fleuves puissent y tomber, et que des poissons, des mollusques ou d'autres animaux aquatiques y vivent et y meurent. On peut, en effet, presque toujours, au moins dans nos régions, utiliser sans grandes précautions, pour la boisson de l'homme, l'eau des ruisseaux ou des rivières qui n'ont traversé que des prairies ou des champs. Mais d'ordinaire les groupes humains ont recherché le voisinage des cours d'eau pour s'installer à demeure, et jusqu'à une époque toute récente la rivière a été régulièrement regardée comme un complaisant et naturel véhicule des eaux ménagères et industrielles ou même des matières de vidange.

Les industries les plus redoutables à cet égard sont : le blanchiment ou lavage, la teinture et l'impression de la laine et du coton; la fabrication du papier; celle des alcalis et des savons, les tanneries, la fabrication du sucre et la distillerie. Les innombrables usines de notre région du Nord, où les matières de vidanges sont presque intégralement employées par l'agriculture, suffisent à maintenir les modestes cours d'eau dans un état de pollution effroyable. L'Espierre à Roubaix, la Deule à Lille sont les plus remarquables exemples de cette situation que l'on retrouve d'ailleurs dans de nombreux centres industriels d'Allemagne ou d'Angleterre. Le tableau ci-dessous représente l'influence de l'industrie du Lancashire et spécialement de Manchester sur les eaux de l'Irwel et de la Mersey (les chiffres expriment des milligrammes par litre).

COMPOSITION	IRWELL		MERSEY	
	Au voisinage des sources.	En aval de Manchester.	Un des affluents	Au-dessous de Stockport.
Matières solides en dissolution	78.0	558.0	76.20	395.0
Carbone organique	1.87	11.73	2.22	12.34
Azote organique	0.25	3.32	»	6.01
Ammoniaque	0.04	7.40	0.02	6.22
Azote en nitrates et nitrites	0.21	7.07	0.21	»
Total de l'azote en combinaison	0.49	16.48	0.23	11.13
Chlore	11.50	96.30	9.40	»
Dureté temporaire	3.72	15.04	4.61	10.18
Dureté totale	3.72	15.04	4.61	10.18
Matières organiques en suspension	»	27.10	»	»
Matières minérales en suspension	»	27.50	»	»

L'eau de l'Espierre, après avoir reçu les eaux industrielles de Roubaix-Tourcoing, renferme par litre (Ladureau) :

		grammes.
Résidu organique.	1ᵍʳ,980	
— minéral	2ᵍʳ,670	4,650
Potasse.		0,065
Azote.		0,071
Acide phosphorique.		0,024

Dans les eaux fluviales souillées par les déchets urbains, y compris des matières fécales, les proportions d'*ammoniaque* libre deviennent sensibles ; les *hydrogènes sulfuré* et *carboné* s'y développent. Les *nitrates, nitrites* et surtout les *chlorures* prennent de l'importance et, néanmoins, comme les sels alcalins l'emportent sur les sels terreux, le degré hydrotimétrique s'abaisse. Souvent des graisses flottent à la surface, et des acides gras, fétides se produisent qui annoncent de loin l'eau corrompue. Cette eau prend une coloration verdâtre plus ou moins foncée.

De pareilles conditions modifient bientôt la faune et la flore aquatiques — sans parler ici des microbes. Les poissons, les batraciens, les mollusques disparaissent successivement et font place aux infusoires. Le cresson de ontaine, les épis d'eau, les véroniques, qui ne poussent que dans de bonnes eaux, cèdent aux premiers degrés de souillure. Les roseaux, patiences, ciguës, menthes, salicaires, scirpes, joncs, nénuphars, s'accommodent encore d'eaux médiocres. *Arundo phragmites* est la plus robuste des aquatiques et persiste la dernière. Puis, il n'y a plus que les Algues, vertes, bleues, brunes : *Confervacées, Characées, Phycochromacées, Diatomacées* (fig. 8) ; enfin, les Algues sans chlorophylle ni phycochrome, *Leptotrichées, Cladotrichées, Beggiatoées*.

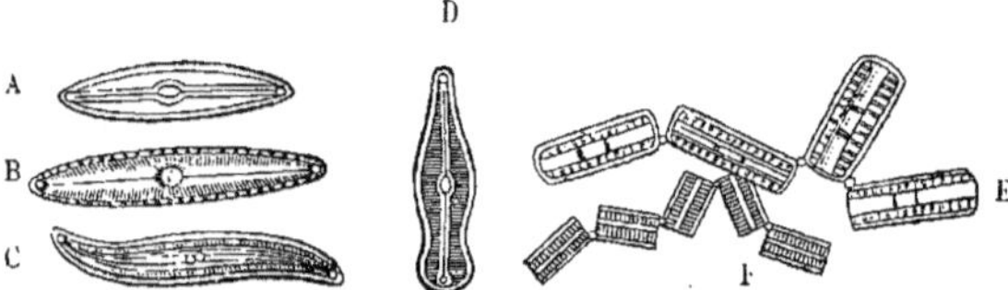

Fig. 8. — *Diatomacées.*

A, *Navicula viridula.* — B, *Pinnularia viridis.* — C, *Pleurosigma attenuatum.* — D, *Gomphonema constrictum.* — E, *Tabellaria fenestrata.* — F, *Diatoma vulgare.*

Les *gaz* de l'eau changent de nature et de proportion dans l'eau fluviale souillée. Tout d'abord, l'oxygène y est consommé par la combustion des matières organiques de déchet et, par suite, diminue. Miller a relevé les chiffres suivants sur les gaz de la Tamise en différents points :

GAZ DE L'EAU par litre.	KINGSTON	HAMMER-SMITH	SOMERSET-HOUSE	GREENWICH	WOOLWICH	ERITH
	cc.	cc.	cc.	cc.	cc.	cc
Gaz total.	52.7	»	62.9	71.25	63.05	74.3
Acide carbonique.	30.3	»	45.2	55.60	48.3	57.0
Oxygène	7.4	5.1	1.8	0.25	0.25	1.8
Azote.	15.0	13.1	16.2	14.6	14.50	15.5
Rapport de l'oxygène à l'azote.	1 : 2.0	1 : 3.7	1 : 10.5	1 : 60.1	1 : 52.0	1 : 8.1

A. Gérardin (1874-1875), dosant l'oxygène de l'eau de la Seine, trouvait en centimètres cubes par litre :

A Corbeil (en amont)	9,32
Au pont de la Tournelle	8,05
A Auteuil (au-dessus de la bouche du collecteur)	5,99
A Epinay (au-dessous de la bouche)	1,05
Au pont de Poissy	6,12
A Mantes	8,96
A Vernon	10,40

Alb. Lévy donne les moyennes suivantes pour 1892-1893 : Corbeil, 10^{mgr},7 d'oxygène par litre ; Chaillot, 10,4 ; Boulogne, 9,1 ; Asnières, 10,1 ; Saint-Ouen, 7,8 ; Saint-Denis, 7,6 ; Mantes, 9,4.

L'influence des eaux industrielles sur le poisson a été étudiée, en 1872, par Grandeau, à propos des soudières de Dieuze. Elle a été reprise par C. Weigelt (1883). L'auteur a examiné l'action, sur les truites et sur les tanches, de diverses substances vénéneuses ou suspectes. Parmi celles que l'industrie met le plus souvent dans les eaux, il a reconnu la haute nocuité, pour ces animaux, du *chlorure de chaux*, à des doses variant entre 0,0008 et 0,005 p. 1000 ; de l'*acide sulfureux* (0,0005 p. 1000) ; de l'*acide sulfhydrique* (0,01 à 0,001 p. 1000) ; du *sulfure de sodium* (0,1 à 0,05 p. 1000) ; de l'*acide phénique* (0,01 à 0,005) ; tandis que les acides *chlorhydrique, sulfurique, azotique* sont supportés jusqu'à la dose de 0,1 p. 1000, les acides *oxalique* et *tartrique* à doses plus élevées encore, le *carbonate de soude* et le *carbonate d'ammoniaque* à près de 1 p. 1000, et surtout les *chlorures de sodium* et de *calcium* jusqu'à 10 p. 1000, à la condition que la température ne dépasse pas 9°. En effet, cette dose devient mortelle à 20°, comme l'avait remarqué Grandeau. C'est donc avec raison que Poincaré, en 1881, innocentait les chlorures, versés dans le Sanon par les usines de la Compagnie Solway et qui ne montent pas à plus de 0^{gr},28 par litre, d'une maladie des poissons de la Meurthe, qui fut d'ailleurs reconnue de nature parasitaire.

Dans les expériences de Weigelt, la nocuité des eaux toxiques augmentait avec la température. Ces eaux parurent ne pas influencer les œufs, protégés par leur membrane d'enveloppe ; mais l'embryon sorti présentait le maximum de susceptibilité. Enfin, ces mêmes eaux ruinaient les résultats de la fécondation, si elles se rencontraient avec la liqueur spermatique. L'auteur se hâte de déclarer que ses expériences sont fort éloignées de ce qui se passe dans la nature et que jamais les poissons des cours d'eau n'y trouvent des proportions de substances toxiques approchant de celles de ses solutions. C'est alors que les poissons des rivières souillées ne trouvent plus dans ces eaux, dont la faune et la flore sont, d'ailleurs, si modifiées, les conditions favorables à leur existence. Ils désertent donc et, probablement aussi, leur frai réussit mal.

Nous partageons cette manière de voir. Cependant, il arrive quelquefois que ces empoisonnements aigus, auxquels Weigelt ne croit pas, se réalisent par l'afflux soudain et en un seul coup d'un liquide industriel toxique dans une rivière peu considérable.

Weigelt a aussi expérimenté les eaux ménagères et les eaux d'égout renfermant des matières fécales. Les unes et les autres se montrèrent antipathiques aux poissons ; mais celle dont l'action meurtrière parut la plus rapide et la plus énergique furent les eaux d'égout additionnées de matières fécales. Les analyses décelaient, dans les gaz de l'eau d'égout, 76 p. 100 d'acide carbonique ; l'oxygène, par rapport à l'azote, était comme 1 : 27 ; dans les eaux ménagères, il n'y avait que 39 p. 100 de CO_2 ; oxygène 1, azote 10. Probablement aussi qu'il se rencontrait, dans l'eau d'égout, de l'hydrogène sulfuré, lequel est toxique à petites doses pour les poissons, comme il a été dit plus haut. Mais le fait capital est évidemment, en ceci, la privation d'oxygène. Les poissons meurent d'asphyxie bien plus que d'empoisonnement et succombent surtout dans une eau où les oxydations ont dépensé tout l'oxygène disponible.

Non seulement des eaux si gravement souillées deviennent impropres à servir de boisson, mais elles ne conviennent même plus pour les lavages vulgaires ; l'usage du bain de rivière devient impraticable ; et les promeneurs s'écartent des rives malodorantes des cours d'eau le long desquelles s'accumulent peu à peu des vases particulièrement compromettantes pour l'air environnant.

Ces dépôts sont pourtant un des modes de purification spontanée de l'eau courante qui tend en effet incessamment à s'améliorer à mesure qu'elle s'éloigne des points où elle a été le plus souillée. Nous exposerons plus loin les phénomènes multiples qui concourent à ce remarquable résultat aussi bien au point de vue des matières minérales et organiques qu'en ce qui concerne les microbes dont le nombre est d'ordinaire naturellement considérable mais très variable, soit en raison des apports, soit du fait des causes de destruction.

Eaux des Lacs et des Étangs.— Ces collections aqueuses sont dues : à la portion des eaux de pluie qui n'a pu s'infiltrer dans le sol, ni, à raison du relief de la surface, trouver un écoulement assez rapide vers une rivière; à l'eau souterraine qui s'épanche à découvert ou non dans les dépressions de terrain formant le bassin des lacs ou étangs; quelquefois à un fleuve tout entier, qui traverse ces collections ou s'y termine. L'eau des lacs de montagne est très pure; il est aisé de le comprendre, lorsque les précipitations atmosphériques ont la plus grande part dans l'entretien de la masse aqueuse ; le défaut de déplacement limite, en effet, l'action dissolvante de cette eau, et les occasions de souillure organique sont rares ou nulles. L'eau des lacs se purifie encore au point de vue microbien par le simple repos, c'est-à-dire par sédimentation, comme l'ont démontré Hermann Fol et Dunant, Plagge et Proskauer, même lorsque le lac n'est que l'évasement du lit d'un fleuve, ainsi qu'il arrive pour le Rhône par rapport au lac de Genève, à d'autres rivières ou lacs de Suisse et, d'une façon un peu différente, au lac de Tegel par rapport à la Havel.

CONSTITUTION DE L'EAU	LAC DE TEGEL		MUGGELSEE		LANGENSÉE	
	Lac.	Forage voisin	Lac.	Forage voisin	Lac.	Forage voisin
	mgr.	mgr.	mgr.	mgr.	mgr.	mgr.
Résidu après évaporation	188.3	231.7	151.7	160.7	170.5	222.0
Permanganate de potasse employé	11.9	3.8	22.8	3.8	36.0	10.1
Perte au rouge	13.6	15.2	20.2	15.4	20.3	8.2
Chlore	12.6	21.5	10.2	10.4	16.0	22.8
Acide nitrique	2.1	5.4	2.0	1.0	0.4	0.6
Ammoniaque	0.7	0.8	0.9	0.4	2.0	2.4
Acide sulfurique	10.2	17.7	20.8	8.0	12.4	8.9
Oxyde de fer et alumine	1.3	0.7	0.8	0.5	0.5	3.6
Chaux	63.5	84.3	44.1	53.5	49.9	77.1
Magnésie	8.1	6.8	3.7	8.1	7.2	8.3
Degrés hydrotimétriques	7.5	9.4	4.9	6.5	6.0	8.9
Acide carbonique	56.1	61.5	29.4	44.2	42.9	63.5
Gaz..{ Acide carbonique	2.74	1.79	1.94	7.71	2.20	10.58
Oxygène	9.63	2.96	9.06	3.71	5.80	»
Azote	18.64	17.86	17.12	17.48	14.14	»

Le lac de Gérardmer, dans les Vosges, essentiellement constitué par les eaux météoriques, a une eau presque exempte de matières minérales, suivant Braconnot. Celle du lac Starnberg, étudiée par Mendius et par Thiem, au point de vue de l'approvisionnement de Munich, en renferme seulement $50^{mgr},2$ par litre ; celle du lac Rachel, dans la forêt de Bohême, 70 milligrammes (Johnson). L'eau du lac de Zurich, en janvier, par les basses eaux et à une température de $3°,5$, a offert à Moldenhauer un résidu de $139^{mgr},3$ (Knapp, Wolffhügel). Nous reproduisons ci-dessus un tableau emprunté par Wolffhügel à Veitmeyer et Bischoff, relatif à la constitution des eaux de quelques lacs qui alimentent Berlin. Les analyses sont dues à Finkener. Ces eaux sont d'ailleurs filtrées avant d'être distribuées.

L'eau des lacs et des étangs peut donc être utilisée comme eau de boisson. Notons cependant que les lacs et surtout les étangs tournent parfois au marais par insuffisance d'alimentation ou de courants d'écoulement. D'autre part rien n'empêche les agglomérations humaines de leur infliger les mêmes souillures qu'aux rivières ou aux fleuves : le résultat de cette contamination est en raison inverse de la masse liquide dont il s'agit et se fait d'ailleurs sentir surtout près des rives où les germes sont toujours plus nombreux que vers le milieu du lac.

Les oscillations de la *température* de ces eaux sont soumises à la même influence ; une grande profondeur maintient le degré thermique dans des limites peu étendues. En été, par suite du peu de mobilité de l'eau, la température est plus élevée à la surface que dans la profondeur. Aussi les étangs, qui n'offrent qu'une nappe sans épaisseur, sont-ils peu susceptibles de fournir une eau de boisson convenable.

Eau de mer. — L'eau de mer n'est utilisée comme boisson que dans des circonstances exceptionnelles et après distillation. Mais elle intéresse l'hygiène à d'autres égards : il y vit des êtres dont l'homme se nourrit, et souvent on cherche à noyer dans l'immensité de sa masse les résidus de l'existence de certaines agglomérations humaines. On a proposé de s'en servir également comme eau de lavage des égouts et des rues ; d'après Boulnois et J.-W. Cockerell, on se trouve bien de cette pratique dans un certain nombre de villes anglaises.

Le fait le plus saillant de la constitution de l'eau de mer est sa *salure*, d'origine géologique, mais entretenue d'ailleurs par les apports des eaux fluviales, et dont le degré variable dépend des effets de l'évaporation. Partout prédomine le chlorure de sodium ; puis viennent les chlorures, sulfates et carbonates de magnésie et de chaux, le sulfate de soude, des traces de bromures et d'iodures alcalins.

Proportion de sels pour 1000 d'eau.

SELS	OCÉAN ATLANTIQUE	OCÉAN PACIFIQUE	MÉDITERRANÉE	MER BALTIQUE
Chlorure de sodium............	26.000	25.890	30.182	5.150
— de magnésium......	3.330	4.880	3.302	0.650
— de calcium..........	1.232	»	»	»
Sulfate de soude..............	3.660	1.420 (1)	»	»
— de magnésie	0.610	1.120	2.541	0.350
— de chaux..............	2.050	1.620	1.392	0.280
Autres.....................	»	0.310	1.200	0.670
Total.................	36.882	35.240	38.617	7.100

(1) Sulfate de potasse.

L'eau de mer renferme de 22 à 30 centimètres cubes par litre d'un air plus riche en oxygène et en acide carbonique que l'air atmosphérique. Dans les recherches de Commaille sur de l'eau de la Méditerranée puisée le long de la route de la Corniche, et très limpide, on trouve :

GAZ DÉGAGÉ DE L'ÉBULLITION :		COMPOSITION DE L'AIR DISSOUS :	
Acide carbonique.	$6^{cc},51$	Oxygène	$28^{cc},61$
Oxygène. . . . . $4^{cc},79$ ⎱	$16\ ,74$	Azote	$71^{cc},39$
Azote. . . . . . . $11\ ,95$ ⎰			
	$23^{cc},25$		$100^{cc},00$

Résidu séché à $+130° = 43^{gr},700$ par litre.
—   calciné . . . . . $= 37\ ,980$ —

Une eau de la même mer, puisée au large à 220 mètres de profondeur, donna :

Résidu séché à $+130° = 44^{gr},04$ par litre.
—   calciné. . . . . $= 36\ ,00$ —

Les eaux des ports, au contraire, renferment beaucoup moins de matières minérales : Joliette $28^{gr},68$; Vieux-Port 17 à 18 grammes ; canal maritime $7^{gr},04$. Mais elles présentent moins d'oxygène. Vieux-Port 16,20 p. 100 (au lieu de 28,61) ; plus d'acide carbonique, $12^{cc},98$ (Joliette) à $28^{cc},45$ (Vieux-Port) ; elles dégagent de l'ammoniaque, $0^{mgr},04$ (Joliette) à $0^{mgr},42$ (Vieux-Port) ; de l'hydrogène sulfuré, $0^{cc},38$ (Joliette) à $4^{cc},61$ (Vieux-Port), ceux-ci en raison directe de la diminution d'oxygène ; en certains points, de l'hydrogène carboné C^2H^4 ($33^{cc},37$ dans le canal maritime ; $20^{cc},24$ à un quai du Vieux-Port).

La raison de cette constitution singulière est dans l'abus que fait la ville de Marseille des eaux qui baignent ses quais pour y déverser ses égouts. Le Vieux-Port est évidemment un foyer de putréfaction et a été justement signalé (Brouardel) comme l'une des grandes insalubrités qui préparent la ville à accueillir les fléaux exotiques et autres, le choléra spécialement.

La *température* de la mer à la surface se rapproche de celle de l'air ; mais elle s'abaisse dans la profondeur, de 4 à 5 degrés par 1,000 mètres, jusqu'à $2°,4$ vers 4,000 ou 5,000 mètres. Les oscillations thermiques de la masse sont moins rapides et moins étendues dans la mer que sur les eaux douces. La mer possède souvent la moyenne thermique du lieu où l'on observe.

Il existe des bactéries saprophytes dans l'eau de mer et surtout dans la vase marine, au voisinage des côtes. Le sol de celles-ci, par le lavage qu'opèrent les eaux pluviales, envoie probablement à la vase du fond de la mer une part des bactéries qu'il renferme. A 800 mètres de profondeur et à 15 kilomètres des côtes, Russel a trouvé 22 à 31 germes par centimètre cube dans l'eau et 24,000 dans la vase.

Rietsch et Nicati ont reconnu que le bacille du choléra peut vivre 64 jours dans l'eau de mer, 81 jours dans celle du Vieux-Port de Marseille, *stérilisée ;* ce qui ne prête guère à des conclusions pratiques. De Giaxa, à Naples, obtenait les mêmes résultats avec l'eau de mer également stérilisée ; le bacille cholérique s'y multipliait même un moment. Mais en inoculant de ce microbe l'eau marine naturelle, il disparaissait rapidement, quelquefois en 24 heures, et d'autant plus vite que l'eau expérimentée renfermait plus de microbes vulgaires. Le bacille du charbon se comporta comme celui du choléra. Le bacille typhique se multiplia pendant les premières 24 heures, dans l'eau de mer non stérilisée et peu riche en microbes indifférents, pour diminuer ensuite et disparaître au dixième jour. Dans l'eau de mer stérilisée, il se multiplia plus longtemps, et plus dans l'eau puisée entre 50 et 350 mètres du rivage que dans l'eau prise à 3 kilomètres. Cassedebat l'y a vu succomber en 48 heures ; les spirilles cholériques après 35 jours. Ceci justifierait déjà cette formule : que *la mer ne doit pas être prise pour l'aboutissant des égouts*. C'est d'ailleurs la conclusion des recherches bactériologiques effectuées par Cassedebat dans le port d'Oran, par Alessi dans la rade de Palerme. Nous verrons que la violation de ce principe est fertile en inconvénients de toutes sortes.

2° SOUILLURES ET MICROBES. LEUR INFLUENCE SANITAIRE

Les altérations que l'eau peut offrir du fait de la présence d'éléments étrangers ou de la proportion anormale d'éléments normaux sont susceptibles de retentir plus ou moins directement sur la santé des consommateurs, voire d'engendrer certaines maladies s'il s'agit d'une contamination par des microbes pathogènes. Il faut d'ailleurs connaître les conditions de persistance de ces diverses souillures au sein des eaux et les phénomènes qui entraînent leur disparition pour pouvoir en apprécier toute la portée sanitaire.

Gaz et matières minérales. — Ce sont les éléments les moins importants, encore que leur étude ne doive pas être trop complètement négligée, car, d'après Duclaux, leur proportion dans l'eau influerait sur la digestion des matières albuminoïdes ou peptonisation.

1° Les gaz. — L'*acide carbonique* est inoffensif dans l'eau ; nous en absorbons, de propos délibéré, des quantités notables dans l'eau de Seltz, les vins mousseux, la bière mousseuse. L'on se plaindrait plutôt de son absence, car il excite légèrement l'estomac et donne à l'eau un air de fraîcheur. D'autre part, d'après les recherches de C. Leone et de Hochstetter, l'acide carbonique dans l'eau est antipathique à l'existence des bactéries. Selon C. Fränkel, dont Percy Frankland a confirmé la formule, il enraie le développement d'un certain nombre de microbes et en fait périr d'autres. Ce sont les bactéries pathogènes qui s'en accommodent le moins. Hochstetter l'a trouvé mortel en quelques jours pour les vibrions du choléra. Il est vrai qu'il s'agissait d'une eau chargée artificiellement de CO_2.

La diminution de l'*oxygène*, au moins dans l'eau fluviale et lorsqu'elle correspond à une augmentation de CO_2, est une note des plus fâcheuses pour l'eau, puisque l'oxygène a disparu en oxydant les souillures. Mais ce n'est rien de plus. Les poissons meurent par asphyxie dans l'eau sans oxygène, parce qu'ils ne peuvent respirer ailleurs ; mais cet oxygène ne sert en rien à la respiration chez l'homme, et l'on ne voit pas en quoi il aiderait à la digestion. On dit que l'eau bouillie est lourde pour avoir perdu l'air qu'elle renfermait, et l'on s'efforce de le lui rendre. La vérité est, pourtant, qu'elle garde encore beaucoup de ses gaz ou les reprend spontanément pendant le refroidissement.

L'*hydrogène sulfuré*, l'*hydrogène phosphoré* ne sauraient être considérés comme dangereux en ce sens que les eaux où ils prennent naissance sont suffisamment infectes et puantes pour que personne n'en boive.

2° Les matières minérales. — Il faut distinguer parmi elles : 1° les substances toxiques positives : *plomb, arsenic, mercure*, etc., qui peuvent arriver dans l'eau à la faveur de certaines négligences ou par une manœuvre criminelle. De celles-ci, le danger n'est pas douteux ; des accidents ont été signalés, à la suite de l'usage d'eau de puits empoisonnés par les résidus d'usines à couleurs arsenicales, à Nancy (Tardieu), à Bâle, en 1864 (Kratter), à Pierre-Bénite, en 1862. Ce sont, heureusement, des faits rares. Les intoxications par le plomb dans l'eau le sont moins. Nous les retrouverons à l'occasion des *conduites de distribution;* 2° les sels alcalins et terreux que l'eau dissout des terres traversées ; 3° ceux qu'elle doit à la transformation des matières organiques et que la nappe souterraine recueille particulièrement dans les lieux habités.

De ces deux dernières catégories, la première n'est guère suspecte. Les sels de la seconde pourraient inspirer quelque inquiétude ; mais la dose à laquelle ils se trouvent dans l'eau la plus souillée est assez rassurante. Le *sulfate de potasse*, par exemple, n'est à la dose que de 0^{gr},32 par litre dans l'eau d'égout, à laquelle on ne s'abreuvera certainement jamais. Tous les sulfates ensemble ne font pas 1 gramme par litre ; et un adulte élimine 2 grammes d'acide sulfurique en vingt-quatre heures par les urines.

Voici, d'ailleurs, les chiffres des divers sels reconnus par Tiemann et Preusse dans une eau très impure à cet égard :

Pour 100,000 parties d'eau, le résidu desséché à 100° contenait :

Sulfate de chaux.	65
— de potasse	32
Carbonate de chaux	31
— de magnésie	8
— de fer	1,5
Chlorure de sodium	38
— de potassium	1
Nitrate d'ammoniaque	3
— de chaux	19
Silice	5
Matières organiques non volatiles à 100 degrés	21,5
Total	225,0

Les carbonates de chaux, de magnésie et de fer, qu'on n'incrimine pas, au point de vue de l'influence sanitaire, ne représentant que 0^{gr},405 par litre. Il y en aurait le double, que personne n'y prendrait garde. Mais, d'ordinaire, l'eau ne saurait en dissoudre davantage.

Le Congrès de Bruxelles en 1853 avait fixé à 0^{gr},5 par litre, ou 50 parties pour 100,000 d'eau, la proportion que les *matières minérales* ne doivent pas dépasser.

En réalité, cette proportion peut s'élever à 60 ou 80 p. 100,000 sans être préjudiciable à la santé, si la majeure partie des matières fixes est constituée par des *carbonates de chaux* et *de magnésie*, dissous à la faveur de CO^2 libre. Mais ce cas se réalise difficilement, et voici pourquoi :

Les carbonates des terres alcalines existent dans l'eau à l'état de sels acides ; autrement dit, ils sont dissous à l'aide de l'acide carbonique libre. Or, peu d'eaux sont assez riches en CO^2 pour pouvoir tenir dissoutes plus de 20 parties de chaux ou de magnésie dans 100,000 d'eau ; 20 p. de chaux fournissent 35 de carbonate de chaux ; 20 de magnésie, 44 de carbonate de magnésie. Dans le premier cas, il reste 50 — 35 = 15 ; dans le second, 50 — 44 = 6, pour les sels alcalins; et dans des proportions qui ne menacent pas la santé. Y a-t-il plus de 50 de résidu pour 100,000 d'eau, il se peut à la rigueur que le surplus soit encore du carbonate de magnésie ou de chaux; mais, d'après ce que l'on sait de l'abondance limitée de CO^2, il y a beaucoup de chances pour que l'excès soit surtout constitué par des sels d'un autre acide : chlorures, nitrates, sulfates, lesquels sont plus positivement offensifs que les carbonates.

Le *chlorure de sodium*, le *carbonate de soude* et le *sulfate de chaux* peuvent encore être rangés dans les sels *naturels* de l'eau, c'est-à-dire fournis par les terrains traversés; mais, déjà, il arrive que certaines eaux doivent une partie de leurs chlorures à l'urine qui y a été versée directement. C'est même dans la haute proportion du chlore que l'on peut trouver une échelle de la souillure des fleuves, comme l'a fait remarquer Brouardel, et des puits intra-urbains. A Berlin, quand on distribuait de l'eau prise à la Sprée et au lac de Tegel, on distinguait tout de suite l'eau du lac de celle du fleuve à ce que la première ne renfermait que 16 à 18 milligrammes de chlore, tandis que l'eau de la Sprée en offrait 20 à 30 milligrammes (Plagge et Proskauer). Au surplus, tout le chlorure de sodium qui pourrait exister dans l'eau que nous absorbons chaque jour n'est pas capable, par lui-même, de nous nuire en quoi que ce soit.

Les *nitrates,* comme le faisait remarquer Grellois, sont employés en thérapeutique à des doses beaucoup plus élevées qu'il ne peut arriver par la consommation d'une eau de puits. Nous en dirons autant des sels de *soude*. Pourtant, il n'est point bon d'introduire d'une façon continue des alcalins dans le sang; il peut en être de même vis-à-vis de sels qui excitent la fonction rénale, comme les nitrates. Enfin, il vaut mieux ne pas absorber quotidiennement du sulfate de potasse, même à petites doses.

Mais en somme le résultat le plus réel de l'abondance des sels terreux déterminant la *dureté* de l'eau est de rendre celle-ci peu convenable pour les usages culinaires et les lavages : elle cuit mal les légumes, parce que les sels terreux forment avec les albuminoïdes des composés insolubles; elle se prête mal au savonnage parce que là aussi des composés insolubles se forment avec les acides gras du savon. Au point de vue sanitaire, ces circonstances sont quelque peu secondaires.

Le *fer* en grandes proportions peut déterminer l'impotabilité de l'eau, tout en la laissant inoffensive.

Matières organiques. — Les matières organiques de l'eau sont en suspension ou dissoutes.

1° *Matières organiques en suspension.* — En dehors des microbes, ce sont des débris animaux ou végétaux, extrêmement variés : filaments de lin, de coton, de laine, duvet, plumes, poils, végétaux ou animaux, fragments de bois ou de paille, corpuscules d'amidon, spores de grands champignons; — la gangue des immondices; épithélium buccal, globules de mucus, débris alimentaires, matière stercorale, cellules végétales diverses, fragments de fibres musculaires; — des fragments ligneux, provenant souvent du bois pourri de la margelle d'un puits ou d'un corps de pompe; — les restes plus ou moins complets d'animaux noyés, rats, insectes, écailles de papillons, pattes de mouches, ou même d'animaux qui ont vécu dans l'eau, poissons, batraciens, mollusques, etc.

Toutes ces choses mortes sont répugnantes; il n'est pas certain qu'elles soient très dangereuses. C'est, au moins, une question de quantité, sauf le cas où ces débris proviendraient d'animaux atteints de maladies infectieuses et seraient souillés de germes pathogènes; mais alors ce seraient ces microbes eux-mêmes qu'il faudrait mettre en cause.

Hors de là, nous ne pouvons plus avoir affaire qu'à la putridité banale. Il est probable que les débris animaux sont plus fâcheux que les substances végétales. Celles-ci et ceux-là restent sans influence apparente tant que leur masse n'atteint pas à des proportions considérables. Dans les campagnes, en France, on voit beaucoup de puits mal protégés, où tombent les feuilles des arbres, où les enfants jettent des ordures et dans lesquels de petits rongeurs se noient fréquemment. Les paysans boivent, néanmoins, cette eau, généralement fraîche, assez copieusement et ne paraissent pas s'en porter plus mal. Peut-être les nouveau venus, soldats ou voyageurs, ne se comporteraient-ils pas toujours de même à cet égard. En tous cas, il est d'une prudence élémentaire d'éviter l'ingestion d'une eau qui, si elle n'est pas pathogène directement, peut au moins jouer un rôle favorisant important vis-à-vis de nombre d'infections. La partie soluble de la matière putride est susceptible d'exercer une action bien plus sérieuse.

2° *Matières organiques dissoutes.* — Ce sont des substances albuminoïdes ou hydrocarbonées, naturellement solubles ; — ou bien les dérivés de ces substances. Tiemann et Preusse énumèrent, parmi les produits de dédoublement qui résultent de la putréfaction des matières albuminoïdes, les corps suivants : *peptone, triméthylamine :* des *amides* dérivés d'acides monobasiques ou bibasiques de la série grasse (*leucine,* acide *asparagique, glutamique,* etc.), des acides de la série grasse (*acides valérianique, butyrique,* etc.). Enfin, des substances appartenant à la série aromatique, *phénol, crésol, indol, scatol, tyrosine,* acides *hydroparacumarique, paroxyalphatoluique, alphatoluique, hydrocinnamomique*). Les graisses se décomposent en *glycérine* et en acides gras riches en carbone. Les hydrocarbonés donnent des *alcools* (aldéhydes) et des acides de la même série. Il y a dans la matière excrémentitielle des corps immédiatement solubles (l'*urée,* spécialement).

Mais tous ces corps, parmi lesquels il s'en trouve de dangereux, au moins à dose sérieuse et d'une façon banale, sont loin de se trouver simultanément dans les eaux que l'on dit *chargées de matière organique.* Ils y sont à l'ordinaire impossibles à caractériser, de même que d'autres encore, d'une nocuité plus certaine, les *toxines.*

D'après A. Gärtner, les bases putrides, très instables, se décomposent sûrement dans l'eau, ou du moins leur quantité y est toujours si faible qu'elle ne peut être dangereuse ; les recherches entreprises à cet effet sur l'homme par Emmerich n'ont pu démontrer que ces produits fussent de nature à créer une prédisposition morbide. Quoi qu'il en soit les procédés d'expertise actuels ne savent que distinguer les matières *azotées* et les matières *carbonées,* ou encore signaler l'urée et les amides parmi les autres substances (G. Pouchet). La plupart du temps, on dose en bloc « les matières organiques », sans soupçonner en aucune façon leur nature ou leurs propriétés. Aussi peut-on trouver étonnant que, dans des livres sérieux et même dans des instructions officielles, il soit donné un chiffre précis de matière organique par litre au-dessous duquel l'eau est « très pure », tandis qu'elle est « suspecte » ou « mauvaise » au-dessus. Une eau pauvre en matière organique peut être fort mauvaise si cette matière organique est fonction de l'existence de germes pathogènes.

Il va sans dire qu'aucune matière organique *dissoute* ne peut communiquer à l'eau la propriété de provoquer des maladies *spécifiques,* autrement dites infectieuses. Il est entendu également que les matières dissoutes ne sont pas toutes nuisibles et que la quantité qui en existe dans l'eau n'est pas décisive. Cependant, pourvu que l'on abandonne la rigueur des formules d'autrefois, nous croyons que l'eau notablement riche en matière organique est généralement inférieure et à éviter le plus possible.

Malgré les résultats des recherches d'Emmerich citées plus haut, nous attachons une réelle importance à l'action lente de l'usage habituel de l'eau sale en boisson, à titre de *préparation locale et générale* de l'économie à recevoir les maladies infectieuses, spécialement celles qui peuvent pénétrer par les voies digestives et semblent se fixer de préférence sur l'intestin. Les magnifiques conquêtes de notre époque dans le domaine du parasitisme ont un peu accaparé les esprits au profit des causes spécifiques. La façon dont l'homme contracte les maladies, même parasitaires, n'est pas une inoculation. Elle comporte une préparation des portes d'entrée des microorganismes pathogènes et une *adaptation* du milieu, c'est-à-dire de l'économie. La mauvaise eau, banalement souillée, nous paraît un des plus sûrs agents de cette double préparation. De sorte que, si l'on réserve le nom d'*eau pure* à celle qui ne renferme ni matière toxique ni matière infectieuse, nous maintiendrons entre le cadre des eaux pures et celui des eaux impures les « eaux nuisibles », c'est-à-dire celles qui renferment des substances putrides ou les produits de la putréfaction. Et que, lors même qu'il y aurait lieu de restreindre le rôle spécifique de l'eau dans la propagation des maladies infectieuses, *on aura toujours raison de regarder l'absence d'eau irréprochable comme l'une des plus grandes misères que puissent supporter les groupes.*

Grands parasites. Infusoires. Algues. — C'est le plus souvent à l'état d'œufs, d'embryons ou de larves, que les endoparasites, susceptibles d'être introduits dans l'organisme humain par l'eau, se trouvent dans ce liquide. L'étude complète en a été faite par R. Blanchard, à qui nous empruntons les notions qui suivent :

Parmi les *protozoaires*, l'amibe du côlon (*Amœba coli*), ainsi que *Cercomonas hominis, Lamblia intestinalis* et *Balantidium coli*, existent probablement dans l'eau à l'état enkysté. On sait que certains auteurs ont voulu voir dans l'amibe du côlon le germe de la dysenterie.

Les *Ascarides*, les *Oxyures*, les *Trichocéphales* sont introduits par l'eau sous forme d'œufs embryonnés. Peut-être la même chose arrive-t-elle des œufs de *Ténias*. La larve ciliée du Bothriocéphale nage librement dans l'eau et peut être avalée fortuitement par l'homme avec l'eau de boisson ; mais Braun a démontré que le brochet (*Esox lucius*) est généralement l'hôte intermédiaire. D'autres poissons d'eau douce ont le même privilège.

La douve du foie (*Distoma hepaticum*) se développe, à l'état d'embryon, sur un petit gastéropode d'eau douce, *Limnæa trunculata*, qui peut être avalée par le bétail avec les herbes du bord des fossés. L'embryon peut être ingéré directement, alors qu'il nage dans l'eau. Il en est de même du *Distoma lanceolatum* et de la *Bilharzia hæmatobia*, qui cause (par ses œufs à éperon) l'*hématurie d'Égypte* et du Cap.

L'ankylostome (*Uncinaria duodenalis*) à l'état larvaire vit dans l'eau vaseuse ou dans la boue. Développé chez l'homme, il produit dans certains cas la *chlorose d'Égypte*, l'*anémie des mineurs* et des ouvriers des tunnels.

Les embryons de la *filaire de Médine* ou dragonneau pénètrent dans le corps de petits crustacés du genre Cyclops et sont avalés avec cet animal microscopique, là où bêtes et gens sont réduits à boire des eaux stagnantes (Guyanes, Brésil).

La *filaria sanguinis hominis*, dite de Bancroft et de Wucherer, bien qu'elle ait été découverte par Demarquay, à Paris, en 1863 (R. Blanchard), répand ses embryons dans le sang pendant le sommeil de l'individu atteint de *filariose*

(Patrik Manson). Les moustiques (femelles) profitent de ce moment pour venir se gorger du sang de l'homme et avaler ainsi un certain nombre d'embryons. Puis, ils vont pondre et mourir dans l'eau, où, naturellement, les embryons de filaire parvenus à l'état larvaire se répandent et sont ingérés par les gens qui boivent cette eau sans la filtrer ou la faire bouillir.

L'eau reçoit encore les œufs, embryons et larves de l'*Anguillula stercoralis* et de l'*Anguillula intestinalis*, que R. Blanchard réunit sous le nom de *Rhabdonema intestinale*. Laveran estime que la pullulation de ce parasite dans l'intestin peut aggraver certaines diarrhées.

Pour terminer, mentionnons la sangsue de cheval (*Hirudo sanguisuga*), que l'on avale dans les eaux du nord de l'Afrique, grosse comme un fil, et qui se fixant au pharynx s'y gorge de sang. Tous les médecins militaires qui ont un peu séjourné en Algérie ont été en présence de cet accident, auquel il est généralement facile de porter remède.

Les Entomostracées, *Daphnia*, *Cyclops*, *Cypris*, ainsi que la plupart des Rotateurs, se nourrissent d'algues et d'infusoires plus petits. Ils n'ont aucun effet nuisible sur l'économie et leur présence ne prouve pas nécessairement que l'eau soit mauvaise. Les infusoires carnivores, Amibes, Paramécies, Oxytrichées, *Chilodon cucullus*, *Euplotes Charon*, *Rotifer vulgaris*, les Infusoires flagellés, certains Infusoires ciliés, *Glaucoma scintillans*, *Vorticella infusionum*, *Colpoda cucullus*, *Enchelys*, *Paramecium putrinum*, *Leucophrys piriformis*, etc., ne sont pas plus offensifs par eux-mêmes. C'est seulement l'indice d'une forte proportion de matières organiques dissoutes dans l'eau, sans qu'on puisse en rien conclure sur la nature ou la provenance de ces matières. En général, cette eau n'est pas séduisante et l'on n'est pas tenté d'en boire.

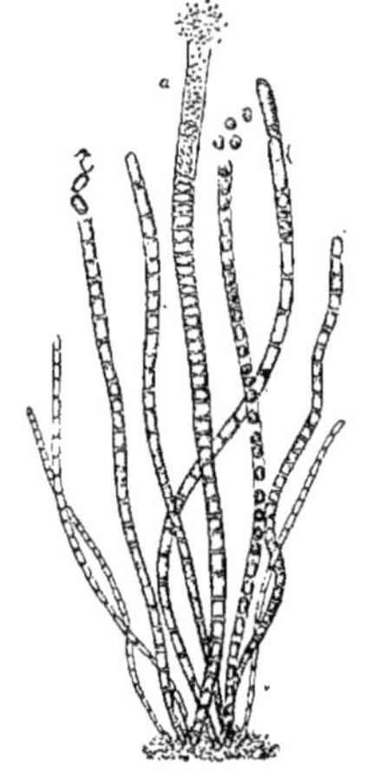

Fig. 9. — *Crenothrix Kühniana*. 1 : 300. *Filaments avec disques cylindriques et coccus (a) d'après* Zopf.

Les *Algues* vertes sont plus utiles que nuisibles ; elles remettent en liberté de l'oxygène de l'acide carbonique dissous dans l'eau et, par suite, contribuent à l'oxydation des souillures. On a signalé (Farlow, à Boston ; Bouillard, à Versailles) l'inconvénient qui résulte, au moment du retrait des eaux, de leur putréfaction sur le sol découvert (*Anabæna*, *Clathrocystis*). Mais l'odeur qu'elles répandent éloigne alors les consommateurs. On peut en dire autant des algues bleu verdâtre (*phycochromacées*). Les Oscillariées et les Beggiatoées réduisent les sulfates, et mettent en liberté de l'hydrogène sulfuré. Les Saprolégnées vivent sur des débris stercoraux ou cadavériques. Ces trois dernières familles ne paraissent pas être plus malfaisantes que les autres. L'eau qui les renferme a des caractères extérieurs qui suffisent à protéger les humains contre elles. Une algue absolument inoffensive, quoique gênante, a fait beaucoup parler d'elle à Halle, à Berlin, où on l'appela la « Calamité des eaux », et à Lille ; c'est le *Crenothrix polyspora* (fig. 9) de Cohn, ou *Hypheothrix Kühniana* Rabenhorst, qui semble venir du sol plus que des collections aqueuses et a une prédilection pour l'oxyde de fer, qu'il emprisonne dans ses masses zoogléiques. Aussi sa présence dans les eaux de distribution, en même temps qu'il gêne par la quantité, s'accompagne-t-elle d'une saveur d'encre qui rend l'eau impropre aux usages domestiques. La plante n'a pas d'autre inconvénient au point de vue sanitaire. Mais ceux-là sont suffisants pour qu'on l'évite, de même que toutes ses congénères, dans l'approvisionnement d'eau des villes.

Les microbes de l'eau.

Toutes les eaux dont l'homme dispose sont plus ou moins riches en microbes ; il est impossible qu'il en soit autrement dès que ces eaux sont en rapport soit avec l'atmosphère, soit avec la couche superficielle du sol qui renferment toujours un assez grand nombre de ces germes ; à la faveur de certaines circonstances, les eaux souterraines elles-mêmes peuvent en contenir avant leur émergence ; mais ce n'est pas le cas le plus habituel.

Nombre et nature des microbes. — La *quantité* des germes contenus dans l'eau est infiniment variable, non seulement d'une eau à l'autre, mais dans une même eau, d'un moment à l'autre par suite des changements incessants qui s'y produisent. Il y a toujours dans l'eau la plus pure assez de matière organique pour nourrir, au moins quelque temps, une foule de germes. Les microbes de l'eau appartenant à des espèces multiples, il s'en trouve toujours plusieurs sortes qui s'accommodent de la matière organique présente et se multiplient, sauf à disparaître ultérieurement en plus ou moins grand nombre, lorsque le milieu sera épuisé pour eux. Si les germes sont trop nombreux dès le début comparativement à la matière organique disponible, ils ne se multiplieront guère et entreront plus ou moins vite dans une période de déclin.

Il ne faudrait pas en conclure cependant à un parallélisme obligé entre la pullulation des microbes et la teneur de l'eau en matière organique ; trop d'autres causes viennent contrebalancer cette influence : la température ; la proportion d'oxygène et celle de l'acide carbonique, ce dernier gaz étant généralement défavorable aux bactéries de l'eau, qui, pour la plupart, sont de préférence aérobies ; enfin la concurrence vitale entre les différentes espèces en mélange dans l'eau.

Par conséquent la quantité des microbes d'une eau n'a pas en soi grande signification, encore que la constatation d'un petit nombre de ces éléments prouve l'exactitude de la filtration de l'eau dont il s'agit à travers des couches naturelles ou artificielles avant le point où elle a été puisée. On a même voulu fixer à cet égard un chiffre limite à la teneur microbienne de l'eau, et beaucoup de bactériologistes admettent qu'elle renferme jusqu'à 100 germes par c. c. sans cesser de pouvoir être encore considérée comme très pure.

Au reste des microbes *quelconques* ne sauraient constituer un danger plus positif que des matières organiques également quelconques. Pour cette même raison, il ne paraît pas utile de s'arrêter longuement aux innombrables variétés *saprophytes*, banales, susceptibles de vivre dans l'eau aux dépens de la matière organique, encore que leur présence ne soit certes point chose négligeable : d'abord l'eau chargée de ces germes peut, employée aux usages domestiques, apporter des agents de putréfaction aux surfaces que l'on prétendait en débarrasser ; en second lieu certaines espèces dépourvues de virulence propre sont capables de favoriser le développement d'espèces pathogènes au sein de l'organisme humain d'où une manière pour l'eau banalement souillée de contribuer à l'éclosion de maladies infectieuses ; enfin la virulence peut, dans des circonstances favorables, se réveiller chez des espèces d'apparence inoffensive. Ce dernier fait est évidemment capital au point de vue de l'origine hydrique de certaines maladies infectieuses.

Sous le bénéfice des réflexions qui précèdent et afin de fixer les idées, nous donnons ci-après, groupés sous forme de tableau, quelques résultats concernant le nombre des microbes observés dans différentes eaux.

EAUX EXAMINÉES	MICROBES PAR C. C.	AUTEURS
Vapeur d'eau atmosphérique. Montsouris	1.4	MIQUEL.
Eau de pluie, Montsouris.	4.3	—
— intérieur de Paris, Caserne Lobau. . .	18.7	—
Eaux de source. Vanne à Montrouge.	120	—
— à Frankfort sur le Mein.	0	LIBBERTZ.
— Les mêmes après des pluies	40 à 60	—
— à Danzig.	0 à 2	FREIMUTH.
Puits artésiens. Mayence	4	EGGER.
— Kiel.	6 à 30	BREUNIG.
Puits bien faits et soignés, Mülheim s. Rhin	141 à 162	MÖRS.
deux autres	80 à 178	—
Puits desservant un groupe de maisons à fièvre typhoïde	3.320	—
autre, dans le même cas	6.397	—
Eaux fluviales, Seine à Choisy	300	MIQUEL.
— à Bercy	1.400	—
— à Saint-Denis.	200.000	—
Eaux des lacs. Lac de Genève au bord.	150.000	FOL ET DUNANT.
— au milieu.	38	—
Eaux de mer, golfe de Naples au droit du débouché de l'égout de Chiatamone	298.000	DE GIAXA.
— à 3 km. du rivage.	10	—
Eaux d'égout, à Clichy	6.000.000	MIQUEL.
— à Berlin	38.000.000	KOCH.
Eaux d'essangeage des lavoirs de Paris	26.000.000	MIQUEL.

Les chiffres portés dans ce tableau ne peuvent être considérés que comme exprimant des moyennes. Ils ne tiennent pas compte de causes très importantes de variations dans la richesse bactérienne des eaux, par exemple de l'influence du pompage sur la richesse bactérienne de l'eau des puits, de l'influence de la saison ou de l'heure du prélèvement sur la flore bactérienne des eaux de puits ou de fleuve, etc. A vrai dire l'étude de toutes ces influences secondaires ne mène à aucun résultat dont la pratique puisse tirer un profit bien réel.

Qu'il puisse arriver à un moment donné dans une eau potable des microbes *pathogènes* provenant directement ou non d'individus malades, cela ne fait point de doute. La question est de savoir si ces germes ont la faculté de persister dans l'eau, voire de s'y multiplier, et sont ainsi capables d'engendrer des cas nouveaux, ou si au contraire ils ne se conservent qu'un temps limité.

Il a été fait sur ce sujet un très grand nombre de recherches qui ont abouti aux résultats les plus divers et en apparence les plus contradictoires, sans doute parce que les microbes pathogènes, comme les saprophytes, sont influencés par les variations si complexes du milieu hydrique. Or, nous sommes très peu renseignés à l'égard de ces variations, même les plus grossières, alors que les plus insaisissables peuvent être grosses de conséquence vis-à-vis d'êtres aussi délicats.

A ce point de vue particulier, nos connaissances sur les sels dissous dans l'eau sont rudimentaires ; il en est de même pour les matières organiques dont nous soupçonnons à peine la nature et dont nous ne déterminons que très approximativement la quantité ; enfin nous ignorons à peu près tout des questions si confuses de concurrence vitale et cependant celle-ci est fatale du moment où des germes pathogènes sont introduits dans une eau déjà peuplée d'espèces adaptées à ce milieu (Duclaux).

Pour éliminer ces influences multiples, on a souvent expérimenté sur l'eau stérilisée ou même distillée; mais naturellement les résultats obtenus n'offrent aucun intérêt pratique. Si l'eau distillée paraît d'ailleurs généralement peu favorable aux germes, c'est ici la pauvreté du milieu qui est en cause.

Dans l'eau ordinaire les germes pathogènes finissent par périr au bout d'un temps plus ou moins long, variable avec l'eau, la température, le germe; dans une même culture, les divers germes ne se comportent pas d'ailleurs identiquement; beaucoup succombent dès l'abord aux mauvaises conditions du milieu nouveau, tandis que quelques-uns persistent, s'acclimatent et se multiplient. Au surplus Duclaux fait encore remarquer que l'on ne saurait étendre à la nature tous les résultats obtenus dans les laboratoires où l'on opère sur des liquides relativement homogènes par rapport aux eaux naturelles dont les divers points offrent les conditions les plus inégales.

En somme, l'eau est un milieu où la vie des organismes pathogènes peut s'entretenir pendant une période assez longue, et où quelques-uns s'acclimatent sauf à y éprouver des changements de virulence extrêmement importants. Mais en dehors de cette constatation générale un peu vague il faut reconnaître que l'histoire de la vie des microbes pathogènes dans les eaux potables est encore tout entière à faire et que jusqu'à présent la bactériologie n'a guère ajouté à cet égard à ce que nous avaient appris les enquêtes étiologiques bien menées.

De quelques espèces pathogènes en particulier. — Nous résumerons ici quelques données fournies par l'observation et l'expérimentation sur la manière dont se comportent dans l'eau diverses espèces microbiennes pathogènes qui du fait de leur présence au sein de ce milieu sont parfois susceptibles de jouer un rôle considérable vis-à-vis du mode de naissance et de propagation de certaines grandes épidémies.

Bacille du charbon. — Les formes végétatives meurent en moins de 8 jours dans l'eau (Meade Bolton, Hueppe, Kraus, Hochstetter, Hœber), bien que Wolffhügel et Riedel assurent les avoir conservées plus longtemps dans l'eau de la Panke, et que Straus et Dubarry leur assignent 28 jours dans l'eau de l'Ourcq, 65 jours dans celle de la Vanne. Les spores persistent davantage : 3 mois selon Meade Bolton, 131 jours d'après Straus et Dubarry, plus de 154 jours au dire de Hochstetter, un an à ce qu'assurent Nägeli et Koch. La température de 35º les fait plutôt disparaître qu'elle ne les protège, peut-être parce que ces spores passent à la forme de végétation. — Il se peut donc que des spores charbonneuses provenant de débris d'animaux morts du charbon se conservent assez longtemps dans l'eau pour devenir dans certains cas l'origine d'accidents nouveaux chez les bêtes qni viennent s'abreuver à la collection contaminée.

Bacille tuberculeux. — Straus et Dubarry l'ont retrouvé vivant plus de 115 jours après l'ensemencement dans l'eau distillée, plus de 95 jours dans l'eau de l'Ourcq, toutes deux stérilisées.

Sauf le cas de semaille expérimentale, le bacille tuberculeux ne semble pas avoir été jamais vu dans l'eau et, alors que l'on accuse si souvent le lait de provoquer la tuberculose, l'eau n'est aucunement mise en cause à cet égard.

Bacille typhique. — Bagénoff (1885) annonça que la vitalité de ce microbe se conserve dans l'eau et qu'il peut s'y multiplier dans une certaine mesure, et en effet, Wolffhügel et Riedel (1886) obtinrent une multiplication *passagère* de ce bacille, au-dessus de 8º, dans l'eau pure ou impure, mais *stérilisée*. Par contre, ensemencées par Meade Bolton, dans des eaux variables depuis l'eau distillée jusqu'à l'eau absolument sale, mais toujours *stérilisées*, les cultures de bacille typhique manifestèrent une diminution constante et progressive. En outre, le microbe avait régulièrement disparu, à 20° et surtout à 35° en moins d'un mois, sauf dans une expérience qui ne fut pas menée jusqu'au bout.

Hochstetter lui reconnut une survie de 7 jours dans l'eau de la canalisation de Berlin ; Hueppe, à Wiesbaden, une persistance de 20 et 30 jours entre 10° et 20 ; la survie alla jusqu'à 16 jours dans l'eau d'un puits très souillé.

Les résultats de Straus et Dubarry, toujours à l'aide d'ensemencements dans l'eau *stérilisée*, ont été un peu plus favorables : la durée *maxima* de la vie a été de 37 à 69 jours dans l'eau distillée ; 43 jours dans l'eau de la Vanne, 32 à 81 jours dans l'eau de l'Ourcq. Chantemesse avait trouvé 3 mois.

Ces indications du laboratoire sont intéressantes. Mais il faut bien reconnaître qu'elles ne prouvent pas absolument ce qui se passe, au point de vue de la survie des microbes, dans l'*eau non stérilisée*. Quand on a opéré sur celle-ci, le bacille typhique a paru résister beaucoup moins, comme on va le voir.

Kraus, expérimentant sur l'eau excellente de Mangffall, distribuée à Munich, et *sans stérilisation* préalable, trouve la survie du bacille typhique limitée à 6 jours. Karlinski, variant les expériences et allant jusqu'à projeter des seaux de selles typhiques dans un puits, *sans stérilisation* bien entendu, ne parvient pas à faire vivre le bacille typhique plus de 2 ou 3 jours dans l'eau sale, 7 jours dans l'eau propre.

Grimbert verse dans un litre d'eau des cultures de bacilles typhiques et du B. coli, et trois fois plus des premières que des secondes ; cependant dès le 3e jour il ne peut plus mettre en évidence que le B. coli.

Ces expériences prouvent surtout l'insuffisance de la technique et la difficulté de mettre en évidence le bacille typhique dans une eau envahie par d'autres germes, et spécialement par le B. coli (Grimbert, Nicolle, etc.). Ce fait aujourd'hui généralement reconnu rend extrêmement douteux les résultats positifs jadis si facilement obtenus lorsque l'on pratiquait l'examen bactériologique d'une eau soupçonnée d'être pathogène ; on est devenu au contraire très circonspect à cet égard, si bien que l'on a beaucoup plus rarement dénoncé le bacille typhique dans les eaux accusées durant ces dernières années d'avoir déterminé l'apparition de la fièvre typhoïde (Le Havre, Paris, etc.). Les progrès réalisés dans la technique de la recherche du B. d'Eberth par l'application de la méthode d'Elsner et la détermination des propriétés agglutinatives des microbes éberthiformes semblent toutefois permettre aujourd'hui une spécification plus facile du microbe de la fièvre typhoïde.

Dans l'impossibilité de découvrir le bacille d'Eberth dans des eaux typhogènes on s'était pris à attacher de l'importance à l'existence du B. coli et à le considérer comme donnant la preuve de la souillure des eaux par des matières fécales ; il a encore fallu en rabattre de cette opinion à laquelle les faits se sont chargés de donner des démentis qui justifient l'ironie de Duclaux à son égard. En fait Chantemesse reconnaît que le B. coli existe dans une foule d'eaux de boissson parfaitement innocentes de tout méfait ; que sa présence indique la *possibilité* d'une contamination fécale, mais rien de plus.

Finalement Remlinger et Schneider ont annoncé avoir découvert dans des eaux nullement typhogènes pour leurs consommateurs des bacilles ayant tous les caractères du bacille d'Eberth : la teneur de ces eaux en substances chimiques, leur pauvreté en germes devaient d'ailleurs les faire considérer comme très pures. Plusieurs des types bacillaires rencontrés n'étaient point pathogènes. Cependant, de par les autres caractères, tous concordants, les auteurs ne mettent point en doute la parenté de ces types avec le bacille typhique d'Eberth dont ils ne seraient que des formes atténuées, vivant saprophytiquement dans l'eau.

Dès lors on nous permettra de faire remarquer que les travaux contemporains semblent ramener la science vers la doctrine toujours soutenue par le professeur J. Arnould de l'importance du rôle de l'eau banalement souillée vis-à-vis de l'éclosion de la fièvre typhoïde. Sans doute l'eau contient parfois, voire à doses massives, le germe spécifique vivant et virulent récemment amené par le déversement de matières fécales de typhoïsants, mais bien d'autres fois, à la suite probablement d'un apport ancien, il est impossible de retrouver la trace de la contamination spécifique de l'eau incriminée.

Dans ces conditions, le germe spécifique *nécessaire*, hôte commun des eaux ou du tube digestif de l'homme, ne deviendrait *suffisant* qu'à la faveur d'une certaine impureté de l'eau, capable d'une part de contribuer à l'affaiblissement de la résistance humaine et d'autre part d'amener avec le bacille d'Eberth d'autres microbes favorables à son développement et à l'exaltation de sa virulence.

L'amenée d'eaux pures aux divers groupes humains reste donc un devoir strict pour les administrations publiques, mais elle ne résume pas toute la prophylaxie de la fièvre typhoïde, comme ont tendance à le croire les outranciers de la doctrine hydrique.

Bacille cholérique. — Le vibrion de Koch, bacille-virgule (*Kommabacillus*), s'est montré généralement plus sensible encore que le précédent vis-à-vis du séjour dans l'eau. Meade Bolton n'a pu le multiplier, dans l'eau stérilisée, à des températures supérieures à 16° ; dans l'eau non stérilisée, le microbe périssait rapidement. Babes, Wolffhügel et Riedel, Frankland, l'ont vu périr en moins d'un jour dans l'eau distillée. Nicati et Rietsch ont retrouvé des germes vivants après 20 jours, dans le même liquide ; mais l'on soupçonne qu'ils y avaient mis, avec les microbes d'ensemencement, une part du bouillon nourricier. La durée de survie dans l'eau distillée a été de 14 jours dans les expériences de Straus et Dubarry.

L'eau de Berlin *stérilisée* a conservé des vibrions cholériques vivants jusqu'à 7 mois, selon Wolffhügel et Riedel, et même plus d'un an d'après le dernier. Il est vrai que quelquefois ces vibrions ont disparu en deux jours. Pour Straus et Dubarry, la survie a été de 16, 26, 30, 39 jours. Hochstetter l'a trouvée de 3 heures dans l'eau de Seltz, 24 heures dans l'eau distillée, 392 jours dans l'eau de Berlin *stérilisée*. Dans l'eau *non stérilisée* de la Sprée, les bacilles du choléra disparaissaient en 2 jours à 16-22°, selon Wolffhügel et Riedel ; dans l'eau de Mangffall, en 24 heures, à 10°, d'après Kraus ; dans l'eau des puits de Wiesbaden, entre 16 et 20°, après 5 et quelquefois 10 jours, si l'on en croit Hueppe. A l'occasion du choléra de 1892, Flügge a dit que le Komma bacille se conserve dans l'eau fluviale riche en saprophytes jusqu'à 6 jours à 10°, 2 jours à 22°, 1 jour à 35°. Il semblerait donc que l'élévation de la température lui fût moins favorable qu'à ses ennemis, les saprophytes. A la rigueur, il peut y avoir *multiplication* des bacilles virgules dans l'eau, lorsque ces organismes sont inclus dans quelques concrétions fécales flottant à la surface ; on peut dire, cette fois, qu'ils se multiplient *malgré* leur présence dans l'eau et non à la faveur de ce milieu.

En dehors du laboratoire, la présence, qu'on pourrait appeler *spontanée*, du Komma bacille dans l'eau, a été constatée à différentes reprises : la première fois par R. Koch lui-même, dans un *tank* de Calcutta, en 1883 ; la seconde fois, par Pasquale (1891), dans un puits de Massaoua ; puis par C. Fränkel (1892), dans l'eau du port de Duisbourg, c'est-à-dire l'eau du Rhin, et par Lubarsch, dans l'eau de la cale d'un navire sur l'Elbe, à Ludwigslust. Mais ces constatations étaient d'une excessive rareté ; on ne trouvait même pas le bacille du choléra dans l'eau de Hambourg, accusée de la propagation de l'épidémie de 1892, et Pettenkofer relevait ces recherches négatives. Il était, effectivement, très difficile de saisir le vibrion dans les quelques gouttes d'eau examinée, s'il n'y avait, par exemple, qu'une douzaine de bacilles cholériques par litre. Aujourd'hui, à l'aide du procédé de Dunham, appliqué à Hambourg par Dunbar, on multiplie les vibrions cholériques dans une certaine masse d'eau, un litre par exemple divisé en plusieurs fractions de 100 c. c. chacune. Cette multiplication est obtenue au moyen de la solution de peptone alcaline qu'on ajoute à l'eau dans la proportion de 1 p. 100. Au bout de 10 heures, à la température de 37°, si peu qu'il y ait eu de kommas dans l'eau primitive, ils sont devenus assez nombreux pour ne pouvoir plus échapper aux recherches. C'est ainsi qu'on les a vus maintes fois dans l'Elbe, à Hambourg, dans la Saale à Nietleben, etc. Ce procédé a été encore perfectionné par Metschnikoff.

Une fois en possession d'une méthode permettant d'isoler facilement le bacille du choléra, on ne fut pas longtemps à le trouver dans des eaux quelconques (Metschnikoff, Sanarelli, etc.), puis dans l'intestin d'individus non malades. L'évolution de nos connaissances sur la persistance et la résistance du bacille dans l'eau et sur le rôle de l'eau dans la propagation de la maladie a donc suivi une marche analogue à celle signalée à propos de la fièvre typhoïde.

Hématozoaire du paludisme. — On a dit que le paludisme pouvait se propager par l'eau de boisson. D'après Laveran aucun des faits avancés à l'appui de cette opinion n'apporte une démonstration irréfutable et par contre il est beaucoup de bonnes raisons peu favorables à cette hypothèse. Le rôle de l'eau dans l'étiologie du paludisme semble d'après les travaux modernes se réduire à peu près à celui d'habitat temporaire des hématozoaires de Laveran. Diverses espèces de moustiques paraissent être les agents habituels de l'inoculation à l'homme, inoculation qu'ils peuvent faire soit directement en injectant à un individu sain des hématozoaires recueillis chez un individu malade, soit encore indirectement en prenant dans l'eau pour la transporter à l'homme quelque forme de résistance de l'hématozoaire analogue aux *spores noires* que Donald Ross a découvertes dernièrement chez les Proteosoma Labbé du moineau. Ce dernier mode de propagation est encore mal connu.

Microbe de la dysenterie. — Germe encore indéterminé qui d'après certaines enquêtes étiologiques pourrait être véhiculé par l'eau. On peut penser d'ailleurs que l'eau banalement souillée joue un rôle important dans la genèse de la maladie.

Nous n'insisterons pas davantage ici sur l'histoire des germes pathogènes dans les eaux ; il sera plus utile de le faire au chapitre de la prophylaxie des maladies infectieuses. En attendant on peut, d'une façon générale, regarder comme démontré qu'un certain nombre de microbes pathogènes sont capables de se conserver dans l'eau et d'y reprendre de la virulence dans des conditions déterminées ; qu'au reste les eaux souillées spécifiquement ne deviennent véritablement nocives que si un certain nombre de conditions favorables convergentes viennent aider à l'action du germe spécifique sur les individualités isolées ou les groupes humains. C'est le cas des associations microbiennes intestinales dans le choléra.

Les microbes dans la glace. — La glace employée à rafraîchir diverses boissons ou à fabriquer des consommations de luxe n'est qu'une *eau d'usage*, tant qu'elle n'est qu'appliquée sur le récipient qui contient ces boissons ou consommations. Mais, si elle est introduite directement dans du vin, du café, des sirops, etc., elle devient une *eau de boisson*, dont il faut exiger la plus grande pureté. Dans d'autres cas, l'on entoure de glace, sans intermédiaire, des viandes, du poisson, des fruits dans un but de conservation. Ce contact avec des objets qui seront mangés rapproche ce rôle de la glace de celui qui vient d'être indiqué.

Or, si l'eau, en prenant l'état de glace, abandonne les sels dissous, il n'en est pas de même des molécules en suspension et, spécialement, des microbes. La glace retient ceux-ci et d'autant mieux, paraît-il, qu'elle emprisonne plus d'air en se formant, c'est-à-dire lorsqu'elle a l'aspect *bulleux* ou neigeux (Prudden). Au reste ces germes sont des saprophytes ou des pathogènes suivant que ces deux genres étaient ou non présents dans l'eau dont la glace est formée. On peut se demander toutefois quelle proportion des uns et autres survivra à la congélation.

Le premier effet de la congélation, selon C. Fränkel, est la mort de la plus grande partie des microorganismes de l'eau ; il en disparaît les quatre cinquièmes en 2 jours, les neuf dixièmes en 5 jours. Mais ce sont surtout les bactéries aquatiques et les saprophytes qui succombent. *Bacillus prodigiosus* et *Proteus vulgaris* avaient disparu au cinquante et unième jour de gelée, dans les expériences de Prudden. L'effet est moins prompt là où il serait le plus désirable, c'est-à-dire sur les bactéries pathogènes. Selon Renk, le bacille du choléra succombe en 2 jours à un froid de —10° et ne survit même pas plus de 7 jours à 0°. Mais C. Fränkel reconnaît que la glace d'une eau renfermant des bacilles charbonneux peut encore fournir à des ensemencements fertiles après un temps assez long ; il suffit pour cela qu'un petit nombre d'individus, les plus robustes, aient survécu. Le bacille typhique, très résistant, s'est retrouvé vivant dans des tubes de bouillon préalablement ensemencés de cet organisme, et soumis par Chantemesse et Widal à la gelée de l'hiver. Les individus avaient pu, d'ailleurs, diminuer de nombre, comme il est arrivé dans les expériences de Prudden sur le même bacille qui s'était pourtant maintenu pendant 103 jours de congélation.

Bacilles de la fièvre typhoïde (par centimèt. cub.).

Avant congélation			innombrables.
Après congélation de	11 jours		1.019,403
— —	27	—	336,457
— —	42	—	89,796
— —	69	—	24,276
— —	77	—	72,930
— —	103	—	7,348

D'après Bordoni Uffreduzzi, contrairement à l'opinion de Prudden, le nombre des germes de la glace ne diminuerait pas beaucoup avec la prolongation de la congélation. Des congélations et des décongélations successives, répétées, seraient plus funestes aux microbes qu'une congélation unique même très prolongée.

Il est d'ailleurs évident que l'effet de la congélation n'aboutit qu'à une assez médiocre purification de l'eau et par suite de la glace. Aussi Fränkel, Heyroth, examinant la glace vendue à Berlin et récoltée un peu au hasard autour de cette ville, l'ont-ils trouvée souvent riche en microbes ; Prudden fait la même observation sur la glace provenant de l'Hudson. Bordoni Uffreduzzi compte en moyenne 580 bactéries par c.c. dans la glace fabriquée à Turin avec une eau très impure : ce chiffre, quoique très élevé, indique pourtant qu'il se faisait une notable épuration au cours de l'égouttage des morceaux. A Paris A. Riche a reconnu que l'eau de la glace de l'étang de la Briche contenait en matière organique, par litre, l'équivalent de 140 milligrammes d'acide oxalique et que celle de la glace des glacières de Vincennes donnait 25,000 colonies par centimètre cube parmi lesquelles *Bacillus liquefaciens* et *B. putridus, B. mesentericus vulgaris, B. coli communis*, etc.

Il est évidemment déplorable qu'en employant de pareille glace à des usages alimentaires on expose la population à tous les inconvénients de la consommation d'eau sale. Cependant, on n'a pas encore indiqué d'une façon précise dans quelles limites cette nuisance pèse sur la mortalité ou la morbidité des villes. On cite seulement le fait que vingt-cinq personnes, en 1875, dans un hôtel de Rye-Beach, furent gravement malades pour avoir consommé de la glace en même temps que cinq cents autres qui n'éprouvèrent aucun malaise (W.B. Hills). La commission sanitaire, chargée d'examiner l'eau de boisson de Chicago constatait (avril 1898) que cette eau, qui n'est pas toujours à l'abri du soupçon, est généralement filtrée à domicile, surtout dans les hôtels ; mais qu'on a la déplorable habitude, à peu près dans toute l'Amérique, de la rafraîchir en y ajoutant directement de la glace sale. Chicago a huit à neuf fois plus de fièvre typhoïde que Londres. Cette négligence y est peut-être pour quelque chose.

Le Conseil d'hygiène de la Seine a demandé avec raison que la glace destinée aux usages alimentaires fût exclusivement *fabriquée avec de l'eau de source*. La glace des étangs restera affectée aux besoins industriels.

Purification spontanée des eaux. — Toutes les eaux superficielles et spécialement les eaux courantes, si elles sont le plus exposées à être souillées, ont aussi une tendance naturelle à se purifier graduellement. On a remarqué depuis longtemps ce phénomène, en observant les cours d'eau qui reçoivent le plus d'immondices des villes qu'ils traversent et qui cependant, à quelque distance de là, se trouvent avoir repris leurs caractères primitifs : ainsi l'Oder, à une trentaine de kilomètres au-dessous de Breslau (Hulwa), l'Isar à la même distance en aval de Munich (Prausnitz), la Seine à Meulan, etc. C'est surtout la teneur en matières organiques et la richesse microbienne qui s'abaissent le plus rapidement sous la triple influence d'actions physiques, chimiques et vitales dont il convient d'indiquer les principales.

Il se produit d'abord généralement dans les cours d'eau une certaine *dilution* des impuretés, grâce à l'arrivée d'eau propre par des affluents visibles ou invisibles, ces derniers émanant directement de la nappe souterraine ; leur eau n'opère pas seulement une simple dilution ; sa température basse, sa composition chimique très différente de celle de l'eau superficielle favorisent au sein de celle-ci divers phénomènes proprement épurateurs.

En second lieu il s'opère toujours une certaine *précipitation* des éléments organiques ou inorganiques qui tombent plus ou moins rapidement au fond de l'eau. Ce phénomène est aidé par le repos : il s'exerce beaucoup mieux dans l'eau des lacs, des étangs et même de la mer que dans les fleuves et rivières, pour peu que leur courant soit rapide. Toutefois il n'y a pas là en jeu qu'une question de densité. L'attraction moléculaire entre le liquide et les particules qu'il tient en suspension exerce également une influence considérable à cet égard. C'est par ce mécanisme que l'on voit quelques milligrammes d'alun précipiter promptement l'argile en suspension : l'addition d'alun n'a guère modifié la densité, mais bien l'adhésion réciproque de l'eau et des molécules d'argile. D'ailleurs d'autres phénomènes d'attractions moléculaires, entre solides celles-là, déterminent aussi une très sérieuse épuration ; ce sont des précipitations chimiques résultant de la formation de certains composés insolubles ; par exemple des dépôts calcaires ou ocreux prennent naissance sous l'influence de l'arrivée d'eau contenant du bicarbonate de chaux, des sels de fer, etc.

Mais ce sont surtout les actions vitales, particulièrement les actions microbiennes ou celles qui intéressent les microorganismes présents dans l'eau, dont l'intervention est décisive.

Signalons que les plantes aquatiques, les algues et les infusoires se nourrissent de matière organique dissoute ou non dans l'eau et font ainsi disparaître une partie de l'ammoniaque et des nitrates. Toutefois, d'après les expériences d'Uffelmann, contrairement à l'opinion de Lœw et de Pettenkofer, le rôle des algues aquatiques est en ce sens bien restreint par rapport à celui des microbes qui décomposent d'ordinaire avec une extrême énergie la matière organique en ses éléments simples, c'est-à-dire en azote nitreux et nitrique.

D'un autre côté, les microbes se nuisent réciproquement par leur activité même ; en consommant toute la matière organique utilisable, ils se rendent le milieu défavorable, et après quelques générations, périssent en grand nombre, laissant finalement l'eau assez pauvre en germes.

L'activité des microbes de l'eau est liée à la présence dans ce milieu d'une quantité suffisante d'oxygène ; aussi les oxydations atteignent-elles leur maximum quand les cours d'eau présentent des chutes (Wolffhügel, Kœnig).

En tous cas le mouvement de l'eau, s'il entrave dans une certaine mesure les précipitations, est cependant utile à l'épuration soit en augmentant les chances de contact des molécules solides et liquides susceptibles d'adhésion, soit en contribuant à l'aération du liquide. Mais par lui-même, mécaniquement, le mouvement ne semble pas devoir exercer une action très notable sur la vitalité des germes (B. Schmidt).

D'autre part les microbes eux-mêmes succombent à l'oxydation du milieu sous l'influence de l'action solaire, dont Frankland, Marshall Ward, Buchner ont montré les effets microbicides à la surface des eaux. C'est ainsi que les eaux d'une rivière pourraient être notablement moins riches en microbes à la fin qu'au commencement du jour s'il y a eu du soleil. L'action solaire est en effet très rapide, et des germes très résistants, comme les spores du charbon, n'y survivent pas plus de quelques heures ; l'intensité de la lumière, l'épaisseur et la transparence des eaux interviennent naturellement dans l'évolution du phénomène. Quoi qu'il en soit on tend à lui attribuer à côté des précipitations le rôle le plus considérable vis-à-vis de l'épuration spontanée des cours d'eau ; c'est à lui surtout que serait due par exemple la disparition si prompte de la plupart des germes charriés par l'Isar, qui au nombre de 12,600 par cc. à 7 k. au-dessous de la ville ne sont plus que 2,400 à 26 k. plus bas, après un parcours d'une durée de 8 h.

Ces faits ne sauraient servir d'excuse à la contamination des cours d'eau par les immondices urbains et les résidus industriels.

Toutefois, il est clair que le degré de souillure dépend beaucoup de la puissance du fleuve, de son débit et de la rapidité de son cours, etc., par rapport à ce qu'on lui envoie. Les hygiénistes allemands, qui ont eu recours à cette formule très rationnelle, dans leurs diverses réunions depuis 1876 et qui, à Leipzig en 1891, ont demandé au gouvernement une étude spéciale de la question sur tous les fleuves d'Allemagne, ces hygiénistes songeaient à Cologne qui dispose du Rhin, à Francfort qui a le Mein à ses portes, à Munich traversée par l'Isar. On voulait, avec raison, instituer le « tout à l'égout », et, provisoirement au moins, charger le fleuve d'emporter l'intégralité des immondices. Emmerich (1882) montrait que la dilution fécale dans l'Isar ne pouvait dépasser le degré inoffensif. Il est impossible de ne pas reconnaître qu'en effet les inconvénients de la projection des eaux-vannes aux cours d'eau publics sont relatifs et peuvent être très atténués ; le Rhin, à Bonn, ne renferme pas plus de matière organique ($0^{mgr},28$ p. 100) à 180 mètres au dessous de l'embouchure de l'égout collecteur qu'en amont de la ville (Wachendorf). Mais il n'est pas moins légitime de maintenir le principe : que *le déversement des eaux industrielles ou des eaux d'égout dans les cours d'eau publics doit être interdit*, à moins d'une épuration préalable satisfaisante, sans faire de distinction entre les égouts qui reçoivent systématiquement la vidange et les autres.

Bibliographie. — G. Neuville : *Des eaux de Paris.* Thèse, Paris, 1880. — Fodor : *Hygienische Untersuchungen über Luft, Boden und Wasser.* Braunschweig, 1881. — Mun-

Caesy (Paul) : *Ueber den Gasgehalt des Trinkwasser* (D. Vierteljahrsschr. f. öff. Gespflg., XIII, 1881). — Carnot (Ad.) : *Rapport sur les eaux des cimetières*. Paris, 1884. — Wolffhügel : *Wasserversorgung* (Handbuch der Hygiene von Pettenkofer und Ziemssen, II, 1882. — Wolffhügel (G.) und Tiemann (Ferd.) : *Ueber die hygienische Beurtheilung der Beschaffenheit des Trink-und Nutzwassers* (D. f. œff. Gesdpflg., XV. 1883). — Daremberg, Gautier, Proust : *Les eaux de Paris* (Bull. Acad. méd. octobre 1884). — Schuschny (H) und Fodor (Johann) : *Ueber die Wirkung des reinen und verunreinigten Trinkwassers* (Archiv. f. Hyg., III, 1885). — Wolffhügel und Riedel : *Die Vermehrung der Bakterien im Wasser. Experimentelle Ermittelung* (Arbeiten a. d. Kaiserl. Gesundheitsamte, I, 1886). — Mörs : *Die Brunnen der Stadt Mülheim-am-Rhein vom bakteriologischen Standpunkte aus betrachtet* (Ergänzungshefte zum Centralblatt. f. allgem. Gesundheitpflege, II, 1886). — Michael (Ivan) : *Typhusbacillen im Trinkwasser* (Fortschritte der Medicin, n° 11, 1886). — Bolton (Meade) : *Ueber das Verhalten verschiedener Bacterienarten im Trinkwasser* (Zeitschrift f. Hygiene, I, 1886). — Plagge und Proskauer (B.) : *Bericht über die Untersuchungen des Berliner Leitungswassers von 1 Juni 1885 bis 1 april 1886* (Zeitschrift. f. Hygiene, II, 1887). — Kraus (C.) : *Ueber das Verhalten pathogener Bacterien im Trinkwasser* (Archiv. f. Hyg., VI, 1887). — Arnould (J.) : *L'eau et les bactéries, spécialement les bactéries typhogènes* (Rev. d'Hyg., IX, p. 217, 1887). — Chantemesse (A.) et Widal (F.) : *Recherches sur le bacille typhique et l'étiologie de la fièvre typhoïde* (Archives de physiologie normale et pathol., 3e série, IX, p. 217, 1887). — Thoinot : *Sur la présence du bacille de la fièvre typhoïde dans l'eau de la Seine à Ivry* (Acad. méd., 5 avril 1887). — Hochstetter : *Ueber Mikroorganismen im künstlicher Selterswassers*, etc... (Arbeiten a. d. Kaiserl. Gesundheitsamte, II, 1887). — De Giaxa : *Ueber das Verhalten einiger pathogener Mikroorganismen in Meerwasser* (Zeitsch. f. Hyg., VI, p. 162, 1889). — Fränkel (C.) : *Die Einwirkung der Kohlensäure auf die Lebensthätigkeit der Mikroorganismen* (Zeitschr. f. Hyg. VI, p. 162, 1889). — Frankland (Percy F.) : *Ueber den Einfluss der Kohlensäure und anderer Gase auf die Entwickelungsfähigkeit der Microorganismen* (Zeitschr. f. Hyg., VI, 1889). — Karlinski (G.) *Ueber das Verhalten einiger pathogener Bacterien im Trinkwasser* (Archiv. f. Hyg., IX, 1889). — Blanchard (R.) : *Les animaux parasites introduits par l'eau dans l'organisme* (Rev. d'Hygiène, XII, 1890). — Proskauer (B.) : *Ueber die Beschaffeheit der Berliner Leitungswassers in der Zeit vom April 1886 bis Marz 1889* (Zeitschr. f. Hygiene, IX, p. 103, 1890). — Karlinski (J.) : *Ein Beitrag zur Kenntniss des Verhaltens des Typhus bacillus in Trinkwasser* (Archiv. für Hygiene, X, p. 464, 1890). — Tils (Joseph) : *Bakteriologische Untersuchung der Freiburger Leitungswasser* (Zeitschr. f. Hyg., IX, 1890). — E. Duclaux : *Action de l'eau sur les bactéries pathogènes.* (Ann. de l'I. P., IV, 1890). — Rubner : *Beitrag zur Lehre von den Wasserbacterien* (Archiv f. Hygiene, XI, p. 365, 1890). — Löw (O.) : *Zur Frage der Selbstreinigung der Flüsse* (Ibid., XII, p. 259, 1891). — Petenkofer (Max v.) : *Zur Selbstreinigung der Flüsse* (Ibid., XII, p. 269, 1891). — Schmidt (B.) : *Ueber den Einfluss der Bewegung auf das Wachsthum und die Virulenz der Mikroben* XIII, 1891). — Meyer (A.) : *Systematische Untersuchungen über die Selbstreinigung der Flüsse* (D. V. f. œffentl. Gesundheitspflege, XXIV, p. 108, 1892). — Ströll (L.) : *Ueber den Nachweiss des Typhus bacillus in fliessenden Wasser* (Münch. med. Wochenschrift, N° 27, 1892). — Fränkel (C.) : *Nachweiss der Cholerabakterien im Flusswasser* (Deutsche med. Woch. N° 44. 1892). — Uffelmann (J.) *Die Selbstreinigung der Flüsse mit besonderer Rücksicht auf Städtereinigung* (Berl. klin. Woch., 1892). — Pfeiffer und Eisenlohr : *Zur Frage der Selbstreinigung der Flüsse* (Archiv. f. Hyg., XIV, 1892). — Dunbar (W.) *Untersuchungen über den Typhusbacillus und den bacillus coli communis* (Zeitschr. f. Hyg. XII, p. 485, 1892). — Malvoz (E.) : *Etudes bactériologiques sur les eaux de boisson*. Liège, 1892. — Ferrati (Enrico) : *Zur Unterscheidung des Typhus bacillus vom Bacterium coli commune* (Archiv. f. Hyg., XVI, p. 1, 1892). — Bonhoff : *Ueber zwei neue in Wasser gefundene Kommabacillenarten* (Ibid., XIX, 1893). — Neisser (Max) : *Ueber einen jenen Wasser-Vibrio, der die Nitrosoindol-Reaction liefert* (Archiv. f. Hyg., XIX, p. 194. 1893). — Rubner : *Vibrio Berolinensis, ein neuer Kommabacillus* (Hygienische Rundschau, III, p. 747, 1893). — Ivanoff (M.) : *Ueber eine neue Choleraähnliche Vibrionenart* (Zeitschr. f. Hyg. XV, p. 434, 1893). — Blachstein : *Contribution à l'étude microbique de l'eau* (Ann. de l'I. P., VII, 1893). — Sanarelli (Jos.) : *Les vibrions des eaux et l'étiologie du choléra* (Ibid., VII, 1893). — Gruber (Max) : *Die grundlagen der hygienischen Beurtheilung des Wassers* (D. V. f.

œff. Gesundh XXV, p. 415, 1893). — FISCHER (B.): *Ueber das Grundwasser von Kiel mit Berücksichtigung seines Eisengehaltes und über Versuche zur Entfernung des Eisens aus demselben* (Zeitschr. f. Hyg., XIII, p. 251, 1893). — CASSEDEBAT (P. A.) : *De l'action de l'eau de mer sur les microbes* (Rev. d'hyg., XVI, p. 104, 1894). — CHANTEMESSE: *Hygiène de l'eau potable.* (Congrès d'hyg. de Buda-Pesth., 1894). — GÄRTNER : *Hygiene des Trinkwassers.* (Congrès d'hyg. de Buda-Pesth, 1894).— L. HOEBER : *Ueber die Lebensdauer der Cholera und Milzbrand-bacillen in Aquarien.* (Centralbl. f. Bakter. 1895). — PERCY FRANKLAND : *Ueber das Verhalten des Typhus-Bacillus und des B. coli in Trinkwasser* (Zeitschrift f. Hyg., XIX, 1895).— PFUHL. *Untersuchungen über die Verunreinigung der Grundwasserbrunnen von unten her.* (Ibid., XXI, 1895). — C. ARENS. *Ueber dar Verhalten des Choleraspirillen im Wasser bei Anwesenheit faülnissfähiger stoffe und höherer Temperatur* (Münch. med. Woch,, 1895). — LŒFFLER (F.) : *Das Wasser und die Mikroorganismen* (Handbuch der Hygiene de Th. Weyl. Iena, 1896). — NEUMANN (O.) und CRTH (E.): *Versuche zum Nachweiss Choleraähnlicher Vibrionen in Flusslaufen* (Zeitschr. f. Hyg., XXI, 1896). — REMLINGER et SCHNEIDER : *Contribution à l'étude du bacille typhique* (Ann. de l'I. P , 1897).— G. KABRHEL : *Bakteriologische und kritischen Studien über die Verunreinigung und Selbstreinigung der Flüsse* (Archiv. f. Hyg., XXX, 1897). — DUCLAUX : *Traité de microbiologie* (t. I, 1898). — H JAEGER, *Die Wechselwirkungen zwischen Fluss und Grundwasser in hygienischer Beziehung.* (Hyg. Rundschau, VIII, 1898.— J. CAMESCASSE : *Pollution des puits et des sources.* (Revue d'Hyg., XX. 1898 — W. KRUSE : *Ueber Verunreinigung und Selbstreinigung der Flüsse.* (Centralbl. f. allg. Gesundheitspflege, 1899).

MICROBES DE LA GLACE. — PUMPLEY (R.), HILLS (W.-B.), STORER (R.) : *Le danger de la glace impure destinée aux usages de la table* (Tho Sanitarian of New-York, X, Anal. in Rev. d'Hyg., V, 1883). — DUCLAUX (V.) : *Les impuretés de la glace* (Ann. d'Hyg., XII, 1884). — FRÄNKEL (C.) : *Ueber den Bacteriengehalt des Eises* (Zeitschr. f. Hyg., I, 1886). — PRUDDEN (Mitchell) : *In bacteria ice and their relations disease with special reference so the ice-supply of New-York* (Médical Record, New-York, 1887).— BORDONI UFFREDUZZI : *Die Biologische Untersuchung des Eises in seiner Beziehung zur öffentlichen Gesundheitspflege* (Centralbl. f. Bakter., II, 1887).— HEYROTH (A.) : *Ueber den Reinlichkeitszustand des natürlichen und künstichen Eises.* (Arbeiten a. d. k. Gesundheitsamte, IV, 1888).— RENK : *Zur Hygiene des Eises* (Saalzeitung, 1893, Anal. in Hyg. Rundsch., 1894).— RICHE (A.) : *Emploi de la glace dans l'alimentation.* Rapport au conseil d'hygiène de la Seine (Ann. d'Hyg. XXX. 1893).

3° EXPERTISE DE L'EAU

On ne saurait uniquement se fonder, pour l'appréciation hygiénique de l'eau d'une collection aqueuse destinée à alimenter un groupe humain, sur la détermination de l'importance sanitaire des qualités ou des défauts de cette eau au moment de l'examen; il est nécessaire de s'être rendu compte en outre des garanties qu'elle offre au point de vue du maintien de sa salubrité ou des chances qu'elle court d'être un jour polluée. C'est pourquoi on ne peut se contenter, comme cela se faisait pourtant naguère encore, de l'*analyse physique, chimique* et *bactériologique* de l'eau en bouteille; il faut y joindre une *enquête locale* réclamée par Gruber, Duclaux, Gärtner, Flügge, etc., comportant l'étude sur place des conditions dans lesquelles se trouve l'eau et la recherche directe des causes susceptibles d'amener sa contamination par des germes infectieux dont les voies d'accès devront d'ailleurs être précisées. Tels sont les multiples éléments de jugement qu'il convient aujourd'hui de réunir avant de se prononcer sur la valeur d'une eau. Aucune de ces indications n'est inutile *a priori*, car il n'en est point qui, prise isolément, soit décisive : mais elles se complètent et s'éclairent d'ordinaire l'une par l'autre.

Enquête locale

Bien qu'on ne l'ait pas toujours complètement négligée. c'est seulement dans ces dernières années que l'on a mis en lumière toute l'importance de l'enquête locale, importance supérieure même, d'après Gruber et Flügge, à celle des autres modes d'expertise. Sans aller aussi loin, et sans contester la valeur de certaines recherches de laboratoire, nous reconnaîtrons bien volontiers que souvent un examen sur place des conditions déterminantes de la pureté ou de l'impureté de la collection aqueuse dont provient l'eau est seul capable de conduire à une juste interprétation des résultats de l'analyse chimique ou bactériologique et qu'il permettra même parfois de les prévoir. C'est qu'il fera découvrir directement l'origine effective ou éventuelle des divers éléments qui se trouvent ou pourront se trouver à un certain moment dissous ou en suspension dans l'eau, et que la connaissance de cette origine, sur laquelle la chimie et la bactériologie ne nous fournissent la plupart du temps que des renseignements sujets à caution, est une donnée capitale en ce qui concerne l'appréciation du degré de nocuité des altérations de l'eau.

S'il s'agit d'eau empruntée à une nappe souterraine, on commencera par fixer la situation de cette nappe, son étendue, la direction générale de son écoulement, son niveau; il faudra ensuite passer à une inspection détaillée de la surface du sol en rapport avec cette collection aqueuse et déterminer l'emplacement des points souillés, soit par suite de la présence de l'homme (fosses pour matières fécales, fosses à fumier, puisards, dépôts d'ordures, écoulements d'eaux ménagères ou d'eaux résiduaires diverses), soit par le fait de certains procédés d'engraissement des terres cultivées. Après quoi on étudiera la constitution du terrain dans son épaisseur, on s'assurera de sa perméabilité; et si les conditions ainsi relevées ne paraissent pas de nature à permettre normalement l'arrivée de germes infectieux jusqu'à la nappe, on s'efforcera de voir si la chose ne pourrait pas se produire grâce à quelque crevasse accidentelle, naturelle ou artificielle. C'est surtout aux alentours du point d'émergence des sources, de l'ouverture des puits, que l'enquête devra devenir minutieuse pour éliminer tout soupçon de pollution par des souillures provenant presque directement de la surface du sol. Il sera bon d'examiner l'étanchéité des parois des puits et de vérifier les moyens de protection des galeries de captage. On pourra déceler certaines communications dangereuses au moyen de liquides colorés (la fluorescéine par exemple), ou chargés d'une espèce microbienne inoffensive et très facilement reconnaissable.

Pour les lacs, les cours d'eau, on établira d'une part la nature et l'origine des eaux que les villes ou les usines y déversent, la quantité qui s'en écoule, d'autre part la puissance des phénomènes d'épuration spontanée qui peuvent intervenir au sein de la collection aqueuse.

Il est évident que toute cette enquête devra être dirigée, comme le souhaite Flügge, par un homme parfaitement au courant des divers modes de propagation des maladies infectieuses, de la manière dont les germes pathogènes se comportent dans les déjections humaines et au sein des liquides résiduaires, de leurs rapports et de ceux des eaux qui les véhiculent avec le sol : autrement dit par un hygiéniste.

Prise d'échantillon. — Cette opération nous paraît devoir être la suite naturelle de l'enquête locale, et c'est à celui qui aura effectué cette première recherche qu'il appartiendra de fixer le ou les points où seront recueillis les échantillons destinés aux expertises de laboratoire. C'est sur place aussi, du reste, que l'on notera les circonstances météorologiques ou autres qui ont précédé ou accompagné la prise d'échantillon et qui sont capables d'entraîner des modifications temporaires dans l'eau à expertiser, phénomènes qui d'ailleurs obligent à ne jamais se borner à une seule analyse chimique ou bactériologique dont le résultat ne serait parfois qu'une « fantasmagorie » (Duclaux). Les pluies abondantes modifient la composition chimique et la teneur microbienne des eaux superficielles et même des nappes peu profondes. Une foule d'incidents influencent d'une manière analogue les fleuves et les rivières tout le long de leur cours. Il est même nécessaire d'instituer des analyses périodiques de certaines eaux si l'on veut être toujours informé des variations qu'elles offrent.

On s'efforcera de recueillir un échantillon *moyen* duquel soient exclues les impuretés accidentelles et en particulier celles qui pourraient résulter du mode de prélèvement. Il faut d'habitude éviter à la fois, en présence du bassin d'une source, d'un lac, d'un cours d'eau, de prendre l'eau soit à la surface, où flottent des débris divers, soit au fond où l'on agiterait sans doute un dépôt plus ou moins considérable. Toutefois quand il s'agit de grandes masses d'eau et surtout d'eau peu agitée, comme celle d'un lac, il ne peut guère être question d'obtenir un échantillon moyen, et il est nécessaire d'en prélever plusieurs à des niveaux différents, et parfois aussi à des distances variées des bords. — Lorsque l'on prend l'eau à un robinet, à une pompe, il faut la laisser couler d'abord pendant dix minutes pour laver les conduits et éliminer l'eau qui aurait séjourné près de leur orifice.

En même temps que la prise de l'échantillon on effectuera la détermination de la température de l'eau au point même où l'on puise. Rappellons que la température des eaux superficielles dépend de celle de l'atmosphère extérieure qui devra également être notée.

Expertise physique

Elle porte sur ce que l'on pourrait appeler les qualités extérieures de l'eau et s'opère simplement par les sens. On fera bien de ne pas se désintéresser de cette appréciation banale de l'eau, dont le degré de température est au reste un élément important. Gruber dit avec raison que la première des conditions que doive remplir l'eau de boisson c'est d'être agréable et appétissante pour le consommateur.

Limpidité. Coloration de l'eau. — Elles s'apprécient le plus ordinairement par comparaison. On a deux éprouvettes allongées, posées sur une feuille de papier blanc ou une soucoupe de porcelaine ; l'une d'elles est remplie d'eau distillée ; on verse dans l'autre une certaine quantité de l'eau en expertise. En regardant de haut en bas, alternativement, par l'orifice de chacune, on juge de la transparence et de la couleur de l'eau examinée. La surface blanche cesse d'autant plus vite d'être visible que l'eau est plus trouble. Hiller remplace cette surface par une tablette sur laquelle sont inscrits des chiffres de diverse grandeur, qui font comme une échelle de transparence.

Le *trouble* des eaux ne prouve pas positivement qu'elles soient mauvaises et n'a aucun rapport avec la *dureté*. L'origine des matières suspendues est plus décisive que leur abondance. Si ce n'est que de la terre, l'eau peut rester potable ; elle ne l'est plus quand il s'agit de déchets d'industrie, d'eaux d'égout, etc.

On peut pratiquer un examen optique de l'eau au moyen d'un ballon de verre dont un des hémisphères verticaux, à l'exception d'un cercle de 1 à 2 cent. de diamètre, est recouvert d'un enduit noir, opaque ; par cette sorte de trou on fait passer un rayon de lumière assez intense ; l'observateur placé du côté opposé à la lumière voit se dessiner un cône ou un cylindre lumineux dans l'eau si celle-ci renferme suffisamment d'impuretés en suspension. C'est une variation de l'expérience qui consiste à rendre visibles les poussières de l'air d'une salle en y introduisant un rayon lumineux par le trou d'un volet.

Les bonnes eaux sont transparentes, incolores sous faible épaisseur et, en masse, *bleues*. Les médiocres sont *verdâtres*, les mauvaises *vert foncé*, souvent *grisâtres* ou d'un vert terreux tirant au *brun* ou brun-jaunâtre. Leur surface *fait miroir*, soit à cause du fond de couleur sombre, soit à cause de leur manque de transparence. On se méfiera particulièrement des eaux d'un *blanc laiteux* ou d'un *bleu foncé* sans éclat (eaux industrielles).

Odeur. Saveur. — La bonne eau n'a pas d'odeur, bonne ni mauvaise. Elle n'a pas davantage de saveur, et l'impression agréable qu'elle produit au palais dépend plutôt de sa fraîcheur et de la satisfaction du besoin d'humectation.

On reconnaît assez aisément les odeurs de l'eau en la chauffant à 40 degrés, après addition d'un peu de lessive de potasse ; puis on lave à plusieurs reprises, avec cette eau, l'intérieur d'une éprouvette cylindrique très haute. Au moment où l'on vient de rejeter la dernière eau de lavage, on respire par le nez au-dessus de l'orifice de l'éprouvette. Ce procédé permet de saisir assez sûrement le fumet de l'hydrogène sulfuré et quelques autres. Du reste, la simple agitation dégage les odeurs de l'eau.

Le palais humain reconnaît les saveurs suspectes dans l'eau, lorsque les substances sapides y sont en proportion notable ; la plupart du temps, il faut que les sels soient aux doses de 50 centigrammes à 1 gramme par litre, sauf les sels de fer et de cuivre, qui se trahissent à la dose de 5 à 6 centigrammes.

Ces épreuves doivent être faites aussitôt que possible après que l'eau a été extraite de ses réservoirs naturels. Autrement, si elle n'est pas de première pureté, elle subit, surtout en récipients fermés, une altération qui ressemble infiniment à la putréfaction et à la suite de laquelle apparaissent des odeurs et une saveur qui n'étaient point primitives. Ritter recommandait cette *épreuve d'altérabilité*, car les bonnes eaux peuvent rester en vases clos pendant quelques jours sans se modifier. On profite du repos de l'eau pour juger de la précipitation spontanée qui peut s'y accomplir.

Expertise chimique

Nous avons vu que les substances chimiques minérales ou même organiques dissoutes dans l'eau n'étaient guère positivement dangereuses, à moins, peut-être, d'être assez abondantes pour produire une souillure manifeste au seul examen physique. Mais alors le liquide ainsi altéré est la plupart du temps rejeté de la consommation. Reste à savoir dans quelles limites les résultats de l'analyse chimique doivent être considérés comme susceptibles de mettre sur la voie d'une cause d'infection réelle de l'eau par des germes pathogènes, étant donné que ceux-ci arrivent d'habitude dans l'eau avec une certaine quantité de substances dissoutes. Malheureusement la nature de ces substances, quand il est possible de la déterminer, est bien rarement caractéristique de leur origine ; d'autre part, la matière organique dissoute et la matière azotée sous ses diverses formes sont loin d'emprunter toujours les mêmes voies de cheminement que les microbes ; ceux-ci peuvent être régulièrement arrêtés dans un terrain très poreux où celles-là gagneront au contraire sans grande difficulté les couches profondes

(Fränkel, Flügge, etc.). Il en résulte qu'il n'y a point de rapport constant entre la composition chimique de l'eau et sa teneur possible en germes pathogènes. D'où le discrédit dans lequel est tombée l'analyse chimique auprès de beaucoup d'hygiénistes. A vrai dire il y a là quelque exagération, et si les résultats de cette analyse n'ont pas grande valeur absolue, ils conservent une très sérieuse importance au point de vue des comparaisons à établir entre les diverses analyses d'une même eau ou entre les différentes eaux d'une même région, quand d'ailleurs on s'est livré à l'enquête locale. Celle-ci devra avoir fourni des indications sur l'influence probable de la nature et de la constitution du sol normal vis-à-vis de la composition de l'eau. Il est très utile de disposer toujours d'une eau certainement non contaminée, puisée dans les environs de celle qu'il s'agit d'analyser, et qui sera comparée à la première.

On se bornera d'ailleurs à déceler et à doser un petit nombre des éléments dissous dans l'eau et il suffira d'employer à cet effet les méthodes d'expertise les plus simples et les plus expéditives, bien qu'elles ne comportent pas toujours une très grande précision au point de vue quantitatif; mais cela est sans inconvénient sérieux du moment où le but essentiel de l'analyse est de fournir des renseignements sur l'origine des souillures de l'eau. La détermination des proportions exactes de ces souillures importe peu à cet égard.

L'échantillon destiné à l'analyse chimique sera de plusieurs litres d'eau (2 à 10) enfermés dans des bouteilles de verre parfaitement propres, rincées plusieurs fois avec l'eau à analyser, remplies autant que possible directement, et bouchées soit à l'émeri, soit avec un bouchon de liège neuf ; ce bouchon sera couvert d'un morceau de parchemin fixé au moyen d'une ficelle ou cacheté à la cire. L'analyse devra être faite le plus tôt possible, en commençant, ainsi que G. Pouchet l'a recommandé, sitôt après l'examen physique, par la recherche et le dosage des produits altérables pour passer ensuite aux produits fixes.

Dosage de la matière organique. — Il s'agit ici de tous les principes de nature végétale ou animale, vivants ou non, susceptibles d'être détruits plus ou moins facilement par oxydation. Leur évaluation repose sur la quantité d'oxygène que ces matières enlèvent au permanganate de potasse tant en solution acide qu'en solution alcaline. Voici le procédé actuellement mis en usage, par G. Pouchet, au laboratoire du Comité consultatif d'hygiène.

On introduit 100 cc. de l'eau à essayer dans une fiole et 50 cc. dans une autre ; on acidifie la première au moyen de 10 cc. d'acide sulfurique au quart et la seconde au moyen de 5 cc. du même acide. On introduit également d'une part 100 cc. et de l'autre 50 cc. de l'eau à essayer dans deux fioles qui, celles-ci, sont rendues alcalines par 10 cc. et 5 cc. d'une solution de bicarbonate de soude saturée. Enfin on verse dans chaque fiole 10 cc. de permanganate de potasse à $0^{gr},50$ par litre, dont 1 cc. correspond à $0^{mgr},1266$ d'oxygène et à $0^{mgr},997$ d'acide oxalique cristallisé.

Les quatre fioles sont portées à l'ébullition et on les y maintient pendant 10 minutes. On laisse refroidir. Les deux fioles alcalines sont ensuite rendues acides en vue du titrage par 20 cc. et 10 cc. d'acide sulfurique dilué volume à volume.

Chaque fiole est alors additionnée de 10 cc. d'une solution de sulfate ferreux ammoniacal obtenue en dissolvant 10 gr. de ce sel avec 10 gr. d'acide sulfurique dans la quantité d'eau nécessaire pour faire un litre. Les liqueurs s'étant rapidement décolorées, on y verse goutte à goutte du permanganate à $0^{gr},50$ p. 1000 jusqu'à production d'une teinte rosée persistante, et on note le nombre de cc. de permanganate employés.

La différence volumétrique de permanganate trouvée entre une fiole de 100 cc. et celle de 50 cc. qui lui correspond représente l'oxygène consommé par la matière organique de 50 cc. d'eau, étant donné que 1 cc. de la solution de permanganate $= 0^{mgr},1266$ d'oxygène.

Les résultats fournis par ce dosage n'ont qu'une valeur approximative et surtout comparative, encore que l'on ait pris le soin d'opérer à la fois en solution acide et en solution alcaline en raison de ce fait que certaines matières organiques enlèvent plus d'oxygène au permanganate en solution acide qu'en solution alcaline (sucre, glucose, dextrine, macération de produits végétaux), tandis que pour d'autres c'est l'inverse qui a lieu (urine, matières fécales, produits de putréfaction des matières albuminoïdes). Mais d'ailleurs les divers corps oxydables empruntent au permanganate des proportions très différentes de la quantité d'oxygène qu'elles devraient théoriquement absorber. Ainsi l'urée, l'albumine de l'œuf en consomment toujours relativement peu ; de même la tyrosine, la leucine, etc.

Il s'ensuit d'après Pouchet et Bonjean que la seule conclusion à tirer de l'évaluation de la matière organique de l'eau par le procédé qu'ils recommandent est la suivante : lorsque le chiffre d'oxygène consommé par la matière organique contenue dans 1 litre d'eau dépasse 1 milligr. et qu'il est plus élevé en solution alcaline qu'en solution acide, on doit tenir pour suspecte la matière organique de cette eau. Encore cette conclusion n'est-elle pas absolue ; mais elle serait confirmée dans la grande majorité des cas (85 fois sur 100) par les autres résultats de l'expertise générale.

Selon Duclaux, la présence de la matière organique ne saurait prendre de signification précise qu'après l'étude des lieux qui montrera quelle peut être sa provenance. A-t-on affaire à l'eau d'une nappe en sol perméable, filtrant bien, la matière organique sera l'indice d'une contamination probable au voisinage du point d'émergence. Si au contraire le sol est calcaire et offre de grandes fissures, c'est peut-être de loin que proviendra cette matière organique qui aura pu traverser librement les couches terrestres sans être arrêtée par une filtration quelconque.

En Allemagne on détermine le plus souvent la teneur de l'eau en matière organique par la méthode Kubel-Tiemann décrite comme suit par Ohlmüller. On dissout $0^{gr},40$ à $0^{gr},42$ de permanganate de potasse dans 1 litre d'eau distillée de manière à avoir une solution cédant à peu près $0^{mgr},1$ d'oxygène par centimètre cube ; on détermine exactement cette quantité d'oxygène au moyen d'une solution d'acide oxalique à $0^{gr},7875$ par litre dont 1 cc. absorbe exactement $0^{mgr},1$ d'oxygène. Pour titrer avec cette solution le permanganate, on fait bouillir pendant 10 minutes dans une capsule 100 cc. d'eau distillée et 5 cc. d'acide sulfurique dilué (1 : 3) additionnés de quelques gouttes de permanganate ; on en ajoute encore tant qu'il y a décoloration. Quand elle ne se fait plus on l'obtient en versant goutte à goutte de la solution d'acide oxalique. On ajoute ensuite 10 cc. de cette dernière, puis on laisse tomber goutte à goutte, jusqu'à apparition d'une coloration rose, du permanganate dont on note la quantité. Supposons qu'il en ait fallu $9^{cc},4$ pour les 10 cc. d'acide oxalique, nous savons alors que $9^{cc},4$ de permanganate $= 1$ milligr. d'oxygène.

On fait maintenant bouillir 100 cc. de l'eau à analyser avec 5 cc. d'acide sulfurique ; dès le début de l'ébullition on ajoute du permanganate jusqu'à coloration rose persistante ; on retire du feu et on décolore avec 10 cc. de solution d'acide oxalique. Enfin on titre avec la solution de permanganate dont on note le nombre de cc. employés pour rétablir la coloration rose persistante. Supposons que l'on ait employé 16ᶜᶜ,7 ; il y en a eu 9,4 pour l'acide oxalique, donc 7,3 pour les 100 cc. d'eau, soit 0ᵐᵍʳ,777 d'oxygène, ou pour 1 litre d'eau 7ᵐᵍʳ,77.

Le degré d'oxydabilité de l'eau est parfois exprimé par le nombre de milligrammes de permanganate employés ; ce nombre est le produit par 4 du chiffre des milligr. d'oxygène.

Pour K. B. Lehmann une eau dont les matières organiques consomment 2ᵐᵍʳ à 2ᵐᵍʳ,5 d'oxygène doit être considérée comme suspecte ; Tiemann et Gärtner désignent comme permise la limite de 2ᵐᵍʳ. Lorsque l'on trouve des chiffres plus forts, dit Ohlmüller, il faut admettre une contamination dont il est nécessaire de déterminer les causes.

Dosage de l'oxygène dissous. — Gérardin attachait une extrême importance à la détermination de la quantité d'oxygène qui serait d'autant moindre qu'il y aurait dans l'eau plus de matière organique capable de s'emparer de ce gaz. Mais d'abord ce raisonnement ne peut s'appliquer aux eaux provenant de nappes profondes, souvent peu aérées. Et quant aux eaux superficielles, Gérardin lui-même reconnaît que leur titre oxymétrique, incessamment modifié par le mouvement, l'action de la lumière, de la température, de la végétation, est très instable. On utilise peu cette notion dans l'appréciation des eaux potables et Vallin a mis en doute avec raison qu'on puisse en tirer quelque indication utile.

Au laboratoire du Comité consultatif d'hygiène le dosage de l'oxygène est exécuté d'après le procédé de Mohr, modifié par A. Lévy. On ajoute à l'eau alcalinisée par la potasse un volume mesuré d'une solution de sulfate de fer ammoniacal, dont le titre est exactement connu par rapport à une solution titrée de permanganate de potasse ; il se forme un précipité d'hydrate ferreux qui absorbe l'oxygène dissous. On détermine enfin à l'aide du permanganate la proportion de sel de fer qui n'a pas été peroxydé.

En Allemagne on préconise la méthode de Winkler basée sur l'oxydation énergique par l'oxygène de l'eau d'un sel de manganèse en solution alcaline ; le précipité d'oxyde de manganèse formé est ensuite dissous dans l'acide chlorhydrique en présence d'iodure de potassium ; l'iode mis en liberté est titré au moyen d'une solution d'hyposulfite de soude dont la quantité employée indique la quantité d'oxygène de l'eau analysée.

Dosage de l'ammoniaque, des nitrites et des nitrates. — Ces diverses substances, avec l'azote albuminoïde, représentent comme on sait les phases successives de la transformation plus ou moins complète de la matière azotée au sein du sol. Mais les conditions multiples qui influent soit sur cette transformation soit sur la manière dont le sol se laisse dépouiller de ces substances rend assez incertaines les conclusions que l'on serait tenté de tirer de leur constatation dans l'eau au point de vue du degré de la souillure du sol et de ses relations avec celle de l'eau. Cependant l'azote albuminoïde et l'ammoniaque en quantités un peu considérables dans l'eau peuvent témoigner soit d'une souillure du sol telle que l'oxydation des matières azotées n'arrive plus à s'effectuer complètement, soit d'une communication directe entre la nappe souterraine et la zone où la matière organique commence à fermenter et à se putréfier : dans l'un ou l'autre cas, la puissance filtrante du sol n'offrirait donc peut-être plus de garantie vis-à-vis de la pénétration de germes infectieux.

La signification de la présence d'azote nitrique ou de nitrates dans une eau n'est pas la même. Il en existe une quantité notable dans certaines nappes pourtant profondes et bien protégées. Mais, outre qu'on y trouve la preuve que toutes les actions bactériennes susceptibles de s'exercer sur la matière azotée ont pris fin, il faut bien reconnaître que les nitrates sont entraînés avec une extraordinaire facilité par les eaux à travers les couches du sol ; c'est à leur sujet en particulier que se trouve justifiée la remarque de Flügge sur la différence entre les voies accessibles aux microbes et celles qui peuvent l'être encore à certaines substances dissoutes. On se rappellera toutefois la constance de la teneur des eaux des nappes profondes en acide nitrique par rapport à sa variabilité dans les eaux superficielles (Schlœsing) ; celles-ci proviennent en effet pour une part directement du drainage des couches terrestres où s'opère la minéralisation des matières azotées avec une intensité qui, dans un sol donné, dépend notamment des circonstances météorologiques.

L'ammoniaque qui est d'ordinaire en très faible quantité dans les eaux est décelée par le réactif très sensible de Nessler, qui est un iodure mercuro-potassique donnant un précipité jaune en présence de la moindre trace d'ammoniaque, rouge s'il y en a davantage. On en ajoute 1 c. c. à 100 c. c. de l'eau examinée, après avoir précipité les sels terreux de celle-ci par la soude et le carbonate de soude : cette eau étant placée dans un vase cylindrique long, reposant sur du papier blanc, on regarde de haut en bas, à la surface du liquide, pour juger de la coloration. Il reviendrait au même de distiller 200 c. c. de 300 c. c. de l'eau expertisée et d'agir sur ces deux premiers tiers passés à la distillation ; toute l'ammoniaque s'y trouve.

Pour l'analyse *quantitative*, il existe plusieurs procédés. Celui qui porte le nom de Frankland et Armstrong consiste à comparer une éprouvette renfermant 100 c. c. de l'eau en expertise, additionnée de 1 c. c. du réactif Nessler, avec une série de quatre éprouvettes identiques, renfermant chacune 100 c. c. d'eau distillée additionnée de doses variant de $0^{cc},2$ à 2 c. c. d'une solution ammoniacale de composition connue (d'ordinaire $0^{mgr},05$ par centimètre cube). Toutes les éprouvettes étant rangées sur une surface blanche, celle des quatre dernières à laquelle ressemble la coloration de l'eau expertisée indique la richesse ammoniacale de celle-ci.

Il est au moins aussi exact de doser l'ammoniaque par une liqueur alcalimétrique. On acidule un demi-litre ou 1 litre d'eau avec quelques gouttes d'acide chlorhydrique pour fixer l'ammoniaque ; on évapore à siccité pour se débarrasser de l'acide en excès, et l'on distille le résidu avec une lessive alcaline alcoolique. L'ammoniaque passe à la distillation. Il suffit de recevoir le produit de la distillation dans 20 c. c. d'une solution acide normale (au 10e) ; une partie de l'acide est neutralisée par l'ammoniaque distillée, celle qui n'est pas neutralisée est dosée avec une solution alcaline normale (au 10e) : il est facile de connaître la première par différence. C'est à peu près le procédé employé à Montsouris : l'ammoniaque y est reçue dans une dilution titrée d'acide sulfurique, coloré par quelques gouttes de teinture de cochenille ; lorsqu'il s'agit de mesurer par la liqueur alcaline titrée l'acide non neutralisé, la couleur jaune de la cochenille avec l'acide passe au rouge-violet dès qu'on a versé suffisamment de la solution alcaline pour parfaire la neutralisation.

La méthode de Wanklyn et Chapman permet de déterminer d'une part l'ammoniaque libre et les sels ammoniacaux sous le nom d'*ammoniaque libre* et d'autre part sous le nom d'*ammoniaque albuminoïde* la quantité d'ammoniaque résultant de l'action d'une solution alcaline de permanganate de potasse sur certaines substances organiques azotées. Dans une cornue munie d'un réfrigérant on distille 500 c. c. d'eau alcalinisée par du bicarbonate de soude. On recueille d'abord 50 c. c. de liquide dans lesquels on dose l'ammoniaque colorimétriquement au moyen du réactif de Nessler. La quantité trouvée représente les 3/4 de l'ammoniaque contenue dans l'eau analysée. — On recueille encore pour les rejeter 150 c. c. de liquide. Puis aux 300 c. c. restés dans la cornue on ajoute 50 c. c. d'une solution contenant par litre 8 gr. de permanganate de potasse et

200 gr. de potasse caustique ; on distille et on recueille successivement 3 volumes de chacun 50 c. c. dans lesquels on dose l'ammoniaque par le réactif de Nessler : cette ammoniaque représente l'ammoniaque albuminoïde. — On admet que le poids de l'ammoniaque albuminoïde multiplié par 10 représente le total de la matière organique azotée.

L'acide azotique (nitrates) se reconnaît qualitativement :

1° Par la brucine. On évapore 1 c. c. de l'eau à essayer dans une capsule en porcelaine et au résidu on ajoute 1 ou 2 gouttes d'une solution saturée de brucine. Si alors on fait arriver très doucement sur ce mélange de l'acide sulfurique concentré pur il se produit une coloration rouge au cas de présence d'acide azotique.

2° Par la diphénylamine. On en dissout quelques grains dans 4 gouttes d'acide sulfurique concentré et l'on ajoute une goutte de l'eau à essayer. L'acide azotique est indiqué par une coloration bleue intense.

3° Par l'iodure de zinc amidonné (réactif de Trommsdorf). On ajoute dans une éprouette à 30 c. c. d'eau acidifiée par l'acide sulfurique concentré un fragment de zinc pur et une dissolution d'iodure de zinc amidonné. L'hydrogène qui se dégage ramène l'acide azotique à l'état d'acide azoteux. Celui-ci met de l'iode en liberté et, par suite, provoque la coloration bleue de l'iodure d'amidon. Si l'on a, préalablement, fait la même opération sans l'intervention du zinc métallique, la présence des nitrites se révèle, dans le cas où il y en aurait.

Au laboratoire du Comité consultatif d'hygiène on dose l'acide azotique colorimétriquement à l'aide de l'acide sulfophénique, mélange de 12 gr. d'acide phénique cristallisé avec 114 gr. d'acide sulfurique. Dans 2 gobelets de verre on évapore à siccité au bain-marie d'une part 10 c. c. de l'eau à essayer et d'autre part 10 c. c. d'une solution d'azotate de potasse contenant par litre 80^{mgr}. 26 de ce sel et correspondant à 50^{mgr} d'acide azotique. Après refroidissement on ajoute dans chaque vase 1 c. c. du réactif sulfophénique, puis 5 c. c. d'eau distillée et 10 c. c. d'ammoniaque au tiers. On obtient ainsi 2 solutions dont la teinte jaune est proportionnelle à leur richesse en azotates ; le titre de l'une étant connu il suffit de les comparer pour déterminer le titre de l'autre. C'est ce que l'on fait au moyen du colorimètre de Dubosq.

L'acide azoteux (nitrites), assez rare dans les eaux, peut être décelé comme nous l'avons vu par la méthode de Trommsdorf.

On le dose au laboratoire du Comité consultatif d'hygiène par le même procédé colorimétrique que l'acide azotique en employant à la place du réactif sulfophénique le réactif acétophénique (solution de 8 parties d'acide phénique cristallisé dans 100 parties d'acide acétique cristallisable) et en substituant à l'azotate de potasse une solution d'azotite de sodium pur, de richesse connue.

Albert Lévy, à Montsouris, dose d'un seul coup l'azote des nitrites et des nitrates. *azote nitrique ;* on fait évaporer 200 c. c. d'eau préalablement rendue alcaline ; on brûle les matières organiques du résidu par le permanganate de potasse, on reprend par l'eau distillée et l'on distille de nouveau ; l'eau acide provenant de la distillation est filtrée, puis traitée par le sulfate ammoniacal de fer et 10 c. c. d'un mélange de 4 parties d'acide chlorhydrique pur, 2 parties d'acide sulfurique et 4 parties d'eau distillée. On chauffe à l'ébullition dans un courant d'acide carbonique. L'acide azotique est décomposé par l'acide chlorhydrique ; du bioxyde d'azote se dégage ; l'oxygène enlevé à l'acide azotique se porte sur le sel de protoxyde de fer et le transforme partiellement en sel de sesquioxyde. On dose le sulfate de protoxyde restant par le permanganate. Connaissant à l'avance le titre du sulfate de fer employé, on déduit par différence le poids d'oxygène enlevé à l'acide nitrique et, par suite, le poids de ce dernier (54 d'acide azotique fournissent 24 d'oxygène).

Dosage des chlorures. — Il s'agit surtout du chlorure de sodium que le sol ne retient pour ainsi dire pas ; toutes les eaux en contiennent plus ou moins sans jamais pouvoir exercer par là même une action nuisible sur la santé : mais l'élévation anormale de la proportion de chlore dans une eau dénote en général une contamination d'origine quelquefois lointaine par les déjections humaines ou animales, spécialement par l'urine qui est très riche en chlorure de sodium ; on en trouve beaucoup aussi dans les eaux ménagères. D'après le Comité consultatif d'hygiène, une eau qui renferme plus de $0^{gr},05$ de chlore par litre est suspecte.

On décèle qualitativement le chlore par l'addition de quelques gouttes d'azotate d'argent dans l'eau à essayer préalablement acidifiée au moyen d'acide azotique pur ; suivant la quantité de chlorures présents dans l'eau, il se produit une opalescence, un trouble blanc ou un précipité caillebotté.

Au point de vue quantitatif il serait possible de faire un dosage en pesant le précipité obtenu dans l'opération précédente et en calculant le chlore du chlorure d'argent. Mais on a plutôt recours à la méthode suivante de Mohr. A 50 cc. d'eau à analyser on ajoute 2 ou 3 gouttes d'une solution de chromate de potasse neutre, à 10 0/0, sans chlore. On laisse tomber goutte à goutte d'une burette dans ce mélange une solution de nitrate d'argent à $2^{gr},9075$ par litre, dont 1 cc. correspond à 1 milligr. de chlore. Il se produit d'abord un précipité blanc, puis jaune, et enfin rougeâtre ; lorsque cette dernière coloration persiste malgré l'agitation, le titrage est terminé : tout le chlore ayant été fixé, c'est du chromate d'argent qui commence à apparaître. — Si l'eau est alcaline on sature d'abord avec un peu d'acide acétique.

E. Sell a constaté que les chiffres fournis par le procédé de Mohr sont légèrement trop élevés.

Acide sulfurique (sulfates) ; acide phosphorique (phosphates). — L'acide sulfurique de l'eau est généralement combiné à la chaux et provient d'ordinaire du sulfate de chaux que recèlent la plupart des terrains. On met les sulfates en évidence en versant dans l'eau acidulée par quelques gouttes d'acide chlorhydrique pur une solution saturée de chlorure de baryum ; le précipité est à peine perceptible s'il n'y a que des traces de sulfates, abondant s'il y en a beaucoup. Dans ce dernier cas on peut faire un dosage : on rassemble le précipité de sulfate de baryte sur un filtre et on pèse après calcination. Le résultat est évalué en acide sulfurique en multipliant par 0,343347 le poids de sulfate de baryte trouvé.

L'acide phosphorique a pour origine normale les sulfates terreux que l'eau a dissous sur son parcours ; mais il peut être d'autres fois le résultat d'une contamination par les matières fécales et l'urine et se trouve alors en assez grande abondance au lieu de n'exister qu'à l'état de traces comme dans le premier cas. On se borne le plus souvent à déceler cet acide au moyen du molybdate d'ammoniaque (25 gr. d'acide molybdique, 100 cc. d'ammoniaque de densité 0,96 et 400 cc. d'acide azotique de densité 1,20) que l'on chauffe un peu avec l'eau à analyser ; il se produit plus ou moins vite un précipité dont on comparera l'intensité de coloration jaunâtre avec la coloration obtenue dans une eau contenant une proportion déterminée de phosphate de soude.

Matières minérales banales. — La recherche du *résidu fixe* et celle de la *dureté* (degré hydrotimétrique) donneront une idée de la proportion relative de ces matières dont la quantité n'a au surplus qu'une importance secondaire pour l'hygiène : elle influencerait cependant, au dire de Duclaux, la digestion des matières albuminoïdes ou peptonisation.

Résidu. — On évapore au bain-marie dans une capsule 1 litre d'eau, et lorsque l'évaporation est complète on porte la capsule pendant quelques heures à l'étuve à 110° pour achever la dessiccation. On a ainsi un *résidu total* comprenant l'ensemble des sels minéraux à base fixe et des matières organiques non décomposables à 100°.

Ce résidu est ensuite porté progressivement au rouge cerise. La calcination terminée, on traite les cendres par une solution saturée de carbonate d'ammoniaque (ou avec un peu d'eau distillée chargée de CO_2) pour recarbonater les bases alcalino-terreuses, puis on sèche au bain-marie et l'on chauffe de nouveau à feu nu, mais sans faire rougir cette fois la capsule, de manière à ne volatiliser que l'excès de carbonate d'ammoniaque. On obtient ainsi le *résidu fixe* constitué par tous les éléments minéraux qui se trouvaient dans le résidu à 100°. La différence entre les deux résidus représente surtout des matières organiques, mais aussi des sels ammoniacaux et une partie des nitrates et des chlorures ; comme d'autre part divers éléments organiques sont volatilisés au-dessous de 100° il est impossible de considérer la perte au rouge comme une indication sérieuse de la teneur d'une eau en matière organique.

On peut doser l'*alumine* et l'*oxyde de fer*, la *chaux*, la *magnésie*, dans le résidu fixe. — Pour Duclaux un excès de chaux dans une eau par rapport avec ce qu'en contiennent des eaux de la même région serait un indice de pollution par des matières fécales. En reprenant le résidu fixe par un peu d'eau distillée acidifiée avec de l'acide chlorhydrique on pourra doser la chaux au moyen de l'oxalate d'ammoniaque à 10 p. 100 qui donne un précipité d'oxalate de chaux ; on laisse déposer 12 h., on filtre, on lave le précipité qui est finalement inciné ; après quoi on traite le résidu par une solution de carbonate pour obtenir la chaux à l'état de carbonate : le poids de celui-ci multiplié par 0,56 donne le poids de chaux.

Dureté de l'eau (degré hydrotimétrique). — La détermination de la dureté ou degré hydrotimétrique de l'eau nous renseigne essentiellement sur sa teneur relative en sels calcaires et magnésiens. Si la proportion de ces sels est élevée, on a une eau dure, laissant à l'évaporation un résidu abondant, se prêtant mal au savonnage par suite de la formation de savons calcaires insolubles et cuisant mal les légumes par le fait de combinaisons insolubles avec les acides organiques. Il peut en résulter une gêne assez considérable pour diverses opérations industrielles ou ménagères, mais non point une menace pour la santé. Le degré hydrotimétrique ne saurait jamais nous indiquer si une eau est plus ou moins propre à être consommée ; ainsi l'eau de la Seine à Saint-Ouen ou à Épinay, visiblement souillée par les égouts, présente un degré hydrotimétrique peu élevé, inférieur à celui des eaux de bonne qualité de la Dhuis ou de la Vanne (A. Lévy).

La dureté ou le degré hydrotimétrique d'une eau, en France, c'est la proportion des sels terreux qui sature $0^{gr},1$ de savon, ou équivaut à $0^{gr},0114$ de chlorure de calcium, comme il va être expliqué. La valeur du degré hydrotimétrique diffère d'ailleurs selon les pays. Ainsi le degré français $= 0°,56$ allemand et $0°,7$ anglais.

Le principe de la méthode de dosage, imaginée par Clark et perfectionnée chez nous sous le nom de méthode hydrotimétrique par Boutron et Boudet, est que d'une part l'oléate de soude du savon se décompose au contact des sels de chaux et de magnésie en formant des oléates calcaire et magnésien peu solubles ; d'autre part, que l'eau ne mousse par l'agitation qu'autant qu'elle renferme de l'oléate de soude non décomposé.

La solution savonneuse agit à la fois sur les sels de chaux et sur ceux de magnésie, carbonates et autres sels. Si, par ébullition, l'on a expulsé l'acide carbonique de l'eau, à la faveur duquel les carbonates étaient dissous, ceux-ci se précipitent, sauf la petite quantité de carbonates neutres que l'eau peut dissoudre ; et l'eau peut ne pas moins continuer à décomposer le savon, par le fait des sulfates terreux qu'elle conserve. On appelle *dureté temporaire*, celle qui disparaît par l'ébullition ; *dureté permanente*, celle qui persiste ; et *dureté totale*, l'ensemble des deux précédentes.

La solution normale usitée en France est faite avec 50 grammes de savon blanc de Marseille, dissous dans 800 grammes d'alcool à 90 degrés, auxquels on ajoute 300 grammes d'eau distillée après filtrage. Pour titrer cette liqueur, on se sert d'une dissolution contenant par litre $0^{gr},25$ de *chlorure de calcium* fondu, parfaitement pur et sec. On introduit 40 centimètres cubes de cette solution dans un flacon (fig. 10) gradué de 10 en 10 centimètres cubes, et on y verse la dissolution savonneuse à l'aide d'une burette dite *hydrotimétrique* (fig. 11),

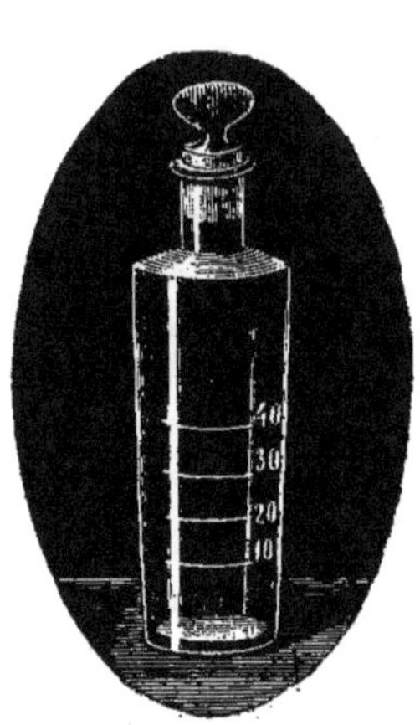

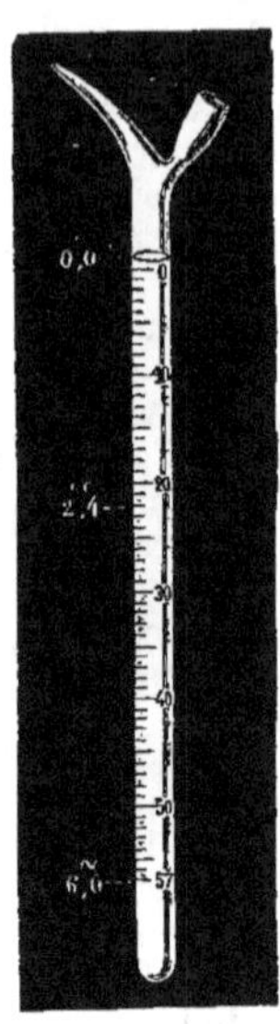

Fig. 10. — Flacon hydrotimétrique.   Fig. 11. — Burette hydrotimétrique.

dont la graduation spéciale représente des degrés hydrotimétriques. Le zéro ne se trouve qu'à la 2ᵉ division car il faudra, pour obtenir la mousse indicatrice, ajouter à l'eau expertisée un peu plus de la solution savonneuse qu'il ne serait nécessaire pour saturer les sels terreux. On ajoute goutte à goutte dans le flacon gradué la liqueur savonneuse à la solution chloro-calcaire, en agitant à chaque fois jusqu'à ce que la mousse reste au moins cinq minutes sans disparaître. Si l'on a bien opéré, il faudra avoir fait descendre le niveau de la liqueur dans la burette de 23 divisions, c'est-à-dire, en diminuant d'une division pour la portion qui produit la mousse, que la burette marquera 22° hydrotimétriques. Si le nombre de degrés nécessaires est inférieur, on ajoute de l'eau à la liqueur savonneuse à raison de 1/23 de son volume pour chaque division qui n'aura pas été employée.

La liqueur savonneuse étant préparée, on prend 40 centimètres cubes de l'eau à expertiser et l'on agit sur elle comme il vient d'être dit pour la solution chloro-calcaire. La dépense de solution savonneuse exigée par cette eau pour avoir une mousse persistante représente son degré hydrotimétrique. Si l'eau analysée est très chargée de sels terreux, il se produit des grumeaux et non un trouble opalin. On l'étend alors de 2, 3, 4 fois son volume d'eau distillée; mais on multiplie aussi par 2, 3, 4, le degré hydrotimétrique.

Lorsqu'on veut distinguer les trois sortes de duretés (temporaire, permanente, totale), on prend d'abord le degré hydrotimétrique *total*; puis l'on fait bouillir l'eau pour précipiter le carbonate calcaire, on y ajoute l'eau distillée nécessaire pour compenser la perte qui est résultée de l'évaporation et, en renouvelant l'essai hydrotimétrique sur cette eau refroidie, on obtient le degré hydrotimétrique *permanent*. Il faut, toutefois, diminuer de 3 degrés le chiffre obtenu, pour représenter la petite quantité de carbonate de chaux qui reste dans l'eau bouillie. Il est ensuite aisé de calculer par différence la dureté *temporaire*.

On regarde en France l'eau dont le degré hydrotimétrique est voisin de 21° comme possédant une teneur favorable en sels calcaires et magnésiens.

Recherche des métaux. — Le *fer* dont l'eau s'est chargée durant sa filtration à travers le sol se présente à l'état d'oxyde ; on le décèle par une solution de ferricyanure de potassium dont on ajoute quelques gouttes à l'eau acidulée par l'acide chlorhydrique ; il se forme un précipité bleu (*bleu de Turnbull*, $Cy^6Fe^2 Fe^3$). Le cyanoferrure de potassium précipite l'oxyde de fer d'une eau, acidulée comme la précédente, à l'état de *bleu de Prusse ;* le sulfocyanure de potassium donne un précipité rouge de sang, de ferri-sulfocyanure.

Le *plomb*, le *cuivre,* dont la présence dans l'eau résulte toujours d'une pollution accidentelle sont précipités par l'hydrogène sulfuré. On reprend le précipité par l'acide azotique étendu (1 sur 2) et l'on sépare le plomb au moyen de l'acide sulfurique ou de bichromate de potasse (précipité jaune de chromate de plomb, soluble dans la potasse; difficilement soluble dans l'acide azotique). Le cuivre se reconnaît par la lame de fer décapée ; par l'action de l'ammoniaque. qui donne la coloration bleue des composés cuivriques ammoniacaux ; par le ferrocyanure de potassium jaune, qui détermine un précipité couleur de chocolat de ferrocyanure de cuivre.

Le *zinc* reste dans l'eau dont l'hydrogène sulfuré a précipité les métaux précédents ; mais ses sels pouvant être précipités eux-mêmes par HS dans les solutions alcalines, on ajoute à l'eau qui a passé à la filtration un excès de lessive de soude, on filtre de nouveau et l'on traite par l'hydrogène sulfuré. Il se forme un précipité blanc de sulfure de zinc, insoluble dans l'acide acétique.

Expertise biologique

Elle comprend un examen micrographique destiné à s'assurer de la nature des organismes animaux ou végétaux relativement grossiers qui peuvent se trouver en suspension dans l'eau et des recherches bactériologiques s'appliquant spécialement aux microbes.

Examen micrographique. — Les échantillons prélevés pour l'expertise chimique sont utilisables pour cet examen. On remplit de l'eau à expertiser un verre conique ou même un tube effilé fermé à sa pointe ; on laisse déposer quelques heures, ou on a recours à la centrifugation, et on décante. La faible quantité de liquide restant sera additionnée d'un volume égal de glycérine ou de quelques gouttes d'acide osmique à 1/100. Si l'on voulait être certain de recueillir même les corps qui ne déposent pas, on verserait 1 litre d'eau dans un entonnoir dont le tube terminal serait fermé par un tampon de ouate ne permettant qu'un écoulement très lent, et on examinerait l'eau quand il n'en resterait plus que quelques c. c., après l'avoir traitée par la glycérine ou l'acide osmique.

Cet examen permettra la détermination des diverses sortes d'algues, de protozoaires, d'infusoires, de vers, etc. dont il a été précédemment parlé (voir p. 71).

A vrai dire, il n'y a pas en général grand enseignement à tirer de là. La plupart de ces organismes et en particulier les infusoires, les algues incolores ou bleues ne se rencontrent en abondance que dans les eaux très chargées de matière organique. mais sans rien indiquer quant à son origine. ce qui serait l'important.

L'examen micrographique sert également à découvrir tous les débris organiques en suspension dans l'eau.

Analyse bactériologique. — Elle comporte la numération des microbes de l'eau et surtout la distinction des espèces qui s'y trouvent. Nous ne pouvons songer ici qu'à indiquer les grandes lignes ou certains détails particuliers des méthodes suivies à cet effet ; nous renvoyons ceux de nos lecteurs qui n'en connaîtraient pas les règles pratiques générales aux manuels de technique bactériologique.

Les échantillons destinés à cette analyse doivent être recueillis avec des précautions spéciales pour éviter toute souillure de l'eau provenant des contacts extérieurs, des récipients ou de l'air. On se servira de flacons de verre de 100 à 200 c.c. d'abord bouchés avec un tampon de coton et stérilisés au four ; une fois les fioles remplies dans les conditions déjà indiquées (page 85) on les bouchera aussitôt définitivement à l'émeri ou au liège, après avoir flambé les bouchons, et on cachettera à la cire.

Le Comité consultatif d'hygiène recommande aussi le dispositif suivant : on étire à la lampe d'émailleur un tube de verre vert, long de 20 centimètres, épais de 2 mm. à 2 mm. 5 ; on donne à la partie effilée de chaque extrémité une longueur de 2 à 3 cent. ; une de ces extrémités est complètement fermée, l'autre est laissée ouverte ; on chauffe alors le tube sur toute sa longueur à la fois jusqu'au rouge sombre et on ferme au chalumeau l'effilure laissée ouverte. Le récipient ainsi obtenu est bien stérilisé et même en partie vide d'air : il suffit de briser une de ses pointes sous l'eau pour le remplir aux trois quarts. On ferme ensuite l'effilure brisée en la faisant fondre à la lampe.

On a imaginé un certain nombre d'appareils qui permettent d'ouvrir sous l'eau à des profondeurs variables les flacons ou les tubes que l'on se propose de remplir.

Il est bon de recueillir pour chaque expertise 3 échantillons (flacons ou tubes).

L'analyse ne pouvant d'ordinaire se pratiquer aussitôt après la prise d'échantillon, ce qui serait l'idéal, il faut en attendant empêcher la multiplication des microbes dans l'eau recueillie. Cette multiplication est extraordinairement rapide pour peu que la température soit assez élevée comme le montrent les exemples ci-après empruntés à Miquel.

	Moment de l'analyse	Température	Bactéries par c.c.
Eau de la Dhuis	A la prise d'échantillon	16o6	57
	1 h. et 1/2 après	19o5	143
	3 h. après	20o9	456
Eau de la Vanne	A la prise d'échantillon	15o	48
	2 h. après	20o6	125
	1 jour après	21o	38.000

On s'efforcera donc de maintenir l'eau à analyser à une température voisine de 0°, sans toutefois arriver à la congélation qui déterminerait la rupture des récipients. Pour être transportés, ceux-ci seront placés dans une première boîte ou cylindre métallique déposée ou milieu d'une deuxième boîte également métallique, l'intervalle entre les deux étant rempli de glace concassée ; le tout est enfoui au milieu de sciure de bois (ou de tan, de son) renfermée dans une caisse de bois.

Numération des microbes. — Pour que leur numération puisse être pratiquée il faut faire développer isolément les germes sur gélatine ou sur agar.

Dans ce but, après avoir vigoureusement agité l'eau à examiner on en porte une quantité déterminée, d'habitude un demi-centimètre cube, dans un tube de gélatine liquéfiée que l'on étale ensuite au fond d'une boîte de Pétri ou d'une fiole conique d'Erlenmayer. Pour peu que l'on ait des raisons de penser que l'eau dont il s'agit contient un assez grand nombre de germes, on en fait des dilutions au 10e, au 100e, voire au 1000e dans l'eau distillée stérilisée, et on prépare avec ces diverses dilutions plusieurs boîtes de Pétri. Celles-ci sont mises à l'étuve où bientôt chacun des germes disséminés dans le milieu nutritif donne naissance à une colonie aisément visible. La numération à l'aide d'un quadrillage quelconque des colonies ainsi obtenues au bout de 24 à 48 heures permet de calculer, en tenant compte de la dilution préalablement effectuée, le nombre des microbes contenus dans 1 c. c. de l'eau à expertiser.

Ce sera là toutefois une évaluation très approximative. D'abord il n'est tenu compte que des microbes aérobies. En second lieu le milieu nutritif qui leur est offert ne saurait être toujours rigoureusement identique à lui-même, et les moindres variations de son degré d'alcalinité ont de grosses conséquences vis-à-vis de l'abondance des cultures; d'ailleurs un milieu nutritif ne peut être également favorable au développement de tous les germes, car ce qui convient aux uns est moins bon pour les autres (Duclaux). Enfin la présence d'une quantité assez considérable de colonies liquéfiant la gélatine et dont le développement est volontiers précoce peut obliger à avancer le moment de la numération et empêcher d'attendre l'apparition plus tardive d'espèces différentes. C'est donc à peine si les chiffres obtenus seront régulièrement proportionnels à la richesse microbienne réelle des eaux examinées et comparables entre eux.

Aussi bien, ainsi que nous l'avons déjà dit, le nombre des microbes d'une eau est un assez médiocre élément d'appréciation de la valeur sanitaire de celle-ci. Une eau peut être riche en germes et relativement saine, une autre pauvre en germes et relativement dangereuse. Sans doute, une eau souterraine qui ne contiendra que peu ou pas de germes sera justement considérée, après plusieurs analyses, comme ayant les plus grandes chances d'échapper à la contamination par des microbes infectieux et par suite réputée excellente. Mais de ce qu'une eau est riche en germes on n'est pas autorisé à conclure qu'elle est à coup sûr mauvaise et contient ou est exposée à recevoir des microbes pathogènes, encore que ceux-ci soient assez aptes à parcourir les mêmes voies d'accès que les saprophytes. L'enquête locale sera presque toujours nécessaire pour trancher pareille question en déterminant l'origine des germes.

Détermination des espèces. — Il ne s'agit que de la détermination de certaines espèces, les unes pathogènes ou, du moins, susceptibles de le devenir; les autres considérées comme les témoins d'une contamination particulièrement suspecte d'offrir de grands dangers.

On commence par examiner les caractères macroscopiques et microscopiques des colonies sur gélatine ou agar (couleur, forme, dimension, action sur le milieu de culture); on isole ensuite celles de ces colonies qui ont paru mériter une étude plus complète, on vérifie au microscope la forme, la mobilité des germes dont elle se compose, la manière dont agissent sur eux les réactifs colorants ; puis on fait des cultures pures dans des milieux et des conditions multiples ; l'observation de ces cultures pures fournit les plus précieuses indications au diagnostic des espèces microbiennes. Finalement l'inoculation aux animaux permettra de résoudre la question de savoir si l'espèce déterminée possède ou non des propriétés pathogènes. Pratiquée avec des cultures impures l'inoculation pourra faciliter la découverte et l'isolement de microbes pathogènes extraits du sang, de la bile, du foie, de la rate des animaux qui auront succombé (Pouchet).

A vrai dire cette méthode générale de recherche ne suffit pas d'ordinaire à déceler certains microbes pathogènes dans l'eau où ils sont rarement nombreux; vu la petite quantité d'eau ensemencée ces espèces peuvent faire défaut dans les premières cultures, ou bien leurs colonies y être submergées au milieu des espèces saprophytes dont le développement est la plupart du temps beaucoup plus intense et plus rapide.

Les eaux qui contiennent des microbes pathogènes sont presque toujours aussi très souillées banalement. C'est notamment le cas pour les eaux où peuvent se rencontrer le bacille du choléra et le bacille typhique : et cela se comprend, puisque ces microbes ont dû le plus souvent arriver à l'eau avec les déjections intestinales de l'homme, toujours riches en autres germes.

Parmi ceux-ci le *Bacterium coli commune* s'est fait remarquer par la régularité de sa présence et son extrême abondance ; au point que l'on a voulu regarder sa constatation dans l'eau comme la preuve de la contamination de ce milieu par des matières fécales humaines. Mais le *B. coli* peut venir de l'intestin des animaux, et même il paraît ressortir des travaux récents qu'il n'est pas rare de le rencontrer dans les divers milieux naturels en dehors de toute contamination fécale. Il peut donc être un symptôme mais non pas une preuve de celle-ci (Duclaux). D'ailleurs son existence a été démontrée dans des eaux parfaitement innocentes de tout méfait (Chantemesse, de Freudenreich, etc.) ; cependant quand le B. coli se rencontre en grande quantité, on doit soupçonner qu'il est bien d'origine fécale.

Par malheur le bacille typhique est extrêmement difficile à distinguer du *B. coli* dont il est toujours accompagné. Il est certain que cette association et cette ressemblance ont donné lieu maintes fois à des confusions. Nous disposons aujourd'hui de meilleurs moyens que jadis pour caractériser ces deux microbes; cependant les bactériologistes sont devenus très réservés sur leur différenciation et les plus familiarisés avec ce genre de recherches ne signalent plus que rarement le bacille typhique dans l'eau.

Pour déceler le bacille typhique on a d'abord recours à la méthode des cultures en bouillons phéniqués qui permet, tout en opérant sur une notable quantité d'eau, d'entraver le développement de presque tous les germes à l'exception du bacille typhique et du B. coli. A cet effet Péré mélange 830 c. c. d'eau à expertiser avec 100 c. c. de bouillon, 50 c. c. de solution de peptone à 10 0/0 et 20 c. c. d'acide phénique à 5 0/0 ; cette solution phéniquée au millième est répartie dans dix ballons que l'on porte à l'étuve entre 32° et 36° ; de la 15e à la 20e heure, d'autant plus tôt que la pollution de l'eau sera plus forte, un trouble apparaît dans le liquide ; on ensemence alors avec ce dernier deux tubes d'un nouveau liquide stérilisé contenant comme le premier 100 c. c. de bouillon, 5 gr. de peptone et 1 gr. d'acide phénique pour 1 litre d'eau, et que l'on a distribué dans des tubes à essai ; les deux tubes ensemencés sont maintenus pendant 6 h. à l'étuve à 32°. A ce moment, qu'il se soit produit ou non un trouble dans les tubes on ensemence avec eux 2 autres tubes qui sont placés dans les mêmes conditions de température. On attend cette fois qu'un trouble se produise : il est l'indice d'une culture qui ne contient guère que du B. coli ou du bacille typhique ou un mélange de ces deux microbes. — Le procédé de Pouchet (laboratoire du Comité consultatif d'hygiène) est analogue, et donne les meilleurs résultats.

On distingue aujourd'hui les bacilles typhique et coli en les cultivant sur le milieu d'Elsner, gélatine à la pomme de terre additionnée d'iodure de potassium que l'on prépare ainsi qu'il suit. On râpe dans 900 gr. d'eau 500 gr. de pommes de terre : on laisse macérer 24 h.,on décante et on filtre ; on obtient ainsi environ 1 litre de liquide dont on gélatinise la moitié avec 150 gr. de gélatine ; on laisse refroidir jusqu'à 40°, on ajoute l'autre moitié du liquide et on réchauffe au bain-marie pour arriver à éclaircir le tout ; on neutralise une moitié de ce liquide, puis on l'additionne de l'autre moitié de manière à aboutir finalement à une réaction légèrement acide. On ajoute 20 gr. d'iodure de potassium, on répartit en tubes par fractions de 10 cc.et enfin on stérilise. Après ensemencement dans cette gélatine, avec laquelle on fait des boîtes de Petri, les colonies typhiques ne sont pour ainsi dire pas encore visibles au bout de 24 h., tandis que celles du B. coli apparaissent alors complètement développées.

Au surplus on ne devra pas négliger d'étudier les caractères des bacilles isolés sur les autres milieux : pomme de terre, où la culture du bacille typhique est à peine visible tandis que celle du B. coli est épaisse et jaunâtre ; bouillon lactosé et additionné de carbonate de chaux où le B. coli produit une fermentation avec dégagement de CO^2 ; solution de peptone où le même bacille donne naissance à de l'indol ; lait qu'il coagule ; tous phénomènes que ne détermine pas le bacille typhique. Enfin on aura soin d'utiliser la réaction dans le sérum indiqué par Widal : une colonie développée sur le milieu d'Elsner est ensemencée en solution de peptone que l'on porte pendant 24 h. à l'étuve à 30° ; on introduit alors dans la culture 3 gouttes de sérum de convalescent de fièvre typhoïde, on mélange bien et on laisse reposer une heure ou deux ; au bout de ce temps si le microbe suspect est le bacille typhique, on constate que la solution s'est éclaircie et que les microbes qu'elle contenait se sont précipités et agglutinés au fond.

C'est par l'ensemble de ces renseignements, séparément sans valeur absolue, que l'on parviendra à identifier les microbes avec quelque certitude.

Le bacille virgule du choléra, de son côté, exige aussi, pour être mis en évidence dans l'eau, l'emploi d'une méthode de recherche spéciale lui permettant de se multiplier de préférence aux espèces concurrentes au sein du milieu qui le recèle en même temps qu'une foule d'autres germes.

La méthode généralement suivie a été indiquée par R. Koch. On opère sur des quantités considérables de l'eau suspecte qui sont additionnées de 1 0/0 de peptone et de sel marin. Le liquide fractionné en portions de 100 c.c. est maintenu à la température de 37°, et au bout de dix, quinze,vingt heures il se forme à la surface du liquide un voile qui sert à ensemencer de l'agar déjà coulé et solidifié dans des boîtes de Petri, de manière à obtenir des colonies toutes superficielles. Les boîtes sont portées à l'étuve à 37°. Les bacilles du choléra, d'après Koch, s'y caractérisent par « des colonies de grandeur modérée,d'un aspect particulier, transparentes, de couleur brun-gris clair, tandis que presque toutes les autres bactéries dont il peut être question ici forment des colonies moins transparentes. » Si les colonies suspectes se montrent au microscope composées de bacilles courbes, il faut en faire une nouvelle culture pure dans une solution de peptone renfermant une quantité suffisante d'azotates — quantité à déterminer expérimentalement par des essais avec des bacilles cholériques authentiques. Sous l'influence de ceux-ci il se développe dans la peptone convenable de l'indol et de l'acide azoteux qui en présence de l'acide sulfurique donnent naissance à une coloration rouge (rouge du choléra). L'acide sulfurique employé devra être exempt d'acide azoteux.

On aura également recours à l'injection intrapéritonéale aux animaux et au séro-diagnostic pour caractériser le microbe.

Bibliographie. — R. WARINGTON : *Contribution à l'étude des eaux de drainage* (traduit de l'anglais) (Annales agronom., XIII, 1887). — MIQUEL : *Manuel pratique de l'analyse bactériologique des eaux*, Paris, 1891. — A. LÉVY : *Les eaux potables et la méthode hydrotimétrique* (Revue génér. des Sc , 1892). — G. ROUX : *Précis d'analyse bactériologique des eaux*, Paris, 1892. — CH. GIRARD : *Méthode d'analyse des eaux potables* (Revue d'hyg., XV, 1893).

— M. Gruber : *Die Grundlagen der hygienischen Beurtheilung des Wassers* (D. V. f. œ. Gesundheitspflege, XXV, 1893). — Kruse : *Kritische und experimentelle Beiträge zur hygienischen Beurtheilung des Wassers* (Zeitschrift f. Hyg , XVII, 1894). — A. Lévy : *Analyse chimique des eaux* (Annuaire de Montsouris pour 1894). — Duclaux : *Moyens d'examen des eaux potables* (Ann. d l'I P., VIII, 1894). — Chantemesse : *Hygiène de l'eau potable* (Congrès d'hyg. de Budapesth, 1894). — Tiemann, Walter et Gærtner : *Die chemische und mikroskopisch-bakteriologische Untersuchung des Wassers*, 4e éd., Braunschweig, 1895. — Flügge : *Hygienische Beurtheilung von Trink-und Nutzwasser* (D. V. f. œ. Gesundheitspflege, XXVIII, 1896). — F. Coreil : *L'eau potable*, Paris, 1896. – Flügge, *Ueber die Beziehungen zwischen Fluswasser und Grundwasser in Breslau nebst kritischen Bemerkungen über die Leistungsfähigkeit der chemischen Trinkwasser Analyse* (Zeitschrift f. Hyg., XXII, 1896). — R. Sentner : *Chemische Untersuchung des Trinkwassers* (Handbuch der Hygiene de Th. Weyl, Iena, 1896). — F. Lœffler : *Das Wasser und die Mikroorganismen* (Ibidem). — F. Loeffler et R. Sendtner : *Die Beurtheilung des Trinkwassers* (Ibidem). — G. Pouchet et Bonjean : *Contribution à l'analyse des eaux potables* (Annales d'hyg. XXXVII et XXXVIII, 1897). — R. Bréville : *Des procédés actuels d'appréciation de la valeur hygiénique des eaux potables* (Thèse). Paris, 1897. — W. Ohlmüller : *Guide pratique pour l'analyse de l'eau* (traduit de l'allemand par L. Gautier). Paris, 1898. — Th. Schlœsing : *L'acide nitrique dans les eaux de rivière et de source* (Annales du Conservat. des Arts et Métiers, VIII, 1898). — A Trillat : *Essai sur l'emploi des matières colorantes pour la recherche des eaux d'infiltration* (Annales de l'I. P , XIII, 1899).

4° PURIFICATION DE L'EAU

Il existe d'assez nombreux procédés capables de modifier jusqu'à un certain point, dans un sens favorable à la santé des consommateurs, les caractères physiques, chimiques ou biologiques des eaux dont la salubrité laisse à désirer. Toutefois, il doit être bien entendu que l'on n'usera de pareilles eaux qu'en cas de nécessité absolue. Car non seulement on ne saurait prétendre leur restituer les qualités positives naturelles qu'elles auraient perdues ; mais encore les résultats des moyens par lesquels on cherche à corriger leurs plus graves défauts sont-ils la plupart du temps fort aléatoires. On ne perdra donc jamais de vue ce principe adopté par le Comité consultatif d'hygiène de France : il sera toujours préférable de chercher à se procurer de l'eau pure que purifier de l'eau sale, quelle que soit la perfection des moyens employés à cette purification (Ogier).

C'est à peine s'il est utile de s'arrêter aux procédés qui visent à améliorer les qualités physiques de l'eau, sauf peut-être à ceux qui ont pour but de *rafraîchir* le liquide. On pourra employer à cet effet les vases poreux (alcarazas, gargoulettes) qui, surtout dans un courant d'air, abaissent la température de l'eau dont ils sont remplis par l'évaporation des gouttes qui transsudent à travers leurs parois ; ces vases ont d'ailleurs besoin d'être souvent et soigneusement nettoyés ou remplacés. D'autres fois, l'eau est refroidie avec de la glace : outre les précautions à prendre pour prévenir l'impureté de cette dernière, il faut se garder d'abuser de boissons glacées qui ont volontiers une répercussion fâcheuse sur les voies digestives lorsqu'elles sont prises en trop grande quantité.

Il va sans dire que l'on n'assainit pas une eau en masquant plus ou moins son mauvais *goût* ou son *odeur* par l'addition de quelque substance qui lui communique une saveur ou un parfum d'autre nature.

Enfin, l'eau se *clarifie* par le repos (décantation). Mais on a essayé aussi autrefois de lui donner une certaine limpidité en provoquant à l'aide de diverses substances la précipitation des éléments les plus grossiers qu'elle tient en suspension ; presque toujours on détermine également de la sorte une modification plus ou moins utile de la composition chimique de l'eau, et même on la débarrasse dans une notable mesure des germes qu'elle renferme : nous retrouverons ces divers phénomènes en nous occupant spécialement du dernier, le plus important, et dont on vise aujourd'hui presque exclusivement la production.

Pour corriger l'eau au seul point de vue de ses éléments minéraux, citons la méthode qui consiste à additionner les eaux dures (séléniteuses) de carbonate de soude ; il se forme du sulfate de soude et du carbonate de chaux qui se dépose. Dans le procédé anglais de Clark, perfectionné par Porter, puis par Atkins, l'eau est adoucie par un lait de chaux qui amène également une précipitation de carbonate de chaux.

L'eau de la nappe souterraine de certaines régions contient une proportion de composés ferrugineux à laquelle il est nécessaire de remédier ; on y arrive par l'aération suivie d'une filtration. Piefke active la première opération en faisant ruisseler l'eau à travers une couche de coke en fragments ; l'hydrate ferrique provenant de l'oxydation des sels ferreux est ensuite séparé de l'eau par filtration sur le sable. D'après Kröhnke, on pourrait aussi traiter l'eau par 1 gr. de perchlorure de fer et 5 à 10 gr. de chaux pour 100 litres d'eau, puis filtrer après un repos d'une demi-heure. Nous préférons le procédé de Piefke.

Mentionnons encore ici la *distillation* à laquelle on n'a guère recours que dans la marine vis-à-vis de l'eau de mer, normalement impotable de par sa composition chimique. L'eau distillée est d'ailleurs très fade : avant de s'en servir comme boisson, il faut l'aérer et même lui ajouter quelques sels (chlorure de sodium, bicarbonate de chaux).

Aujourd'hui la purification de l'eau comporte essentiellement l'élimination des microbes qu'elle renferme et dont quelques-uns sont de nature à la rendre positivement dangereuse ; c'est plutôt à titre accessoire que l'on se préoccupe parfois aussi de remédier à la teneur de l'eau en matières dissoutes, matières organiques surtout, soit qu'on les considère comme favorables à une repullulation microbienne ultérieure, soit qu'on les soupçonne de pouvoir exercer une action nocive directe sur l'organisme humain par les toxines qu'elles contiendraient.

Trois grandes méthodes peuvent être mises en œuvre pour purifier ainsi les eaux suspectes : le *traitement chimique*, la *filtration*, le *chauffage*.

Purification par traitement chimique.

Les substances chimiques capables de purifier l'eau dans une certaine mesure agissent les unes en déterminant au sein du liquide des précipitations qui entraînent avec elles, en vertu de phénomènes d'attraction moléculaire, les matières en suspension, y compris les microbes, et même une partie des matières dissoutes dans l'eau (il suffit de jeter dans l'eau des matières pulvérulentes inertes pour voir les microbes y adhérer et tomber avec elles dans les dépôts, comme l'a montré Krüger) ; les autres en oxydant la matière organique et les microbes ; quelques-unes enfin en tuant seulement ces derniers, grâce à une influence spéciale. Leur emploi exige beaucoup de surveillance et comporte presque toujours des réserves au sujet de l'introduction dans l'eau d'éléments qui lui sont normalement étrangers, et suspects d'altérer ses qualités naturelles de potabilité ; il n'est malheureusement pas facile de se débarrasser de ces produits même par les moyens de purification mécanique (filtration) que l'on adjoint la plupart du temps aux méthodes chimiques et qui ont surtout pour effet de diminuer l'incertitude des résultats de ces dernières, notamment au point de vue bactériologique.

Au concours organisé en 1895 par la ville de Paris pour l'épuration et la stérilisation des eaux de rivière, il a paru que c'était par les *procédés mixtes* ainsi constitués que l'on pourrait espérer atteindre à une amélioration appréciable de l'eau de boisson destinée à alimenter toute une ville ; encore est-il nécessaire d'une surveillance constante soit vis-à-vis du traitement chimique, soit vis-à-vis des filtres au moyen desquels on tente d'en compléter l'œuvre et qui ont naturellement tous les défauts de ces appareils dont il sera parlé plus loin.

Depuis lors, toutefois, on aurait, semble-t-il, découvert dans l'ozonisation un procédé chimique qui, sans présenter de grands inconvénients, serait susceptible de purifier l'eau infiniment mieux qu'il n'avait été donné de le faire auparavant par voie chimique.

Traitement par l'alun. — L'alun, ou sulfate d'alumine et de potasse, a été très anciennement employé pour clarifier l'eau en précipitant l'argile, le carbonate de chaux, et quelques autres matières. D'après V. et A. Babès, 15 à 20 centigrammes d'alun par litre auraient suffi pour stériliser une eau ; à cette dose l'alun est complètement décomposé par l'eau et n'offre donc pas d'inconvénients ; mais en revanche, les expériences de Max Teich ont montré qu'on n'obtenait ainsi qu'une diminution notable des microbes au bout de 18 heures, que le bacille du choléra résistait pendant deux jours et que le bacille typhique n'était ni tué ni sûrement précipité même avec 30 centigr. d'alun par litre. — La méthode est donc à abandonner.

Traitement par l'anticalcaire. — Burlureaux a proposé de traiter l'eau par une poudre dite *anticalcaire* composée d'alun (1 p. 15), de chaux vive et de carbonate de soude en proportions variables suivant la teneur de l'eau en bicarbonate et en sulfate de chaux. La dose nécessaire se trouvait par tâtonnements ; d'après l'auteur, il fallait en général 1 centigr. 1/2 de poudre par litre et par degré hydrotimétrique pour stériliser *presque* sûrement l'eau. Ce résultat était obtenu avec 1^{gr},60 d'anticalcaire pour un litre d'eau de Vanne. Les actions mises en jeu par l'anticalcaire sont sans doute multiples ; mais Laveran n'a pas observé qu'elles fussent très efficaces. En tous cas le procédé ne s'est pas répandu.

Traitement par le fer. — C'est la base du procédé Anderson. L'eau arrive dans de grands cylindres horizontaux, dits « *revolvers* », tournant sur leur axe, où, en présence d'une part de grenaille de fer, d'autre part de l'oxygène de l'air, prennent naissance des sous-sels ferreux instables qui se décomposeraient en peroxyde gélatineux. D'un autre côté le fer agit comme base vis-à-vis des acides organiques en solution dans l'eau et forme avec eux des combinaisons azotées qu'une aération énergique transformerait aussi en sels de peroxyde insolubles et coagulables comme le peroxyde de fer lui-même. Ces sels ou oxydes gélatineux assureraient les bons effets des opérations suivantes de décantation et de filtration de l'eau au sortir des revolvers. On l'envoie d'abord dans trois séries de bassins : dégrossisseurs, bassins de précipitation et bassins de décantation proprement dits. Après quoi l'eau ayant perdu la majeure partie de ses matières en suspension (75 à 90 0/0 dit-on) arrive sur des filtres composés de bas en haut de briques, de cailloux, de gravier, de sable de rivière et dont la partie active n'est d'ailleurs que le feutrage gélatineux déposé à la surface de cette dernière couche. Ce feutrage gélatineux, d'épaisseur déterminée, doit être traversé par l'eau avec une vitesse constante. Le filtre est nettoyé d'ordinaire une fois par mois.

Ce procédé, *mixte* comme on le voit, a donné d'après Van Ermengem de bons résultats à Anvers où il permettait d'obtenir une eau ne contenant que quelques rares germes par c.c. Le témoignage de Miquel et A. Levy, à Boulogne-sur-Seine en 1892 lui a été également favorable (50 germes par c.c.). Aussi le département de la Seine l'a-t-il imposé à la Cie générale des Eaux pour l'épuration de l'eau de rivière (prise en amont de Paris) dont sont approvisionnées les communes de la banlieue de Paris ; des établissements considérables ont été créés dans ce but à Choisy-le-Roi, à Neuilly-sur-Marne et à Nogent-sur-Marne. Vallin leur reproche de laisser l'eau s'échauffer pendant l'été dans des bassins qui ne sont pas couverts et où elle circule très lentement ; mais il se déclare assez satisfait des résultats de l'épuration microbienne ; cependant, d'après les observations faites à Montsouris pour l'année 1896, les chiffres moyens des microbes de l'eau de Seine et de l'eau de Marne, qui avant traitement s'élevait respectivement à 48.000 et 56.000 environ par c.c., n'étaient abaissés dans l'eau épurée qu'à 1400 et 2650 par c.c. Quant à la matière organique sa réduction n'a pas dépassé 18 à 22 %.

Traitement par le permanganate de potasse. — Chicandard, puis Mlle Schipiloff ont conseillé de purifier l'eau par le permanganate de potasse ou de soude qui, à la dose de 5 à 10 ctgr. par litre, détruit en l'oxydant la matière organique de l'eau et agirait d'une façon probablement analogue sur les germes qui s'y trouvent. Il est nécessaire d'obtenir une couleur rose de l'eau persistant pendant une demi-heure ; il se forme alors un précipité brunâtre d'oxyde de manganèse ; bien qu'il soit inoffensif on s'en débarrassera par filtration effectuée de préférence sur le charbon afin de décolorer en même temps le liquide. Coreil a réussi, par ce procédé d'ailleurs peu coûteux, à diminuer la richesse microbienne de l'eau mais non à tuer tous ses germes. Malgré l'opinion assez favorable de Vallin et de Laveran, nous croyons que l'on fera bien de ne pas avoir grande confiance dans la purification par le permanganate.

Traitement par le permanganate de chaux. — Imaginé par Bordas et Ch. Girard, ce procédé ressemble à tous égards au précédent ; les matières organiques et sans doute aussi les microbes de l'eau sont oxydés par le permanganate. En filtrant l'eau sur un aggloméré de coke de cornues et d'oxydes inférieurs de manganèse, on réduit le permanganate de chaux en excès en le transformant en bioxyde de manganèse. D'après Bordas et Girard l'eau serait finalement privée de matières organiques et de microbes ; Vallin, Laveran, font observer que les auteurs n'ont pas dit en combien de temps ce résultat était atteint ; de nouvelles expériences sont nécessaires.

Traitement par le peroxyde de chlore. — Comme avec les permanganates la base de la purification de l'eau par le peroxyde de chlore, proposée par H. Bergé, est l'oxydation énergique de la matière organique et organisée. Le peroxyde de chlore est un gaz jaune, soluble dans l'eau, que l'on produit par l'action de l'acide sulfurique sur le chlorate de potasse ; 2 gr. de cette dernière substance et 4 gr. d'acide suffisent pour purifier une eau très chargée de bactéries. On peut aussi employer des solutions aqueuses de peroxyde de chlore. Vallin estime que le procédé est simple, inoffensif et économique. Mais nous ne sommes pas encore bien fixés sur son efficacité.

Traitement par l'ozone. — Ohlmüller, essayant d'utiliser la puissance oxydante si considérable de l'air ozonisé pour détruire la matière organique et les microbes de l'eau, avait constaté que ces derniers étaient très rapidement tués dans l'eau distillée, quel que fût leur nombre ou leur espèce, moins vite dans l'eau contenant de la matière organique, d'autant plus lentement que cette matière existait en proportions plus considérables. Évidemment celle-ci devait d'abord subir un certain degré d'oxydation et consommer par suite de l'ozone avant que les microbes ne fussent atteints ; d'ailleurs on constatait sa diminution après l'ozonisation. Toutefois Ohlmüller stérilisait en 10 minutes, avec 8250 c.c. d'air ozonisé à raison de 15 mgr. d'ozone par litre, l'eau de la Sprée comptant 22.000 germes par c.c. Ces expériences ont été reprises par van Ermengem, d'abord à Oudshoorn sur l'eau du Vieux Rhin, plus sale que celle de la Sprée, mais préalablement filtrée sur le sable ; le tableau ci-après donne un exemple des résultats comparatifs de ce double traitement :

	EAU BRUTE	EAU FILTRÉE	EAU OZONISÉE
Résidu d'évaporation	0,222	0,284	0,294
Ammoniaque albuminoïde	0,00027	0,00009	0,00006
— libre	0,00010	0,0003	0
Permanganate	0,024	0,010	0,005
Microbes par c.c.	10,800	385	0
Couleur	jaune	jaune pâle	nulle
Odeur	faible	faible	nulle

Ainsi, après un contact de 8 à 10 minutes avec de l'air contenant environ 4 mgr. d'ozone par litre, l'eau était complètement stérilisée, la matière organique réduite dans des proportions considérables, les caractères physiques très améliorés. Van Ermengem estime d'ailleurs que les toxines microbiennes, en raison de leur facile oxydation, ont les plus grandes chances de faire partie de la matière organique détruite.

Le même savant, poursuivant ses recherches sur la purification de l'eau par l'ozonisation, obtenue par le procédé de Tyndal, constate à Bruxelles que le contact pendant cinq minutes d'air à 4 mgr. d'ozone environ par litre (soit à peu près 0 gr., 50 d'ozone par mètre cube d'eau) diminue souvent de plus de 50 % la teneur en matière organique de l'eau de la ville et la stérilise, alors que cette eau présente normalement 0^{gr}, 030 de matières organiques, par c.c. 500 à 1000 germes. Sur une eau d'Ostende contenant 0^{gr},098 de matières organiques et par c.c. environ 6500 germes, les résultats sont un peu moins favorables ; aussi Van Ermengem conseille-t-il, en présence d'une eau de ce genre, de chercher à la débarrasser d'abord d'une partie de sa matière organique, par exemple au moyen d'une filtration sur polarite d'Howatson qui y réussit assez bien.

Il va sans dire que pour Van Ermengem — et nous partageons son avis — l'ozonisation est le procédé de choix à appliquer à la purification des eaux de surface, toujours très suspectes, dont une agglomération serait forcée de se servir ; ces eaux étant notoirement exposées à recevoir des germes pathogènes doivent être absolument stérilisées avant d'être consommées. Seule l'ozonisation permet de satisfaire à peu de frais (1 centime environ par m. c. pour ce qui concerne l'ozonisation proprement dite) à cette exigence, tout en améliorant d'ailleurs la plupart des qualités organoleptiques de l'eau. Toutefois si ce procédé était adopté pour l'alimentation d'une ville, son fonctionnement devrait être l'objet d'une surveillance constante tant au point de vue technique qu'à l'égard de ses résultats chimiques et bactériologiques. Récemment MM. Marmier et Abraham ont fait à Lille des essais de stérilisation industrielle de l'eau potable par l'ozone qui, au rapport de Calmette, ont été des plus satisfaisants au point de vue bactériologique ; seuls quelques germes de *B. subtilis* résistent : la proportion des matières organiques de l'eau a subi d'ailleurs une réduction considérable. La concentration d'ozone par litre d'air employé était d'environ 6 milligr. (Notons, il est vrai, que l'eau traitée n'était primitivement très riche, ni en microbes, ni en matière organique). L'ozonisation n'a paru apporter dans l'eau aucun élément étranger préjudiciable à la santé des consommateurs.

Autres procédés de purification par traitement chimique. — Les substances employées dans les procédés de purification par traitement chimique dont il nous reste à dire un mot n'agissent guère qu'à titre d'antiseptiques proprement dits et ne s'appliquent par conséquent qu'à la destruction des microbes.

Le *chlorure de chaux*, d'après Moritz Traube, stérilise l'eau en 2 heures à la dose de 4 mgr. par litre ; on ajoute ensuite à l'eau 2 à 3 mgr. par litre de sulfite de soude pour neutraliser l'excès d'antiseptique non décomposé. A. Lode a montré que s'il suffisait de 4 mgr. de chlorure de chaux (c'est-à-dire 1 mgr. de chlore actif) par litre pour tuer le bacille typhique en 5 minutes et le bacille du choléra en 20 minutes, en revanche le B. coli résistait parfaitement à cette dose pendant plus de 2 heures. Il faudrait 4 mgr. de chlore actif par litre pour le tuer en 10 minutes ; une eau très souillée par la matière organique exigerait encore bien davantage pour être stérilisée : environ 30 mgr. de chlore actif (soit 150 mgr. de chlorure de chaux) selon Bassenge et selon Lode. Il en résulte un trouble très notable de l'eau qui exhale en outre une forte odeur de chlore. Une neutralisation par le bisulfite de soude est alors nécessaire, puis une clarification par l'acide chlorhydrique. Toute cette chimie n'est pas faite pour nous rendre sympathiques à la méthode.

Le *brome* a été proposé par Schumburg. Avec 0 c.c. 2 d'une solution de 20 gr. de brome et 20 gr. de bromure de potassium dans 100 gr. d'eau, l'auteur a stérilisé en 5 minutes un litre d'eau de la Sprée même additionnée de bacilles typhiques ou cholériques. On se débarrasse du brome au moyen de 0 c.c. 2 d'une solution à 9 % d'ammoniaque. Il faut avoir soin d'assurer parfaitement le mélange des deux solutions dans l'eau à stériliser ; dans le cas où cette dernière est dure ou marécageuse la quantité de brome doit être augmentée. D'après Schumburg le procédé mériterait d'être recommandé pour les troupes en campagne, en raison de sa simplicité et de son efficacité rapide. Il est d'ailleurs peu coûteux. Reste à savoir s'il n'y a aucun inconvénient à ingérer l'eau ainsi traitée et qui contiendrait environ 0^{gr}, 15 de brome par litre.

Les *acides* minéraux ou organiques ont pour la plupart des propriétés bactéricides que l'on pourrait songer à utiliser dans des cas particuliers. Stutzer et Burri ont montré que le bacille du choléra était tué dans l'eau additionnée d'acide sulfurique à raison de 0 gr. 03 pour 100 ; d'après Christmas le même bacille est tué par l'acide citrique à 1 pour 1000 ; il serait bon de neutraliser ces solutions avant d'en faire usage comme boissons. A. Pick a constaté qu'une proportion de 1 de vin sur 3 à 4 d'eau tue aussi le bacille du choléra en 5 minutes, grâce à la présence d'acides organiques dans le vin. — Le bacille typhique est beaucoup plus résistant vis-à-vis de ces substances, le vin pur, entre autres, ne le tue pas toujours en 5 minutes.

Purification par filtration.

Nous avons vu, en étudiant les rapports du sol avec l'eau, comment celle-ci pouvait se purifier de toutes ses souillures organiques ou microbiennes pendant son passage à travers les couches terrestres, grâce surtout aux actions de contact, aux attractions moléculaires qui s'exercent entre ses éléments et ceux du sol. Nous savons d'autre part que la matière organique abandonnée dans ces conditions par l'eau est bientôt détruite par les microbes retenus en même temps qu'elle. Ce sont ces divers phénomènes que l'on a cherché à reproduire plus ou moins à l'aide de dispositifs spéciaux destinés à réaliser une filtration efficace de l'eau en moins de temps et sans un aussi long parcours à travers le filtre que dans la nature.

Il faut bien dire que l'on n'a guère réussi à remplir ce programme complexe. Un petit nombre de filtres seulement, dont différentes sortes de porcelaines ou terres cuites poreuses représentent l'élément fondamental, et qui d'ailleurs diminuent, dans d'assez faibles proportions la teneur en matière organique, ont été reconnus jusqu'à présent capables de dépouiller l'eau suspecte de tous ses microbes : mais encore ce phénomène n'est-il point durable, car la végétation microbienne ne tarde pas à envahir ces filtres eux-mêmes qui alors, bien loin de purifier l'eau qui les traverse, deviennent plutôt pour elle, comme tous les appareils qui comportent d'autres substances filtrantes, une source de pollution.

Par suite, contrairement à ce qui se passe pour le sol, aucun filtre artificiel ne peut fonctionner indéfiniment sans être souillé dans sa totalité ; tous ont besoin d'être nettoyés et désinfectés à intervalles très rapprochés pour ne pas agir à l'encontre du but qui leur est assigné. Nous verrons que ces nettoyages et ces désinfections ne sont pas les seuls inconvénients de ces appareils coûteux et dont le fonctionnement, volontiers fertile en surprises graves, ne saurait aller sans une surveillance minutieuse de tous les instants. Il est de toute évidence que de pareils soins ne sont pas à la portée des particuliers et ne peuvent même guère être donnés dans les grands établissements collectifs (établissements scolaires ou hospitaliers, casernes, etc.).

C'est pourquoi, quand elle est dirigée et surveillée par des gens compétents, la *filtration centrale* destinée à purifier l'eau de toute une ville avant sa distribution est peut-être plus digne de confiance que la *filtration locale* pratiquée dans les habitations particulières et collectives ou par les groupes mobiles, soldats ou voyageurs.

Filtration centrale. — C'est le mode de purification auquel les villes qui s'approvisionnent à des collections aqueuses suspectes (cours d'eau ou lacs) ont eu jusqu'à présent le plus souvent recours ; il est quelquefois précédé d'un traitement chimique.

Filtres à sable. — Ces filtres sont des bassins de 2000 à 3000 ^{m2} de surface, à parois étanches, au fond desquels se trouvent de gros drains collecteurs, et qui sont remplis sur une hauteur de 1.20 à 1.40 de couches successives de pierres, de gravier grossier, de gravier fin et de sable, en allant de bas en haut. On lave préalablement ces matériaux et on se sert de tamis pour constituer avec les plus fins des couches très homogènes. Il est évident que la ténuité des éléments des couches superficielles de sable augmentera le nombre et l'étroitesse des espaces lacunaires de la masse, par suite l'étendue et la durée des contacts entre leurs parois et l'eau qui circulera au travers de ces espaces. Il en résultera, comme nous l'avons déjà vu à propos des rapports du sol avec l'eau, que l'écoulement de celle-ci deviendra plus uniforme et en même temps sera ralenti d'une manière très favorable à l'action des attractions moléculaires qui doivent dé-

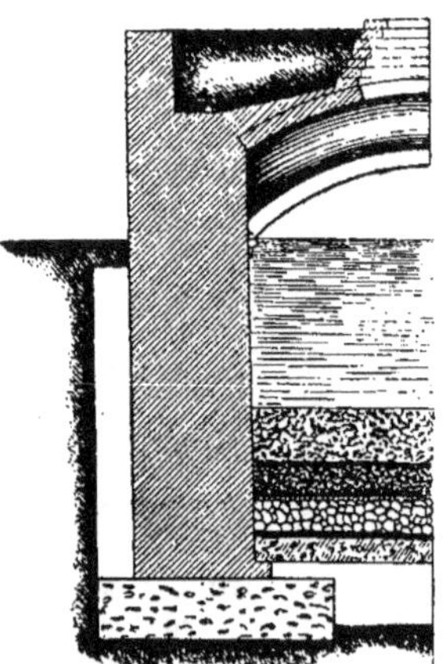

Fig. 12. — *Coupe d'un bassin filtrant de Tegel.*

pouiller cette eau des matières dissoutes ou en suspension qu'elle contient.

Cependant le sable à lui seul filtre encore très mal. Mais peu à peu l'eau admise à sa surface couvre celle-ci d'une membrane grisâtre, glaireuse, sorte de feutrage formé à la fois de débris organiques et minéraux, des algues ainsi que de la majeure partie des bactéries qui se trouvaient en suspension dans l'eau. A partir du moment où ce dépôt surtout microbien est constitué, la filtration commence à se montrer assez efficace ; on dit alors que le filtre est *mûr*. C'est donc cette membrane, qui d'ailleurs ralentit encore la vitesse de passage de l'eau, qui est le véritable filtre, filtre vivant auquel le sable ne sert guère que de support (Duclaux), en outre de son rôle de modérateur de l'écoulement de l'eau. A cet égard on devra d'ailleurs disposer d'une épaisseur de sable suffisante, 60 centimètres à 1m., pour que, étant donnée d'autre part la pression de l'eau, la durée du passage de cette eau permette à la couche microbienne filtrante de transformer une bonne partie de la matière organique venant à son contact.

Les filtres à sable n'ont pas d'influence sensible sur le poids du *résidu fixe* de l'eau, de la *chaux*, des *chlorures* (Wolffhügel, Plagge et Proskauer). Mais, bien que l'on ne retrouve pas, dans l'eau filtrée, de *nitrates*, de *nitrites*, non plus que d'hydrogène sulfuré, elle présente toujours une diminution notable de l'*ammoniaque*, des *matières organiques* et des substances azotées qui se rapprochent du groupe des amides. Piefke a montré que le siège principal de la destruction de la matière organique est localisé précisément dans les régions où s'accumulent les microbes mécaniquement retenus ; ce sont ces microbes mêmes qui, par leur nutrition, consomment la substance organique. Les matières que le filtre ne retient pas sont celles que les microbes ne peuvent pas attaquer, c'est-à-dire qui ne sont pas susceptibles de fermentation ou de putréfaction. Par suite, elles ne sont sans doute pas dangereuses.

Selon Koch la vitesse de progression de l'eau dans le sable ne doit pas dépasser 100 millimètres à l'heure, non seulement pour donner aux phénomènes précédents le temps de s'accomplir mais encore pour éviter l'entraînement d'un trop grand nombre de germes à travers les couches filtrantes et même au delà.

A mesure que le filtre fonctionne la membrane microbienne dont il est recouvert s'épaissit et il faut augmenter la pression pour conserver le même rendement. Mais il arrive un instant où la pression ne saurait être accrue sans risquer de fissurer et disloquer la couche filtrante. Il est alors nécessaire de diminuer l'épaisseur de cette dernière, de nettoyer le filtre, en enlevant d'ailleurs le moins possible de la couche superficielle de sable, elle-même pénétrée de germes sur une certaine épaisseur. Cependant à la suite de plusieurs opérations successives de ce genre le sable n'offre plus une épaisseur assez considérable, et il faut le remplacer ; ce qui arrive environ une fois par an. Le temps qui s'écoule entre le moment où un filtre a été mis en service et celui où son nettoyage s'impose s'appelle la *période* du filtre ; comme sa durée dépend de l'état de souillure de l'eau brute, on la prolonge notablement en faisant séjourner cette eau durant quelques heures dans des bassins de décantation avant de l'admettre sur le sable des bassins filtrants.

D'ordinaire ces derniers sont recouverts d'une voûte destinée à soustraire l'eau aux variations de la température extérieure et aux poussières atmosphériques.

Au point de vue de la stérilisation de l'eau, les résultats obtenus sont incomplets. On pouvait s'en douter du moment où l'on constatait que le sable des filtres était peu à peu envahi par les germes, quoique ceux-ci fussent toujours surtout nombreux dans les couches superficielles : c'est qu'ils y trouvent plus d'oxygène et plus de matière organique. Mais en somme, d'après ce que nous

avons exposé de leur constitution il est aisé de comprendre qu'un filtre à sable
est, comme le dit Duclaux, « quelque chose d'extrêmement fragile », un instrument très imparfait avec lequel il est impossible d'éviter la présence dans l'eau
qui en sort d'une fraction plus ou moins importante des germes qui se trouvaient dans l'eau brute ; et s'il y a des microbes pathogènes dans celle-ci, il peut
s'en rencontrer dans l'eau filtrée. C'est ce qu'ont reconnu, il y a une dizaine d'années déjà, C. Fränkel et Piefke, puis Proskauer à propos des filtres de Berlin.

Plus il y a de germes dans l'eau à filtrer, plus il y en a dans l'eau filtrée. Fränkel et Piefke admettent qu'il ne passe pas plus de 1 germe sur 1000 à travers les
filtres en fonctionnement normal ; d'après Kabrhel cette proportion s'abaisserait
même à 1 sur 7000. Malgré cela, à Berlin, on a renoncé, sur le conseil de Koch,
à filtrer l'eau très riche en microbes de la Sprée.

D'une part la richesse microbienne des eaux de surface est sujette à de grandes
variations, d'autre part le bon fonctionnement des filtres est chose assez aléatoire ; un certain nombre d'incidents prévus ou imprévus diminuent encore singulièrement les garanties offertes en apparence par ces appareils si délicats et d'un
maniement si difficile. De sorte qu'il n'est pas étonnant qu'on les surprenne de
temps à autre en flagrant délit de perméabilité aux germes, même après qu'ils
sont arrivés à maturation. La numération des microbes de l'eau filtrée est un
moyen de contrôle fidèle, indispensable pour renseigner sur le fonctionnement
des filtres et dévoiler en temps utile les défauts spéciaux qu'ils peuvent présenter
(Reinsch). Koch l'a recommandé à la suite de l'épidémie cholérique de Hambourg due, d'après ce savant, à l'infidélité des filtres. L'épidémie de Nietleben aurait eu même origine. Actuellement cette numération est faite chaque jour et pour
chaque bassin dans la plupart des grandes villes allemandes qui filtrent leurs
eaux.

D'après Koch il ne faut pas tolérer plus de 100 germes par c. c. dans l'eau
filtrée, concession déjà scientifiquement très discutable, au reste, et qui suffit à
justifier les réserves de la plupart des hygiénistes sur la valeur des grands filtres
à sable.

La figure 13 ci-dessous reproduit un des bassins de filtration des eaux de la
Tamise à Londres, les plus anciens en date, qui sont découverts, et où les couches

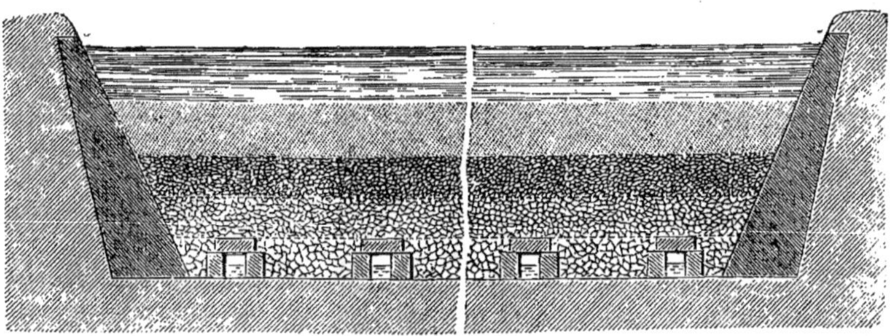

Fig. 13. — *Filtre de la Compagnie Lambeth* à Londres

filtrantes sont du sable de rivière, des coquilles ou du ballast, enfin du gros
gravier à la base. Ces filtres ou ceux analogues des autres Compagnies (leur surface totale dépasse 42 hectares) diminuent, au témoignage de Frankland, la proportion de matière organique dissoute dans l'eau et arrêtent une partie des

corps en suspension ; mais la purification au point de vue bactériologique est presque toujours illusoire, parfois même nulle (Debbin). Bon nombre de villes anglaises ne sont pas mieux dotées à cet égard que Londres.

A Berlin l'eau des lacs de Tegel et de Müggel est filtrée dans 55 bassins voûtés d'environ 2400^{m2} chacun, où la couche de sable représentant la moitié de la masse filtrante atteint 0,60 de hauteur. Ces bassins, dont l'ensemble occupe 129,000^{m2}, peuvent fournir par jour 185,000 m. c. d'eau ; sa teneur moyenne, d'après Günther et Spitta, serait de 34 germes par centimètre cube pour l'eau provenant de Tegel, de 66 germes pour l'eau de Müggel ; assez rarement on en compte plus de 100. Magdebourg, Königsberg, Hambourg, Altona ont des installations semblables ; quelques autres villes allemandes dont Breslau, Lubeck, Brême ne possèdent que des bassins filtrants découverts. Les 18 bassins de Hambourg, pour le filtrage de l'eau de l'Elbe, qui sont parmi les plus récents (1893) atteignent 7000^{m2} de surface ; le sable offre une épaisseur de 1m. et l'eau ne le traverse qu'à raison de 62 mm. à l'heure ; l'eau filtrée obtenue et dont il est fourni environ 200 lit. par habitant, conserve à peu près en toute saison la même teneur en microbes. D'après les documents réunis par Pannwitz, il en serait de même à Altona, à Worms et à Brême ; les résultats sont moins favorables à Kœnigsberg, Posen, Magdebourg. Varsovie filtre également les eaux de la Vistule dans des bassins couverts dont le sable atteint 1 m. d'épaisseur. Paris, à la suite d'un concours qui a donné lieu à un rapport très documenté d'A.-J. Martin, a installé depuis peu, à Saint-Maur et à Ivry, des filtres à sables pour l'eau de rivière, lorsque celle-ci doit obvier à la pénurie des eaux de source pour le service privé.

Filtres en pierre artificielle de Fischer. — Pour réduire l'étendue énorme des installations nécessaires à la filtration par le sable, Fischer a cherché à réaliser un support aussi peu encombrant que possible de l'enduit vaseux et microbien qui représente la partie essentielle des filtres à sable. Dans ce but, il a imaginé de former avec du sable fin agglutiné, au moyen d'un silicate, des plaques de 1^{m2} de surface et 0^m,10 d'épaisseur qui sont cuites à une haute température ; deux de ces plaques réunies et placées parallèlement en laissant entre elles un petit espace vide constituent un élément filtrant, sorte de caisse plate qu'il suffit de plonger dans l'eau pour que celle-ci filtre à travers ses parois de dehors en dedans ; de l'intérieur de l'élément l'eau filtrée est évacuée par un tuyau spécial. Comme ces éléments sont disposés verticalement dans l'eau, il en résulte que dans un bassin donné on peut avoir la même étendue de surface filtrante que dans un bassin huit fois plus grand où serait établi un filtre à sable ordinaire. L'élément Fischer est facile à manier, à nettoyer, voire à désinfecter par la vapeur, ou à remplacer : autres avantages qui ont leur importance. Le débit convenable est d'ailleurs de 4^{mc} par élément et par jour (2^{mc} à 2^{mc},4 par mètre carré et par jour avec les filtres à sable).

La valeur de ces filtres au point de vue bactériologique a été examinée par Bessel-Hagen à Worms où 480 éléments filtrent l'eau d'une partie de la ville ; il a paru que tout en laissant passer des microbes le filtre Fischer offrait cependant à cet égard une certaine supériorité sur les filtres à sable ; Schœfer, Thiele, ont fait la même observation.

Quelques petites villes allemandes ont adopté les filtres en pierre artificielle ; ils ont d'ailleurs besoin d'être non moins surveillés que les filtres à sable.

Autres procédés de filtration centrale. — Nous ne ferons que citer ici quelques procédés peu usités ou dont la description se rattache plutôt à d'autres modes de purification de l'eau.

Le *puits filtrant Lefort*, creusé sur les indications de l'ingénieur de ce nom à Nantes, dans un îlot de la Loire, offre des parois, d'ailleurs étanches, percées de huit rangs de six barbacanes ; chacune de celles-ci est un tube de ciment rempli de sable granitique. Le puits a été en outre entouré d'une épaisseur moyenne de 12 m. de sable protégé du côté du courant par un empierrement. Ainsi disposé, le puits ne doit rien emprunter à la nappe souterraine et son eau vient exclusivement du fleuve à travers le sable. Diverses expertises bactériologiques ont été favorables à la purification obtenue ; mais d'après G. Pouchet, le puits d'essai de Nantes jouirait par sa situation, qui permet au fleuve de laver la surface filtrante, de conditions exceptionnellement bonnes que l'on aurait tort de compter trouver en général ailleurs. Le Comité consultatif d'hygiène s'est prononcé contre ce procédé, les parties filtrantes n'étant pas recouvertes par l'eau d'une manière continue pendant toute la durée de l'action.

Les *galeries filtrantes* au moyen desquelles on a souvent cru obtenir de l'eau des fleuves filtrée au travers de leurs berges seront décrites avec les modes d'approvisionnement aux nappes souterraines (page 123) car, en réalité, ces galeries recueillent surtout l'eau de ces nappes, du moins dans la plupart des cas, et ne provoquent guère de filtration spéciale.

Le *procédé Anderson*, que nous avons rangé parmi les procédés de purification de l'eau par traitement chimique, pourrait à la rigueur figurer ici en raison de l'importance de la filtration qu'il fait subir aux eaux après qu'elles ont été traitées par le fer.

Le *filtre au polarite* (oxyde de fer magnétique et silice) de Howatson que nous retrouverons à propos de l'épuration des eaux d'égouts, est employé par quelques villes anglaises (Reading, Hastings, Keighley, etc.) pour la purification des eaux potables. Le polarite a surtout pour but de dépouiller l'eau de sa matière organique et y réussit assez bien au témoignage d'Ogier et de Van Ermengem ; il réduirait également la teneur microbienne.

Enfin on a proposé d'employer à la filtration centrale les filtres *Maignen* et *Breyer ;* nous les décrirons avec les appareils utilisés par la filtration locale.

Filtration locale. — La filtration locale, ou à domicile, a pour but de suppléer à l'absence de filtration centrale ou de compléter l'œuvre de celle-ci. Les matières à l'aide desquelles on cherche à la réaliser sont assez nombreuses et les appareils destinés à les mettre en œuvre le sont encore davantage. Parmi ces derniers on donnera la préférence aux moins délicats, aux plus simples et surtout à ceux d'un nettoyage facile. Quant aux matières filtrantes il est de toute nécessité qu'on puisse les remplacer ou les désinfecter sans peine.

Filtre Chamberland. — Ce filtre (fig. 14) se compose essentiellement d'une *bougie* creuse en porcelaine dégourdie, fermée partout, sauf à son extrémité inférieure dite *teton* de la bougie. On introduit cette bougie A à frottement dans un tube métallique D où elle est solidement fixée par une rondelle de caoutchouc et un écrou ; le tube est d'ailleurs vissé sur un robinet de distribution par où l'eau s'introduit dans l'appareil pour en sortir, après avoir traversé de dehors en dedans les parois de la bougie, par l'orifice B. Les impuretés de l'eau sont arrêtées à la surface de la bougie.

On peut avoir une série de bougies adaptées à autant de robinets de la conduite d'eau ; ou bien on associe les bougies par groupes sur un tuyau collecteur muni d'embouts, reliés au moyen de tubes de caoutchouc aux tetons des bougies. Dans les établissements où l'eau dont on dispose n'est pas sous pression, on peut l'y mettre au moyen d'un *accumulateur de pression*, réservoir cylindrique que l'on remplit en partie d'eau et où l'on comprime ensuite de l'air avec une pompe aspirante et foulante jusqu'à une atmosphère de pression. Il existe un filtre de campagne (lequel soit dit en passant s'est assez mal comporté dans les expéditions coloniales) dont les bougies réunies sur un collecteur sont plongées dans un récipient solide qui reçoit directement l'eau envoyée par une pompe aspirante et foulante.

Mais au lieu de fonctionner sous pression, comme dans tous les cas précédents, les bougies peuvent aussi fonctionner par aspiration ; elles sont alors faites d'une pâte moins compacte ; l'aspiration est déterminée dans l'intérieur du collecteur et par suite des bougies qui plongent dans l'eau soit au moyen de l'écoulement continu produit par un tube d'évacuation faisant siphon, comme

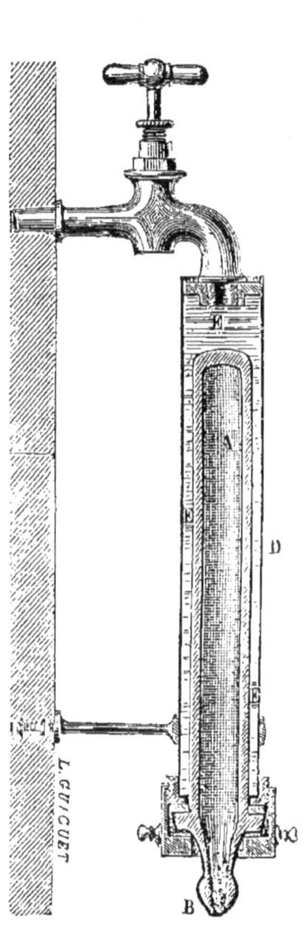

Fig. 14. — *Filtre Chamberland.*   Fig. 15. — *Filtre Chamberland de ménage.*

dans le filtre de ménage (fig. 15) et le filtre « Cosmos », soit au moyen d'une petite pompe comme dans le filtre de voyage.

Les bougies Chamberland sont très fragiles, susceptibles de se fêler ; on devra les contrôler en les plaçant dans l'eau et en refoulant dans leur intérieur de l'air dont on observera le dégagement si les bougies présentent quelque défaut.

Mises au service après avoir été stérilisées, les bougies Chamberland fournissent d'abord une eau absolument pure de germes. Le débit varie avec l'état de souillure de l'eau à filtrer, sa pression et la durée du fonctionnement ; une bougie destinée à fonctionner sous faible pression donnera par exemple au début, avec 1 atmosphère de pression, 4 à 5 litres à l'heure; mais bientôt ce chiffre se réduira à 2 litres, à 1 litre et même moins. La bougie est alors recouverte d'une couche d'impuretés dont il faut la débarrasser. En même temps elle a cessé de fournir une eau stérile, les germes déposés à sa surface ayant fini par traverser ses parois grâce à une pénétration de proche en proche par végétation. Depuis Bourquelot et Galippe qui l'ont signalé les premiers ce fait a été vérifié par tous les savants qui se sont occupés de cette question. La durée de la période pendant laquelle la filtration reste parfaite est d'ailleurs variable : cinq, six ou même huit ou dix jours, selon les bougies, l'impureté de l'eau, sa température, la pression, les microbes en question (Miquel, de Freudenreich, Lacour-Eymard, etc.). A vrai dire les germes qui se développent ainsi dans les bougies de porcelaine (ou de terre d'infusoires du filtre Berkefeld) sont bien plutôt des bactéries vulgaires de l'eau que des germes pathogènes non adaptés à ce milieu, comme l'a fait remarquer Gärtner; récemment S. Wodhead et Cartwrigth Wood ont encore constaté que les bacilles typhiques et cholériques ajoutés à l'eau ne passaient pas à travers le filtre Chamberland ni à travers le filtre de Berkefeld à moins que l'eau ne présentât des conditions nutritives vraisemblablement rares dans la nature. Cependant rien ne prouve que le cas ne puisse se réaliser et d'ailleurs nous savons que le bacille typhique et le bacille cholérique peuvent s'adapter parfaitement au milieu hydrique où ils vivraient à l'état de saprophytes.

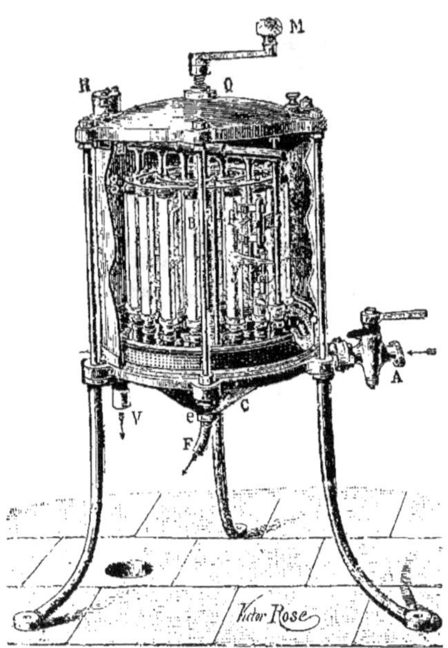

Fig. 16. — *Filtre Chamberland a nettoyeur O. André.*

A, arrivée de l'eau non filtrée. — B, bougie Chamberland. — F, échappement de l'eau filtrée. f, frotteurs en caoutchouc. — J, jets d'eau du nettoyeur. — M, manivelle du nettoyeur.

Il faut donc nettoyer et stériliser fréquemment les bougies Chamberland; c'est là un grave inconvénient, étant donné d'une part la fragilité des bougies et d'autre part les difficultés inhérentes à l'opération. Au lieu des nettoyages à la main, avec une brosse, longs, volontiers imparfaits, et fort dangereux pour l'intégrité des bougies, on a été amené à faire usage du *nettoyeur André* (fig. 16). Les bougies réunies sur un collecteur en nombre variable dans un récipient cylindrique en métal où l'eau arrive sous pression, sont entourées par les organes du nettoyeur proprement dit : entre autres des tubes verticaux, percés d'un certain nombre de petits trous et munis de frottoirs en caoutchouc en contact avec les bougies; après que l'on a supprimé la pression de l'eau, ces frotteurs, par le jeu d'une manivelle extérieure, agissent circulairement et dans le sens vertical sur toute la surface des bougies que lavent en même temps des jets d'eau s'échappent des orifices des tubes verticaux du nettoyeur. Pour faciliter le nettoyage ultérieur on introduit en outre dans l'appareil une poudre d'entretien inerte, très fine, qui empêche l'adhérence intime des dépôts vaseux sur les bougies.

Il n'en est pas moins nécessaire de stériliser souvent les bougies, dont les nettoyages ne font que maintenir la perméabilité à l'eau et retarder l'envahissement fatal par les microbes. La stérilisation à l'eau bouillante est délicate avec ces éléments si fragiles ; celle à la vapeur n'est pas possible partout. On a donc tenté la stérilisation par les antiseptiques chimiques. Guinochet a préconisé à cet effet le permanganate de potasse qui est peu coûteux et offre divers autres avantages : malheureusement, utilisé seul, il n'a pas donné entre les mains de Laveran et Vaillard de très bons résultats au point de vue de la stérilisation. Il serait préférable d'employer, comme l'ont conseillé Couton et Gasser, le chlorure de chaux et l'acide chlorhydrique en solutions au cinquième ; ou encore on aurait recours au procédé de H. Vincent comportant l'immersion successive, pendant 25 à 30 minutes chaque fois, dans deux bains : l'un de bisulfite de soude (5 cc. de la solution commerciale pour 100 d'eau) qui régénère le filtre, l'autre de permanganate de potasse (5 pour 100) qui le stérilise.

Enfin le débit des bougies ne revenant plus après plusieurs nettoyages à ce qu'il était avec les bougies neuves, on traite celles-ci par le bisulfite de soude à 1 p. 20 pour les *régénérer*.

D'après H. Vincent la meilleure méthode pour stériliser et régénérer à la fois les bougies Chamberland consisterait à les traiter par la chaleur sèche, à 280° ou 300°, dans un four à flamber ou un four de boulanger quelconque. Cette opération devrait être renouvelée tous les 7 jours, au moins tous les 9 ou 10 jours.

Tout cela est fort ingénieux mais extraordinairement compliqué et en somme assez coûteux. On ne laisse pas que d'être étonné que l'on ait pu songer à mettre entre les mains du public et à installer dans les casernes des appareils dont le maniement est si délicat et qui exigent une surveillance si minutieuse pour fonctionner d'une manière efficace. Le ministre de la guerre français, après s'en être montré quelque peu prodigue, a reconnu naguère qu'ils n'avaient pas toujours répondu à ce qu'il attendait d'eux. Il est peut-être bien souvent plus simple, comme l'a dit Vallin, de chercher à procurer aux consommateurs une eau qui n'ait pas besoin d'être filtrée.

Filtre Berkefeld. — L'élément fondamental de ce filtre, fort analogue au précédent et qui a été vendu en France sous le nom de filtre siliceux, est une bougie creuse en *terre d'infusoires* (diatomite) où l'eau filtre de dehors en dedans et qui est incluse dans un cylindre métallique ; l'eau à filtrer arrive par une tubulure latérale de ce cylindre ; l'eau filtrée sort

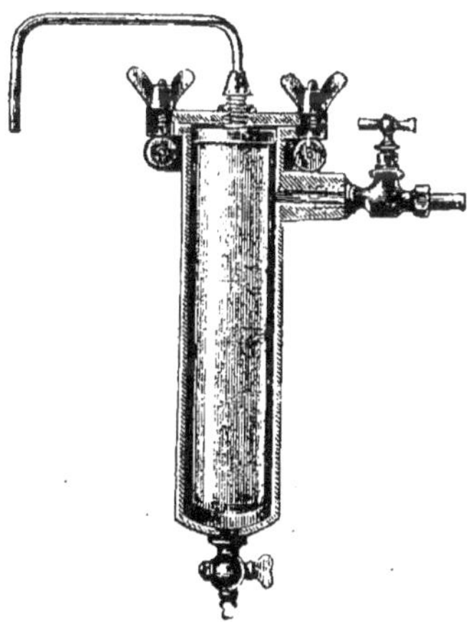

Fig. 17. — *Filtre Berkefeld.*

par la partie supérieure ; au bas de l'appareil se trouve un robinet de vidange (fig. 17). On construit aussi des filtres Berkefeld dont les bougies sont flanquées de brosses permettant de les nettoyer sans les déplacer.

Ces bougies ne seraient pas tout à fait aussi fragiles que les bougies Chamberland. En revanche elles laissent passer les microbes au bout d'un temps bien plus court, d'après les expériences de Sims Woodhead et Cartwright Wood, de Johnston, de Plagge, de Laveran : 3 à 5 jours en moyenne. Mais le filtre Berkefeld a un débit très supérieur à celui du filtre français ; une seule bougie Berkefeld donnerait en 2 heures autant d'eau que 6 bougies Chamberland en 24 heures.

Il existe un filtre Berkefeld de campagne, avec pompe, dont les médecins allemands n'ont pas eu à se louer dans les expéditions coloniales.

Filtre Mallié. — Encore un filtre en porcelaine, d'amiante cette fois, imaginé par F. Garros ; les éléments sont tantôt des bougies tantôt des boules creuses (fig. 18), renfermées dans des cylindres ou des sphères de métal que l'on fixe aux robinets de la conduite d'eau à filtrer. La filtration se fait maintenant du dehors en dedans des bougies ou des boules, contrairement à ce qui se passait avec les premiers filtres Mallié, circonstance qui favorisait la rupture des éléments filtrants et qui a peut-être été cause de la moindre vogue de ces appareils par rapport aux filtres Chamberland et Berckefeld dont ils ont en somme à très peu près les qualités et les défauts. Miquel, puis Sims Woodhead et Cartwright Wood leur ont rendu bon témoignage ; mais le débit serait très faible.

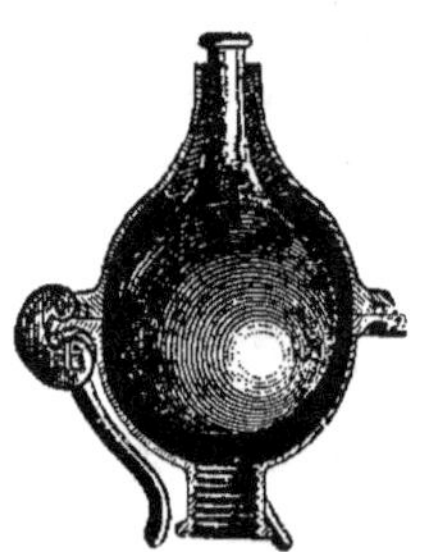

Fig. 18. — *Boule filtrante de Mallié.*

Filtre Maignen. — C'est un des premiers filtres où l'on ait utilisé les propriétés filtrantes de l'amiante, employée ici sous forme de tissu et associée au charbon.

Un vase cylindrique extérieur (fig. 19), ouvert par en haut, reçoit dans son calibre un autre vase plus large en haut qu'en bas et dont le fond est percé d'un trou. Entre le fond du second vase et celui du premier, il reste un espace vide constituant le réservoir d'eau pure et muni d'un robinet. D'autre part, un cône de porcelaine, creux et percé de trous (A) est engagé dans le vase intérieur et s'y fixe à frottement par un prolongement qui passe par le trou ménagé dans le fond de celui-ci. Ce cône de porcelaine est revêtu exactement d'une chemise d'amiante (E), fixée avec des cordes de même substance ; un manchon d'amiante recouvre aussi le prolongement inférieur de cette pièce et contribue à sa fixité dans le trou du récipient intérieur. On délaye, dans un peu d'eau, un paquet de poudre de charbon et de chaux très fine (carbo-calcis) et l'on verse ce mélange dans le filtre par-dessus la chausse d'amiante, qui prend alors l'aspect figuré en C. L'eau passe, en effet, à travers le tissu d'amiante ; mais la poudre de carbocalcis reste à sa surface. Enfin, on remplit l'espace autour du tissu d'amiante avec du charbon animal en grains (D) ; par-dessus on place l'opercule perforé B, surmonté d'un manche et qui porte le nom de *déversoir*, et l'on verse en F l'eau à filtrer.

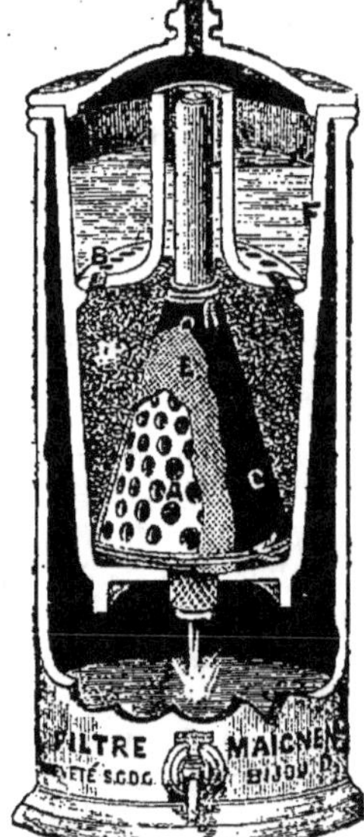

Fig 19. — *Filtre Maignen.*

Pour nettoyer l'appareil on enlève le charbon en grains puis le cône de porcelaine (châssis-filtre) revêtu d'amiante ; on lave le tout à grande eau et on remonte le filtre comme précédemment.

Depuis quelques années les filtres Maignen se composent souvent d'un sac d'amiante renfermant des disques en grès percés de trous ; les différents disques sont séparés par des ligatures incomplètes du sac ; on a ainsi une sorte d'accordéon qui filtre plus vite, mais plus médiocrement, que le type précédent.

Le filtre de campagne « à baquets » se rapproche de ce dernier ; au contraire le « filtre d'escouade » est un filtre en accordéon.

Les filtres Maignen clarifient l'eau, fixent une partie des sels dissous et retiennent beaucoup de matières organiques ; à ce titre ils ont rendu des services dans les expéditions coloniales où c'est déjà quelque chose de pouvoir disposer d'une eau qui ne soit pas de prime abord repoussante. Mais ces filtres ne sauraient jamais priver l'eau de tous les germes qu'elle contient : les expériences de Sims Woodhead et Cartwright Wood, celles de Plagge, ne laissent aucun doute à cet égard.

En 1894, la ville de Cherbourg a essayé de filtrer l'eau très impure de la Divette au moyen de 1140 éléments filtrants de Maignen, du type en accordéon, groupés en 18 batteries ; chaque élément était essentiellement constitué par une couche de charbon granulé entre deux toiles d'amiante. Le tout devait fournir l'énorme quantité de 500 m. c. d'eau à l'heure. Cette filtration laissait dans l'eau un tiers environ des germes qu'elle contenait primitivement ; diverses analyses en accusent de 300 à 1500 par c. c. durant l'hiver de 1898-99, époque à laquelle la fièvre typhoïde sévit sur la garnison et la population de Cherbourg, sans paraître épargner les consommateurs de l'eau soi-disant filtrée par les appareils Maignen. Ces appareils auraient même assez mal fonctionné pour permettre dans certains réservoirs à l'eau filtrée, la constitution de dépôts boueux dus en particulier à l'absence d'étanchéité des joints qui branchent les organes filtrants sur les collecteurs et plongent dans l'eau à épurer.

Filtre de Piefke. — Construit par Arnold et Schirmer, ce filtre est formé d'une série de plaques perforées, superposées, recouvertes de toile métallique en cuivre étamé sur laquelle est déposée une bouillie de cellulose et d'amiante. La filtration a lieu de bas en haut. Le nettoyage du filtre se fait au moyen de sortes de raclettes correspondant à chaque plaque filtrante et fixées à un axe central qu'on met en mouvement au moyen d'une manivelle ; les impuretés et la bouillie d'amiante enlevées sont extraites par le fond de l'appareil.

Déjà Hesse ne considérait pas les résultats obtenus avec ce filtre comme très satisfaisants ; son opinion est corroborée par celle de Plagge.

Filtre Breyer. — L'ingénieur viennois Breyer a adopté, après en avoir plusieurs fois modifié la constitution, un élément filtrant (fig. 21) formé d'un tissu de coton imprégné d'amiante, A, tendu sur des plaques métalliques perforées, B, convexes vers l'extérieur, auxquelles sert de support une autre plaque métallique cannelée, C, qui occupe le centre du corps creux à profil transversal lenticulaire (en coupe) que représente l'élément. Les cannelures de la plaque centrale sont destinées, d'une part, à faire écouler l'eau filtrée vers la base de l'élément, d'autre part, à diriger vers sa partie supérieure les gaz qui auraient pu être entraînés jusque dans ce corps filtrant. Le tissu de coton sur lequel se déposait autrefois l'amiante mélangée à l'eau par le seul effet de la pression de cette dernière en est aujourd'hui imprégné par un procédé spécial qui fixe la matière essentielle de la filtration assez fortement pour pouvoir supporter soit des brossages mécaniques exécutés dans la caisse même où les éléments sont immergés, soit une stérilisation à l'eau bouillante.

Le filtre Breyer a été proposé non seulement pour la filtration à domicile,

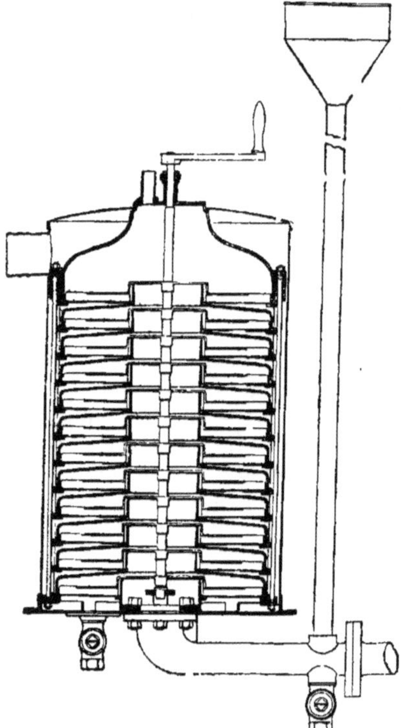

Fig. 20. — *Filtre de Piefke, ou d'Arnold et Schirmer.*

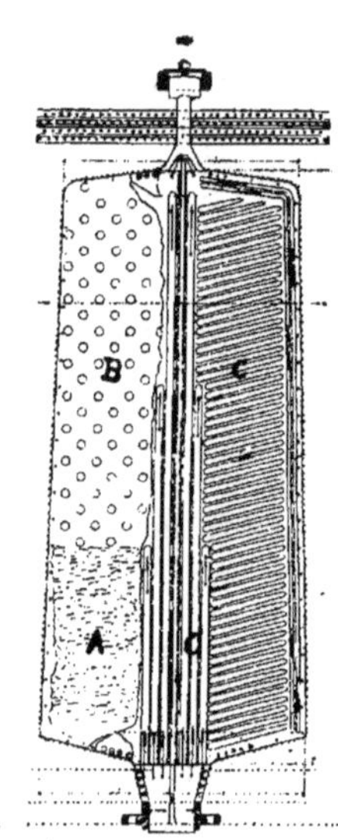

Fig. 21. — *Élément du filtre Breyer.*

mais aussi pour la filtration en grand : un modèle construit dans ce but figurait à l'Exposition d'hygiène de 1895 à Paris.

D'après Grüber et Weichselbaum, Buchner, Plagge, le filtre Breyer laisse toujours passer une certaine proportion des microbes contenus dans l'eau à purifier; cette proportion augmente très vite au bout de deux à trois jours de fonctionnement.

Autres filtres. — Nous citerons encore :

Parmi les *filtres à amiante*, le filtre Trenkler qui se compose de plaques creuses faites d'une sorte de pâte céramique très poreuse mélangée d'amiante, et le filtre de Sellenscheidt dont les éléments sont des espèces de châssis enfermant entre deux plaques métalliques perforées deux couches d'amiante; comme ceux du filtre de Breyer ces éléments dans lesquels l'eau filtre de dehors en dedans sont immergés dans une caisse où l'eau est tantôt sans pression (filtre Trenkler), tantôt sous pression (filtre de Sellenscheidt); le débit varie en conséquence; mais selon Plagge, ni l'un ni l'autre de ces deux filtres n'est supérieur au filtre Breyer;

Les *filtres au charbon*, tels que le filtre Bühring, le filtre Möller, etc. ; jadis très en vogue à cause des propriétés absorbantes du charbon qui lui permettent de clarifier très rapidement une eau, ces filtres qui ne sont guère susceptibles d'arrêter les microbes sont aujourd'hui de plus en plus délaissés; cependant. d'après Sims Woodhead et Cartwright Wood, on trouverait encore en Angleterre beaucoup de filtres au charbon silicaté ou au charbon manganésé bien plus capables, en raison de leur infection progressive, d'augmenter la souillure microbienne d'une eau que de la diminuer ;

Les *filtres à l'éponge de fer*, et surtout le filtre Bischof, très répandus aussi en Angleterre, et qui, comme les précédents. n'ont guère d'action que sur la composition chimique de l'eau.

Purification par chauffage.

Tous les microbes pathogènes acuellement connus, y compris les bacilles charbonneux et leurs spores, bien plus résistantes que les bacilles eux-mêmes

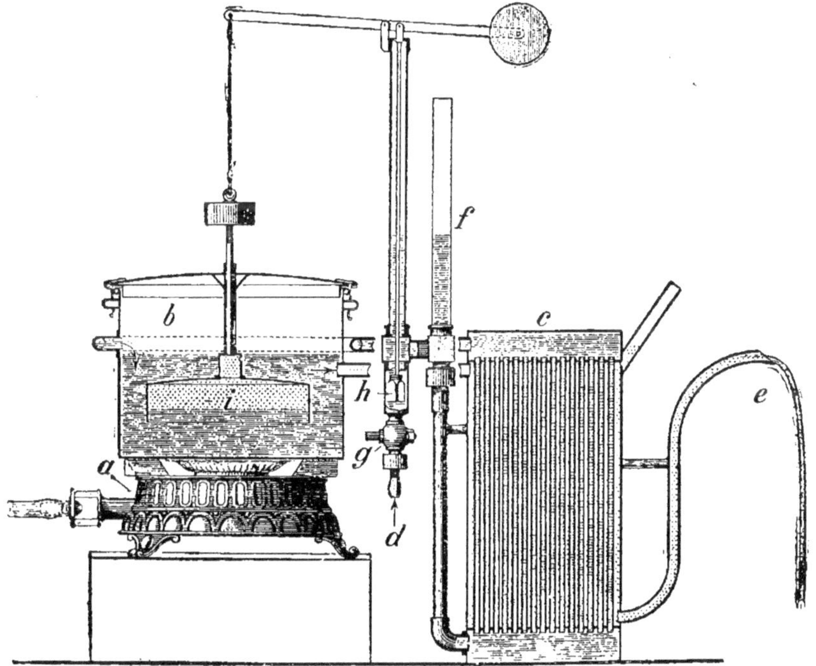

Fig. 22. — *Stérilisateur d'eau de Werner v. Siemens.*

a, fourneau a gaz ou a pétrole. — b, marmite a couvercle, en laiton. — c, échangeur de température; d, raccordement avec la conduite d'eau. — e, issue de l'eau bouillie. — f, indicateur de niveau. montrant la quantité d'eau *affluente*. — g, robinet d'arrêt. — h, intercepteur automatique. — i, flotteur. - Quand l'eau est en ébullition dans la chaudière b, le flotteur est soulevé et l'intercepteur abaissé laisse libre l'afflux de l'eau brute. si cet afflux est tel que l'eau cesse de bouillir, le flotteur plonge, l'intercepteur interrompt l'arrivée de l'eau et empêche qu'une portion de celle-ci échappe a la stérilisation.

succombent à la température de 100° dans l'eau, prolongée dix à quinze minutes. C'est la connaissance de ce principe qui a conduit à proposer le chauffage de l'eau suspecte pour lui enlever ses propriétés morbigènes.

Beaucoup de germes pathogènes périssent même vers 60° ou 70°. Il suffit rigoureusement de chauffer l'eau à 100° au *maximum* pour être certain qu'elle ne transmettra ni la fièvre typhoïde, ni le choléra, les deux fléaux qu'on l'accuse presque exclusivement de véhiculer. Pourtant, des hygiénistes ont cru devoir encourager des appareils qui stérilisent à 115° ou 120°, soit qu'ils aient craint que des microbes pathogènes encore inconnus aient réellement besoin d'une pareille température pour succomber, soit qu'ils aient voulu supprimer jusqu'au rôle banal des saprophytes dans l'eau.

La température de 100°, c'est-à-dire l'*ébullition* de l'eau, détruit naturellement, en même temps que les bactéries, les infusoires, les algues, les vers, etc. Elle détruit les ferments solubles non figurés, mais point d'une façon certaine et constante les toxines. L'eau perd par l'ébullition de la matière organique. qui se coagule, des sels terreux et des gaz. Mais elle est loin d'être entièrement privée de ses gaz et surtout de ses sels ; elle retient de ceux-ci 75 à 80 p. 100, et elle récupère bien facilement et assez vite en se refroidissant une notable proportion d'air.

Cependant l'eau qui a subi l'ébullition est fade et peu agréable à boire quoiqu'on en ait dit ; c'est à notre avis un gros inconvénient pour les groupes qui n'ont pas l'habitude de consommer l'eau de boisson à peu près uniquement sous forme d'infusions de thé ou de café. Il en résulte qu'en général on ne peut songer à faire bouillir l'eau de boisson qu'à titre exceptionnel, par exemple pour combattre momentanément une épidémie, pour traverser un pays insalubre. Au reste, c'est une mesure très onéreuse dès qu'il s'agit d'approvisionner de la sorte des groupes importants. Mais ce n'en est pas moins la seule méthode de purification — presque exclusivement microbienne à vrai dire — recommandable aux particuliers et même aux petites collectivités.

L'eau peut être portée à l'ébullition durant 10 à 15 minutes dans n'importe quelle marmite, pourvu que celle-ci ne soit pas graisseuse ; l'essentiel est ensuite de refroidir assez rapidement le liquide et de l'aérer sans donner lieu à une trop grande multiplication des germes qui auraient survécu ou qui proviendraient de l'atmosphère durant le refroidissement.

Mais il y a quelques années on a construit soit en Allemagne, soit en France divers appareils pour la stérilisation de l'eau par la chaleur dans lesquels est appliqué le principe de l'échange de température, c'est-à-dire que le courant d'eau froide entrant dans l'appareil côtoie le courant d'eau chaude qui s'en écoule en sens inverse ; d'où une certaine économie de combustible et livraison immédiate d'eau à une température voisine du degré convenable pour la consommation.

Nous citerons parmi les appareils allemands qui portent l'eau à peu près à 100° le stérilisateur de Strebel qui débite 100 litres d'eau à l'heure et consomme 7 ᵐᶜ,50 de gaz par mètre cube d'eau ; celui de W. v. Siemens (fig. 22) qui, dans de bonnes conditions, maintient pendant sept minutes et demie l'eau à 100°, et la laisse écouler à 34° à raison de 36 litres à l'heure pour une consommation de 33 décimètres cubes de gaz : ce dernier appareil est surtout fait pour purifier de ses germes pathogènes l'eau nécessaire à une habitation.

Le stérilisateur de David Grove porte déjà l'eau à 105°, et la livre à 17°5 à raison de 100 litres à l'heure pour une consommation de 4 m. c. de gaz pour 1000 litres d'eau.

En France, on a préconisé l'appareil Rouart, Geneste et Herscher (fig. 23) où la température s'élève dans la chaudière entre 120° et 130°, sous pression, par suite sans vaporisation. L'eau est donc complètement stérilisée. ce qui nous paraît d'une utilité douteuse. Elle circule au sortir de la chaudière dans un échangeur, formé d'un récipient plein d'eau froide où se déroule le serpentin de la conduite d'eau chaude; puis elle passe dans un clarificateur dans lequel elle abandonne ses matières en suspension.

Outre le grand modèle fixe (fig. 23), il existe un modèle mobile de l'appa-

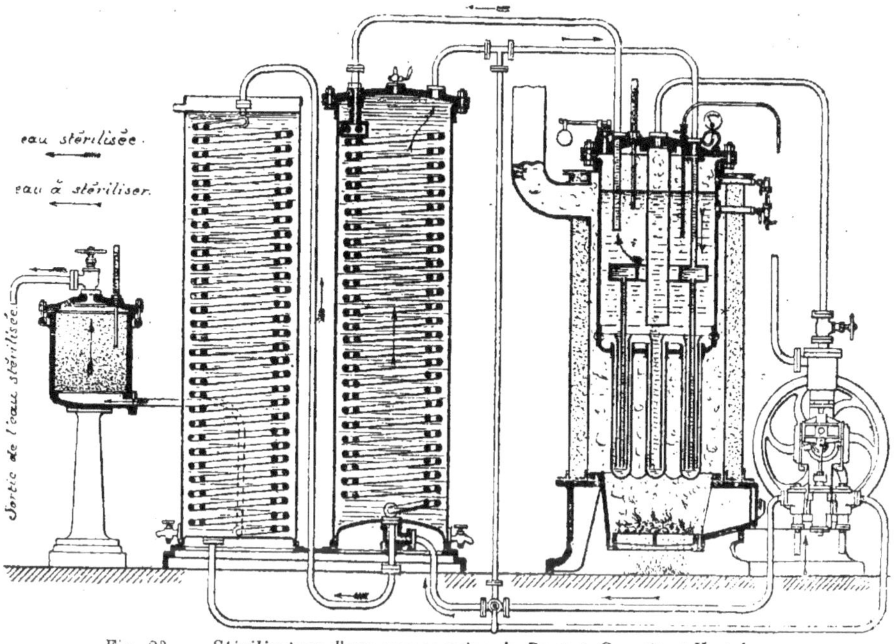

Fig. 23. — *Stérilisateur d'eau sous pression de Rouart, Geneste et Herscher.*

reil Rouart, Geneste et Herscher, ainsi qu'un modèle pour l'usage domestique qui ne comporte pas d'échangeur.

Bibliographie. — W. Hesse : *Ueber Wasserfiltration* (Zeitschrift f. Hyg., I, 1886). — Piefke (C.) : *Aphorismen über Wasserversorgung vom hygienisch-technischen Standpunkte ausbearbeitet* (Ibid. VII, 1889). — Du même : *Aphorismen über Wasserversorgung. Einrichtung und Betrieb von Filteranlagen* (Ibid. VIII, 1890). — Duclaux : *Le filtrage des eaux* (Ann. d. l'I. P., IV, 1890). — Frænkel (C.) et Piefke (C.) : *Versuche über die Leistungen der Sandfiltration* (Zeitschr. f. Hyg., VIII, 1890). — Des mêmes : *Filteranlagen für Städtische Wasserleitungen* (D. v. f. œ. Gesundheitspflege, XXIII, 1891). — Schipiloff (Mlle C.) : *Stérilisation de l'eau par le permanganate de potasse* (Rev. méd. de la Suisse romande, 1892). — De Freudenreich : *Ueber die Durchlässigkeit der Chamberland'schen Filter für Bakterien* (Centralbl. f. Bakteriolog., XII, 1892). — Babes (V. et A.) : *Ueber ein Verfahren Keimfreier Wasser zu gewinnen* (Ibid., XII, 1892). — Martin (A.-J.) : *La stérilisation des eaux par la chaleur* (Revue d'Hyg., XIV, 1892). — Burlureaux : *Epuration de l'eau de boisson* (Archives de méd. expérim., IV, 1892). — Ohlmüller : *Ueber die Einwirkung des Ozons auf Bakterien* (Arbeiten a d. K. Gesundheitsamte, VIII, 1892). - Miquel : *Du pouvoir stérilisant des filtres en biscuit* (Annales de microg., 1893). — Teich (M) : *Das Verfahren von Babes zur Gewinnung von Keimfreies Wasser* (Archiv. f. Hyg., XIX, 1893). — Schultz (H.) : *Ueber den Wasserabkochapparat des Geheimrath D Werner v. Siemens* (Zeitschrift f. Hyg., XV, 1893). — Koch (R.) : *Wasserfiltration und Cholera* (Zeitschrift f. Hyg., XIV, 1893).

— PICK (A.) : *Ueber die Einwirkuny von Wein und Bier, sowie von organischen Säuren auf die Cholera und Typhus-Bacterien* (Archiv f. Hyg., XIX, 1893). — KIRCHNER : *Unter-suchungen über die Brauchbarkeit der Berkefeld-Filter* (Zeitschrift f. Hyg., XVI, 1893). — M. TRAUBE : *Einfaches Verfahren Wasser in grossen Mengen Keimfrei zu machen* (Ibid., XVI, 1894). — E. VALLIN : *La régénération par agents chimiques des filtres Chamberland* (Revue d'Hyg., XVI, 1894). — F. COREIL : *Purification des eaux* (Annales d'Hyg., XXXI, 1894). — J. ARNOULD : *La Stérilisation alimentaire* (Paris, 1894). — E. GUINOCHET : *Les Eaux d'alimentation* (Paris, 1894). — SIMS WOODHEAD et CARTWRIGHT WOOD : *An inquiry into the relative efficiency of water filters in the prevention of infective disease* (British med. Journ., 1894, Anal. *in* Rev. d'Hyg., 1895). — A. GÆRTNER : *Hygiene des Trinkwassers* (Congrès d'Hyg. de Buda-Pesth, 1894). — BORDAS et CH. GIRARD : *Epuration chimique des eaux par le permanganate de chaux* (C. R. Acad. d. Sc., 1895). — G. KABREHL : *Experimentelle Studien über die Sandfiltration* (Archiv f. Hyg., XXII, 1895). — PLAGGE : *Untersuchungen über Wasserfilter* (Ver. œff. a. d. Geb. d. Militär-Sanitätswesens, IX, 1895. Anal. *in* Rev. d'Hyg., 1895). — VAN ERMENGEM : *De la stérilisation des eaux par l'ozone* (Ann. d. l'I, P., IX, 1895). — A. LODE : *Die Gewinnung von Keimfreiem Trinkwasser durch Zusatz von Chlorkalk* (Archiv f. Hyg., XXIV, 1895). — F. COREIL : *L'Eau potable* (Paris, 1896). — A.-J. MARTIN : *Rapport sur le concours de la ville de Paris pour l'épuration ou la stérilisation des eaux de rivière destinées à la boisson* (Revue d'Hyg., XVIII, 1896). — J. SCHÆFER : *Ueber die Sandplatten-Filter System Fischer in Worms* (Monatschr. f. Gesundheitspfl., 1896). — DUNBAR : *Zur Frage über die Natur und Behandlung eisenhaltigen Grundwassers mit besonderer Berücksichtigung der Eisenauscheidung bei Privatbrunnen* (Zeitschrift f. Hyg., XXII, 1896). — E. VALLIN : *Les eaux d'alimentation de la banlieue de Paris* (Revue d'Hyg., XIX, 1897). — H. VINCENT : *Sur le meilleur mode de stérilisation des filtres Chamberland* (Archives d. méd. et d. pharm. milit., XXIX, 1897). — G. KABREHL : *Eine Vervollkommnung des Filtrationseffektes bei der Centralfiltration* (Hyg. Runsdschau, VII, 1897). — SCHUM-BURG : *Ein neues Verfahren zur Herstellung Keimfreien Trinkwassers* (Deutsche med. Woch., 1897). — G. SCHLEMMER : *Les filtres à pression au point de vue de la prophylaxie des maladies infectieuses* (Annales d'Hyg., XXXIX, 1898). — VAN ERMENGEM : *Rapport sur l'assainissement des villes d'Ostende, Mariakerke et Middelkerke* (Gand, 1898). — PANN-WITZ : *Die Filtration von Oberflächenwasser in den deutschen Wasserwerken während der Jahre 1894 bis 1896* (Arbeiten a. d. K. Gesundheitsamte, XIV, 1898). — SIMS WOODHEAD et CARTWRIGTH WOOD : *An inquiry into the relatine efficiency of water filters in the preven-tion of infective disease* (British med. Journ., 1898. Anal. *in* Rev. d'Hyg., 1898). — H. BERGÉ : *Stérilisation des eaux alimentaires par le peroxyde de chlore* (Le Mouvement hy-gién., 1898). — MARMIER ET ABRAHAM : *La stérilisation industrielle des eaux potables*, Rev. d'Hyg. 1899.

5° APPROVISIONNEMENT D'EAU

Approvisionner d'eau un groupe c'est lui assurer la libre disposition en quantité suffisante d'une eau recueillie et distribuée dans les conditions les plus favorables à l'intégrité de ses qualités naturelles.

Nature et étendue des besoins. — Voici quels sont les principaux besoins auxquels l'approvisionnement d'eau d'une ville doit satisfaire :

a. Besoins de la maison : Boisson, cuisson des aliments, lessivage, soins de toilette, bains, cabinets d'aisance, arrosage de jardins, boisson des animaux, nettoyage des écuries, voitures, chevaux, etc.

b. Besoins publics : arrosage et nettoyage des rues, lavage des égouts, fon-taines, jardins publics, incendies.

c. Besoins de l'industrie.

On a souvent essayé de calculer les chiffres de consommation correspondant à ces divers besoins ; mais naturellement ceux-ci sont très variables d'une ville à l'autre suivant les habitudes du pays, le développement des jardins et des rues, l'importance de l'industrie. On use plus d'eau là où elle est largement employée pour l'évacuation de tous les immondices par les égouts. En Allemagne, la moyenne de consommation pour 15 villes qui pratiquent le tout à l'égout est d'environ 100 litres par tête et par jour, tandis que dans 35 autres, où ce mode d'éloignement des immondices n'est pas appliqué, la moyenne ne dépasse pas 75 litres. D'un autre côté, il y a presque toujours un notable gaspillage dans les localités où les particuliers s'abonnent à l'année et n'ont pas de compteur, comme le prouve la moindre consommation dans le cas contraire. Ainsi elle s'élève à 115 litres en moyenne dans 20 villes allemandes qui n'ont qu'un petit nombre de compteurs, alors qu'elle se maintient à 71 litres seulement dans 20 autres villes du même pays où la presque totalité de l'eau est distribuée par des compteurs. D'ailleurs, le taux de l'eau disponible par habitant doit augmenter avec le chiffre de la population.

« Il faut trop d'eau pour qu'il y en ait assez », a dit Foucher de Careil ; c'est là un aphorisme parfois utile à rappeler, mais qui n'est pas d'une application indéfinie ; car l'eau coûte à faire entrer comme à faire sortir des villes.

Finalement, on peut estimer avec Gärtner que 100 litres d'eau par tête et par jour suffisent en général ; pour E. v. Esmarch, c'est plutôt là un chiffre maximum ; Brix voudrait le voir porter à 120 litres et même à 150 litres pour peu qu'il s'agisse d'une ville ayant quelque industrie ; Rubner en demande autant pour les villes importantes dotées du tout à l'égout. Dans les agglomérations rurales on pourra se contenter de beaucoup moins de 100 litres. En Angleterre, 128 villes reçoivent en moyenne 142 litres par tête et par jour ; les villes américaines ont souvent des approvisionnements énormes ; en France, Paris, Besançon donnent près de 250 litres par jour à chacun de leurs habitants ; Dijon et Montpellier 230 à 240, Tours et Orléans 190 à 200, Toulouse, Nantes et Lyon 140 à 150.

En cas de nécessité, on peut tolérer que les divers besoins d'une agglomération urbaine ne soient point tous satisfaits avec une eau de même nature ; si l'on ne disposait pas d'eau de très bonne qualité en quantité suffisante, on réserverait celle-ci pour la distribution aux habitations ou établissements collectifs, et une eau de qualité inférieure servirait au nettoyage des voies publiques, des égouts, ainsi qu'à l'alimentation des usines. Pour la rue et les égouts on pourrait même, dans les ports de mer, comme cela a lieu volontiers en Angleterre et comme le conseille J.-W. Cockerill, avoir recours à l'eau de mer.

Il est indispensable, au moment de déterminer la quantité d'eau totale nécessaire à une ville, d'en prévoir dans une certaine mesure le développement ultérieur.

Le taux de la consommation journalière varie avec l'époque de l'année (maximum en juin-juillet, minimum en janvier-février) et les jours de la semaine (maximum le samedi, minimum le dimanche) ; dans une même journée c'est de 11 heures à midi, puis de 4 h. à 5 h. que l'on use le plus d'eau. Mais en tous cas la quantité d'eau disponible pour chaque habitant doit l'être constamment ; les distributions intermittentes ont, comme nous le verrons, toutes sortes d'inconvénients, à commencer par le gaspillage : car, quand vient le moment de recevoir de l'eau fraîche, les habitants s'empressent d'évacuer la portion d'eau de la veille restée dans les réservoirs de maison.

C'est aux ingénieurs qu'il appartient de déterminer le rendement que l'on est en droit d'attendre des diverses collections aqueuses naturelles auxquelles les villes empruntent leur approvisionnement. Quand il s'agit d'une nappe souterraine qui jaillit sous forme de sources ou que l'on atteint au moyen de puits, il convient d'en observer les allures pendant une période aussi prolongée que possible, de se renseigner sur le régime des pluies dans la zone de terrain qui l'alimente et d'étudier la progression de l'eau à travers les couches qu'elle traverse avant d'atteindre la nappe. On se livrera en même temps à l'expertise hygiénique de la collection naturelle dont on se propose de se servir. On s'exposerait presque certainement, en négligeant quelque point de ces recherches quantitatives et qualitatives, à de graves désillusions. Même en procédant avec la plus grande prudence, on n'a pas toujours réussi à les éviter.

Dispositifs de collectionnement. de puisage, de captage. — Toutes les eaux de pluie, de fleuve ou de rivière, de nappes souterraines, dont il a été question au début de ce chapitre, peuvent être appelées, selon le cas, à approvisionner les groupes humains. Nous allons exposer sommairement, en insistant seulement sur les points qui intéressent l'hygiène, les dispositifs au moyen desquels on s'en empare. Nous aurons également à apprécier la valeur sanitaire des approvisionnements ainsi constitués.

Approvisionnement en eau de pluie. — Dans les pays chauds, où l'évaporation est très abondante, dans ceux où le sol pour une raison ou pour une autre ne conserve pas l'eau des précipitations atmosphériques, on peut être obligé, pour approvisionner des villes, voire des maisons isolées, de recueillir dírectement l'eau de pluie dans des *citernes*, vastes réservoirs ordinairement souterrains ou à peu près, en maçonnerie cimentée dont l'étanchéité, soit de dedans en dehors, soit de dehors en dedans, doit être la première qualité. On y fait arriver les eaux qui ruissellent sur les toitures ou même sur les pentes des terrains avoisinants. Des voûtes épaisses protègent à la fois l'eau collectée dans la citerne contre les souillures extérieures et contre les variations de la température atmosphérique. La citerne sera d'ailleurs agencée de manière à ce que le nettoyage en soit très facile.

Nous avons dit que l'eau de pluie était relativement pure tant qu'elle n'a pas été en contact avec la surface du sol : ce n'est pas le cas, d'après ce qui précède, pour une bonne partie de l'eau collectée dans les citernes. Aussi faudra-t-il du moins avoir soin de ne pas recueillir la première portion des averses, qui entraîne le plus gros des poussières et même des ordures déposées sur les toits. Souvent on filtre l'eau avant de l'introduire dans la citerne : d'après ce que nous savons des filtres il est permis de se demander si cette méthode améliore l'eau finalement emmagasinée autrement qu'au point de vue des caractères physiques.

Une des rares villes d'Europe qui possède un assez grand nombre de citernes. Venise, paraît y renoncer peu à peu.

Approvisionnement en eau fluviale ou lacustre. — Bon nombre de villes empruntent tout ou partie de leur approvisionnement au cours d'eau qui les traverse ou au lac dont elles sont voisines. Ces eaux sont d'abord sujettes à de grandes variations de température; mais en leur qualité d'eaux de surface elles sont surtout exposées à de multiples souillures, étant donnée précisément la population qui se presse sur leurs bords et en use si volontiers pour se débarrasser de tous les résidus de la vie quotidienne ou des déchets d'industrie. On se préoccupera, pour choisir l'endroit où s'effectuera la prise d'eau dans une rivière ou un fleuve, des diverses conditions offertes par ce cours d'eau ; on déterminera les points où lui arrivent le plus de souillures, et on prendra l'eau au-dessus d'eux, c'est-à-dire en amont des villes; de préférence assez loin des rives, en plein courant, à quelque hauteur au-dessus du fond pour éviter d'agiter et d'entraîner des dépôts. Parfois on fait communiquer avec le cours d'eau des bassins où s'opère une décantation et dans lesquels on puise l'eau; plus souvent on fait plonger dans la rivière une conduite d'aspiration en fonte dont l'orifice est protégé contre l'introduction de corps volumineux par un grillage, et qui aboutit d'autre part à une usine élévatoire; il vaut mieux d'ailleurs faire arriver naturellement l'eau par communication dans un puits ou chambre d'eau où l'on puise par aspiration l'eau entretenue à niveau constant (Bechmann).

Grâce à sa masse et aux phénomènes de décantation qui s'y opèrent, l'eau des lacs, à distance convenable des rives, est bien supérieure à celle des rivières ou des fleuves.

Elle n'en est pas moins encore suspecte, comme c'est le cas pour l'eau du lac de Genève, au dire des bactériologistes suisses; pour celle du lac Michigan qui alimente Chicago à l'aide d'une prise d'eau située pourtant à 3 kil. de cette ville, en plein lac; pour celle du lac de Zurich que l'on filtre, de même qu'à Berlin celle des lacs de Tegel et de Müggel.

L'approvisionnement en eau de fleuve ou de rivière, encore plus suspect, est cependant très répandu. La majeure partie de l'eau de Londres provient de la Tamise; celle de Hambourg, d'Altona, de Magdebourg, de l'Elbe; celle de Varsovie, de la Vistule; celle de Worms du Rhin; Marseille boit l'eau de la Durance, Libourne celle de la Dordogne, Nantes celle de la Loire, les communes de la banlieue de Paris celle de la Seine, etc. Toutes les localités ainsi approvisionnées ont dû recourir à la filtration pour tenter d'améliorer leur eau : nous avons vu combien la chose est difficile et à quel médiocre résultat on arrive d'ordinaire.

New-York est une des rares villes alimentée en eau de rivière qui ne semble pas avoir besoin de filtres : mais cette eau est tiède en été. Paris non plus ne filtre pas l'eau de la Seine, de la Marne, de l'Ourcq, mais les réserve, au moins en principe, pour le nettoyage des égouts, des rues, etc.

On barre quelquefois une petite rivière pour réunir en un étang ou un petit lac artificiel toutes les eaux qui ruissellent sur les pentes de sa vallée. Ce procédé que l'on rencontre çà et là en tous pays, et qui paraît surtout répandu en Angleterre, ne donne pas en général des eaux exemptes de tout soupçon; mais il expose en revanche à de terribles catastrophes résultant de la rupture des barrages.

Approvisionnement en eau de galeries filtrantes. — Le procédé de captage dont il s'agit ici consiste à ouvrir dans les terrains d'alluvions composés surtout de sables et de graviers qui bordent les cours d'eau des tranchées parallèles aux rives de ceux-ci, et dont le fond atteint au moins ou dépasse même le niveau du lit de la rivière ou du fleuve. On a supposé que régulièrement l'eau qui envahit de telles tranchées provenait du cours d'eau après avoir filtré à travers les 20 ou 30 mètres d'épaisseur de sol qui séparent d'ordinaire la rivière d'une tranchée.

Or, comme nous l'avons déjà dit, rien n'est moins certain. Au contraire le cas le plus fréquent est que la soi-disant galerie filtrante reçoive surtout le tribut des nappes souterraines qui la plupart du temps convergent vers le fond des vallées et alimentent les cours d'eau visibles qui s'y trouvent. Il se peut que en

certains points et dans des conditions convenables l'eau fluviale vienne concourir
pour une part à l'alimentation des galeries ; d'abord dans les temps de crue,
quand la pression s'élève du côté du cours d'eau et que d'ailleurs celui-ci
recouvre des parties de ses berges habituellement à sec, parfois crevassées, en
tous cas non recouvertes de l'enduit vaseux qui imperméabilise à peu près le lit
ordinaire de l'eau ; mais alors ce sont plutôt des communications presque
directes qui s'établissent entre les cours d'eau et la galerie, et l'eau de celle-ci
prend mauvais aspect. Que si d'ailleurs la tranche relativement peu épaisse de
terrain laissée entre la rivière et la tranchée fonctionnait en réalité comme filtre,
elle ne tarderait pas, comme tous nos filtres, à s'imperméabiliser peu à peu et à
ne plus filtrer du tout : la chose au reste a dû se produire quelquefois, entre
autres à Lyon, ce qui a obligé à allonger les galeries ou à en ouvrir de nouvelles. Cela n'a pas lieu du côté de la nappe souterraine parce que ici la surface
filtrante est énorme par rapport à la surface d'écoulement (Duclaux).

L'opinion de Belgrand, de Durand-Claye, de Herscher, à savoir que les eaux
qui remplissent les galeries établies le long des cours d'eau proviennent exceptionnellement de ceux-ci et presque toujours des nappes souterraines, peut être
vérifiée dans les cas particuliers par l'étude comparée de la température, de la
composition chimique, du titre hydrotimétrique des eaux auxquelles on a
affaire. Les eaux des galeries plus fraîches l'été, plus chaudes l'hiver que celles
du cours d'eau voisin, ne lui appartiennent sans doute pas, dit Duclaux, car la
masse du prétendu filtre qu'elles devraient traverser est trop faible pour déterminer pareils changements de température. Enfin l'examen bactériologique,
s'il est tenu compte d'autre part des circonstances de temps et de lieu, peut aussi
servir à élucider la question.

La conclusion de Duclaux est que, pour s'éclairer sur la valeur des eaux
recueillies dans une galerie filtrante il faudra surtout porter son attention sur
les résultats de l'enquête locale relative aux conditions de la nappe souterraine.
Un assez grand nombre de villes françaises tirent leurs eaux de galeries filtrantes : Toulouse, Lyon, Nancy, Angers, Nevers, Blois, Nîmes, etc. En Allemagne, il en est de même de Dresde. L'eau de Nancy est volontiers trouble, ce
qui pourrait bien tenir à l'existence de communications trop directes entre la
Moselle et les galeries. Contrairement à Arloing, Belgrand puis Clavenad et
Bussy, enfin Duclaux ont émis l'avis que les galeries de Lyon ne recevaient pas
beaucoup d'eau du Rhône. Il en serait de même à Toulouse d'après Brouardel
et Ogier ; à vrai dire l'eau de la nappe souterraine serait là assez suspecte
(Guiraud).

Kabrehl conseille cependant de creuser des puits ou des galeries filtrantes le
long des cours d'eau, plutôt que d'y puiser directement ; on filtrerait ensuite sur
de grands filtres à sable l'eau déjà relativement pure ainsi obtenue.

On peut rapprocher des galeries filtrantes la méthode qui consiste à collecter
par un *drainage* spécial, voire par de véritables galeries, les eaux de nappes
superficielles sur une étendue parfois considérable : naturellement on devra
s'adresser à des régions incultes et non fréquentées, comme les dunes ou certaines vallées, afin d'avoir une eau non souillée. Les quantités ainsi recueillies
sont sujettes à de grandes oscillations.

L'utilisation des eaux de drainage, recommandée en Angleterre par Ward et
Chadwick, est en vigueur à Rugby, Farnham, Sandgate, Paisley, Ayr, Kilmar-
nock, etc. La méthode paraît avoir réussi à Cassel, Danzig, Gotha, et moins bien
à Kœnigsberg. La ville de Wiesbaden a installé dans les vallées de Werlitzthal
et Walkmühlenthal, des tuyaux de drainage (il y en a 3,000 mètres dans la

première) qui vont jusqu'à la roche et versent leur eau dans des galeries de collectionnement. Amsterdam draine les dunes de son voisinage. En France Montauban, Limoges, Rennes, Granville ont été alimentées par les eaux de drainage de vallons humides. Poitiers, Tarbes ont eu recours au même procédé.

Approvisionnement en eau de puits. — Les particuliers et les villes empruntent également l'eau qui leur est nécessaire aux nappes souterraines à l'aide de puits plus ou moins profonds.

Puits ordinaires. — On creuse les *puits ordinaires* dans toute espèce de terrains, pourvu qu'il y ait une nappe d'infiltration à quelques mètres de profondeur. Le plus souvent, on entame de quelques décimètres la couche imperméable sous-jacente à la nappe. La paroi du puits est revêtue, dans la partie supérieure à la nappe, d'une maçonnerie au ciment et à la chaux hydraulique; au niveau de la nappe, d'une maçonnerie en pierres sèches ou, si elle est étanche, percée de *barbacanes*. C'est par là seulement que l'eau doit pénétrer après avoir filtré dans une grande épaisseur de terre. On comprend que, si l'on vient à épuiser dans la chambre ainsi formée, on y détermine un abaissement de niveau et par suite un appel, et que l'eau de la nappe y afflue par l'effet de la charge.

La maçonnerie est terminée en haut par une *margelle*, débordant le sol, qui empêche les eaux superficielles d'arriver dans le puits. De même, un toit impénétrable, au-dessus de l'orifice, écarte les eaux de pluie, les poussières, les corps volumineux qui pourraient tomber dans le collecteur. Quand le procédé d'extraction de l'eau s'y prête, c'est-à-dire quand au lieu du seau on emploie la pompe, il est bien plus avantageux de fermer aussi hermétiquement que possible l'orifice du puits et de prévenir ainsi l'introduction directe de toute souillure d'origine superficielle.

Un puits fermé de la sorte peut fournir une eau sinon irréprochable au moins inoffensive même au centre d'une ville. Il convient, toutefois, de ne pas braver sans nécessité le danger des infiltrations organiques et d'éviter, pour les puits, le voisinage des fumiers et dépôts d'immondices, des puits absorbants et des fosses d'aisance. A Lille, dans bien des maisons, la fosse et le puits sont vraiment gémellés, c'est-à-dire séparés à peine par quelques mètres de terre. La fosse pouvant n'être pas indéfiniment étanche, c'est évidemment une pratique malpropre et dangereuse. Les alentours d'un puits doivent être parfaitement libres; il est bon d'y revêtir le sol d'un pavage imperméable.

Puits profonds. — Ces puits traversent sans rien lui emprunter la nappe superficielle et vont atteindre les nappes profondes, moins exposées aux souillures; ils consistent souvent en simples forages avec revêtement métallique ou *tubage* des parois. Les villes qui s'approvisionnent de cette manière réunissent plusieurs puits par des galeries, et des pompes puissantes agissant sur un puits central déterminent une aspiration dans l'ensemble du système.

Les *puits abyssiniens* (fig. 24) ou *puits Norton*, dits aussi puits instantanés à cause de l'usage que l'on peut en faire en campagne, ne sont autre chose qu'une variété de puits tubés qui s'enfoncent plus ou moins profondément dans le sol. Un tube de fer de 4 à 6 centimètres de diamètre intérieur, terminé par une pointe d'acier percée de trous, s'enfonce dans le sol; on visse à l'extrémité supérieure de ce premier tube un second tube, et au bout de celui-ci un troisième, etc., jusqu'à ce que la nappe cherchée ait été atteinte. On surmonte alors le tout d'une pompe.

D'après Lindley, Francfort-sur-le-Mein retire 30,000 mc. d'eau par jour
d'une nappe située dans les couches de gravier de la région boisée qui s'étend
au S.-O. de la ville. Cette nappe a été atteinte par 490 puits de 5 centimètres
de diamètre distants les uns des autres de 5 mètres.— D'après Bechmann,
Venise a eu recours au même procédé.

La distribution de Charlottenbourg, qui alimente aussi le quartier ouest de
Berlin, est empruntée à quatorze puits abyssiniens de 27 à 38 mètres de profondeur. A 15 ou 30 mètres au-dessous de la surface, ces puits traversent une
couche d'argile épaisse de 1 à 5 mètres, au-dessous de laquelle se trouve une
couche puissante de gravier aquifère. Ils se rattachent
à trois galeries qui convergent dans un réservoir unique.

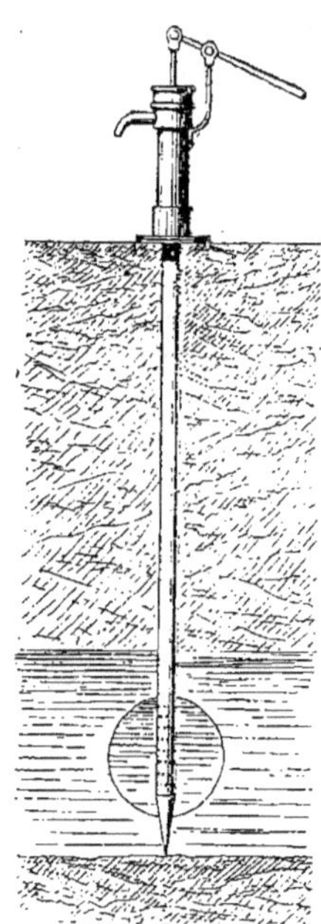

Fig. 24. — *Puits abyssinien.*

La ville de Kiel est alimentée par deux groupes de
puits. Le premier comprend 17 puits en maçonnerie,
profonds de 6 à 8 mètres, du diamètre de 1^m,20 à 2
mètres, creusés en un terrain gazonné, à distance des
habitations. Le second groupe est formé de trois puits,
dont l'un plonge, à 50 mètres du bord, dans le lac
même de *Schulensee*, sous lequel on a reconnu la présence d'une nappe abondante. Il est profond de 20
mètres, avec un diamètre de 4 mètres à la base et de 2
mètres à l'orifice ; il est fait d'anneaux de fer forgé
d'un mètre de hauteur, rivés les uns sur les autres. Le
produit de ces divers puits, 7,000 mc. par jour, est
réuni à l'aide de siphons et de pompes dans des réservoirs d'où partent les conduites de distribution.

Les villes de Roubaix et Tourcoing (170,000 hab.)
sont approvisionnées par douze puits profonds creusés
dans la région de Marchiennes. Des avant-puits de
1^m,20 de diamètre, cuvelés en maçonnerie, descendent
jusqu'à 18 mètres de profondeur ; le reste consiste en
sondages de 0^m,50 de diamètre, descendant encore à
18 mètres environ, à partir du fond des avant-puits.
Une galerie maçonnée recueille par des branchements
les eaux de tous les forages, placés sur une ligne parallèle à la Scarpe et distants de 100 mètres les uns des
autres. On compte sur 15,000 mc. d'eau par jour.

Dunkerque emprunte 12,000 mc. d'eau par jour à
la nappe de Houlle (Pas-de-Calais), à l'aide de forages
de 0^m,50 de diamètre, descendant à des profondeurs de
8 à 30 mètres.

On sait que la Compagnie Kent, à Londres, la seule qui fournisse une eau
convenable, doit cette eau, 40,000 mc., à dix puits artésiens forés à Greenwich
et Woolwich. Ces puits ont 4 mètres de diamètre au jour et 1^m,80 au fond.

Augsbourg utilise la nappe puissante qui descend des *Allgœuer Alpen*. Trois
grands puits, d'un diamètre de 4 mètres, à 100 mètres l'un de l'autre, réunis
par des galeries de collectionnement, forment la prise d'eau. La conduite
d'amenée jusqu'au réservoir inférieur part du puits du milieu.

Strasbourg, Kiel, Hanovre, Baden-Baden, se sont donné des distributions
d'eau souterraine suivant cette méthode.

Dans certaines contrées les eaux profondes ainsi extraites ont l'inconvénient
de renfermer des oxydes de fer solubles ; mais on s'en débarrasse sans peine,
comme nous l'avons précédemment indiqué.

Puits artésiens. — Ces puits d'où l'eau jaillit de couches très profondes, en
pression, ne sont guère que des auxiliaires pour l'alimentation des villes. Il en

existe 4 à Paris, fournissant 7000 mètres cubes d'eau, 11 à Tours, 17 à Venise, un assez grand nombre à Charleston.

Approvisionnement en eau de sources. — Les eaux de sources, jadis recherchées pour leur fraîcheur et leur limpidité, le sont aujourd'hui sur le conseil de tous les hygiénistes, pour leur pureté habituelle au point de vue microbien.

Pour utiliser l'eau d'une source, il est nécessaire de *capter* cette source. Les travaux de captage, dit Bechmann, consistent à rechercher les filets naturels, à les dégager, à les suivre et à en recueillir le produit. S'ils sont peu abondants, un simple *drain* suffit; s'ils fournissent un plus grand volume d'eau, on construit une *galerie;* on a recours à une *chambre* pour la captation d'un groupe naturel de sources ou pour rassembler les apports d'une série de drains ou de galeries. Quand la source jaillit en jets verticaux de la profondeur du sol, on emprisonne les *bouillonnements* dans des chambres maçonnées sans radier. On recouvre le tout d'un toit ou plutôt d'une voûte, sur laquelle on étend une épaisseur de terre suffisante pour que l'on puisse y semer du gazon et même y planter des arbres, en vue de maintenir la température égale de l'eau. Le réservoir de captage régularise le débit de la source et permet la précipitation des particules de sable que l'eau ramène de terre en jaillissant. Il faut en faire un lors même que la source sort de terre dans la localité qui en use. C'est d'ailleurs une protection pour l'eau, quand le travail est bien fait. A moins de nécessités particulières, on évite d'abaisser non plus que de relever le plan d'eau.

De la chambre de captage part un aqueduc d'amenée dans lequel l'eau chemine par la gravitation quelquefois jusqu'au collecteur de distribution, plus souvent jusqu'à un bassin intermédiaire, dit *réservoir inférieur*, d'où l'eau est refoulée par des machines élévatoires dans le *reservoir supérieur*, ou de distribution. L'altitude de celui-ci détermine la pression avec laquelle l'eau arrive en ville et aux divers étages des habitations.

Les villes captent, d'ordinaire, plusieurs sources à la fois dans la même zone territoriale. Dans ce cas, chaque cuvette de captage est réunie, par un aqueduc particulier, à une conduite principale de collectionnement. Parfois, une source, qui se trouve sur le passage de la conduite principale, s'ouvre directement dans celle-ci. Il est préférable de laisser distinctes et avec un canal afférent particulier toutes les sources, parce que, s'il survenait une altération dans la nature de l'eau de distribution, il serait plus facile de reconnaître la source dans laquelle une altération est réalisée et de la supprimer.

Il est clair qu'on ne doit pas accepter, pour une distribution urbaine, des sources menacées d'infiltrations suspectes par le voisinage de dépôts putrides, par la pratique des irrigations à l'eau d'égout ou avec les eaux industrielles. Tout d'abord on aura soin de remonter les travaux de captage jusqu'à la source géologique, c'est-à-dire jusqu'aux terrains en place, car entre eux et le point d'apparition au jour, dans le trajet qu'elle effectue sous les éboulis, l'eau est très exposée aux contaminations. Les ouvrages de captation seront aussi profondément placés que possible et bien étanches. Il en sera de même de la conduite d'amenée sur tout son parcours. Un certain *périmètre de protection* devra d'ailleurs être établi autour de l'émergence des sources de manière à protéger efficacement leurs eaux contre les ruissellements et les infiltrations superficielles. A vrai dire il faudra cependant surveiller tout le périmètre de la nappe d'alimentation. Rappelons que si dans ce périmètre la surface du sol n'est occupée que par des forêts, des prairies, des espaces incultes et inhabités, la nappe souterraine a toutes chances de conserver une intégrité parfaite.

Depuis 1896, la ville de Paris reçoit quotidiennement près de 600.000 mètres cubes d'eau, dont 200.000 environ en eau de source, ce qui pour 2.500.000 habitants représente 80 à 90 litres d'eau de qualité convenable par tête et par jour. Et cependant il ne faut pas une bien longue période de chaleur et de sécheresse pour rendre l'approvisionnement insuffisant : non pas que l'apport diminue beaucoup, mais parce que la consommation augmente alors notablement.

Un grand nombre de villes françaises ont eu recours aux eaux de source ; pour une raison ou pour une autre toutes ces eaux ne sont malheureusement pas à l'abri de toute souillure.

Lille a les sources du vallon d'Houplin ; Le Havre, celles de Saint-Laurent et celles de Sainte-Adresse ; Bordeaux, les sources de Budos et autres ; Clermont-Ferrand, les sources de Royat et des Combes, sortant des coulées de lave ; Montpellier, les sources de Saint-Clément et du Lez ; Saint-Etienne, celles de la vallée du Paran ; Rennes, les sources de la Minette et de la Loisance ; Rouen, Limoges, Amiens, Dijon, ont des eaux de sources. Grenoble reçoit l'eau des sources de Rochefort, qui est parfaite. Guéret, Morlaix, Villefranche (Rhône), Epinal, Chambéry, Caen, ont exécuté, depuis peu, des travaux d'amenée d'eau de source.

A l'étranger, parmi les villes alimentées en eau de source, il faut citer : Vienne, Munich, Stuttgard, Aix-la-Chapelle, depuis peu Naples, etc.

Chez nous les petites localités ont fait beaucoup d'efforts pour s'approvisionner en eau de sources. Il serait à désirer que l'Etat leur vînt en aide dans une certaine mesure afin de favoriser ces heureuses tendances.

Distribution de l'eau. Réservoirs et conduites. — Nous avons déjà dit qu'en principe la distribution d'eau devait être *unique*, c'est-à-dire que toute l'eau distribuée fût de même qualité. Cependant, si l'eau de bonne qualité n'était pas assez abondante pour fournir à tous les besoins, on la réserverait aux usages domestiques et l'on établirait une *double* distribution, de manière à ne livrer aux services de la rue et aux usines que de l'eau de qualité inférieure. C'est là toutefois une assez grande complication (Bechmann). En tous cas, il doit être entendu que la dualité de distribution ne s'étendra pas aux habitations où il faut absolument ne laisser pénétrer que de l'eau excellente, sous peine d'exposer les consommateurs à de continuelles confusions, involontaires ou non, résultant surtout de l'insouciance. La distribution sera d'ailleurs *permanente* : le consommateur doit avoir continuellement à sa disposition l'eau en telle quantité qu'il désire, dans l'état où elle se trouve dans les tuyaux. Le robinet libre est en conséquence le mode de distribution obligé. Mais en même temps pour prévenir le gaspillage, des appareils de mesure détermineront la quantité d'eau qui sera entrée dans chaque maison.

Enfin, l'eau sera distribuée sous pression, de manière à pouvoir l'amener à tous les étages des maisons et à mettre partout, à la portée de tous, ce précieux élément d'hygiène.

Évidemment, il est déplorable de faire traverser par des conduites d'eau des foyers de souillures, de les exposer au contact d'infiltrations provenant d'un égout disjoint, d'une fosse d'aisances non étanche, etc., comme le fait a été observé. Mais il nous semble que certains se sont volontiers illusionnés sur la possibilité qu'il y a dans ces circonstances pour les souillures, quelles qu'elles soient, à pénétrer dans une conduite *où l'eau se trouve en pression* : la chose ne saurait guère se produire que momentanément, lorsqu'on interrompt pour quelque raison l'arrivée de l'eau dans la conduite. Oesten a cependant observé

un cas, fort exceptionnel sans doute, où l'eau passant dans une conduite exerçait
une aspiration sur l'extérieur par une perforation de la paroi du tuyau, dirigée
obliquement de dehors en dedans dans le sens du courant.

Réservoirs. — Si l'eau captée peut faire tout le trajet qui la sépare des consommateurs par simple gravitation, il suffit d'un réservoir, à la périphérie de
la ville, placé à une altitude telle que l'eau arrive à destination avec une pression qui la monte à tous les étages (2 à 3 atmosphères). Lorsque la gravitation
ne peut suffire qu'à une partie du trajet, on établit au point où l'eau arrive
naturellement un *réservoir inférieur*, d'où elle est refoulée par des machines
élévatoires dans le réservoir rapproché de la ville (ou même situé en ville), qui
devient alors le *réservoir supérieur*. A Paris, les réservoirs supérieurs sont à
compartiments ou à étages superposés, renfermant une eau différente les uns
des autres. Dans les villes de quelque étendue on élève un second réservoir
supérieur à l'extrémité de la ville opposée à celle où se trouve le premier. Ce
second réservoir permet de limiter la capacité du premier, et surtout maintient
la pression dans tout le réseau, dont les dernières ramifications n'auraient
presque plus d'eau dans les moments de grande consommation, par le fait que
les immeubles situés sur les conduites d'amont exploitent énergiquement
celles-ci. Pour cette raison, on l'appelle *réservoir d'équilibre*.

Les réservoirs doivent contenir au moins toute l'eau nécessaire à la consommation moyenne d'un jour et 20 p. 100 en surplus, en vue de satisfaire aux
oscillations du débit.

On leur donne une profondeur utile de 3 à 5 mètres. On a pu en pratiquer
quelques-uns dans le sol, dans une excavation de rochers. Quand il faut les
élever sur une assise de maçonnerie et employer le fer dans leur construction,
leurs parois sont enveloppées de corps mauvais conducteurs. Le mieux est de
les englober dans une bonne épaisseur de terre, dont on gazonne la surface :
c'est un excellent moyen de prévenir les variations de température.

Tout réservoir est muni d'une *vanne* ou d'une *bonde* de départ, d'un tuyau
d'évent, d'un déversoir de *trop-plein*, d'un indicateur de niveau, d'une *bonde
de vidange*. Il importe, en effet, que le nettoyage puisse s'opérer aisément; il
est utile que le réservoir soit en outre divisé en deux parties indépendantes
par une cloison verticale afin que le service ne soit pas interrompu pendant ce
temps ou en cas de réparations.

Conduites d'amenée. — On amène encore parfois l'eau à l'aide de *rigoles*
creusées dans le sol (dérivation de la Durance par Montricher), ou de canaux
en maçonnerie et ciment, découverts ou abrités par une voûte sur laquelle on
rejette la terre. Lorsque les canaux sont assez profonds, la culture peut continuer à se faire par-dessus; si le canal est en relief, on se contente de gazonner
la terre qui le recouvre.

Mais on emploie surtout comme aqueducs des conduites en maçonnerie ou
en ciment à section circulaire ou ovoïde, avec un diamètre intérieur de 1^m,60
à 1^m,80 recouvertes d'au moins 0^m,80 de terre. Il est rare qu'on leur fasse encore franchir les cours d'eau ou les vallées sur ces arcades monumentales (pont
du Gard, *arches de Jouy-les-Metz*), qui faisaient l'orgueil des constructeurs
d'autrefois. On fait de simples *ponts*, des *siphons*, ou au besoin des *ponts-
siphons*, lorsque l'on craint, pour la conduite, une trop forte charge.

D'ailleurs, les aqueducs modernes se prêtent à des inflexions dans le sens
latéral. On évite seulement les sinuosités trop fréquentes ou trop accentuées et

« les points hauts », où l'air s'accumulerait et ferait obstacle à l'écoulement.

Les aqueducs *secondaires*, des sources au collecteur, sont des tuyaux en béton moulés par bouts de 0m,60 à 1 mètre et de 0m,30 à 0m,35 de diamètre.

Quand il y a lieu à refoulement d'un réservoir inférieur au réservoir supérieur, la *conduite ascensionnelle* doit être double, en prévision des accidents. On la munit, le plus près possible de la pompe, d'un *réservoir d'air de refoulement*, qui régularise l'ascension de l'eau. Le profil de cette conduite ne peut dépasser la *ligne de charge* ni s'abaisser beaucoup au-dessous.

Les siphons et toutes les parties de la canalisation qui travaillent sous forte pression, sont en tuyaux de fonte généralement accouplés au moyen du joint Gibout, qui, comme le montre la figure ci-dessous, permet une notable inclinaison des tuyaux, ainsi que le jeu de la dilatation.

Les conduites doivent présenter de distance en distance, chaque 300 mètres environ, des ouvertures de descente et des orifices de décharge ; ces derniers permettent d'évacuer le trop-plein de l'aqueduc, s'il y a lieu, et de détourner le courant, lorsqu'il y a des réparations à faire sur un point. Indépendamment de ces ouvertures, on établit des tourelles de ventilation à 1,500 ou 2,000 mètres de distance l'une de l'autre, quand les conduites parcourent un long trajet. Enfin sur les conduites travaillant en pression, on établit, s'il y a lieu, des caisses à air qui régularisent la pression.

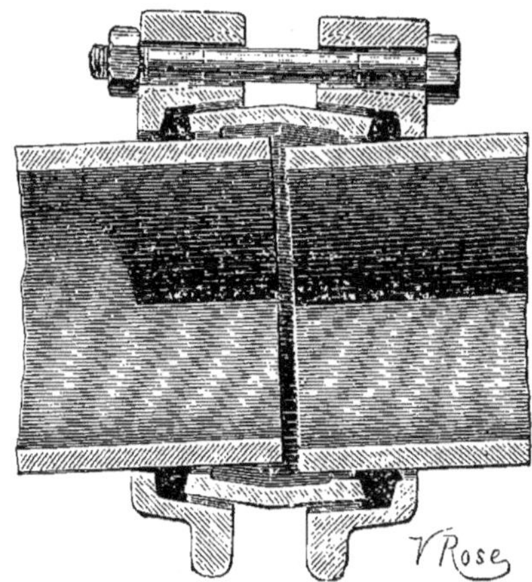

Fig. 25. — *Inclinaison permise par le joint Gibout.*

Conduites de distribution. — En ville, sous les rues, ces conduites sont le plus souvent en fonte, placées à 1 mètre ou 1 mètre 50 de profondeur de manière à éviter à la fois la gelée et les trépidations causées par le passage des voitures. Parfois ces conduites, comme à Paris, sont fixées au sommet de la voûte des galeries d'égouts en maçonnerie. Dans ce cas les bouts de tuyaux sont réunis par le joint à bague (fig. 26). Si la conduite est enterrée on emploie plutôt l'assemblage à emboîtement (fig. 27) avec joint au plomb.

Des *pièces de raccord*, des *manchons*, des *manchons à tubulures*, servent à former les parties courbes ou angulaires des conduites ainsi que les embranchements.

Les grosses conduites ont des regards ou *trous d'hommes ;* toutes, des *tuyaux d'évent* ou ventouses, des *robinets d'arrêt* (robinet-vanne), des *robinets de décharge*, des *soupapes de sûreté*. On peut au besoin exécuter un certain nettoyage de ces grosses conduites au moyen de hérissons de fer.

On a fait usage aussi des tuyaux *Chameroy*, en tôle, enduits intérieurement de bitume et de cire et revêtus à l'extérieur d'une couche épaisse de bitume. Cette préparation semble devoir prévenir, aussi bien que l'enduit de goudron et d'huile de lin préconisé pour les tuyaux de fonte par A. Smith, Parkes, Ripley-Nichols, la formation des *dépôts ferrugineux* ou *tubercules* qui obstruent les conduites, comme on l'a vu à Aberdeen, à Boston, à Ettrecht, à Saint-Etienne, à Cherbourg et à Grenoble, où, en 1883, elles avaient réduit de plus de moitié l'apport de l'eau. Ce sont, paraît-il, les eaux non calcaires, mais alcalines et aérées, qui possèdent la propriété d'attaquer le fer des tuyaux.

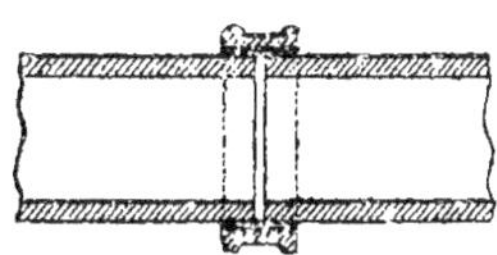

Fig. 26. — *Assemblage à bague.*

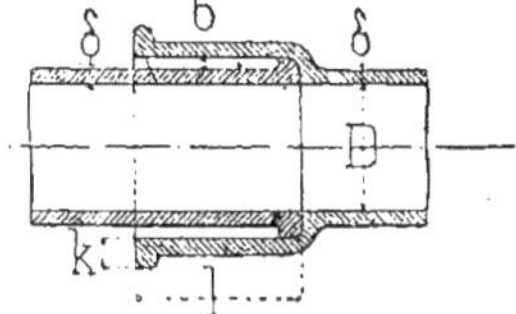

Fig. 27. — *Assemblage à emboîtement.*

Les petites conduites qui se dirigent vers les habitations sont dans l'immense majorité des cas en plomb, métal qui a de grands attraits en raison de son bon marché et de la facilité avec laquelle il se prête aux courbures nécessaires pour la pose des tuyaux dans les immeubles. Nous allons étudier à la fin de ce chapitre, dans un paragraphe spécial, les inconvénients ou les dangers qu'amène quelquefois l'emploi des tuyaux de plomb.

Les tuyaux de plomb ne doivent pas traverser un sol humide, très calcaire, non plus qu'une gangue en ciment à la chaux (Besnou, v. Knorre), sous peine de devenir rigides, cassants et même de se corroder tout à fait. On les préserve du contact du ciment au moyen d'un manchon de fer. D'ailleurs les tuyaux seront partout protégés contre la gelée, mais laissés apparents dans les locaux, et jamais noyés dans l'épaisseur des murailles; ils devront être facilement abordables dans toute leur étendue. On les placera de préférence contre des murs de refend et on les enfermera au besoin dans une sorte de gaine de bois pouvant s'ouvrir.

La distribution devant être *continue*, il n'y aura dans les maisons aucun de ces réservoirs où l'eau ne peut que perdre ses qualités essentielles de fraîcheur et de pureté. Si l'on était cependant obligé d'en passer par là, on aurait recours à des réservoirs en tôle galvanisée de forme cylindrique, bien abrités contre les poussières, dans un local parfaitement éclairé et aussi peu soumis que possible aux changements de température.

Pour éviter le gaspillage, si fréquent surtout en été, époque à laquelle la population tend à employer l'eau comme réfrigérant, un *compteur* sera placé sur la conduite d'alimentation de chaque immeuble, et les habitants paieront l'eau réellement dépensée par eux. Il va sans dire que l'on s'efforcera de livrer l'eau moyennant une très faible redevance qui limitera les abus sans jamais entraver un très large usage. (A Berlin le mètre cube d'eau se paie environ 20 centimes, de même qu'à Breslau, à Stuttgart, à Wiesbaden, à Darmstadt; ce prix s'abaisse à 12 centimes 1/2 à Hambourg, Carlsruhe, Dresde, Strasbourg; à 10 centimes et même moins à Kœnigsberg, Stettin, Elberfeld et dans de nombreuses autres villes allemandes).

En dehors du gaspillage par les particuliers, les distributions d'eau ont à compter avec les pertes de toutes sortes qui réduisent toujours dans une assez notable proportion la quantité d'eau débitée par les réservoirs avant son entrée dans les habitations.

Les robinets de la maison et des cours sont raccordés à des branchements de calibres divers, se terminant aux cuisines, au cabinet de toilette, à la salle de bains, aux water-closets, dans les urinoirs, aux postes-d'eau, etc. L'ajutage du cabinet d'aisance débouche ordinairement dans un réservoir de chasse muni d'un flotteur. Pour les autres raccords, ils ferment au moyen de robinets *à vis*, dont la lumière est progressivement obturée par un clapet garni de cuir ou de caoutchouc. Ils sont moins sujets aux fuites que les anciens robinets à boisseau et quand il s'en produit il suffit de remplacer la garniture.

Les robinets *intermittents* ont pour but de prévenir le gaspillage d'eau. « Lorsqu'on a fait la manœuvre d'ouverture, ils laissent passer une quantité d'eau déterminée par un réglage préalable ; puis, ce volume écoulé, ils se referment spontanément par l'effet d'un mécanisme intérieur sur lequel le consommateur n'a point d'action et dont il ne peut empêcher le fonctionnement ; il faut renouveler la manœuvre pour obtenir une nouvelle quantité d'eau » (Bechmann). Le robinet Chameroy est le type de ce genre le plus connu en France ; dans cet appareil, le temps de l'ouverture est limité par une sorte de *cataracte*, c'est-à-dire par un très petit écoulement à travers un orifice capillaire qui finit par ramener l'obturateur dans sa position primitive. Les Anglais emploient depuis longtemps des appareils analogues *(Waste-preventer)*.

En Angleterre, on tient beaucoup à ce que les tuyaux et réservoirs desservant les water-closets soient *disconnectés* d'avec ceux de l'eau de boisson, dans la crainte que, la pression venant à manquer dans ceux-ci, les gaz des latrines ne soient aspirés dans la conduite. C'est une précaution bonne à imiter.

Les tuyaux de plomb. — L'usage des tuyaux de plomb est très ancien et très répandu. Cependant, *à priori*, le contact d'un liquide alimentaire avec un métal toxique éveille l'idée d'un danger pour les consommateurs du premier. En fait, ce danger existe et les accidents qui le traduisent ont été signalés de temps immémorial (Vitruve, Galien, Palladius). Des catastrophes presque contemporaines, de même origine, ont eu un certain retentissement. Ainsi, les cas d'empoisonnement observés sur la famille d'Orléans, par H. Guéneau de Mussy, au château de Claremont (1848) et résumés par A. Chevallier (1853) ; les faits rapportés par Moizard (1877), Kœchlin-Schwartz (1879), E. Richard (1880) ; ceux de Huddersfield (1879-1882), qui ont donné lieu à un procès fameux devant la chambre des lords ; de Sheffield (1885), de Mirfield ; les intoxications nombreuses (au moins 92), constatées à Dessau, en 1886, par le médecin du cercle Richter ; celles que Pullmann a signalées (1887) à Offenbach-sur-Mein, etc.

Cependant, les villes anciennes, Rome (Varron), le Paris de Philippe-Auguste, Constantinople, Clermont-Ferrand, comme Belgrand le faisait remarquer, et l'immense majorité des villes modernes ont usé des conduites privées en plomb et continuent à le faire. A première vue, les accidents consécutifs sont infiniment au-dessous de la vulgarité de la méthode. A Paris, Champouillon constatait, en 1873, que sur 108,000 malades reçus dans les trois hôpitaux militaires de la métropole, il n'avait pas été signalé *un seul cas* d'intoxication saturnine.

Cette opposition entre la fréquence du danger et la rareté des accidents explique qu'il y ait eu à la fois, d'un côté une sorte de croisade pour la suppression radicale des tuyaux de plomb (de Laval, Hamon), de l'autre une résistance de parti pris. On ne saurait nier que la disparition absolue des dangers ne soit dans la première solution ; mais, comme le remplacement des tuyaux de plomb n'est pas absolument simple et qu'il y aura longtemps encore de ces sortes de conduites, le mieux est d'examiner dans quel cas l'eau attaque le plomb, dans quelles conditions cette action est dangereuse, ou au contraire quelles circonstances, naturelles ou voulues, protègent les consommateurs contre l'intoxication saturnine.

A l'occasion des accidents de Dessau, G. Wolffhügel a résumé les données de la chimie et de l'expérience sur ces points divers. Ce travail met en relief :

1° *L'influence capitale et décisive du mélange de l'air* avec l'eau (Yorke, Philipps, Horsford, Faiszt, Kersting, Pettenkofer, Johnson, Balard, Fordos), surtout s'il y a alternance entre l'action de l'eau et celle de l'air (Philipps, Smith, Pettenkofer, Bobierre, Besnou). L'eau pure, sans air, n'attaque pas le plomb. Avec l'air, il y a formation d'hydrate d'oxyde de plomb, soluble dans 10 à 12,000 parties d'eau. Souvent, d'après Bonsdorff, Horsford, Stalmann, Balard, R. Nichols, la formation d'oxyde serait précédée de celle d'un sous-oxyde insoluble dans l'eau et dans les solutions salines, et qui, en se déposant, tapisserait la surface du métal.

Si l'air, en contact avec l'eau, est riche en *acide carbonique*, ou que l'eau elle-même en renferme, libre ou demi-combiné, il se forme, avec l'oxyde de plomb, du carbonate de plomb basique, très peu soluble dans l'eau (à peine 1 partie dans 4,000,000 d'eau), qui se précipite, dans les tuyaux, sur la paroi métallique. C'est une réelle protection. Cependant, si CO_2 était en excès, ce qui est rare, le carbonate de plomb passerait en partie à l'état de bicarbonate, relativement soluble (Pappenheim, Reichardt, Christison, Yorke, Graham, Hofmann, Miller, Nichols, Roscœ et Schorlemmer, Fodor, Roques).

2° *L'influence de la constitution chimique de l'eau.* — Il y a des sels qui disposent l'eau à prendre le plomb des tuyaux, d'autres qui l'en empêchent. L'action de l'eau sur le plomb dépend de la prédominance des uns ou des autres. Selon Balard, ceux qui sont une protection s'annexent eux-mêmes le plomb et se trouvent à l'état de solution saturée, tant qu'il n'y a pas d'incrustation à la surface du métal. D'ailleurs, la précipitation a lieu sous la forme pulvérulente ou sous celle d'un revêtement continu.

Ce revêtement, selon Horsford, consiste en combinaisons de l'oxyde de plomb avec l'acide carbonique, l'acide sulfurique et même d'autres ; la protection serait d'autant plus assurée que la couche isolante renfermerait en outre des matières organiques et de la rouille de fer. A l'époque (1873) de l'agitation soulevée par de Laval, Belgrand, aidé de Fél. Leblanc, montra que l'eau de Paris, riche en calcaire, revêt la paroi des tuyaux de plomb d'un enduit formé de matières terreuses et de carbonate de chaux, réalisant la neutralisation déjà indiquée par Dumas. A Hanovre, F. Fischer a reconnu que la couche de sédiment d'un tiers de millimètre, laissée par l'eau en treize années, se composait surtout de carbonate et de sulfate de plomb, avec un peu de carbonate calcique. E. Reichardt, dans l'enduit d'un demi-millimètre d'épaisseur qui recouvre les tuyaux de plomb d'Andernach, vieux de trois cents ans, a trouvé un mélange de chlorure de plomb, de phosphate et d'oxyde de plomb. L'analyse de l'enduit terreux d'un vieux tuyau de plomb qui avait servi à l'eau de la Vanne, offrit à Gautier : oxyde de plomb 73,96 p. 100 ; chaux 1,09 ; magnésie 0,29 ; acide phosphorique 8,45 ; acide carbonique 1,11 ; chlore 1,25 ; silice, traces.

Il est à peine utile de remarquer que cet enduit n'est pas à l'abri des fissures que peuvent lui imposer la chaleur ou les atteintes mécaniques. Il peut même, un jour, être attaqué par l'eau et redissous, à la faveur d'une modification dans les propriétés de celle-ci ou dans la manière d'employer les conduites. L'enduit de carbonate de plomb, par exemple, est attaqué lorsqu'il se présente dans l'eau du chlorure d'ammonium, du nitrate ou de l'acétate d'ammoniaque, ou un fort excès d'acide carbonique.

On admet, en général, que l'eau prend d'autant mieux le plomb que ses proportions de matières solides dissoutes sont plus faibles. Christison exige au moins $0^{gr},125$, par litre, de sels, avec prédominance des carbonates et des sulfates, pour qu'il soit permis de faire passer l'eau par des tuyaux de plomb. Mais Besnou doute que l'on puisse préciser quel est le sel qui protège le mieux.

Les *sels de chaux* passent pour les plus efficaces vis-à-vis de la production de l'enduit protecteur. Le sulfate de chaux affaiblit l'action dissolvante de l'eau sur le plomb ; le carbonate de chaux la limite de la façon la plus décisive. Il suffit, selon Lissauer, de 58 milligrammes de carbonate de chaux, par litre d'eau, pour que l'on puisse se servir des conduites de plomb impunément. Les eaux de source ordinaires et même la plupart de celles des fleuves ne peuvent donc causer à cet égard aucun souci.

A Calau, d'après Plagge, comme à Dessau et à Wilhelmshaven, les causes de l'empoisonnement saturnin par les eaux distribuées ont été la richesse de celles-ci en acide carbonique libre ou demi-combiné et la pauvreté en carbonates terreux, c'est-à-dire le faible degré hydrotimétrique.

Toutefois, il y a quelques opposants (Kersting, Napier, Clément, C. Schneider) à cette loi généralement acceptée : *que les tuyaux de plomb sont souvent attaqués par les eaux douces, eau distillée, eau de pluie, eaux de fleuve, et le sont très peu par les eaux dures, riches en sels terreux.*

Selon Noad et Kersting, l'addition des *sels alcalins* (1 0/0 de carbonate de soude, par exemple) élève l'action de l'eau sur le plomb; tandis que Muir assure qu'un peu de carbonate de potasse supprime cette action presque entièrement. D'après Besnou, les carbonates alcalins et le sulfate de chaux seraient d'une protection plus efficace que les chlorures des mêmes bases. Il semble, d'ailleurs, que pour la formation de la croûte protectrice, il ne suffit pas d'une certaine richesse de l'eau en sels de chaux ou de magnésie, mais qu'un adjuvant est nécessaire, lequel serait une faible proportion de carbonate alcalin et de CO^2 libre (Muir, Pettenkofer, A. Wagner).

Les *sels d'ammoniaque* favoriseraient la formation de l'enduit protecteur (Muir). Le nitrate d'ammoniaque (Kersting, Fordos), le nitrite (Medlock et H. v. Sicherer), le carbonate de la même base (Bottger) seraient surtout dans ce cas.

Le *fer*, sous toutes ses formes (G. Wolffügel), est probablement propice à l'incrustation isolante, comme l'avait entrevu F. Varrentrapp et comme le prouve le procédé de Medlock pour la purification de l'eau dans les conduites de plomb.

Les *matières organiques* semblent devoir affaiblir l'action de l'eau sur le plomb, puisqu'elles absorbent l'oxygène et réduisent les nitrates. Cependant Graham, Hofman, Miller, Noad, Varrentrapp prétendent le contraire, Medlock attribue l'action sur le plomb, de l'eau renfermant des matières en décomposition, à la formation d'ammoniaque, de nitrites, etc.

Withe, en Angleterre, a attribué l'action marquée sur le plomb, d'une eau provenant d'un *terrain tourbeux*, à ce fait que la décomposition végétale aurait mis des acides en liberté. Jarmain, dans une autre occasion, a mis les acides libres au compte de la décomposition de *pyrites de fer*, et Tidy a rappelé qu'il avait démontré dans l'eau la présence d'acide sulfurique.

Tous les *carbonates* font obstacle à l'action de l'eau sur le plomb. Les *phosphates* (Christison, Frankland, Parkes, R. Nichols) forment au mieux le revêtement insoluble; Yorke, toutefois, ne regarde pas ce fait comme suffisamment démontré. Les *chlorures* élèvent l'action dissolvante de l'eau sur le métal (Horsford, Graham, Hofmann, Miller, Nevins, Mialhe, Fordos, Lethcby, etc.). Suivant Fordos, les chlorures ajoutés à l'eau lui permettent même de dissoudre en quelques jours l'enduit de carbonate de plomb qui s'était déposé à la faveur des bicarbonates de chaux et de magnésie. Philipps refuse l'action protectrice au *sel marin*, qui a paru, au contraire, à Gautier, retarder l'action dissolvante de l'eau. Les chlorures de calcium, de magnésium, de bore, suivant Balard, ou bien étendent sur le plomb un enduit facilement soluble, ou bien forment des précipités qui troublent l'eau.

Les *sulfates* empêchent plus ou moins le passage du plomb dans l'eau (Morveau, Philipps, Wetzlar, Muir). Cependant, ils paraissent le favoriser, le sulfate de magnésie surtout, quand ils sont en excès. Mialhe et Fordos ont montré que le sulfate de plomb n'est pas insoluble dans l'eau et, suivant le premier, la présence du sel marin excite la solubilité du plomb dans le liquide gypseux. Solly affirme qu'une partie de sulfate de chaux sur 4,000 à 8,000 d'eau suffit à rendre possible la conservation de celle-ci dans des récipients en plomb.

Les *nitrates* rendent l'action de l'eau plus énergique. Horsford, Graham,

Hofmann, Mille, Stalmann, Boussingault, Balard, Letheby, etc., s'accordent sur ce point. Les expériences de Kersting lui ont, cependant, semblé prouver le contraire ou, du moins, révéler la nullité de cette influence.

D'après les recherches de Crookes, Odling et Tidy, la *silice* retarde l'absorption du plomb par l'eau ; on a même songé à en additionner celle-ci, ainsi qu'à lui incorporer du calcaire pulvérisé.

3° *L'influence des propriétés du métal des tuyaux.* — Le plomb à surface mate ou rugueuse est plus fortement attaqué que le métal poli. Toutes choses égales d'ailleurs, les tuyaux neufs sont plus dangereux (pendant quelque temps) que les vieux (Calvert, Gobley, White, Moizard). Les tuyaux de plomb *étamés* ou faits d'un alliage de plomb et d'étain donnent plus de prise que ceux de plomb pur (Nevins, J. Smith, Edwards, Elsner, etc.). Aussi les soudures sont-elles particulièrement suspectes (Walkly).

4° *L'influence de la durée du contact* est une des plus positives ; il faut que l'eau ait fait plus que passer (expérience de Ritter, à Nancy), qu'elle ait séjourné quelque temps dans les tuyaux de plomb, pour se charger sensiblement des sels toxiques (Calvert, Chandler, A. Gautier, Besnou, Geissler, Steiner, Reichardt, etc.) D'où vient ce conseil : faire toujours couler l'eau qui a rempli les tuyaux pendant la nuit ou pendant une période de vacances, avant d'emprunter à un robinet de distribution, l'eau alimentaire. Ce fut le premier remède dont on usa à Dessau et à Calau.

La quantité de plomb dissous n'est pas toujours proportionnelle à la durée du contact.

White, à Sheffield, a constaté que la *pression* de l'eau dans les conduites ne joue qu'un rôle secondaire dans le résultat des influences de cette nature.

La *température*, soit de l'eau, soit de l'air extérieur, agit dans le sens positif, comme l'ont établi les expériences de White et les observations de Richard, en Algérie.

Peut-être y a-t-il, dans cette question, beaucoup de points qui ne sont pas encore suffisamment éclaircis et même des contradictions (Bolley). Comme le fait remarquer Knapp, il ne convient pas de se rattacher simplement aux formules générales ; il importe plutôt de rechercher les éléments dont l'influence prédomine.

Wolffhügel, après Yorke et Philipps, relève cette particularité que le plomb dissous dans l'eau n'est qu'une partie, souvent la plus faible, de celle que l'eau a prise au métal. Les molécules plombiques en suspension ne sont, cependant, probablement pas indifférentes.

La richesse en plomb que l'eau ne doit pas dépasser pour rester inoffensive est de $0^{mgr},7$ par litre, selon Graham et Calvert, ou même $0^{mgr},357$, suivant Angus Smith. L'eau de la Seine et l'eau de la Dhuis, dans des conditions favorables à la dissolution, n'ont pas donné à A. Gautier plus de $0^{mgr},1$ de plomb par litre.

En pratique, dit cet auteur, « il n'y a pas lieu de se préoccuper outre mesure de la distribution des eaux potables par des branchements de plomb partant de la rue, à la condition que ces eaux n'y séjournent pas trop longtemps ou n'y soient pas battues avec de l'air, qu'elles ne soient pas trop surchargées d'acide carbonique, qu'elles ne viennent pas s'accumuler dans des bassins, citernes ou réservoirs de plomb, de zinc ou d'étain soudés au plomb, placés dans les habitations où l'accès de l'air favoriserait la dissolution du métal toxique ; que les eaux ainsi distribuées ne proviennent pas d'eaux de pluies, n'aient pas été artificiellement aérées, par leur passage préalable à travers des filtres, tels que des bancs de sable ou de cailloux ; enfin, qu'elles coulent à plein tuyau dans les conduites de distribution, sans pouvoir s'y fouetter avec l'air. »

Les eaux actuelles de Paris « sont sans action sensible sur le plomb » (A. Gautier). C'est ce qui résulte des recherches anciennes de Dumas, de Belgrand, et des expériences contemporaines de Arm. Gautier et de Schützenberger. En 1887, le fait fut encore mis hors de doute pour l'eau de la Vanne dont l'aqueduc venait d'être, pour couper court aux infiltrations, muni d'une cuvette en plomb sur la paroi interne ; après avoir laissé l'aqueduc fonctionner pendant un mois avec son nouveau revêtement, on examina soigneusement, à la fois, l'eau d'amont et l'eau d'aval (acide acétique et hydrogène sulfuré) ; dans aucun des deux échantillons il ne se produisit ni coloration brune ni précipité coloré pouvant accuser la présence de traces de plomb (Schützenberger).

Amélioration des tuyaux de plomb. — Cependant, Gautier lui-même reconnaît que les conditions heureuses des eaux de Paris pourraient être modifiées par des circonstances accidentelles. D'ailleurs, il est constant que certaines localités ont éprouvé des désastres par le fait du plomb dissous dans leur eau. Il est donc tout à fait rationnel de chercher à se mettre à l'abri, tout en conservant les tuyaux de plomb, à cause de leur bon marché et de la facilité avec laquelle ce métal se travaille.

Indépendamment des précautions à prendre dans le fonctionnement, précisées plus haut, on a voulu obtenir des tuyaux de plomb inattaquables (les tuyaux de cuivre ou de zinc ne pouvant être adoptés). Schwarz et Christison ont imaginé les tuyaux de plomb *sulfurés,* au moyen d'une solution de sulfure de potassium, ou encore *phosphatés,* dans un bain de phosphate de soude. A. Gautier, Wilm, recommandent ces tuyaux, que Belohoubek, Hamon, Reichardt, repoussent au contraire comme n'offrant que des garanties insuffisantes.

Les tuyaux de plomb *étamés* ou *vernissés,* en raison de la facilité avec laquelle l'enduit se fissure ou se détache par points, ne peuvent donner qu'une sécurité illusoire. Mieux vaudrait encore les tuyaux de plomb mou, fin (Smith, Kersting, Calvert, Belohoubek, Reichardt).

Les tuyaux de fer *étamé,* d'une fabrication assez difficile, ne tardent pas à perdre leur étain par places, et l'oxydation du fer n'en est que plus intense. D'après A. Wazon, le procédé de Barff permettra peut-être d'utiliser plus heureusement les conduites en fer : « Il consiste à porter ces tuyaux à la chaleur rouge dans un moufle en fer et à les soumettre à l'action de la vapeur surchauffée ; le fer chaud décomposant l'eau, il en résulte que son oxygène forme avec le fer une croûte superficielle d'oxyde magnétique qui s'oppose à toute oxydation ultérieure ou formation de rouille à la surface qu'il recouvre. L'ingénieur Bower obtient cet oxyde magnétique par réduction du sesquioxyde sous l'action des gaz hydrocarbonés et oxyde de carbone. Une Compagnie s'est formée, à Londres, pour l'exploitation du procédé Barff-Bower. »

En Amérique et dans quelques villes allemandes, on emploie des tuyaux de *fer galvanisé* ou plutôt *zingués,* qui ont fait l'objet de recherches attentives de la part de Winsor, Boardman, R. Nichols, Bunte, v. Ehmann, Reutert. Les Américains, un peu optimistes, prétendent que ces tuyaux sont inoffensifs, même en supposant que l'eau les attaque et dissolve de l'oxyde ou surtout du chlorure de zinc. En Allemagne, on se borne à cette formule : que les tuyaux galvanisés, comme les tuyaux de plomb, sont attaqués par certaines eaux et point par d'autres ou qu'il y a des eaux qui les incrustent ; par suite, ils conviennent dans quelques cas et, d'autres fois, doivent être écartés.

La tentative qui paraît la plus heureuse pour remplacer les tuyaux de plomb ordinaires, est la fabrication de tuyaux de plomb *doublés d'étain* à l'intérieur, ou encore de tuyaux d'étain avec enveloppement de plomb, comme disent les Allemands. Ce procédé, dû à l'ingénieur Hamon (Paris), a été discuté par quelques hygiénistes, tels que Reichardt, Meinel, Teuchert, au moins parce que les tuyaux ainsi construits coûtent trop cher (environ un tiers en plus que les tuyaux de plomb) et ne sont pas indispensables. Depuis lors, ils ont été conseillés à la ville de Dessau et Wolffhügel déclare qu'au point de vue sanitaire, ils ne laissent rien à désirer, *pourvu qu'ils soient parfaitement faits et soudés*. E. Richard préférerait les tuyaux en étain fin. Nous croyons, dans tous les cas, que le vœu formulé au Congrès de Vienne (1887), par Hamon, en vue de l'interdiction des conduites de plomb pour l'amenée des eaux potables est excessif.

Bibliographie. — E. Duclaux : *Le filtrage des eaux de fleuve* (Ann. de l'I. P., V., 1891). — O. Lueger : *Die Wasserversorgung der Städte*. Darmstadt, 1891-95. — D. Spataro : *Igiene delle abitazione*. Milan, 1891-1895. — G. Bechmann : *Résultats techniques obtenus par les constructions hydrauliques, installées durant ces dernières années dans les grandes villes* (Congrès d'hygiène de Buda-Pesth, 1894). — W.-H. Lindley : *Welche technischen Resultate wurden durch die in den letzten Decennien ausgeführten Wasserwerke grosserer Städte auf die hygienischen Verhältnisse derselben ausgeübt* (Congrès d'hyg. de Buda-Pesth, 1894) — A Rœchling : *Technische Einrichtungen für Wasserversorgung und Canalisation in Wohnhäusern* (D. V. f. ö. Gesundheitspflege, XXVII, 1895). — Vallin : *Le service des eaux à Paris en 1895* (Revue d'hyg., XVII, 1895). — G. Oesten : *Wasserversorgung* (Handbuch der Hyg. de Th. Weyl). Iena, 1896. — L.-A. et P. Barré : *La ville salubre*. Paris. 1897. — G. Bechmann : *Salubrité urbaine, distribution d'eau et assainissement*, 2e éd. Paris, 1898.

Tuyaux de plomb. — Ritter : *Les tuyaux en plomb pour la conduite des eaux potables*. (Conseil d'hyg. du dép. de Meurthe-et-Moselle, 1879). — Richard (E.) : *Empoisonnements saturnins en Algérie* (Annal. d'hyg., IV, 1880). — Rocques (X.) : *De la perforation des réservoirs en zinc et de l'attaque des tuyaux de plomb par les eaux* (Rev. d'hyg., II. 1880). — Gautier (A.) : *Sur l'absorption continue du plomb dans notre alimentation journalière* (Bull. Acad. de méd., 1881). — Du même : *Le cuivre et le plomb dans l'alimentation et l'industrie* Paris, 1883. — Hamon (A.) : *Étude sur les eaux potables et le plomb*. Paris, 1884. — Reichardt (E.) : *Bleiröhren zur Wasserleitung* (D. V f. ö. Gespflege, XVII, 1885). — Aird (C.) : *Ueber einige Vergiftungen durch Leitungswasser* (Gesundheits Ingenieur, IX, 1886). — Pullman : *Zur Frage der Verunreinigung des Wassers durch bleierne Leitungsröhren* (D. V. f. ö. Gespflg., XIX, 1887). — Richter : *Die Bleierkrankungen durch Leitungswasser in Dessau im Jahre 1885*, (XIX, 1887). — Wolffhügel (G.) : *Wasserversorgung und Bleivergiftung* (Arbeiten a. d. K. Gesundheitsamte, 1887). — Du même : *Ueber blei- und zinkhaltige Gebrauchsgegenstande* (Ibid., 1887). — Proskauer (B.) : *Ueber die Beschaffenheit der Berliner Leitungswasser von April 1889 bis Oktober 1891, nebst einem Beitrag zur Frage der Bleiaufnahme durch Quellwasser* (Zeitschr. f. Hyg. XIV, 1893).

CHAPITRE III

DE L'ATMOSPHÈRE

CARACTÈRES CHIMIQUES. — POUSSIÈRES ET MICROBES DE L'ATMOSPHÈRE. — CARACTÈRES PHYSIQUES. MÉTÉOROLOGIE. — CLIMATOLOGIE. ACCLIMATATION.

L'atmosphère est un milieu dont l'élément fondamental est l'air ; « nous reposons sur le sol, mais c'est de l'air et dans l'air que nous vivons » ; d'où l'importance sanitaire considérable de la constitution et des différents caractères de ce fluide ; toutefois il faut y ajouter la notion de multiples agents exerçant leur action au sein de l'atmosphère et dont les modalités variables déterminent sur l'homme des effets divers qui ne sauraient manquer d'intéresser l'hygiène.

Si l'on considère à quel point l'air est nécessaire à la vie et combien le besoin en est continu, que l'enfant qui vient de naître respire énergiquement l'air bien avant de prendre le sein de sa nourrice, et que l'homme respire seize à dix-huit fois par minute, faisant passer 8 à 9,000 litres d'air par son économie dans le même temps qu'il consomme 2 à 3 litres d'eau, on est porté à attacher une importance capitale aux modalités de la constitution de l'air en rapport avec notre fonction de respiration et l'inéluctable nécessité de l'oxygénation du sang. On ne saurait dire que ce soit une erreur de céder à cette tendance. Pourtant, dès que l'on pénètre dans la pratique, on ne tarde pas à reconnaître qu'il est assez rare que l'air devienne dangereux, non par la privation, mais par la simple diminution de son élément essentiel.

D'ordinaire l'air appelle la sollicitude de l'hygiène parce qu'il s'est fait le véhicule de substances étrangères à sa composition chimique normale ou qu'il a acquis des propriétés qui ne s'y rattachent pas davantage. Ce n'est plus la respiration qui est menacée, mais la vitalité générale de l'individu vers les organes de qui la respiration a charrié des éléments dangereux et dont l'organisme entier reçoit telles ou telles impressions physiques défavorables — mais qui, d'autres fois, pourront être au contraire favorables. Ce sont donc ces conditions surajoutées, fortuites, variables, qui doivent et qui vont tenir la plus grande place dans cette étude, où il ne sera d'ailleurs question que de l'atmosphère considérée sous sa forme la plus générale, c'est-à dire de l'*atmosphère extérieure ;* l'étude des *atmosphères confinées,* dont les caractères sont si particuliers, nous paraît devoir se rattacher à celle des habitations et se trouver plus à sa place à côté de l'exposé des moyens d'assurer des qualités satisfaisantes à l'air que nous respirons dans nos demeures.

CARACTÈRES CHIMIQUES DE L'ATMOSPHÈRE

Les éléments qui entrent normalement dans la composition chimique de l'atmosphère sont d'abord l'oxygène (auquel on peut joindre l'ozone), l'azote et l'argon ; on y trouve toujours aussi de l'acide carbonique, de l'ammoniaque, de l'acide nitreux et nitrique ; les éléments de ce dernier groupe, même aux faibles doses où ils existent d'ordinaire, témoignent déjà d'une certaine souillure de l'atmosphère qui s'affirme dès que leurs proportions augmentent ou qu'apparaissent diverses autres impuretés gazeuses ou volatiles.

En somme on peut dire, jusqu'à plus ample informé, que la composition normale de l'air atmosphérique en centièmes est la suivante :

$$
\begin{array}{lr}
\text{Oxygène} & 21,00 \\
\text{Azote} & 78,06 \\
\text{Argon} & 0,94 \\
\end{array}
$$

Oxygène et ozone. — L'oxygène est l'agent actif des combustions vitales qui s'accomplissent dans tout organisme vivant, végétal ou animal. La respiration représente tout d'abord chez l'homme l'introduction d'environ 24 litres d'oxygène par heure.

L'oxygène de l'air joue d'autre part dans la nature un rôle des plus importants comme agent de destruction de la matière organique sous toutes ses formes et dans les divers milieux.

Voici d'après Regnault quelle a été la richesse en oxygène de l'air analysé en différents lieux :

			Oxygène de l'air (vol. p. 100).	
100 analyses :	Paris	de	20.913 à	20,999 (moyenne 20,96)
9	—	Lyon et environs	20,918	20,966
30	—	Berlin	20,908	20,998
10	—	Madrid.	20,916	20,982
23	--	Genève et Suisse	20,909	20,993
15	—	Toulon et Méditerranée .	20,912	20,982
5	—	Océan Atlantique	20,918	20,965
1	—	Equateur.	»	20.960
2	—	Mont Pichincha.	20,949	20,981
		Moyennes . . .	20,949 à	20,988

Ce sont là des variations fort insignifiantes à notre point de vue ; il en est de même de celles qui sont sous l'influence de la météorologie du moment. Celles qui relèvent des modifications de la pression atmosphérique suivant l'altitude ne sont pas plus sérieuses : bien entendu ceci ne s'applique qu'au tant pour cent, c'est-à-dire à la proportion en volume, car la contenance en poids pour un même volume est d'autant moindre qu'on s'élève davantage et que la pression diminue, et l'affaiblissement de la tension de l'oxygène dans ces conditions a des conséquences sanitaires très sérieuses qui seront exposées en leur lieu.

L'*ozone*, oxyde d'oxygène qui prend naissance dans l'atmosphère sous l'influence de l'électricité, mais provient sans doute aussi, selon Schœnbein et Lucca, de l'oxydation lente des matières organiques, est lui-même un oxydant énergique. Sa valeur sanitaire n'a pu encore être déterminée dans l'atmosphère.

Sa proportion dans l'air, toujours très minime, est influencée par des causes nombreuses ; certains jours l'ozone paraît même faire complètement défaut ; il y en a plus la nuit, et surtout au lever du soleil, que pendant la journée ; il en existe de plus grandes quantités au printemps qu'aux autres saisons, et surtout par les vents d'ouest et sud-ouest venant de la mer. L'air de la campagne en contient davantage que celui des villes. On croit en avoir constaté une proportion élevée sur les hauteurs ; d'après M. de Thierry il y aurait le même jour dans 100 m. cubes d'air à Paris 2^{gr},3 d'ozone, à Chamonix (1050 m.) 3^{gr},5, aux Grands Mulets (3020 m.) 9^{gr},4 ; ces grandes différences tiendraient d'une part à l'oxydation des résines des sapins et d'autre part à l'absence de matière organique dans l'air des régions élevées, ce qui fait que l'ozone n'y est pas détruit, comme il arrive souvent au contraire dans l'atmosphère des villes.

Est-ce là un des facteurs de l'action sanitaire bienfaisante de l'air de la campagne et surtout de celui des altitudes ? C'est possible. Mais il convient, jusqu'à plus ample démonstration, de rester sur la réserve vis-à-vis de l'opinon de ceux qui, avec Böckel de Strasbourg, Cook de Bombay, Onimus, etc., croient avoir observé des relations entre les variations de l'ozone à certaines époques et le développement d'affections épidémiques, du choléra, de la grippe entre autres.

On n'oubliera pas que d'après Houzeau l'air ne renferme jamais plus de 1 gr. d'ozone pour 700.000 de son volume. A Montsouris, de 1877-1895, la moyenne dans 100 m. c. d'air du parc aurait été de 1^{mgr},6. Ces doses infinitésimales sont absolument négligeables en comparaison de celles que nous devons employer dans les expériences pour constater des résultats positifs de l'action de l'ozone sur l'homme ou sur les microbes. Ohlmüller n'a pu tuer des bacilles typhiques qu'avec 6 ^{mgr} d'ozone par litre d'air humide. Ce savant estime que normalement, à l'air libre, la masse de matière oxydable capable de consommer l'ozone, avant qu'il ne puisse influencer les microbes, est toujours énorme par rapport à la quantité d'ozone existant.

Quoi qu'il en soit, on s'est ingénié à trouver des procédés susceptibles de permettre d'apprécier la teneur de l'air en ozone. Le papier ozonimétrique de Schœnbein (amidon et iodure de potassium) ne saurait fournir d'indications sérieuses, étant donné qu'une foule de corps agissent sur lui. Le papier de Houzeau (papier de tournesol rouge vineux dont la moitié est imprégnée d'iodure de potassium et bleuit en présence de l'ozone) vaudrait un peu mieux ; de même le papier à l'oxyde thalleux (qui brunit en présence de l'ozone).

A Montsouris, on dose l'ozone *en poids* en faisant passer l'air, aspiré au moyen d'une trompe, à travers un liquide formé de 20 c. c. d'eau distillée, 2 c. c. de dissolution *d'arsénite de potasse* mélangé d'iodure de potassium pur. L'oxygène ozonisé transforme partiellement l'arsénite en arséniate ; l'iodure de potassium ne sert qu'à activer la réaction. On évalue, à l'aide d'une dissolution d'iode titrée, le poids d'arsénite restant, par conséquent le poids d'arsénite transformé et par suite celui de l'oxygène qui a servi à cette transformation. Ce poids, multiplié par 3, est le poids de l'ozone.

L'*état electrique* de l'atmosphère est évidemment un des caractères physiques de ce milieu. Nous le mentionnerons ici parce que son principal intérêt, au point de vue de l'hygiène, vient peut-être de ce qu'il est en partie la condition de production de l'ozone. Ses rapports avec la santé des individus sont à peu près inconnus. Tout ce que l'on en sait se résume dans les malaises qu'éprouvent les nerveux, les malades, les convalescents à l'approche ou au cours des orages. Il n'est pas impossible qu'il y ait un jour un chapitre à écrire sur ce sujet.

Azote et argon. — Le rôle de l'azote est surtout de diluer l'oxygène, de modérer son action qui tend à la destruction des organismes, puisque leur fonctionnement est dû à la combustion de leur substance et des matières de réparation.

Seules les plantes peuvent prendre directement à l'atmosphère une partie de l'azote dont elles ont besoin comme l'ont montré Hellriegel et Wilfarth, puis Schlœsing et Laurent, du moins en ce qui concerne les légumineuses.

L'*argon*, récemment découvert (1895) par Rayleigh et Ramsay, se trouverait, d'après Th. Schlœsing, dans la proportion de 0,9350 pour 100 volumes d'air. Jusqu'ici son rôle paraît négligeable.

Acide carbonique. — C'est un élément normal non de l'air, mais de l'atmosphère, où le rejettent toutes les combustions organiques qui s'accomplissent chez les animaux et les végétaux pendant leur vie ou même après leur mort, durant que la matière organique dont ils étaient formés se décompose. Les plantes absorbant CO_2 par phénomène de nutrition à la lumière seulement, et en dégageant d'une façon continue par la respiration, il résulte de ceci qu'au voisinage d'une végétation abondante la proportion de CO_2 dans l'atmosphère est plus forte la nuit que le jour. Elle est naturellement plus élevée dans les villes qu'à la campagne en raison de l'agglomération des individus (chaque adulte expire environ 22 litres de CO_2 à l'heure) et de la multiplicité des foyers de chauffage (domestique ou industriel) et d'éclairage. Enfin la teneur de l'atmosphère en CO_2 augmente par les temps couverts, diminue avec un ciel serein, autrement dit varie en raison inverse de la luminosité (Lévy et Allaire).

Toutes ces causes de production plus ou moins active, ou même de destruction, ne font osciller que dans des limites assez restreintes la proportion de CO_2 à l'air libre ; au point que ces oscillations ne sauraient exercer d'influence bien sensible sur la santé et dénotent seulement l'existence de foyers de décomposition organique plus ou moins importants. La teneur moyenne normale de l'atmosphère en CO_2 n'est guère supérieure à 3 p. 10.000 d'après les observations les plus récentes.

Acide carbonique pour 10,000 d'air.

Auteurs.	Localités.	CO_2 p. 10.000
Truchot	Clermont, par le beau temps	3,30
Reiset	Campagne près de Dieppe	2,94
—	Dans une jeune forêt	2,91
—	Dans les champs, au même moment	2,90
—	Dans un champ de trèfle rouge en fleur	2,89
—	Dans l'espace libre, au même moment	2,91
—	Paris pendant le jour	2,89
—	— — la nuit	3,08
—	— — avec du brouillard	3,16
Müntz et Aubin	Paris, ciel couvert	3,22 à 4,22
—	— ciel serein	2,89 à 3,10
—	à la campagne, de jour	2,88
—	— de nuit	3,00
Risler	Calèves (Suisse)	3,03
Lévy et Marié-Davy	Montsouris (moyenne)	2,98
Angus Smith	Ecosse, campagne et hauteur	3,36
—	Manchester (banlieue)	3,40
—	— dans les rues	4,42
—	— par le brouillard	6,79
—	Londres (points découverts)	3,01
—	— dans les rues	3,41
—	— moyenne de la Cité	4,39

Henriet opérant à Paris (place Saint-Gervais) et à Montsouris (dans le parc) en 1896, à l'aide d'une méthode très précise trouve les moyennes suivantes :

	A Paris	A Montsouris
Le jour	3,62	3,21
La nuit	3,34	3,11

En ce qui concerne l'influence de l'altitude sur la proportion de CO_2, les avis ne concordent pas. Tissandier, en ballon, trouve 3 p. 10,000 à 1000 m. ; Müntz et Aubin, 2,86 p. 10,000, à Vincennes et au Pic du Midi (2,870 m.). De l'air rapporté par un ballon sonde d'une hauteur de 15,000 m. aurait même contenu 3,3 de CO_2 p. 10,000. Au contraire, Truchot a fait connaître les résultats ci-après corroborés par des observations de Wollny :

Hauteur.	Température.	Pression.	CO_2 p. 10,000 vol. d'air.
359 mèt.	25° C	0m,725	3,13
1446	21	0 ,638	2,03
1884	6	0 ,57	1,72

Au reste, on peut penser avec M. Regnard que la chose est sans importance au point de vue de la valeur hygiénique de l'air des altitudes.

La pluie, la neige, qui renferment environ 1cc,73 de CO_2 par litre en enlèvent beaucoup à l'air.

Le véritable régulateur de CO_2, selon Schlœsing, serait la mer, par les carbonates qu'elle contient. Lorsque l'acide est en excès dans l'atmosphère, les carbonates marins lui en prennent pour se transformer en bicarbonates ; si CO_2 diminue, ces bicarbonates en cèdent à l'atmosphère et repassent à l'état de carbonates.

C'est surtout dans les atmosphères confinées des locaux habités que les proportions de CO_2 peuvent devenir sinon directement inquiétantes, du moins utiles à connaître au point de vue de l'appréciation de la souillure générale de l'air, comme on le verra à propos des conditions sanitaires des habitations.

Nous donnerons là les procédés de dosage de CO_2.

Ammoniaque. — D'après l'opinion émise par Boussingault et reprise par Schlœsing, les nitrates enlevés au sol par le drainage naturel des eaux pluviales et versés dans la mer, y seraient décomposés et ramenés à l'état d'ammoniaque. Les eaux marines en renferment, en effet, des quantités appréciables qui s'en échappent graduellement avec l'eau évaporée. Là serait l'origine de l'ammoniaque *normale* de l'air, peu variable d'un point à l'autre d'un pays grand comme la France. Mais, d'autre part, les proportions d'ammoniaque dans l'air dépendent de la fermentation des matières organiques azotées et peuvent en révéler l'importance en un point donné. Enfin l'étincelle électrique éclatant dans l'air humide produit du nitrate et du nitrite d'ammoniaque.

L'ammoniaque n'existe pas dans l'atmosphère à l'état libre, mais sous forme de sels (carbonates, nitrates, nitrites) constituant des poussières extrêmement ténues dont on peut démontrer l'existence en faisant passer de l'air sur un filtre d'ouate qui les retient. Leur proportion dans l'air est toujours très faible, mais plus forte dans les villes qu'à la campagne, sans doute parce que les foyers de fermentation y sont plus importants. Il y a plus d'ammoniaque en été et en automne qu'au printemps et surtout qu'en hiver.

Ammoniaque dans l'air libre par mètre cube (Renk)

Auteurs.	Localités.	Ammoniaque en milligr.
Græger	Mulhouse (par la pluie).	0,425
Kemp	Côtes d'Irlande.	4,64
Frésénius	Wiesbaden, de jour	0,126
—	— de nuit	0,218
Pierre	Caen, à 3 m. au-dessus du sol (hiver).	4,515
—	— à 8 m. — (année).	0,645
Bineau	Lyon, à 7m,50 —	0,425
—	— à 23 m. —	0,27
—	Caluire, en été.	0,132
Ville.	Paris	0,032
Brown	Burton, sur le Trent	4,19
—	Aux environs de la ville	2,78
Truchot	Clermont-Ferrand	0,93 à 2,79
—	Au puy de Dôme	1,12 à 3,18
—	Au pic de Sancy	5,27 à 5,55

Au Pic du Midi (2,880 m.) Müntz et Aubin ont trouvé 1,35 d'ammoniaque pour 100 m. c. d'air ; au parc Montsouris la moyenne de quatorze années a été de 2,00 (pour 100 m. c.).

A de semblables taux l'ammoniaque ne saurait par elle-même influencer la santé, et son augmentation ne peut être que l'indice du développement de foyers putrides dans le voisinage.

Pour doser l'ammoniaque atmosphérique on fait barboter l'air dans une solution d'acide sulfurique très étendu, au moyen de barboteurs spéciaux assurant un contact prolongé qui est absolument nécessaire pour retenir le plus possible d'ammoniaque. On la dose ensuite dans la solution au moyen du réactif de Nessler.

Autres gaz. — L'air libre peut encore renfermer accidentellement, d'une manière transitoire, et seulement à une courte distance du point où elles ont pris naissance, les impuretés gazeuses ou volatiles suivantes dues à des conditions locales très particulières.

L'*hydrogène protocarboné*, ou gaz des marais, dont on observerait des traces dans l'atmosphère des grandes villes (Boussingault).

L'*hydrogène sulfuré*, ou sulfhydrate d'ammoniaque, un des produits les plus constants de la putréfaction, qui se dégage surtout des fosses d'aisances, parfois des mauvais égouts ou des cours d'eau très souillés. Nous reviendrons à propos des égouts et des procédés d'éloignement des immondices sur le rôle que ces gaz de la putréfaction peuvent jouer, là où ils se dégagent, vis-à-vis du développement des maladies infectieuses.

Des vapeurs d'*acide sulfureux*, se transformant au contact de la vapeur d'eau en *acide sulfurique*, sont projetées dans l'air des villes par la plupart des foyers où se brûle de la houille. On compte ainsi 1^{gr},67 d'acide sulfurique par 1000 m. c. d'air à Londres, et 2^{gr},51 à Manchester. C'est un inconvénient notable, encore que l'on ne sache quelle influence l'acide sulfureux peut avoir pour la santé à ces doses d'ailleurs faibles.

Il faut citer le *gaz d'éclairage*, qui s'échappe par les maljoints des conduites, se répand dans le sol des villes et diffuse dans l'air ; sa nocuité toutefois ne s'exerce que dans les espaces clos.

Quant aux produits gazeux ou volatils dus à la vie même de l'homme et des animaux, nous exposerons ce que l'on sait de leur influence sanitaire à propos de la salubrité des habitations, car c'est seulement dans les atmosphères confinées que ces produits arrivent à présenter quelque importance.

Il est possible, selon les vues de Bouchard et de Charrin, qu'à l'air libre il se dégage de certains sols putrides des toxines volatiles en quantité assez notable pour exercer une action néfaste sur les individus qui séjournent dans leur voisinage immédiat. Nous avons déjà eu l'occasion de dire combien cette hypothèse nous paraissait plausible.

2° POUSSIÈRES ET MICROBES DE L'ATMOSPHÈRE

Les microbes ne sont autre chose que des poussières microscopiques ; ils sont le plus souvent attachés à des poussières plus grossières, visibles à l'œil nu, dont le rôle est d'ordinaire moins important.

Nature des poussières atmosphériques. — Les poussières les plus communes proviennent de la surface du sol qui se désagrège sous l'influence des alternatives d'humidité et de sécheresse et fournit des particules assez ténues pour que le vent les soulève et les transporte plus ou moins loin.

Dans les villes la circulation des piétons, des animaux, des voitures pulvérise à la surface des chaussées une masse considérable de matières calcaires et siliceuses dont la trépidation du sol achève de favoriser la dispersion dans l'air durant la sécheresse. A ce moment, G. Tissandier a trouvé dans l'air de Paris jusqu'à 25 milligr. de poussière par mètre cube, 6 milligr. après la pluie. D'après le même savant, 15 kilogrammes de poussières environ flottent dans une épaisseur de 5 mètres de l'air qui couvre le Champ-de-Mars (500,000 m. q.). En revanche, à la campagne, on n'obtiendrait que 0^{mgr},25 après la pluie et 3 à 4^{mgr},5, en temps sec. Fodor, dans l'air libre, arrive aux moyennes de 0^{mgr},42 en automne, 0^{mgr},24 pour l'hiver, 0^{mgr},35 au printemps, et 0^{mgr},55 en été.

Le *charbon*, le *silex*, les *sels terreux*, *alcalino-terreux* et *alcalins*, ne font jamais défaut dans la poussière urbaine (Miquel). Le silex y apparaît soit en fragments à arêtes aiguës, soit en grains extrêmement ténus. Le carbonate et le sulfate de chaux se rencontrent à l'état amorphe ou demi-cristallisés. Miquel a maintes fois constaté contrairement à l'opinion de certains auteurs, que l'air renferme des cristaux à formes géométriques parfaites. Mais c'est surtout la *poussière de charbon* qui est le fléau des grandes villes industrielles (Londres, Manchester, Birmingham, Lille, Barmen, Elberfeld, etc.). Renck insiste sur le désagrément qu'inflige à tout le nord-ouest de l'Allemagne la fumée de la tourbe (*Moorrauch*), provenant de l'habitude qu'ont les paysans de la Frise et de certaines régions de la Hollande, de brûler, au printemps, d'énormes quantités de tourbe pour pouvoir cultiver dans ses cendres un peu de froment, de seigle ou d'avoine. Des pays entiers, très éloignés des marais tourbeux, sont infestés de cette poussière charbonneuse et de ces noirs nuages, juste au moment (avril-mai) où le réveil de la nature devrait la rendre le plus agréable.

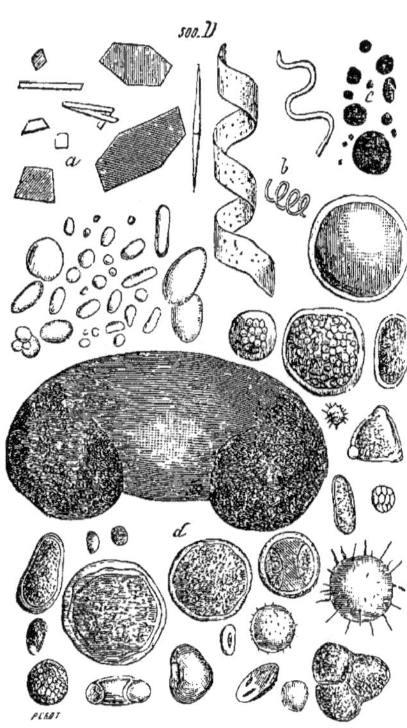

Fig. 28. — *Particules minérales et poussières végétales de l'atmosphère* (Miquel).

a, cristaux. — *b*, débris végétaux, fibreux et cellulaires. — *c*, grains d'amidon. — *d*, pollens.

On peut rapprocher des précédentes les *poussières industrielles*, si variées, simplement irritantes ou sérieusement toxiques, dont le détail sera donné en son lieu.

Enfin, les règnes *organiques* fournissent une quantité de poussière que Gaston Tissandier a évaluée au tiers de la masse pulvérulente qui existe dans l'atmosphère des villes. Tichborne (Dublin) et Wolfinger (Munich) indiquent à peu près la même proportion.

Les *poussières végétales* sont ou des *microorganismes* vivants et leurs spores, ou des débris de fibres, de cellules, de pellicules épidermiques, de spires de trachées, de poils végétaux. Dans l'air des habitations, les fibres de coton, de lin, de chanvre, abondent. Puis viennent les *pollens* de toute sorte (fig. 28 *d*), dont il y a une extrême abondance aux mois d'avril, mai, juin. Enfin, les grains d'amidon forment environ la centième partie des poussières organisées apportées par les vents.

Les *poussières animales* comprennent des cadavres de petits insectes ou leurs débris, des écailles de papillons, du duvet, des brins de laine, des débris de cellules épithéliales, rares en plein air. L'air tient encore en suspension des œufs d'infusoires ; Ehrenberg, de Quatrefages, Sanderson, Cunningham en ont jugé ainsi d'après les constatations de ces œufs dans les eaux météoriques. Mais il est très difficile de les trouver dans l'air même, où ils sont perdus au milieu de milliers de spores de cryptogames. Miquel en compte un ou deux dans dix mètres cubes d'air. Le même savant a réussi, au moyen de procédés ingénieux, à obtenir dans l'eau de pluie, à côté de nombreuses productions cryptogamiques, un infusoire voisin du genre *Chætomonas*, de nombreux infusoires de ceux qu'Ehrenberg a nommés *Monas lens*, des amibes et des infusoires ciliés très analogues, sinon identiques, à l'espèce *Cercomonas crassicaudata* de Dujardin ; c'est-à-dire des Monades et des Rhizopodes, comme il était arrivé à Samuelson.

A l'air libre, les grands courants atmosphériques font flotter les molécules solides, sollicitées d'ailleurs par l'attraction du globe. En outre, les gaz de l'air se condensent sur les petits corps solides et en augmentent le volume, sans en élever sensiblement le poids. De là une diminution de la densité des corpuscules de la poussière, telle que l'équilibre peut être parfait entre la vitesse du courant d'air et l'attraction terrestre, ou même être rompu à l'avantage de la première.

Les poussières sont, néanmoins, lourdes et se précipitent d'elles-mêmes quand l'air est en repos.

On a beaucoup discuté la question de savoir si les liquides et les surfaces humides étaient susceptibles de donner des poussières. Il avait paru que non après les expériences de Nægelli, Buchner, Pumpelly et Smith, Miquel, Wernich ; mais, du moins, en ce qui concerne les surfaces liquides, il semble que cette opinion doive être modifiée, car des courants, même de vitesse médiocre (4 m. par seconde), pourraient, selon Flügge, et comme l'avait déjà soutenu Soyka, enlever à ces surfaces de fines gouttelettes capables de rester quelque temps en suspension dans l'air, jusqu'à ce que leur évaporation mette en liberté les particules solides qu'elles contiennent. L'atmosphère renfermerait donc avec les poussières venues du sol des poussières provenant de l'eau.

Action des poussières atmosphériques. — A cet égard les poussières atmosphériques non organisées peuvent se distinguer en *indifférentes, vulnérantes* et *toxiques.*

Les premières proviennent surtout des substances végétales, sont de faible consistance, n'attaquent point nos tissus et sont facilement arrêtées par l'épithélium vibratile des premières voies aériennes et le mucus.

Les secondes, calcaires, siliceuses, charbonneuses, sont dures et souvent pourvues d'angles et d'arêtes. Ce n'est toutefois que dans des circonstances assez exceptionnelles qu'elles deviennent véritablement vulnérantes au sens propre du mot.

Les poussières toxiques, de provenance minérale (plomb, arsenic), agissent beaucoup plus par absorption que par pénétration et, à la rigueur, peuvent être prises par la muqueuse des lèvres, de la bouche, être dégluties avec la salive et jouer leur rôle d'agents vénéneux, sans s'introduire très profondément dans le système respiratoire.

Les poussières de toute espèce peuvent pénétrer et pénètrent dans l'économie.

Deux circonstances ont pendant longtemps retardé la reconnaissance de ce fait, aujourd'hui unanimement admis ; d'une part, on croyait que les poils placés à l'entrée des fosses nasales et surtout les cils vibratiles de l'épithélium des voies aériennes supérieures empêchaient l'accès de molécules étrangères jusqu'aux alvéoles du poumon ; d'autre part, en supposant même que cet obstacle pût être franchi, on ne comprenait pas comment les molécules minérales ou autres auraient pu traverser la paroi alvéolaire. Tout au plus les fragments pierreux ou métalliques, à angles aigus et à arêtes tranchantes, en paraissaient-ils capables.

Il n'y a plus aujourd'hui à discuter ce point. Les poussières de toute espèce suivent la voie bronchique, gagnent la vésicule pulmonaire et en traversent la paroi pour atteindre jusqu'au tissu conjonctif du poumon. Zenker (1864-67) démontra que les particules poussiéreuses n'ont même pas besoin, pour s'introduire, de posséder des angles ou des aspérités ; ainsi, la poussière d'oxyde de fer, composée de grains arrondis, nullement offensifs, se retrouvait dans les alvéoles. En ce qui concerne la poussière de charbon, Traube (1860) la reconnaissait dans les cellules et le tissu du poumon, après la mort, chez un individu qui avait pratiqué le commerce du charbon de bois. Virchow, après quelques hésitations fondées sur des raisons physiologiques (l'absence de particules charbonneuses dans l'épaisseur de la cloison interalvéolaire, leur accumulation sous la plèvre), déterminait non seulement la nature des amas noirs, mais jusqu'à l'essence de bois qui les avait fournis.

Sans entrer dans la discussion de théories qui n'ont plus aujourd'hui qu'une valeur historique, il nous suffira de rappeler que la pénétration et le transport dans les tissus des particules solides inertes aussi bien que des germes sont essentiellement le fait des cellules migratrices, leur absorption pouvant se faire par tous les éléments anatomiques doués de propriétés phagocytaires, absorption, pénétration et transport n'étant au reste que la conséquence de l'une des actions de défense les plus puissantes de l'organisme.

La *ténuité* est évidemment une condition qui favorise la pénétration des molécules minérales dans l'épaisseur du tissu pulmonaire.

Nous n'avons pas besoin de faire remarquer que toutes les poussières peuvent être *ingérées* aussi bien qu'*inspirées*, et qu'elles sont aptes à pénétrer par toute solution de continuité de la peau. Cette réflexion vaut également pour les microorganismes de l'air.

Les poussières, minérales ou autres, ont encore une action mécanique fâcheuse sur la peau, dont elles obturent les pores ou qu'elles irritent simplement. Cette action irritante est plus sensible là où le tégument fait place à une membrane plus délicate, comme sur la partie extérieure du globe oculaire.

Les grandes villes, où le macadam a remplacé le pavé dans beaucoup de rues, où les démolitions, les bâtisses nouvelles, le grattage des façades, font voler incessamment la poussière jusqu'aux yeux et aux poumons des passants, doivent à cette pulvérulence commune une part de leur insalubrité (Bertillon, 1869). Certaines essences d'arbres, particulièrement recherchées pour les avenues des cités, versent dans l'atmosphère des poussières d'origine végétale très offensives ; Durwel (1873) et Kestner (1879) ont dénoncé, sous ce rapport, en Alsace, la poussière des *platanes*. Les feuilles, les fruits et les jeunes pousses de ces arbres, particulièrement des espèces d'Occident, se recouvrent dès le printemps d'une poussière blanchâtre, d'abord très adhérente, qui se détache en août-septembre, par les vents secs. Les yeux, le larynx, les bronches, en sont directement atteints ; de la toux et même des crachements de sang en résultent parfois chez les gens qui ont séjourné sous ces arbres. Le comité de salubrité du cercle de Mulhouse, après enquête, a dû donner le conseil de substituer aux platanes des promenades urbaines des arbres n'offrant pas cet inconvénient.

Microbes de l'air. — Cette classe si intéressante de poussières dont on ne connaît guère l'existence que depuis les travaux de Pasteur, a été tout d'abord le champ d'exploration préféré des bactériologues. On espérait y trouver les germes d'un grand nombre de maladies, comme les agents des diverses fermentations. L'événement n'a pas entièrement justifié les prévisions, et l'étiologie n'a pas reçu de ce côté les lumières positives qu'elle attendait. Néanmoins, une foule de faits intéressants ont été établis et il importe de les connaître, même quand ils sont négatifs.

Les germes de l'air proviennent du corps de l'homme et des animaux, des habitations, de certaines surfaces liquides d'où l'agitation, ou des courants aériens d'une certaine intensité, peuvent arracher de fines gouttelettes et surtout du sol d'où les germes se détachent en même temps que les poussières banales auxquelles ils sont volontiers adhérents. C'est au sol et surtout à la mer que les microbes de l'air retournent quand les courants qui les ont soulevés cessent de se faire sentir et que le calme de l'atmosphère favorise une certaine sédimentation. Les germes ne rencontrent pour ainsi dire dans l'atmosphère que des influences nocives : l'oxygène, la lumière entre autres. Le nombre de ceux qui restent vivants dans l'atmosphère doit donc toujours être relativement restreint, et d'autant plus qu'on s'éloignera davantage des lieux habités, du sol, pour gagner les zones élevées, sèches, bien ensoleillées. C'est en effet ce que l'on observe généralement.

Miquel a constaté que les couches d'air voisines du sol étaient les plus riches en microbes ; qu'il y en avait beaucoup plus dans l'air des villes que dans celui de la campagne (parc Montsouris) parce que les conditions de leur diffusion sont beaucoup plus difficiles à rencontrer là où le sol est couvert de végétation et où sa surface n'est pas constamment foulée aux pieds par l'homme et les animaux.

Localités.		Bactéries.	Moisissures.
Parc de Montsouris	(moyenne de 10 ans)	237	195
Paris, place Saint-Gervais	(moyenne de 10 ans)	7.220	2.005

Les chiffres varient au reste suivant les années, les saisons, les circonstances météorologiques. Miquel a observé que le nombre des germes peu élevé par les temps pluvieux augmente lors de la dessiccation du sol, puis décroît de nouveau si la sécheresse se prolonge au delà de 10 à 15 jours. Les minima appartiennent d'ordinaire au mois de février, les maxima au milieu de l'été, époque à laquelle les vents détachent sans peine les germes des surfaces desséchées.

Il va sans dire que l'air marin renferme extrêmement peu de germes, comme l'ont constaté Miquel puis Fischer : 4 à 6 pour 10 mc. En s'approchant des côtes ce nombre augmente ; il va de 45 à 5 par mc. selon que le vent vient de terre ou non. Le vent de mer épure l'air des côtes. « La mer est le tombeau des moisissures et des schizophytes aériens », dit Miquel. Elle les retient en effet pour la plupart d'une façon définitive et n'en laisse échapper qu'une fraction relativement médiocre dans les gouttelettes liquides que les vents lui enlèvent ou que l'agitation des flots pulvérise dans l'atmosphère.

Pasteur le premier avait montré qu'on trouvait d'autant moins de microbes dans l'air qu'on s'élevait davantage sur des collines ou des montagnes. L. Benoist, à Paris, au sommet du Panthéon, ne comptait pas plus de 200 germes par mc. L'excessive pauvreté en germes de l'air des grandes altitudes fut ensuite démontrée par E. de Freudenreich qui opéra entre 2000 et 4000 m. sur diverses montagnes de la Suisse. Enfin H. Cristiani a exploré la richesse microbienne de l'air loin du sol, au cours d'une ascension aérostatique faite à Genève ; ses résultats prouvent que différentes couches atmosphériques peuvent être presque totalement privées de germes à des hauteurs d'ailleurs variées : 700 m., 1300 m., 1700 m.

Récemment Levin a vérifié l'extrême pauvreté en germes de l'atmosphère, ainsi que des autres milieux naturels, du reste, dans les régions polaires.

Les microbes que l'on rencontre dans l'atmosphère sont des plus divers, étant donnée la multiplicité des surfaces et des matières au contact de l'air, dont ils peuvent provenir. A vrai dire certaines espèces dominent, soit que leurs foyers d'origine se présentent très communément, soit que ces espèces opposent une résistance particulière aux causes de destruction.

Les spores de Mucédinées peuplent l'atmosphère surtout à la campagne (Maddox) ; ainsi, celles d'*Aspergillus, Penicillium, Botrytis, Peronospora*, etc. ; de *Leptotrichum, Trichothecium, Septonema, Cladotrichum, Alternaria, Septosporium, Ceratocladium, Selenosporium*, et, selon Miquel à Paris, d'*Hyterographium, Myriangium, Pestolozzia, Sporocadus, Fusidium, Brachycladium, Fusoma, Helicotrichum, Sphæria*, etc., plus rarement, d'*Uredo, Dactylium, Artrobotrys*.

Parmi les Schizomycètes proprement dits, en nous reportant aux constatations de Miquel, les *microcoques* sont les formes les plus répandues dans l'air ; puis, les *bacilles* et les *bactéries*, en nombre à peu près égal. Il s'agit d'ailleurs d'espèces extrêmement variées et dont plusieurs sont à déterminer. La plupart sont saprophytes, beaucoup sont des ferments de l'urée, et Miquel a montré qu'il y a en moyenne sur 67 germes de bactéries atmosphériques un ferment de l'urée. D'autres espèces sont chromogènes ; parmi elles on rencontre le plus souvent les bactéries jaunes ou oranges, le *bacillus prodigiosus*.

Quant aux espèces pathogènes, elles seraient fort rares ; du moins nos moyens actuels d'investigation ne permettent pas d'en déceler directement la présence dans l'air libre. Ce fait nous paraît attribuable à la fois à l'extrême dilution des germes pathogènes au sein des masses atmosphériques et parmi la foule des espèces banales et à la susceptibilité des agents infectieux vis-à-vis des circonstances météorologiques. Les microbes pathogènes ou du moins plusieurs d'entre eux, sont assez souvent présents dans les atmosphères confinées (voir chap. IV, HABITATION) ; ils y résistent parfois à la dessiccation, au contraire de l'opinion naguère généralement répandue. Du reste les recherches récentes de Flügge et de ses élèves ont montré qu'on pouvait trouver en suspension dans l'air des microbes renfermés dans des gouttelettes liquides, par conséquent protégés contre une dessiccation trop rapide, et ayant gardé toute leur virulence. Les alternatives d'humidité et de dessiccation, fort communes à l'air libre, sont, il est vrai, plus défavorables aux germes que la simple dessiccation qu'ils subissent d'ordinaire dans l'air de nos demeures ; de plus l'action bactéricide de la lumière se fait sentir au dehors avec une toute autre énergie qu'à l'intérieur des locaux d'habitation. Mais en somme, c'est surtout la dilution gigantesque opérée par le brassage atmosphérique qui rend bien peu probable la transmission à une certaine distance, à l'air libre, d'affections contagieuses dont les germes seraient véhiculés par les vents.

Bertillon (1880) signalait la prédominance de la *variole* dans le quartier de la

Sorbonne, situé sous le vent de l'Hôtel-Dieu annexe, alors que des varioleux y étaient soignés, et dans le quartier des Quinze-Vingts, autour de l'hôpital Sainte-Eugénie. Les habitants du quartier de Londres, dans lequel s'élève *Hampstead Small-Pox-Hospital*, ont jadis réclamé judiciairement contre cet hôpital, qui selon eux entretenait la variole autour de lui, et le tribunal du *Banc de la Reine* leur a donné raison. Dans la banlieue de Paris, on a protesté de même contre l'hôpital d'isolement que la ville a installé à Aubervilliers en 1887. En Angleterre on aurait été jusqu'à faire, sans succès d'ailleurs, des essais de purification de l'air sortant des hôpitaux de contagieux !

Il y a eu sans doute quelque exagération et des méprises de la part du public à l'endroit des dangers auxquels les hôpitaux de varioleux exposeraient leur entourage. En ce qui concerne l'hôpital d'Aubervilliers il est vraisemblable que la transmission de la variole à la population voisine était due surtout aux gens de service, qui sortant de l'hôpital sans prendre de précautions suffisantes, propageaient la maladie dans les cabarets ou autres lieux qu'ils fréquentaient dans les environs. Du moment où l'on eut imposé à ce personnel des mesures de désinfection rigoureuses, la maladie cessa de se répandre aux alentours : c'est donc qu'une zone libre d'environ 200 mètres entravait d'ailleurs efficacement la propagation par l'air des germes varioliques des pavillons de l'hôpital aux habitations les plus proches. Le même fait a été observé depuis lors à propos de divers hôpitaux de contagieux édifiés dans plusieurs pays d'Europe ; on ne saurait les considérer comme réellement dangereux pour le voisinage du moment où ceux qui les fréquentent n'en sortent pas sans s'être exactement débarrassés des germes qui ont pu souiller leurs vêtements ou leur peau.

Dans d'autres cas, toutefois, la possibilité de la transmission de certains contages par l'air n'a pas paru aussi aisée à écarter. Il y a là une question à maintenir à l'étude. D'ailleurs la véhiculation des germes pathogènes par divers insectes, dont on commence à peine à se rendre compte, expliquera peut-être des faits jusqu'ici difficiles à interpréter et où l'on aurait à tort été tenté de voir des preuves de la véhiculation des microbes par les courants atmosphériques.

Ce dernier phénomène a encore été récemment invoqué par Sanglé-Ferrière et Remlinger à propos de la propagation de la fièvre typhoïde dans la banlieue de Tunis ; le bacille typhique provenant de quelques terrains où l'on avait pratiqué l'épandage de matières fécales aurait été disséminé avec les poussières banales sur une assez vaste zone environnante comprenant un champ de manœuvres, une caserne, des fermes. On peut se demander, à vrai dire, si c'est bien le bacille typhique qui a été mis en évidence par les auteurs précités et qui aurait échappé à l'action destructive de la lumière solaire et de la dessiccation, agents auxquels il est d'habitude fort sensible (Germano, Vincent). Quoi qu'il en soit, nous croyons devoir rester sur la réserve vis-à-vis des observations du genre de celle que nous venons de rapporter, nous bornant à insister sur la dilution des germes pathogènes dans l'atmosphère extérieure, dilution bien évidente et qui ne permet guère d'admettre que ces germes jouent dès lors dans le milieu en question un rôle étiologique très sérieux. Car, il ne faut pas l'oublier, le nombre des microbes infectants est loin d'être chose indifférente au développement de la maladie, comme l'ont montré Chauveau, Gebhardt, Bollinger, Wissokowitsch, Grancher, etc.

La véhiculation des microbes pathogènes par l'air ne préjuge rien, d'ailleurs, de leur mode de pénétration dans l'économie humaine. Ils peuvent toujours y arriver par les voies digestives, par une solution de continuité à la peau, aussi bien qu'en suivant les voies respiratoires.

Quant aux chiffres qui expriment le nombre total des microbes quelconques présents dans l'atmosphère, leur élévation témoigne de la malpropreté de l'air, de l'existence de conditions locales fâcheuses, vraisemblablement d'une souillure tellurique notable ; c'est pourquoi il se peut que la courbe des microbes aériens et celle de la morbidité, en un point déterminé, présentent un parallélisme qui ne soit pas fortuit, car les individus seront influencés par les conditions en question ; c'est pourquoi par exemple on pourra considérer comme particulièrement salubre le séjour dans les altitudes où l'air est très pauvre en microbes, ou même à la campagne qui à cet égard est déjà infiniment plus favorisée que les villes ; mais il semble difficile d'aller au delà et de supposer par exemple que les germes pathogènes, si rarement mis en évidence dans l'air, y augmentent dans des proportions analogues aux saprophytes vulgaires. Ce qui n'empêche pas que l'on doive souhaiter de respirer un air où ces derniers microbes soient aussi peu nombreux que possible.

Recherche des microbes dans l'air. — L'analyse bactériologique de l'air, telle qu'on la pratique couramment, se borne à la numération des microorganismes que l'on se contente de classer en deux groupes, les bactéries d'une part, les moisissures de l'autre. Le premier auteur qui ait fait des recherches précises dans ce sens a été Pasteur, dans son mémoire de 1862 « sur les corpuscules organisés qui existent dans l'atmosphère ». Depuis lors, les travaux ont été nombreux, et MM. Miquel, de Freudenreich, Hesse, Petri, Frankland, Straus et Wurtz doivent être cités parmi ceux qui ont fait faire les plus grands progrès aux méthodes employées.

Malgré des perfectionnements successifs, aucun procédé d'ensemencement n'est parfait, c'est-à-dire ne donne exactement le nombre des germes contenus dans une atmosphère déterminée ; ceux qui utilisent les milieux liquides donnent l'approximation la plus grande. Miquel a démontré qu'au bout d'un mois de culture à la température de 18° C., le même air donne 100 colonies de bactéries avec le bouillon de bœuf peptonisé contre 51 sur la gélatine, et 100 colonies de moisissures dans le premier milieu contre 69 dans le second. A une température plus élevée, 30° C. par exemple, la prédilection des microbes pour le bouillon se manifeste encore plus vivement, surtout si l'addition de petites quantités d'urée exalte la supériorité de ce milieu. Dans les liquides, le développement des microbes, favorisé par une température plus élevée, est beaucoup plus précoce que dans la gélatine. Au bout de quinze jours, on y trouve 93 p. 100 de colonies qui s'y développeront, tandis qu'à la même date, la gélatine, à 20°, ne porte encore que 72 p. 100 des colonies auxquelles elle donnera naissance en un mois.

Toutes les méthodes de numération comptent chaque colonie comme ne répondant qu'à un seul germe. C'est là une nouvelle cause d'erreur. C'est ainsi que 100 colonies pures en apparence, prélevées sur des plaques de gélatine et reportées dans le bouillon, ont accusé au seul examen microscopique 134 espèces d'organismes (Miquel, *Ann. de Montsouris* pour 1888). Il n'est pas douteux qu'un isolement méthodique n'eût porté à 200 le nombre des germes primitifs. Ce résultat s'explique surtout par ce fait, que les germes des bactéries existent le plus souvent dans l'air, non pas libres, mais accolés à d'autres poussières, à des débris végétaux, etc., souvent au nombre de deux ou trois.

La quantité d'air sur laquelle doit porter l'analyse est étroitement subordonnée au but que l'on veut atteindre. Si l'on désire établir la teneur en germes d'une atmosphère à un instant déterminé, on devra, dans un court espace de temps, aspirer la plus grande quantité d'air possible ; si, au contraire, on désire obtenir une composition moyenne, on pourra se contenter d'aspirer l'air avec lenteur pendant 6, 12 ou 24 heures.

Au début de la bactérioscopie aérienne on faisait barboter l'air à examiner dans des tubes à boule remplis de bouillon nutritif où on le projetait dans des appareils dits *aéroscopes* contre une surface enduite de substance visqueuse qui était censée retenir au passage toutes les particules solides en suspension.

On eut ensuite recours à des matières solides formant filtres (Petri) et bientôt aux *filtres solubles* dans les milieux de culture. Au laboratoire de Montsouris, Miquel donne la préférence au sulfate de soude et au sucre pulvérisés que l'on introduit dans un tube de verre spécial (fig. 29) muni d'un capuchon rodé B ; le tampon *c* est une bourre préservatrice ; en *b* se trouve une bourre de coton

Fig. 29. — *Filtre pour analyse bactériologique de l'air.*

de verre destinée à supporter la substance filtrante, dont 1 à 2 gr. doivent former une colonne *a* de 8 à 10 centimètres de hauteur. L'appareil ainsi préparé est stérilisé au four.

Au moment de l'expérience, on maintient le tube vertical ou à peu près vertical, de façon à éviter la formation, le long de ses parois, d'une galerie par laquelle l'air passerait sans être filtré ; par quelques petites secousses, on tasse bien la poudre ; il ne reste plus qu'à enlever le capuchon, et faire passer la quantité d'air voulue. Dans les opérations bien conduites, la bourre de coton de verre qui supporte la substance filtrante ne donne pas de culture, après l'opération, ce qui prouve l'efficacité de la poudre filtrante... Après le passage de l'air, la substance soluble est projetée dans une quantité déterminée d'eau stérilisée. On agite soigneusement la dissolution, afin de répartir les microbes dans toute la masse et on ensemence, avec un volume connu de cette eau, soit des tubes de bouillon, soit des flacons à fond plat contenant de la gélatine. Un calcul proportionnel donnera la quantité de microbes par mètre cube d'air. Il est bon de savoir que le sucre fait obtenir toujours un nombre un peu plus grand de mucédinées que le sulfate de soude. Au lieu de faire la répartition dans les flacons à fond plat de Miquel, on peut se servir de boîtes de Pétri, soit à la gélatine, soit à la gélose.

Ce mode d'étude des microorganismes de l'air a donné entre les mains de Miquel des résultats remarquables, mais il nécessite l'emploi d'un nombre considérable de flacons, et par suite de grandes étuves. Aussi, lorsque l'on veut être simplement renseigné sur la teneur d'un air en microbes, dans une recherche pour laquelle la numération n'a pas besoin d'être rigoureuse, on a recours à des procédés plus simples.

Parmi ceux-ci, un des plus recommandables est dû à Straus et Wurtz. Il consiste à faire barboter un volume déterminé d'air dans de la gélatine nutritive ; la manipulation est facile grâce à un appareil spécial (fig. 30) imaginé par ces auteurs. Cet appareil se compose d'un tube de verre A, fortement renflé à son milieu, destiné à recevoir la gélatine nutritive. Au fond de ce tube, plonge un second tube C, de petit calibre, à extrémité inférieure finement effilée, et portant à son extrémité supérieure, un renflement rodé B, qui ferme hermétiquement le tube A. Celui-ci porte latéralement une tubulure de dégagement D, munie d'un étranglement pour maintenir les bourres. Après avoir garni d'ouate l'orifice supérieur *a* du tube B, ainsi que la tubulure de dégagement D de chaque côté de l'étranglement, on stérilise l'appareil par la chaleur sèche. Après refroidissement, on retire le tube intérieur, et on verse dans le tube A, 10 centimètres cubes de gélatine additionnés d'une goutte d'huile stérilisée. Cette addition a pour but d'empêcher la gélatine de mousser pendant le passage de l'air, elle est indispensable. On stérilise alors tout l'appareil, mais à l'autoclave cette fois, et on le garde pour l'usage.

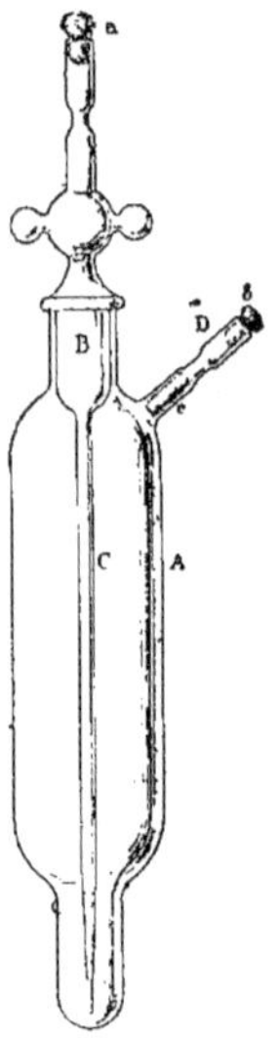

L'expérience se fait de la façon suivante : la gélatine est maintenue liquide pendant la durée de l'opération ; on relie le tube latéral D à un aspirateur, puis on enlève la bourre qui se trouve en *a*. On aspire alors un nombre déterminé de litres d'air ; la présence de l'huile permet d'avoir une mousse peu accusée, et l'on peut en un quart d'heure faire passer par exemple 50 litres d'air. L'opération terminée, on replace la bourre *a*, et en soufflant par la tubulure latérale D, on fait monter, à diverses reprises, la gélatine à l'intérieur du tube A pour enlever tous les germes qui ont pu y rester. Cela fait, on enlève la bourre de sûreté *b*, et à l'aide d'un fil de platine stérilisé, on pousse la bourre *c* dans la gélatine, où on la répartit au mieux. On peut alors, soit rouler le tube A sous un filet d'eau froide, et l'utiliser comme un tube d'Esmarch, la gélatine faisant frise le long de ses parois, soit, à l'aide du tube B, qui est gradué à cet effet, faire cinq plaques avec chacune 2 centimètres cubes de gélatine. Au bout de quatre à cinq jours, on compte toutes les colonies qui se sont développées, tant sur les plaques que dans la gélatine restée dans l'intérieur de l'appareil.

Les reproches que l'on peut faire à la méthode tiennent à l'emploi de la gélatine, qui : 1° fond à une température où tous les germes ne se développent pas ; 2° convient à un moins grand nombre d'espèces que le bouillon ; 3° est quelquefois rapidement liquéfiée, ce qui ne permet plus une numération exacte. Enfin ce n'est pas ainsi que l'on apprendra grand chose sur les microbes pathogènes pour ainsi dire noyés au milieu des nombreuses espèces saprophytes à développement rapide.

Fig. 30. — *Appareil de Straus et Wurtz.*

Bibliographie. — Miquel (P.) : *Les organismes vivants de l'atmosphère.* Paris, 1883. — Hesse (W.) : *Ueber quantitative Bestimmung der in der Luft enthaltenen Microorganismen* (Mittheilungen a. d. k. Gesundheitsamte, II, 1884). — Freudenreich (Ed. de) : *Des microbes de l'air des montagnes* (Semaine médic., septembre 1884). — Miquel (L.) : *Moisissures et bactéries atmosphériques* (Annuaire de Montsouris pour 1884. Paris, 1885). — Du même : *Septième mémoire sur les organismes microscopiques de l'air et des eaux* (Ann. de Montsouris, p. 1885. Paris, 1886). — Du même : *Des variations horaires des bactéries* (Revue d'hyg., VIII, 1886). — Fischer : *Bacteriologische Untersuchungen auf einer Reise nach Westindien* (Archiv. f. Hyg., I, 1886). — Frankland (Percy F.) : *New method for the quantitative estimation of the micro-organisms present in the atmosphere* (Philosoph. transactions of the royal Society. Londres, 1887). — Petri (R.-J.) : *Eine neue Methode Bacterien und Pilzsporen in der Luft nachzuweisen und zu zählen* (Zeitschrift f. Hyg., III, 1887). Straus et Wurtz : *Sur un procédé perfectionné d'analyse bactériologique de l'air* (Annales de l'I. P., II, 1888). — Miquel : *De l'analyse microscopique de l'air au moyen des filtres solubles* (Ann. de Micrographie, 1889). — Welz : *Bakteriologische Untersuchungen der Luft in Freiburg i. B. und Umgebung* (Zeitsch. f. Hyg., XI, 1892). — Christiani (H.) : *Analyse bactériologique de l'air des hauteurs puisé pendant un voyage en ballon* (Annales de l'I. P., VII, 1893). — Flügge : *Ueber Luftinfection* (Zeitschrift. f. H., XXIV, 1897). — Sanglé-Ferrière et Remlinger : *Epidémie de fièvre typhoïde due à l'épandage d'engrais humain* (Rev. d'hyg., XX, 1898). — Levin : *Les microbes dans les régions arctiques* (Ann. de l'I. P., XIII, 1899).

3° CARACTÈRES PHYSIQUES. MÉTÉOROLOGIE

L'atmosphère est, au sens rigoureux du mot, le *milieu* naturel et nécessaire à l'homme ; incessamment en contact avec la surface de son corps, elle le pénètre même pour permettre au niveau du poumon les échanges gazeux dont dépend la vie. On comprend par suite que les caractères physiques de cette atmosphère, ses conditions si variables de température, d'humidité ou de sécheresse, de pression, de luminosité, etc., ne puissent être indifférentes à la vitalité de l'organisme humain et aient été considérées depuis longtemps comme susceptibles d'exercer une notable influence sur la santé.

Cette influence paraît devoir résulter, en général, d'une action éminemment complexe et en partie indirecte, portant non seulement sur nos propres cellules, mais aussi sur les organismes inférieurs qui sont les agents d'un si grand nombre de maladies. Les modalités atmosphériques impressionneraient ainsi à la fois l'homme, c'est-à-dire le terrain, et les germes capables d'en déterminer l'infection : double rôle au sujet duquel nous ne possédons malheureusement encore que des données assez vagues, car on ne s'occupait naguère des états atmosphériques qu'au point de vue de leurs effets directs sur le corps humain et il faut bien avouer que les observations accumulées à cet égard par les anciens épidémiologistes sont peu instructives. Mais il est possible que des recherches ultérieures ne négligeant aucun des multiples éléments du problème aboutissent à des résultats plus positifs, de nature à fournir à l'hygiène les indications indispensables pour distinguer parmi les modalités physiques de l'atmosphère dont s'occupe la *météorologie* celles qui nous sont vraiment nuisibles et celles qui, au contraire, nous seraient favorables.

Au reste, il est certaines conditions de température ou de pression, par exemple, dont l'influence directe et volontiers brutale sur l'homme, en dehors de toute question d'étiologie infectieuse, reste toujours indiscutable et auxquelles l'hygiène ne peut cesser de s'intéresser.

Thermalité

Phénomènes thermiques dans l'atmosphère. — Nous ne saurions nous borner ici à parler de la température de l'air, et il convient de nous occuper de l'ensemble des principaux phénomènes thermiques naturels, susceptibles de venir influencer soit l'homme vivant au sein de l'atmosphère, soit les microorganismes capables de lui nuire.

A l'origine de tous ces phénomènes il faut placer la chaleur solaire dont l'influence domine toute la météorologie.

On peut mesurer la quantité de chaleur que le soleil déverse dans un temps et à un moment donné sur une certaine surface. L'*actinomètre* dont on se sert à cet effet se compose d'un thermomètre à boule sphérique, de surface connue, recouverte de noir de fumée, de façon à ce qu'elle absorbe la presque totalité des rayons solaires qui la rencontrent : pour soustraire ce thermomètre aux autres causes d'échauffement ou de refroidissement (par conductibilité, par rayonnement), on le place dans une enveloppe maintenue à température à peu près constante et qui n'offre qu'un passage juste suffisant pour l'entrée du faisceau de rayons solaires qui vont agir sur la boule noircie du thermomètre. Parmi les actinomètres usuels les meilleurs sont celui de Violle et celui de

Crova. Mais à la rigueur on peut avoir recours simplement à un thermomètre à boule noircie enfermée dans une enveloppe de verre où l'on a fait le vide ; cet appareil est exposé au soleil et l'on compare ses indications à celles d'un thermomètre ordinaire, placé à l'ombre, dans le voisinage.

Les études actinométriques ont montré qu'il n'y a rien de plus variable, même au cours d'une belle journée, que la quantité de chaleur rayonnée à chaque instant par le soleil sur une surface donnée. Et cependant la température de l'air observée au thermomètre ordinaire restera relativement constante ou ne se modifiera que lentement. La cause de ce phénomène réside dans l'absorption d'une partie importante de la chaleur provenant réellement du soleil par de la vapeur d'eau invisible, très inégalement répandue dans l'atmosphère. On admet qu'une atmosphère paraissant pure, durant une belle journée, arrête encore ainsi un tiers de la chaleur solaire ; au surplus, cette chaleur n'est pas définitivement perdue pour nous, étant donné le mélange intime de la vapeur d'eau à l'air.

La quantité de chaleur solaire reçue directement dépend en outre, toutes choses égales d'ailleurs, de la latitude, de la saison, de l'heure de la journée, c'est-à-dire de l'épaisseur des couches d'air traversées selon l'inclinaison des rayons du soleil ; elle dépend encore de la teneur de ces couches en vapeur d'eau, car le pouvoir absorbant de l'air sec est très faible : d'où l'intensité du rayonnement solaire aux grandes hauteurs où la vapeur d'eau se fait rare.

D'après les recherches de Crova la quantité moyenne de calories reçues sur 1 centimère carré de sol pendant une année est de 67000 à Montpellier, de 129,000 à l'équateur ; ce qui représente pour cette dernière région un quart de calorie par minute durant le jour : dans de très belles journées il y aurait à certains moments jusqu'à un calorie et demi par minute. D'un autre côté l'influence de l'altitude est bien frappante dans les chiffres suivants rapportés par E. Frankland et qui concernent les indications de deux thermomètres, l'un ordinaire à l'ombre, l'autre avec enveloppe isolante exposé au soleil, à un même moment, dans des localités situées à des hauteurs diverses.

Localités.	Altitude	Thermomètre ordinaire.	Thermomètre avec enveloppe.
Whitby	20 m.	32°,2	37°,8
Pontresina	1800 m.	26, 1	44, 0
Bernina	2330 m.	19, 1	46, 4
Diavolezza	2980 m.	6, 0	59, 5

Un grand nombre d'autres circonstances locales interviennent vis-à-vis de la température d'un lieu donné : par exemple la distribution des terres et des mers, celles-ci s'échauffant moins que la terre, réfléchissant mieux les rayons solaires, offrant une chaleur spécifique plus élevée, un pouvoir émissif médiocre; la terre de son côté s'échauffant plus ou moins selon l'état de sa surface, son mode de revêtement, son inclinaison.

La chaleur spécifique de l'eau étant $= 1$, voici du reste, exprimée en fractions, la chaleur spécifique de quelques corps intéressants dans l'espèce.

Argile	0,192
Air	0,268
Marne	0,321 à 0,349
Granit	0,437
Sable	0,464
Vapeur d'eau . . .	0,480

Sur la mer, mauvaise conductrice, l'agitation des flots répartit dans une couche toujours très mince la chaleur lentement absorbée par la surface ; malgré cela la haute capacité de l'eau pour la chaleur fait des mers, aussi lentes à se refroidir qu'à s'échauffer, une réserve de calorique pour l'hiver et limite l'étendue des oscillations thermiques journalières annuelles dans leur voisinage. Au surplus il faut tenir compte de l'existence de courants marins, chauds quand ils se dirigent des régions tropicales vers les pôles, froids quand ils coulent en sens inverse. C'est ainsi que le *Gulf-Stream* parti du golfe du Mexique vient entretenir sur les côtes de Bretagne et d'Irlande une température beaucoup plus douce que ne le comporterait la latitude ; le Kuro-Siwoo dans le Pacifique produit un effet analogue sur les côtes orientales du Japon. Des courants froids abaissent en revanche la température de la côte Est de l'Amérique du Nord, de la Corée et de la Mandchourie.

C'est surtout par le sol, qui reçoit et absorbe rapidement près des deux tiers du calorique solaire, que l'air s'échauffe. Le sol est plus chaud que l'air pendant la plus grande partie du jour et même, sauf des cas spéciaux, pendant un certain temps de la nuit : toutefois c'est plutôt à ce moment que le sol rayonne vers l'atmosphère la chaleur emmagasinée durant l'insolation diurne. Ce rayonnement étant exclusivement obscur, la vapeur d'eau en absorbe une proportion encore plus considérable que du rayonnement solaire. Finalement le globe terrestre ne conserve rien de la chaleur provenant de l'irradiation solaire ; mais il en régularise le débit en l'emmagasinant d'une façon temporaire.

Le sol cédant à l'air soit par conductibilité, soit par rayonnement des quantités de chaleur fort importantes, ce sont les couches inférieures de l'atmosphère, les plus voisines de la surface terrestre et d'ailleurs les plus riches en vapeur d'eau, qui offrent la température la plus élevée. Celle-ci décroît, à mesure qu'on s'élève dans l'espace, d'environ un degré pour 180 à 200 m., du moins sous nos latitudes.

Il est à remarquer, avec Duclaux, qu'il est fort difficile de mesurer exactement la température de l'air. Le thermomètre en effet n'arrive pas à se mettre en équilibre absolu avec les couches d'air qui l'entourent ; celles-ci, en vertu de leur très faible chaleur spécifique, n'échauffent que lentement l'instrument, aussi les indications de ce dernier sont-elles d'ordinaire en retard sur les modifications de la température : trop basses quand elle s'élève, trop hautes quand elle s'abaisse. D'un autre côté le pouvoir émissif du thermomètre entre en jeu ; il reçoit ou perd par rayonnement, suivant le cas, plus de chaleur que la masse d'air dont il occupe la place. Il ne donne donc qu'approximativement la température de l'atmosphère et il ne faut lui demander à cet égard que des renseignements généraux.

Pour les observations météorologiques on installe le thermomètre sous une toiture légère, de façon à laisser l'air circuler librement autour de lui, tandis qu'il est protégé contre le rayonnement solaire et placé dans des conditions de rayonnement propre à peu près constantes. On évite entre autres le voisinage de vastes surfaces de réflexion, comme les murailles. — A défaut d'une installation de ce genre on aura recours, pour prendre la température de l'air, au procédé recommandé par Arago et qui consiste, après avoir attaché le thermomètre au bout d'une ficelle, à le faire tournoyer un instant comme une fronde : on le met ainsi en contact avec la plus grande masse d'air possible.

Afin de se faire une idée générale de la marche de la température pendant l'ensemble d'une journée, ce que rendent difficile ses modifications multiples tenant à l'infinie variété des circonstances qui l'influencent, on cherche à annuler à peu près toutes ces fluctuations en prenant la moyenne d'un certain nombre de lectures thermométriques, généralement de trois par jour. La moyenne journalière ainsi obtenue est caractérisée par un chiffre qui ne rappelle en rien les oscillations réelles ; avec les moyennes journalières on établit des moyennes mensuelles, puis annuelles qui, au point de vue de l'hygiène, offrent le même sérieux défaut. La connaissance des variations de la température, de leurs allures, de leurs limites présenterait cependant une notable importance en ce qui concerne l'influence immédiate de la thermalité des lieux sur l'homme et les accidents ou les maladies dont il peut être atteint. Néanmoins ce sont les moyennes thermiques, qui, comme nous le dirons plus loin, servent de base à la climatologie.

Influence sanitaire générale de la chaleur. — Les modifications de la température extérieure ont tout d'abord pour effet vis-à-vis de l'organisme la mise en jeu de divers phénomènes physiologiques qui tendent à maintenir la température du corps dans les limites les plus favorables à la santé, autrement dit au voisinage de 37°, avec une variation quotidienne de quelques dixièmes de degré au-dessus et au-dessous de ce chiffre. C'est à peine si les plus grandes oscillations thermiques atmosphériques sont capables d'élever ou d'abaisser de 1 à 2 degrés notre propre température ; ce qui nous permet d'affronter sans trop d'inconvénient des régions entre lesquelles on peut observer couramment des écarts thermométriques de plus de 75 degrés centigrades.

Pour que l'organisme se maintienne ainsi à une température sensiblement constante malgré les variations du milieu ambiant, il lui faut augmenter sa déperdition de chaleur et diminuer sa recette lorsqu'il tend à s'échauffer; au contraire diminuer sa dépense et augmenter la calorification s'il tend à se refroidir. Les manifestations physiologiques que nous allons indiquer n'ont pas d'autre but.

La défense naturelle contre la chaleur s'opère essentiellement par la dilatation des vaisseaux cutanés dans lesquels la circulation s'amplifie et s'accélère, d'où une augmentation de la *radiation*, que l'échauffement de l'air tendrait au contraire à affaiblir, et de l'*évaporation* grâce à une transpiration abondante. Or ces phénomènes sont précisément ceux auxquels l'organisme doit ses principales pertes de calorique, comme on peut en juger d'après les chiffres suivants que nous empruntons à Rubner et qui s'appliquent à un sujet pesant 80 kilos, la température extérieure étant de 17°,5.

Perte de calories en 24 heures.

Par la respiration . . .	35 micro-calories, soit		1.29 de la perte totale.	
Par le travail	54	—	— 1.88	—
Par les aliments ingérés.	42	—	— 1.55	—
Par l'évaporation . . .	558	—	— 20.66	—
Par conduction. . . .	833	—	— 30.85	—
Par rayonnement . . .	1181	—	— 43.74	—
	2700		99.97 0/0	

Selon Rubner et Cramer la chaleur rayonnante provenant directement du soleil aurait des effets absolument analogues à ceux que nous venons de signaler pour l'air chaud ; leur rôle est très considérable.

Nous verrons plus loin comment, tout en dépendant de la température extérieure, surtout si celle-ci est très élevée, l'évaporation est d'ailleurs modifiée par l'humidité du milieu ambiant, qui au surplus influence aussi le rayonnement et la conduction ; cette dernière s'accroît beaucoup sous l'action du vent. D'un autre côté la chaleur amène une légère accélération du rythme respiratoire.

Un séjour prolongé dans des régions à température habituellement élevée entraîne toutefois, chez la plupart des individus originaires des pays tempérés, une certaine dépression organique qui se trahit surtout par le ralentissement des fonctions de nutrition (diminution de l'appétit, entre autres pour les aliments d'origine animale) et une moindre aptitude au travail physique ou intellectuel. L'activité nerveuse fléchit notablement et fait place à une irritabilité morbide.

Ces faits sont de nature à favoriser l'envahissement de l'économie par les germes infectieux qui auront chance de ne pas rencontrer de résistance normale de la part des divers éléments de l'organisme humain. Mais d'ailleurs la chaleur soit seule, soit associée à certaines conditions hygrométriques, ne paraît pas pouvoir être la cause suffisante d'une maladie dans le sens complet du mot. On lui a sans doute attribué à tort l'*anémie* des pays chauds qui doit bien plutôt être mise sur le compte des affections parasitaires (parasitisme grossier) ou microbiennes (à commencer par le paludisme) ou même des troubles apportés dans les fonctions digestives. En dehors de ces influences le séjour dans les contrées tropicales donnerait lieu au contraire à une certaine hyperglobulie, d'après les observations de Maurel, de Marestang, de Eijkman.

En revanche la chaleur doit avoir le plus souvent une action tout à fait favorable sur la pullulation des microbes et de bon nombre d'autres parasites (parasitisme grossier), comme les *filaires* (Sénégal, Brésil, Chine), le *distome hématobie*, etc.

Pour ce qui concerne les microbes il faut remarquer que la température de l'air ne s'élève jamais à un point qui leur soit bien nuisible ; au contraire elle leur offre les meilleures conditions de développement chaque fois qu'elle se rapproche de la température du corps humain. Tels germes ne paraissent même pas capables de vivre en dehors de certaines limites thermiques qui caractérisent justement le climat de certaines régions. L'agent microbien de la *fièvre jaune* fournirait à cet égard un remarquable exemple ; la maladie a son berceau dans des parages dont la moyenne thermique est entre 20 et 25° ; partout ailleurs elle disparaît en peu de temps après avoir été importée. A vrai dire la plupart des microbes pathogènes sont malheureusement beaucoup plus ubiquitaires. Le *choléra* est susceptible de faire autant de ravages en Europe que dans l'Inde et la *peste*, si l'on n'y veillait, montrerait sans doute que le même changement de climat ne gêne pas davantage son extension. Remarquons toutefois que diverses affections, le *paludisme*, la *dysenterie*, les *diarrhées chroniques* offrent dans les pays chauds une fréquence et surtout une gravité inconnues dans les régions tempérées ; la *fièvre typhoïde* en Algérie donne lieu à la même observation (J. Arnould, Kelsch, Colin). Ne faut-il pas voir là, pour une part, l'effet de la pullulation et de la prise de virulence particulière des espèces microbiennes en question sous l'influence de la chaleur ?

Dans nos régions tempérées l'extension des *diarrhées infantiles* après quelques jours de chaleur (d'où le nom anglais de « *summer disease* » appliqué à ces affections) reconnaît une origine semblable.

Il ne faut pas oublier non plus que la chaleur fait pulluler les insectes de toutes sortes et que ces êtres, dans les pays qu'ils infestent, paraissent pouvoir jouer un certain rôle vis-à-vis de la propagation de beaucoup de maladies infectieuses. Cette manière de voir rallie l'assentiment d'observateurs de plus en plus nombreux ; elle aurait cependant encore besoin d'être appuyée par des documents plus démonstratifs que ceux qui ont été fournis jusqu'à présent à propos de la propagation par tels ou tels insectes soit du paludisme (moustiques), soit de la peste (puces, punaises), les deux maladies épidémiques de l'homme dont on s'occupe aujourd'hui le plus à cet égard.

Enfin la chaleur est la cause directe de certaines dermatoses dont la pathogénie se résume parfois entièrement dans l'hyperémie cutanée et l'exagération des fonctions sécrétoires de la peau, comme pour la *gale bédouine* ou *bourbouille*.

Accidents dus à la chaleur. Insolation, coup de chaleur. — La chaleur suffisamment intense peut déterminer dans certaines conditions chez l'homme des accidents aigus de forme assez variée, parfois mortels, et qui ont été décrits sous le nom d'*insolation* et de *coup de chaleur* (allemand : *Sonnenstich*, *Hitzschlag*, *Wärmeschlag* ; anglais : *sunstroke*, *heatstroke*). Théoriquement il conviendrait sans doute de bien distinguer ceux de ces accidents qui sont dus à l'action directe des rayons solaires sur quelque partie du corps, la tête entre autres, de ceux qui reconnaissent pour origine l'échauffement général de l'organisme sous l'influence de l'élévation de la température de l'air, à laquelle se joignent la plupart du temps un certain nombre d'autres circonstances adjuvantes. Mais en pratique l'*insolation pure*, qui comprend les faits de la première catégorie, est chose peu fréquente ; au contraire, dans la majorité des cas, l'action du rayonnement solaire s'associe plus ou moins aux causes du coup de chaleur proprement dit et intervient vis-à-vis de la modalité des phénomènes morbides symptomatiques.

Dans l'insolation typique on a affaire le plus souvent à un individu qui s'est exposé au soleil la tête et le cou nus ou mal protégés et qui éprouve de la céphalalgie, quelques vertiges, des nausées, un peu d'agitation ou d'abattement ; à un degré plus grave la respiration devient haletante, il y a de la résolution musculaire, des paralysies ou des convulsions et ultérieurement, si le sujet n'a pas succombé dans le coma, le délire n'est pas rare. Ce sont là des signes de congestion ou d'inflammation des méninges. La température centrale du corps n'augmente d'ailleurs que de 1 ou 2 degrés, comme Vallin l'a observé chez des chiens auxquels il appliquait sur la tête un bonnet de caoutchouc traversé par un courant d'eau à 50°. Remarquons que cette situation se trouve à peu près reproduite pour les porteurs de certaines coiffures, le chapeau de soie noire ordinaire, par exemple, sous lequel Vallin a observé au soleil une température de 46°, ou le casque, sous lequel Géraud a vu le thermomètre atteindre 52°.

Le coup de chaleur, en dehors de toute action directe du rayonnement solaire, comme le comprenait Zuber, s'observe sur les hommes employés dans les chambres de chauffe des navires qui traversent des zones très chaudes, comme la mer Rouge, et aussi en plein air, soit à l'ombre, soit par un temps couvert, orageux, sur des individus plongés dans une atmosphère surchauffée. Le degré d'humidité de l'air joue ici un rôle assez important, étant donné qu'il conditionne jusqu'à un certain point, ainsi que nous l'exposerons plus loin, l'évaporation d'eau, c'est-à-dire un des principaux moyens dont l'organisme dispose pour éliminer le calorique qu'il reçoit du milieu ambiant. (D'après Weyrich, l'évaporation d'eau suffirait à assurer, suivant le cas, l'élimination de 1/50 à 1/8 du calorique de l'organisme.)

Si cette évaporation ne se produit plus avec une abondance suffisante, la température centrale du corps s'élève notablement et des accidents éclatent. Le travail musculaire favorise d'ailleurs l'apparition de ce phénomène, comme l'ont montré Laveran et Regnard par l'expérience suivante. Dans une grande étuve où la température est portée entre 45° et 50°, on place deux chiens, dont l'un reste immobile tandis que l'autre se déplace assez rapidement dans une roue semblable à celles qui servent d'habitude à faire travailler ces animaux: Le premier chien supporte sans encombre la chaleur à laquelle il est soumis ; le second, au contraire, meurt au bout d'environ une demi-heure avec une élévation de température centrale de plusieurs degrés. L'exercice est donc une cause adjuvante du coup de chaleur, sans doute parce que son action se combine avec celle de la chaleur extérieure pour élever la température du corps à un degré incompatible avec l'intégrité des fonctions physiologiques.

C'est pourquoi le coup de chaleur s'observe surtout chez le soldat en marche, lors même que l'air n'est pas à beaucoup plus de 20 à 25°, et plutôt à la fin d'une marche, lorsque les hommes sont fatigués ; les annales de la médecine militaire en tous pays contiennent la relation d'une foule de cas de ce genre. Il est d'ailleurs bien vraisemblable qu'en pareille circonstance les toxines résultant du travail musculaire et dont la circulation n'arrive pas à se débarrasser assez vite ont leur influence vis-à-vis de l'apparition des accidents du coup de chaleur. Vincent a constaté qu'en injectant du sang ou de l'extrait aqueux d'organes d'animaux soumis à l'hyperthermie dans la circulation d'animaux normaux, ceux-ci succombaient avec les mêmes symptômes que les animaux surchauffés. Beaucoup d'auteurs, sans baser sur cette expérience une théorie exclusive de la pathogénie du coup de chaleur, estiment qu'une part de la vérité doit se trouver dans ce sens, encore que les résultats de Vincent n'aient pas été observés à nouveau par Laveran et Regnard.

Il ne semble pas que les symptômes présentés par les sujets qui sont frappés dans les conditions que nous venons d'indiquer diffèrent nettement de ceux que l'on observe chez des hommes exposés à la fois à l'ardeur des rayons solaires et à une température relativement élevée de l'air, comme il arrive en somme d'habitude. Le tableau clinique de ce coup de chaleur vulgaire est d'ailleurs très variable. Parfois il y a des signes prémonitoires : céphalée, troubles visuels, anxiété épigastrique et oppression, fixité du regard, pâleur ou rougeur extrême de la face, obnubilation intellectuelle, embarras de la parole, vertiges ; d'autres fois l'homme tombe brusquement dans le rang sans connaissance, avec de la résolution musculaire complète, une respiration irrégulière et stertoreuse, le pouls rapide, filiforme, volontiers irrégulier : des accès convulsifs peuvent alterner avec le coma dans lequel la mort arrive de temps à autre, avec une température centrale de plus de 40°.

Nous ne saurions, dans ce livre, nous arrêter aux formes cliniques si nombreuses du coup de chaleur qui ont été décrites : cérébrale ou délirante, convulsive, asphyxique, syncopale, cardiaque, etc. Notons toutefois à ce propos l'opinion de Kelsch, d'après lequel il faudrait voir derrière ces modalités multiples non pas simplement l'effet de l'hyperthermie, qui devrait être toujours à peu près le même, mais la conséquence de ce fait que les individus supportent d'une manière différente, selon des prédispositions morbides latentes, natives ou acquises, la suractivité fonctionnelle du cœur ainsi que les congestions actives et passives du poumon et du cerveau régulièrement déterminées par les conditions au milieu desquelles apparaît le coup de chaleur.

On prévoit dès lors que le coup de chaleur, toutes choses égales d'ailleurs, se manifestera de préférence chez l'individu dont l'estomac est rempli, qui est en plein travail de digestion, chez l'alcoolique, ou même chez le sujet qui vient de prendre de l'alcool — cas où les congestions actives sont favorisées ; — chez le porteur de quelque lésion pulmonaire sans conséquence en temps ordinaire, mais qui restreint à un moment le complet fonctionnement du poumon ; enfin et surtout chez quiconque est atteint d'une tare cardiaque, l'état du cœur, dans tous les cas d'hyperthermie, paraissant en somme dominer la situation.

Il y a là, au point de vue prophylactique, des indications précieuses : elles conduisent d'abord à écarter du service militaire tous les sujets qui ne jouissent pas de l'intégrité complète du cœur ou du poumon.

Bien que cette question n'intéresse qu'indirectement l'hygiène, il n'est pas superflu de mentionner ici les multiples opinions qui ont été émises au sujet de la pathogénie immédiate des accidents du coup de chaleur. Nous avons déjà fait allusion à la théorie de Vincent (auto-intoxication), et exposé le sens général de la doctrine de Kelsch. Rappelons que Cl. Bernard, avec Vallin, pensait que la chaleur déterminait une coagulation des fibres musculaires, notamment du myocarde. Pour Laveran l'hyperthermie agit directement sur le système nerveux, en particulier sur l'innervation du cœur. Peut-être la manière de voir de chacun de ces savants est-elle trop exclusive et les facteurs pathogéniques multiples comme à l'ordinaire.

La prophylaxie générale du coup de chaleur comporte un grand nombre de précautions, en raison de la multiplicité des facteurs capables d'entrer en jeu vis-à-vis de la genèse des accidents. La première chose à faire est de ne pas exposer à la chaleur des hommes fatigués ou affaiblis par une cause quelconque ; après avoir préparé les troupes par des exercices progressifs à fournir sans trop de peine le travail musculaire qui doit leur être finalement demandé dans les marches (la température centrale s'élevant moins pendant le travail chez l'homme entraîné que chez celui qui ne l'est pas, comme l'a constaté Mosso), on leur accordera des repos suffisants ; et cette recommandation vise surtout le repos nocturne que l'on abrège quelquefois trop ; si l'on y est cependant amené pour éviter la grande chaleur du jour, il faudra alors laisser les hommes complètement au repos et à l'ombre pendant la plus grande partie de la journée. Au cours de la marche, qui ne sera pas exécutée à une allure trop rapide ni surtout au pas cadencé, on choisira les points de halte de manière à stationner le moins possible au soleil : si l'on est contraint de le faire parfois on interdira aux soldats de s'étendre sur le sol (encore plus chaud que l'air) en ces endroits. On aura toujours soin de faire desserrer les rangs de la troupe et de conserver au moins la distance réglementaire entre ses diverses fractions pour permettre à l'air de bien circuler autour des individus.

Il est évident que les vêtements constituent un obstacle au refroidissement du corps soit par rayonnement, soit par évaporation ; durant la chaleur, ils devraient donc être aussi légers que possible et d'autre part amples, de manière à laisser circuler l'air entre eux et la peau et à n'exercer aucune constriction au niveau du cou, du thorax et de l'abdomen. L'équipement du soldat doit remplir ces mêmes desiderata.

On ne fera pas marcher l'homme complètement à jeun, mais on ne perdra pas de vue que rien n'est plus fâcheux que de lui demander de parcourir une route un peu longue après un repas sérieux ; celui-ci ne doit pas être pris avant que les trois quarts de la marche n'aient été exécutés. Au reste, il n'est pas mauvais de manger de temps à autre un morceau en route.

La consommation de boissons alcooliques sera interdite ; elles ne rendent aucun service du moment où il s'agit de fournir un effort prolongé : c'est plutôt tout le contraire, comme nous le montrerons dans un autre chapitre. En outre, elles favorisent les congestions qu'il s'agit précisément d'éviter.

Aucune boisson ne doit être prise avec excès. Mais il faut avoir à sa disposition de l'eau fraîche ou coupée d'un peu de café dont on usera avec modération pendant la marche pour se désaltérer. A vrai dire, peut-être ce liquide ne soustrait-il au corps que la quantité de chaleur nécessaire pour se mettre en équilibre de température avec lui (1 litre d'eau pour passer de 10° à 37° absorbe 27 calories, 5). En faisant boire on pense généralement pousser à la sudation qui donne lieu à une bien autre déperdition de calorique et dont l'arrêt chez certains sujets atteints, ou en imminence de coup de chaleur, paraît un symptôme particulièrement grave. Toutefois, des expériences récentes de Laschtschenko, exécutées dans le laboratoire de Rubner, tendent à démontrer que la quantité d'eau ingérée n'influe pas d'une façon sensible sur l'abondance de la transpiration qui dépendrait avant tout, du moins chez l'homme à l'état normal, de la température et du degré d'humidité de l'air, les dispositions individuelles étant laissées de côté.

Influence sanitaire générale du froid. — L'organisme se défend naturellement contre le froid, grâce à une diminution de la radiation et de la conductibilité périphérique que détermine la constriction des petites artères. D'autre part, les combustions thermogènes s'accroissent, surtout dans les muscles dont la tonicité augmente sous l'action du froid. Au reste, l'homme se protège bien, même en plein air, contre une température modérément basse par ses vêtements et par l'alimentation qui, à vrai dire, doit être plus abondante que d'habitude et riche en graisse ainsi qu'en hydrocarbonés, principes alimentaires les plus propres à faire de la chaleur. Les habitants des pays froids se distinguent volontiers par un formidable appétit et une étonnante aptitude à ingérer des quantités considérables d'aliments gras. Enfin le mouvement, cette source si puissante de calorique, permet à l'homme doué d'une énergie morale suffisante d'affronter même les froids effrayants des régions polaires, comme l'ont prouvé tant de hardis explorateurs.

Cependant si l'impression d'un froid modéré est capable d'exciter certains éléments anatomiques, la fibre musculaire en particulier, et d'exalter les fonctions de nutrition que la chaleur ralentit au contraire, on peut dire d'une façon générale que l'action des températures très basses est de nature essentiellement paralysante, qu'elle diminue la vitalité de nos cellules et finit, à l'occasion, par amener leur mort. D'où la haute importance du froid, ou mieux du refroidissement, dans l'étiologie des diverses maladies infectieuses.

Le premier, Pasteur a mis ce fait en évidence en montrant que la poule, normalement réfractaire au charbon, perdait cette immunité après que sa température avait été abaissée par un bain dans de l'eau à 25°. Filehne observant l'évolution de l'érysipèle inoculé à des lapins constate que la maladie prend une extension d'autant plus grande et paraît d'autant plus grave que les animaux sont maintenus à une température plus basse. D'après Charrin, le refroidissement diminue la résistance de plusieurs animaux au bacille pyocyanique. A. Lode ayant rasé et mouillé des cobayes les expose à un courant d'air, de telle sorte que la température de ces animaux baisse d'environ 4 degrés ; dans ces conditions, ils succombent au bacille de Friedländer, tandis que leurs congénères, à l'état normal, lui résistent ; des poules traitées de la même manière, des rats blancs tondus, prennent le charbon. Lode observe en outre qu'un refroidissement survenant chez les animaux en expérience après le début d'une infection en hâte l'évolution et l'aggrave.

Le froid peut donc élever singulièrement l'aptitude morbide de l'organisme : il est probable que cela résulte de son action paralysante à l'égard des mouvements des leucocytes, et en général de l'engourdissement dans lequel un refroidissement assez prononcé plonge le système nerveux. Du moins est-ce ainsi que l'on tend aujourd'hui à comprendre le rôle du froid vis-à-vis de la genèse des maladies dites jadis *a frigore* ; s'il intervient en effet dans l'étiologie de l'angine, de la bronchite, de la pneumonie, de la pleurésie, c'est simplement en diminuant la résistance normale des cellules de certains appareils ou de certaines muqueuses, en entravant la phagocytose, comme l'a prouvé Holm. De sorte que les microbes survenant ou déjà présents en ces points sont capables de se multiplier et d'envahir les appareils ou les muqueuses en question.

Au surplus si, dans les milieux extérieurs, le froid est susceptible de ralentir ou de suspendre la végétation microbienne, on ne saurait cependant compter sur lui pour détruire ces germes et arrêter des épidémies. De nombreux savants ont constaté que la plupart des microbes résistaient même à la congélation ; nous avons déjà dit que des espèces pathogènes pouvaient se rencontrer dans la glace. Les grands froids de l'hiver en Russie n'ont pas toujours empêché l'extension du choléra. Il est vrai que l'homme, par lui-même ou par ses abris, atténue singulièrement les conditions difficiles que les basses températures créent aux microbes : remarquons même que le froid favorise parfois indirectement la transmission des maladies transmissibles par contagion directe ou indirecte en poussant les individus à s'entasser dans leurs demeures.

En tous cas la règle générale, pour une même contrée, dans les pays d'Europe, est que la morbidité et la mortalité soient plus élevées en hiver qu'en été, tant dans la population civile que dans l'armée. Les régions palustres font exception et certaines grandes épidémies (le choléra, par exemple) peuvent de temps à autre renverser çà et là ces rapports.

Des recherches faites à Genève par lui, par Ed. Mallet et Marc d'Espine, le Dr Lombard conclut qu'en général : *le froid augmente la morbidité*, tandis que *la chaleur la diminue* ; et plus exactement, qu'*à une température froide et prolongée succède une forte morbidité*, pendant qu'*à une température chaude et prolongée succède une faible morbidité*. On conçoit qu'en effet les résultats définitifs de ces impressions se voient mieux après que pendant la saison qui leur permet de s'exercer. Graffenauer, Stœber et Tourdes, à Strasbourg, sont arrivés aux mêmes conclusions. Si l'on se livre à une étude analogue à propos de la détermination des oscillations de la *mortalité*, on trouve encore qu'à Berlin (Casper), à Strasbourg (Stœber et Tourdes), à Genève (Lombard), à Glasgow (Robert Cowan), « *une forte mortalité succède ou coïncide avec le froid*, tandis qu'*une faible mortalité succède ou coïncide avec la chaleur.* »

La comparaison des années entre elles pour une même ville, démontrerait de semblable manière l'influence particulièrement meurtrière du froid sur tous les individus vieux, faibles, valétudinaires, qui ne se maintiennent qu'à la faveur d'une météorologie tolérante et au prix de précautions minutieuses. Il y a à cette loi une exception frappante en ce qui concerne l'enfance. Si « le froid est le plus grand ennemi des vieillards », c'est au contraire la chaleur qu'il faut redouter pour les petits enfants : ce fait est en relation avec l'extension estivale de la diarrhée infantile.

En attendant il est certain que les gros hivers épurent pour ainsi dire la population avec quelque cruauté, comme en témoignent les statistiques chaque fois que la saison a été plus rude qu'à l'ordinaire.

Accidents causés par le froid. — Lorsque les ressources de l'économie ne lui permettent plus de lutter contre un refroidissement progressif, de l'oppression thoracique se manifeste en même temps que des douleurs dans la tête et les membres. Puis les extrémités s'engourdissent et perdent bientôt toute sensibilité ; le sang gèle à ce niveau dans les capillaires, ses éléments subissent de ce fait des altérations irréparables et de la gangrène peut ne pas tarder à se manifester au milieu des tissus ainsi atteints par la congélation. Presque en même temps que cette dernière apparaissent des troubles généraux : sensation de faiblesse, vertiges, engourdissement intellectuel et physique, invincible tendance au sommeil ; enfin les contractions du cœur et les mouvements respiratoires se ralentissent, se suspendent et la mort arrive. Son mécanisme exact est d'ailleurs fort obscur.

On ne saurait dire quel degré de froid est nécessaire pour produire ces redoutables accidents ; les conditions au milieu desquelles se trouvent d'autre part les individus exposés au froid jouent certainement vis-à-vis des effets de ce dernier un rôle au moins égal à celui de la température atmosphérique. Nous avons dit comment les explorateurs des régions polaires, bien vêtus, bien nourris, non surmenés, s'exposent sans trop d'inconvénients à des froids excessifs et, s'il ne fait pas de vent, circulent en plein air alors que le thermomètre marque — 30° ou même un chiffre plus bas au-dessous de zéro. Les choses changent lorsqu'à la suite de quelque événement malheureux ces voyageurs viennent à subir des privations de toute espèce, que la nourriture n'est plus assez abondante et que les fatigues d'une longue route font des surmenés de gens d'ailleurs affamés. Ils succombent alors souvent à des températures bien moins rigoureuses que celles qu'ils avaient supportées auparavant.

Ce sont ces mêmes conditions d'alimentation insuffisante, de fatigue, de misère générale que nous retrouvons chez les troupes auxquelles le froid a fait éprouver des désastres durant des expéditions et surtout des retraites célèbres ; citons pour ce qui concerne l'armée française la retraite de Prague (1742), la retraite de Russie, et en Algérie la retraite de Constantine (1836), les désastres du Bou-Thaleb (1845) et du Tléta des Douairs (1879). Dans ces deux derniers cas il est remarquable que la température n'était que de très peu au-dessous de zéro : mais les hommes étaient légèrement vêtus, n'avaient pu prendre leur repas habituel, étaient harrassés par une longue marche. Le froid était sans doute bien autrement rigoureux lors de la retraite de Russie (le thermomètre descendit jusqu'à — 30° centigrades) ; mais on se convaincra par la lecture des mémoires du temps qu'il anéantit l'armée de Napoléon parce que celle-ci était épuisée par la faim et par la fatigue. En Crimée, où l'on observa seulement des congélations partielles, les hommes atteints étaient surtout des malingres, des malades, dont l'organisme ne présentait pas par conséquent une résistance normale.

La prophylaxie à opposer aux accidents causés par le froid découle clairement des faits qui viennent d'être exposés. Pour résister aux basses températures l'homme doit être couvert de vêtements chauds ; les extrémités étant les points du corps les plus menacés par la congélation, des chaussettes de laine, et même, le cas échéant, des gants, sont indispensables dans les pays froids ou seulement tempérés. L'alimentation sera régulièrement assurée et dépassera quelque peu comme quantité ce qui est fourni en temps ordinaire ; les aliments gras conviennent surtout.

On se défiera des boissons alcooliques : les explorateurs des régions polaires s'en abstiennent pour ainsi dire totalement ; c'est tout au plus si, dans des cas très particuliers, on administre un peu d'alcool, presque à titre de médicament. On s'efforcera d'écarter les alcooliques et d'une manière générale tous les débilités des groupes appelés à affronter de grands froids. Enfin le travail musculaire, les efforts, que devront fournir les individus qui subiront cette épreuve seront autant que possible réglés de façon à ne pas amener trop de fatigue et surtout à ne pas produire de surmenage.

Une troupe en marche par le froid devra s'avancer en rangs serrés, au contraire de ce qu'elle ferait si la température était élevée ; on entraînera de force au besoin ceux des hommes qui, pris de torpeur, voudraient s'arrêter, car alors « qui s'arrête s'endort, et qui s'endort ne se réveille plus ». L'énergie morale deviendra souvent ici la suprême ressource pour lutter contre la défaillance des forces physiques.

Bibliographie. — E. Duclaux : *Cours de physique et de météorologie*, Paris, 1891. — J. Forster : *Ueber die Entwickelung von Bakterien bei niederen Temperaturen* (Centralbl. f. Bakter., XII, 1892). — C. Saguet : *Etude sur les accidents d'origine thermique* (Thèse, avec une bibliographie étendue, Paris, 1893). — M. Rubner : *Ueber die Sonnenstrahlung* (Archiv f. Hyg., XX, 1894). — M. Rubner et E. Cramer : *Ueber den Einfluss der Sonnenstrahlung auf Stoffzersetzung, Wärmebildung und Wasserdampfgabe bei Thieren* (Ibid., XX, 1894). — Laveran et Regnard : *Recherches expérimentales sur la pathogénie du coup de chaleur* (Bull. Acad de méd., XXXII, 1894). — E. Vallin : *Sur la pathogénie et le mécanisme du coup de chaleur* (Ibid., XXXII, 1894). — A. Kelsch : *A propos du coup de chaleur* (Ibid., XXXIII, 1895). — A. Laveran : *Traité d'hygiène militaire*, Paris, 1896. — A. Lode : *Ueber die Beeinflussung der individuellen Disposition zu Infectionskrankheiten durch Wärmeentziehung* (Archiv f. Hyg., XXVIII, 1897). — Laschtschenko : *Ueber den Einfluss des Wassertrinkens auf Wasserdampf- und CO²-Abgabe des Menschen* (Ibid., XXXIII, 1898). — Marix : *Du coup de chaleur* (Arch. de méd. et pharm. militaires, XXXII, 1898). — Ch. Richet, Athanasiu et Carvallo : Art. *Chaleur*, Dict. de Physiol. de Ch. Richet, III, 1898.

Humidité

La vapeur d'eau dans l'atmosphère. — L'atmosphère renferme constamment une quantité de vapeur d'eau variable et dont la distribution est d'ailleurs fort inégale ; malgré cela l'équilibre du mélange d'air et de vapeur n'est pas trop instable du moment où dans tous les points de la masse la somme de la force élastique de l'air sec et de la vapeur est la même, ce qui arrive à la seule condition, pour la vapeur, de ne dépasser en aucun point la force élastique maxima correspondant à la température de ce point.

Les proportions de la vapeur d'eau dans l'air influent à la fois sur la température de l'air, sur la quantité de chaleur et de lumière solaire qui arrive jusqu'à nous, sur l'évaporation des corps inertes et des tissus vivants, c'est-à-dire sur le principal moyen dont dispose l'organisme pour régler sa température propre. L'hygiène doit donc attacher un grand intérêt à l'étude de cet élément du milieu atmosphérique.

La vapeur d'eau, dans les conditions où elle se trouve mélangée à l'air, pouvant être assimilée à un gaz, son poids par mètre cube d'air — ou *humidité absolue* — sera précisément proportionnel à sa force élastique f — ou *tension* exprimée en millimètres de mercure. On peut même dire qu'en pratique le poids en grammes de la vapeur d'eau par mètre cube équivaut à peu près au nombre de millimètres de mercure qui font équilibre à sa force élastique.

Quand l'air, à une température donnée, contient toute la vapeur possible, celle-ci atteint sa tension maxima F à cette température, et l'air est dit *saturé*. Si la température s'abaisse tant soit peu, une condensation se produit et de la vapeur d'eau est précipitée à l'état liquide.

Dans les cas où l'air n'est pas saturé, les surfaces qui peuvent fournir de la vapeur d'eau *évaporent* en effet plus ou moins activement ; on comprend que ce phénomène soit régi notamment par la différence entre l'humidité absolue et le chiffre de saturation à la même température : l'évaporation est même proportionnelle à cette différence, soit à l'expression $F - f$, *déficit de saturation* (ou *de tension*) proportionnel d'autre part à la quantité de vapeur qu'il faudrait dans 1 mètre cube de l'air considéré pour le saturer. Or la valeur de F aux diverses températures se trouvant dans les tables de Regnault, il suffit de déterminer f pour pouvoir calculer $F - f$.

Tension maxima en millimètres de la vapeur d'eau (Regnault) *et poids de la vapeur d'eau par mètre cube d'eau saturé.*

Températ.	Tension.	Poids.	Températ.	Tension.	Poids.	Températ.	Tension.	Poids.
— 20°	0,927	1 gr.2	+ 8°	8,016	8 gr.3	+ 21°	18,495	18 gr.1
15	1,400	1 8	9	8,574	8 8	22	19,659	19 3
10	2,093	2 5	10	9,165	9 3	23	20,888	20 4
5	3,113	3 5	11	9,792	10 0	24	22,184	21 5
0	4,600	4 8	12	10,457	10 6	25	23,550	22 7
+ 1	4,940	5 2	13	11,182	11 2	26	24.988	24 2
2	5,320	5 6	14	11,908	11 9	27	26,505	25 6
3	5,687	5 9	15	12,699	12 6	28	28,101	27 0
4	6,097	6 3	16	13,536	13 5	29	29,782	28 5
5	6,534	6 7	17	14,421	14 3	30	31,548	30 1
6	6,998	7 2	18	15,357	15 2	35	41,827	39 3
7	7,492	7 7	19	16,346	16 1	40	54,905	50 7
			20	17,391	17 0			

Toutefois Schierbeck observe qu'en pratique dans l'atmosphère libre, la quantité d'air n'étant pas limitée, ce qu'il y a de plus intéressant à connaître en ce qui concerne l'évaporation c'est sa rapidité, d'où dépend en effet le refroidissement, et qui est la véritable mesure du pouvoir desséchant de l'air. Or elle n'aurait rien à voir avec le déficit de saturation et serait seulement proportionnelle à la température et à la vitesse du mouvement de l'air. Ces rapports seraient représentés par la formule suivante :

$$\log \frac{B - f}{B - f^1}(1 + at)\sqrt{W}$$

où B est la pression de l'air, f la tension de vapeur existant dans l'air, f^1 la tension de vapeur à la température où se produit l'évaporation (valeur fournie par les indications d'un thermomètre humide protégé contre l'action directe du courant d'air) ; l'expression $(1 + at)$ représente la température absolue, et $\sqrt{W}$ la racine carrée de la vitesse du mouvement de l'air.

Quant à l'expression $\dfrac{f}{F}$ qui est connue sous le nom d'*humidité relative* ou d'*état hygrométrique*, Duclaux propose de la laisser de côté car elle ne lui paraît correspondre à aucun phénomène physique ou physiologique particulier. Deux masses d'air à moitié saturées, l'une à 10°, l'autre à 20°, ont pour leur état hygrométrique la même valeur 0,5 ; et cependant f et $F - f$ sont égaux dans un cas à $4^{mm},6$, dans l'autre à $8^{mm},7$, soit presque au double, ce qui est fort différent vis-à-vis de l'évaporation. Nous verrons cependant qu'en ce qui concerne l'évaporation par la peau humaine Rubner accorde à l'humidité relative une valeur qu'il dénie au contraire au déficit de tension ou de saturation.

On peut se faire une idée des variations de f et de $F - f$ en profitant de ce que des substances organiques, comme les cheveux ou les membranes animales, ont la propriété de se raccourcir en se desséchant dans l'air sec et de s'allonger au contraire en reprenant de l'eau dans l'air humide. Mais l'hygromètre à cheveu ou l'hygromètre à capucin basés sur ces phénomènes ne sont en somme que des instruments de mesure assez grossiers qu'il est préférable d'abandonner.

Le procédé le plus parfait pour s'assurer de la quantité de vapeur d'eau contenue dans l'air consiste à faire passer un volume connu de cet air dans des tubes contenant de la pierre ponce imbibée d'acide sulfurique et que l'on pèse avant et après ; l'augmentation de poids des tubes indique ce qui a été absorbé de vapeur d'eau et par suite le poids existant dans l'air. Mais c'est là une recherche assez longue et peu usitée.

Le maniement des *hygromètres à condensation* exigeant aussi un temps notable, ces instruments assez exacts ont été délaissés.

On a recours d'ordinaire au *psychromètre* dont il existe divers modèles, mais qui se compose essentiellement de 2 thermomètres (fig. 31), l'un sec T, l'autre mouillé T', le premier donnant approximativement la température de l'air, le second témoignant d'un refroidissement proportionnel à la quantité d'eau qui s'évapore à sa surface, soit à $F - f$; la baisse de la colonne mercurielle s'arrête dans ce dernier thermomètre quand le réservoir reçoit par conductibilité ou rayonnement autant de chaleur qu'il en perd par évaporation ; or la chaleur reçue est à peu près proportionnelle à la différence de température du thermomètre d'avec l'air et les objets environnants supposés en équilibre thermique, soit $t - t'$. On peut donc écrire $F - f = A (t - t')$ égalité dans laquelle A est une constante qui varie comme la pression barométrique H ; d'où $A = BH$; il y a ici une nouvelle constante B qui dépend de l'instrument et que l'on détermine pour chaque psychromètre. On a donc enfin

$$F - f = B H (t - t') \text{ d'où } f = F - BH (t - t')$$

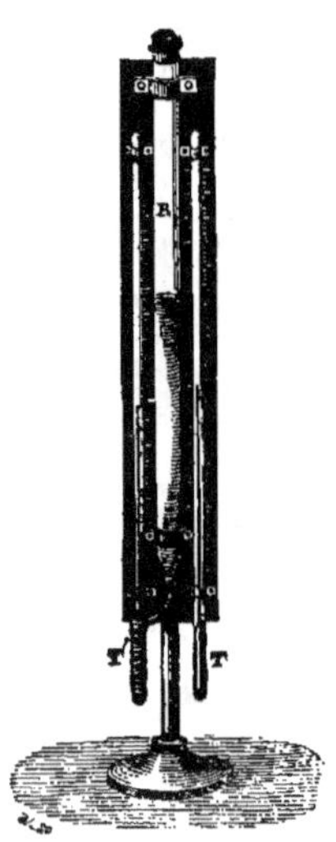

Fig. 31. — *Psychromètre.*

Chaque instrument est accompagné d'une table à double entrée donnant directement la valeur de f quand on connaît H (indiquée par le baromètre) et $t - t'$ (c'est-à-dire la différence de degrés entre les 2 thermomètres du psychomètre). Duclaux fait remarquer que toutes ces formules sont approximatives. De plus si la température de l'air est assez voisine de 0° pour qu'il se forme un dépôt de givre sur le thermomètre mouillé, on ne peut plus se fier aux indications de l'instrument. Dencke recommande de se servir d'un psychomètre dont les 2 thermomètres soient indépendants et mobiles, de manière à pouvoir les faire tourner en fronde dans l'air.

On a tenté d'autre part de mesurer directement l'évaporation, mais Duclaux remarque que l'*évaporomètre* de Piche, le plus employé, ne saurait donner de renseignements valables que sur sa propre évaporation et non point sur ce qui se passe en général dans la nature.

La vapeur d'eau s'élève du sol et surtout de la mer sous forme visible ou invisible et, en raison de sa tension, tend à gagner les zones supérieures de l'atmosphère qui en sont dépourvues. Au reste l'air humide est plus léger que l'air sec. Cependant l'humidité est toujours plus abondante dans les couches inférieures au contact des surfaces d'évaporation : il en résulte que cette évaporation se modère naturellement d'elle-même, la présence de la vapeur déjà formée mettant obstacle dans une certaine mesure à la formation de vapeurs nouvelles. Une autre cause agit dans le même sens : le refroidissement déterminé par l'évaporation amène la diminution de F, et par là celle de la différence

$F - f$. C'est pourquoi la production de vapeur d'eau se trouve la plupart du temps insuffisante pour que l'air soit saturé.

D'une manière générale f est donc plus petit que F et ne lui devient qu'exceptionnellement égal, là où l'air est saturé, parce qu'il s'est refroidi sous une influence quelconque (rayonnement, dilatation, contact avec un air plus froid); en ces points apparaissent les *brouillards* ou *nuages*, vraisemblablement composés de fines gouttelettes pleines (Duclaux), et qui résultent d'un commencement de condensation de la vapeur d'eau. Cette condensation se poursuit et aboutit à une précipitation de liquide, ou *pluie*, si l'air humide continue à se refroidir soit par son mélange avec des colonnes d'air à basse température, soit par sa rencontre avec un relief montagneux du sol (surface froide). Lorsque la vapeur d'eau se condense dans un air dont la température est au-dessous de 0° on a de la *neige*.

On a imaginé des *pluviomètres* pour se rendre compte de la quantité d'eau qui tombe en un point donné, et d'après les chiffres recueillis, on a établi des moyennes udométriques dont la climatologie peut tirer un certain profit. Il est peut-être plus utile de connaître le régime des pluies en un lieu, c'est-à-dire leur répartition saisonnière, le nombre de jours pluvieux, l'abondance relative des diverses précipitations ; car ici comme ailleurs c'est la modalité de l'élément météorologique qui nous intéresse surtout. Mais dans l'espèce rien n'est plus variable, en raison de la multiplicité des facteurs dont relève la chute des pluies qui d'une année à l'autre, au même point, peut présenter les plus grandes différences.

Pour en finir avec la façon dont la vapeur d'eau se comporte dans l'air, il nous reste à ajouter qu'elle se précipite encore sous le nom de *rosée* à la surface du sol et des corps refroidis par le rayonnement nocturne quand l'atmosphère est bien transparente — à moins que cette précipitation ne soit due elle aussi au refroidissement de l'air, ce qui est possible dans certains cas. Un refroidissement très considérable du sol transforme la rosée en gelée blanche.

Nous avons vu dans ce qui précède combien la distribution de la vapeur d'eau au sein de l'atmosphère dépend de la température des diverses couches d'air. Il faut également savoir que la vapeur d'eau joue vis-à-vis de l'atmosphère le rôle d'un régulateur de température en atténuant tantôt la chaleur, tantôt le froid. Duclaux estime qu'à ce titre « la vapeur d'eau est peut-être le plus merveilleux rouage de vie sur le globe que nous habitons ». En effet, tandis que les pouvoirs absorbant et émissif de l'air sont extrêmement faibles, il en va tout autrement de la vapeur d'eau ; il n'y a en moyenne dans l'air de nos régions que $1/2$ % de vapeur (en poids), mais cette médiocre quantité offre déjà un pouvoir émissif et un pouvoir absorbant équivalents au moins à cent fois ceux de l'air sec. Il en résulte d'abord, comme nous l'avons déjà dit à propos de la thermalité atmosphérique, que les rayons solaires abandonnent à la vapeur d'eau répandue dans l'air une partie de leur calorique, provenant surtout de rayons infra rouges et ultra violets, et cela d'autant plus que l'humidité absolue est plus grande : l'insolation se trouve ainsi atténuée. D'un autre côté quand le sol a été échauffé et qu'il rayonne de la chaleur obscure vers l'atmosphère, cette chaleur est arrêtée et retenue par les couches d'air les plus voisines du sol, qui renferment précisément beaucoup de vapeur d'eau ; le rayonnement doit donc aller en s'amoindrissant.

Au cours d'une belle journée, la légère augmentation progressive de l'humidité absolue sous l'influence de la formation de vapeur à partir du lever du soleil fait que l'atmosphère retient une proportion de plus en plus grande de chaleur solaire ; aussi le maximum d'échauffement du sol se produit-il avant midi, celui de l'air vers 1 h. ou 2 h. seulement. A ce moment, la valeur de $F - f$ est maxima. Ensuite la température baisse jusqu'au lever du soleil où elle est minima : les valeurs de f et de F passent en même temps par leur minimum et sont très voisines, en sorte que les chances de condensation sont les plus grandes.

Au reste la vapeur d'eau qui s'est échauffée abandonne à l'air avec lequel elle est mélangée la presque totalité de son calorique ; celui-ci n'ayant qu'un très faible pouvoir émissif ne perd guère cette chaleur qu'en la restituant par conductibilité à la vapeur : tout cela demande du temps, et a pour résultat d'exercer une très sérieuse action régulatrice sur la succession des phénomènes thermiques. D'ailleurs dès que la vapeur vient à se condenser elle dégage intégralement toute la chaleur qu'elle a absorbée et cette chaleur modère le refroidissement qui a provoqué la condensation. La pluie est donc une source de réchauffement, lors même que sa chute rafraîchit cependant l'air et le sol : car la cause qui l'a produite aurait amené un refroidissement encore plus intense si la condensation n'était survenue. Comme les pluies ont surtout pour origine les vapeurs qui s'élèvent de la mer, il en résulte que la circulation atmosphérique a notamment pour effet de transporter de la chaleur des mers sur les continents.

Influence sanitaire de l'humidité atmosphérique. — L'homme évapore de l'eau par le tégument externe et par les poumons : il est évident que cette évaporation doit être en rapports étroits avec l'humidité atmosphérique ; mais il faut avouer que ces rapports très complexes sont jusqu'à présent assez mal connus. Ainsi que l'a fait remarquer Rubner, on ne saurait assimiler l'évaporation cutanée ou pulmonaire à celle de surfaces humides quelconques : derrière les actions physiques il y a ici un processus physiologique qui intervient. Rubner a conservé le seul mot d'évaporation (*Wasserdampfabgabe*) pour désigner cet ensemble. Peut-être eût-il mieux valu, comme Schierbeck, distinguer nettement, du moins en ce qui concerne la peau, d'une part, l'*excrétion d'eau* et d'autre part l'*évaporation* proprement dite. L'excrétion d'eau est un phénomène physiologique lié à l'activité cellulaire, et par conséquent essentiellement aux conditions de l'organisme même, par exemple à son état de nutrition, comme le démontrent les différences individuelles. L'évaporation proprement dite, à la surface de la peau comme ailleurs, n'obéit qu'aux seules lois physiques et dépend uniquement des circonstances atmosphériques (température, humidité, mouvement de l'air). D'ordinaire, excrétion d'eau et évaporation marchent de pair et passent presque inaperçues ; il n'en est plus de même quand la première l'emportant sur la seconde, la sueur apparaît.

Quoi qu'il en soit, on comprend maintenant que l'évaporation, telle que l'entend Rubner, ne saurait être seulement conditionnée par les rapports de la température et de l'humidité absolue, c'est-à-dire par le déficit de tension ou de saturation, suivant l'opinion de Flügge et de Deneke, mais qu'elle doit être la résultante d'un grand nombre de facteurs. Rubner, qui s'est livré à une étude expérimentale de la question (sur des animaux et sur l'homme), constate d'abord qu'un même déficit de saturation exerce sur l'évaporation une action plus marquée aux basses qu'aux hautes températures ; cela explique les sensations des explorateurs des régions polaires, notamment leur soif par des froids où le déficit de saturation est toujours très faible. L'évaporation serait plutôt réglée par l'humidité relative ; à température constante, il y a proportionnalité directe entre cette humidité et l'évaporation ; les modifications de l'une correspondant aux oscillations de l'autre.

Mais l'humidité relative ne saurait non plus servir de mesure générale pour l'évaporation du corps ; la température intervient d'autre part, d'une façon beaucoup plus sérieuse, et ici son influence n'est pas purement physique. Le fait est, d'après Rubner, que le minimum d'évaporation d'eau par l'organisme se trouve vers 15° ; il y a augmentation soit que la température s'abaisse jusqu'à 0° ou s'élève jusqu'à 30° (et même entre 36° et 39° selon Schierbeck) ; toutes choses égales d'ailleurs le sens des résultats est le même quel que soit le déficit de saturation, voire dans un air presque absolument sec. C'est là une nouvelle preuve de l'indépendance relative de l'évaporation de l'organisme vis-à-vis de l'humidité atmosphérique, et surtout du déficit de saturation, puisque dans les conditions précédemment énoncées, la température s'abaissant de 15° à 0°, ce déficit s'amoindrit tandis que la perte d'eau augmente.

Si l'élimination d'eau s'accroît de 15° à 30°, c'est-à-dire à mesure qu'il y a moins de différence entre la température extérieure et celle du corps, c'est que le but de l'évaporation est de régler notre propre température et de compenser la diminution de perte de calorique par rayonnement et conductibilité. L'évaporation ne décroît pourtant pas de 15° à 0° ; la raison en est, selon Rubner, que vers les basses températures c'est la respiration qui décide de la quantité d'eau évaporée, par suite du plus grand volume d'air inspiré.

En somme, pour Rubner, à toutes les températures, l'état intérieur de l'organisme serait la cause principale des modalités de l'évaporation qu'influencent toutefois, dans une notable mesure, les oscillations de l'humidité relative. Le savant professeur de Berlin a trouvé un nouvel argument à l'appui de son opinion dans le rôle considérable que l'alimentation, source de chaleur, paraît jouer vis-à-vis de l'évaporation. D'après des expériences, vers 30°, l'apport nutritif pourrait, selon sa richesse, doubler ou même tripler l'élimination d'eau ; au-dessous de 15°, cette action va en s'atténuant et disparaît à peu près quand la température s'approche de 0° ; ces phénomènes indiquent évidemment que c'est la température du corps qui est en pareil cas le facteur prédominant ; ils peuvent expliquer aussi certaines différences qui se manifestent d'un individu à l'autre dans la manière de réagir vis-à-vis d'une même situation atmosphérique.

Il est tout à fait digne de remarque que d'après les expériences de Laschtschenko, les boissons ne paraissent pas exercer d'influence notable sur l'élimination de vapeur d'eau aux diverses températures.

Finalement, chez un animal très abondamment nourri, les changements d'humidité de l'atmosphère n'ont qu'une faible action sur l'évaporation. Chez un animal peu ou modérément nourri, de 0° à 15°, l'évaporation serait surtout réglée par l'humidité relative de l'air ; au-dessus de 15°, la température extérieure prend une importance capitale, chaque degré en plus ou en moins pouvant faire varier la quantité d'eau évaporée de 10 à 12 %.

Voici, d'après Rubner et Lewaschew, comment s'est comportée l'élimination de vapeur d'eau chez un homme de 58 k., au repos, dans l'air très sec et l'air très humide à diverses températures :

TEMPÉRATURE	HUMIDITÉ RELATIVE	PERTE DE VAP. D'EAU PAR HEURE	HUMIDITÉ RELATIVE	PERTE DE VAP. D'EAU PAR HEURE
15°	8 0/0	36 gr.28	89 0/0	8 gr.99
20°,4	5	54 08	82	15 30
23°	7	72 82	84	18 70
25°,4	6	75 45	81	23 90

On voit par là que l'élimination de vapeur d'eau est en quelque sorte fonction de la température ; cette dernière la fait croître avec elle, et cela d'une façon très marquée, que l'air soit sec ou humide. Pour 10° d'écart, l'accroissement de l'évaporation est proportionnellement plus élevé dans l'air humide que dans l'air sec ; mais cet accroissement est plus rapide avec l'air sec qu'avec l'air humide.

Les chiffres précédents indiquent, d'autre part, qu'à une même température l'élimination de vapeur d'eau dépend de l'humidité relative. Le tableau ci-après montre en outre qu'un même déficit de tension à des températures diverses n'empêche pas l'évaporation de se modifier suivant l'élévation de la température.

TEMPÉRATURE	HUMID. RELATIVE	TENSION EN MM.	DÉFICIT DE TENSION	QUANTITÉ D'EAU ÉLIMINÉE PAR HEURE
15°	20 0/0	2,54	10,2	32 gr.
20°	41	7,20	10,2	36
25°	56	13,30	10,2	41

Toutes les variations d'évaporation dont il vient d'être parlé intéressent d'ailleurs presque exclusivement l'évaporation cutanée et ne modifient pas d'une manière sensible l'évaporation pulmonaire.

Il conviendrait maintenant d'essayer de se rendre compte de la manière dont les variations de l'évaporation ainsi amenées impressionnent d'autre part le fonctionnement général de l'organisme. Nous ne possédons malheureusement pas encore beaucoup de renseignements précis à cet égard.

Lehmann croyait avoir vu que l'élimination de CO^2 augmentait en même temps que l'humidité atmosphérique. *A priori* il eût semblé qu'au contraire l'augmentation de l'humidité restreignant dans une certaine mesure l'évaporation, c'est-à-dire la perte de calorique, il y aurait alors moins de CO^2 éliminé, moins d'oxygène absorbé. Mais Rubner n'a pu constater dans ses expériences que l'humidité eût une influence quelconque sur les échanges nutritifs ; en tous cas la consommation d'albumine ni celle de graisse par l'organisme n'en recevraient aucune modification appréciable.

En revanche, l'humidité de l'air exerce sur la thermalité de l'organisme une action très nette, soit par les changements qu'elle apporte à l'évaporation, soit par l'intermédiaire d'autres modifications.

De 15° à 30° on se trouve moins bien dans l'air humide que dans l'air sec et cette impression est d'autant plus marquée que la température est plus élevée. Vers 25°, dit Rubner, un air très humide (80 à 90 %), immobile, devient très pénible à supporter et provoque un sentiment d'angoisse ; la sueur peut ne pas être encore bien abondante, et pourtant la soif est vive, par besoin de se rafraîchir, plutôt que par nécessité de remplacer l'eau éliminée ; le nombre des respirations est un peu augmenté. Un air très sec (3 à 4 %) à la même température paraît beaucoup plus frais. Cet air peut atteindre 29° ou 30° sans que l'on éprouve d'autre inconvénient qu'une certaine dessiccation des muqueuses ; la soif est moins grande que dans le cas précédent, le nombre des respirations un peu diminué.

La chaleur humide est moins bien supportée que la chaleur sèche, de même le froid humide nous impressionne plus vivement que le froid sec. En Sibérie, à Irkoutsk, la température moyenne de — 40° qui règne au milieu de l'hiver avec une atmosphère extrêmement sèche, est mieux tolérée que la température moins rigoureuse du printemps, époque à laquelle l'air est devenu humide.

La sensation de froid dans ces conditions, comme celle de chaleur, ne s'accorde plus avec les indications du thermomètre.

Rubner s'est livré à de nombreuses expériences pour trouver l'explication de ces phénomènes et il pense l'avoir rencontrée dans la comparaison entre les pertes de chaleur dues au rayonnement et à la conduction d'une part, à l'évaporation d'autre part. Tout d'abord l'humidité de l'air, à n'importe quelle température, est sans grand effet sur la production de chaleur dans l'organisme : l'amoindrissement que l'on observe quand l'humidité de l'air augmente, l'accroissement qui se manifeste quand l'air devient plus sec, sont en pratique tout à fait négligeables. Mais en règle générale, un air humide favorise la perte de chaleur du corps par rayonnement et conduction ; en moyenne elle varie de 0,32 % pour chaque degré d'humidité en plus ou en moins. Ainsi l'humidité relative passant de 22 à 35 %, la perte de chaleur par rayonnement et conduction passe de 9 à 14,5 %. Cet effet, selon Rubner, serait dû à ce que la peau pénétrée d'humidité deviendrait meilleure conductrice de la chaleur. Quoi qu'il en soit, il se produit évidemment en ce cas une action diamétralement opposée à celle de l'air humide sur l'évaporation qui est d'autant moins intense, à une température donnée, que l'air renferme une plus grande proportion de vapeur d'eau. Très souvent il y a compensation, et il se perd à peu près autant de calories en plus d'un côté qu'il s'en perd en moins de l'autre. Mais le fait ne saurait être constant, car la perte de chaleur par rayonnement et conduction décroît quand la température croît ; à 30° par exemple, elle est à peu près à son minimum ; la réfrigération se fait surtout grâce à l'évaporation ; et il est possible que l'air offre telle proportion de vapeur d'eau qui rende son rôle compensateur difficile — à moins, toutefois, que l'élimination de vapeur d'eau, en tant que phénomène physiologique, ne soit précisément dépendante des modifications apportées à la perte de chaleur par rayonnement et conductibilité. On comprend, d'autre part, qu'aux basses températures, la perte de chaleur par rayonnement et conductibilité devenant considérable, son augmentation lorsque l'air est humide décide en somme de la réfrigération de l'organisme, malgré la diminution concomitante de l'évaporation. En un mot, on souffre de la chaleur humide faute d'évaporer suffisamment ; et on supporte mal le froid humide parce que la perte de chaleur par rayonnement et conductibilité y est particulièrement intense.

Ces faits sont peut-être en partie cause que, d'observation vulgaire, les atmosphères sèches seraient plus favorables à la santé que les atmosphères humides. Mais en dehors de ces effets directs sur l'homme il est possible que l'humidité de l'air influence encore indirectement la santé par son rôle vis-à-vis des microbes. La sécheresse ne leur est pas favorable ; cependant, d'après des recherches récentes sur lesquelles nous reviendrons lorsqu'il sera question de l'atmosphère des locaux habités, un grand nombre de germes, et entre autres de germes pathogènes, ne succomberaient pas à la dessiccation, telle qu'elle peut survenir dans des circonstances naturelles. Toutefois, comme nous l'avons déjà dit, les alternatives de grande sécheresse et d'humidité qui se rencontrent volontiers à l'air libre sont assez redoutables aux microbes. En tous cas, une certaine humidité leur est nécessaire pour prospérer.

D'autre part, la dessiccation des surfaces, que règle le déficit de saturation, amène le passage dans l'atmosphère des microbes et des poussières quelconques ; mais nous ne croyons pas beaucoup à l'importance de ce phénomène au point de vue de l'extension des maladies infectieuses dans un rayon de quelque étendue.

Les pluies, comme l'a montré Miquel, purifient l'atmosphère en entraînant avec elles une grande partie des poussières microbiennes ou autres qui s'y trouvent en suspension.

Mais nous ne serions pas éloignés de penser que, du moins dans nos régions, si les périodes pluvieuses s'accompagnent en général d'une mortalité comparativement faible, c'est qu'en outre pendant ce temps — qui est d'ordinaire l'hiver — le froid a été médiocre.

Bibliographie. — H. Reinhard : *Die relative Feuchtigkeit der Atmosphäre und ihre Wirkung auf den Menschen* (Archiv f. Hyg., III, 1885). — Deneke : *Ueber die Bestimmung der Luftfeuchtigkeit zu hygienischen Zwecken* (Zeitschrift f. Hyg., I, 1886). — Rubner : *Die Beziehung der atmosphärischen Feuchtigkeit zur Wasserdampfabgabe* (Archiv f. Hyg., XI, 1890). — Du même : *Stoffzersetzung und Schwankungen der Luftfeuchtigkeit* (Ibid.). Du même : *Thermische Wirkungen der Luftfeuchtigkeit* (Ibid.). — E. Duclaux : *Cours de physique et de météorologie.* Paris, 1891. — Rubner : *Schwankungen der Luftfeuchtigkeit bei hohen Lufttemperaturen in ihrem Einfluss auf den thierischen Organismus* (Archiv f. Hyg., XVI, 1892). — Schierbeck : *Ueber die Bestimmung des Feuchtigkeitsgrades der Luft für physiologische und hygienische Zwecke* (Ibid., XXV, 1895). — M. Rubner et v. Lewaschew : *Ueber den Einfluss der Feuchtigkeitsschwankungen unbewegter Luft auf den Menschen während Körperlicher Ruhe* (Ibid., XXIX, 1897). — P. Laschtschenko : *Ueber den Einfluss des Wassertrinkens auf Wasserdampf- und CO_2-Abgabe des Menschen* (Ibid., XXXIII, 1898).

Luminosité

En dehors de leur action calorifique, les rayons du soleil qui traversent l'atmosphère exercent encore vis-à-vis de l'homme et surtout vis-à-vis des microbes une très remarquable influence par leurs propriétés lumineuses ou chimiques. Il s'agit là d'actions chimiques essentiellement oxydantes sur les tissus vivants en général ou sur les milieux nutritifs des micro-organismes, actions évidemment variables avec l'insolation, mais des modifications d'intensité desquelles on ne pouvait se faire qu'une idée bien vague tant que l'on se contentait d'en juger par les oscillations de la calorification mesurées au moyen des actinomètres. E. Duclaux a cherché une méthode permettant d'apprécier directement l'activité chimique des rayons solaires d'où dépend surtout leur valeur hygiénique. Il s'est arrêté à l'emploi de solutions d'acide oxalique se transformant peu à peu au soleil en CO_2 qui disparaît : l'oxydation subie s'apprécie par un double dosage acidimétrique de la solution avant et après son exposition au soleil.

Duclaux a pu ainsi arriver à recueillir des notions précieuses sur les effets de la luminosité atmosphérique suivant la latitude, l'altitude, les circonstances météorologiques. Ce savant a constaté que l'activité chimique de la lumière est naturellement bien moindre lorsque le ciel est couvert que par une très belle journée ; mais même avec une atmosphère en apparence parfaitement limpide, elle est fort inégale d'une heure à l'autre. Pour une semblable durée d'insolation, cette activité a paru plus faible à Paris qu'à la campagne, plus grande en août et septembre qu'en octobre. Toujours d'après les expériences de Duclaux, l'influence de l'altitude serait négligeable ; mais on peut se demander si les recherches ont porté sur des points suffisamment élevés, ou si, grâce à quelque circonstance particulière, l'air des hauteurs où l'on observait présentait les conditions de sécheresse relative qui sont caractéristiques d'une certaine altitude.

Car jusqu'à présent on était généralement d'accord pour admettre que l'intensité de la radiation croissait avec la hauteur et se trouvait être en proportion inverse de la densité de l'air.

Au reste Duclaux a été conduit à penser que la nature et la proportion des éléments organiques oxydables présents dans l'air interviennent pour atténuer les effets chimiques de la radiation solaire : ou plutôt que ces effets, au lieu de se faire sentir à la surface du sol, se produisent dans le milieu atmosphérique au sein duquel ont lieu des combustions de matière organique. Il s'ensuit déjà que la luminosité d'une belle journée est assez variable selon que cette journée aura été précédée ou non de pluies qui auront lavé l'atmosphère et abattu les poussières. Si d'un autre côté la lumière paraît plus active dans les régions septentrionales que dans les régions tempérées, moins active au contraire dans les pays chauds, cela s'explique sans doute par ce fait que la chaleur est l'agent principal de l'expansion dans l'atmosphère des produits organiques combustibles.

La durée de l'insolation aurait toutefois une importance de premier ordre en ce qui concerne l'action chimique de la lumière dont les effets augmentent dans des proportions beaucoup plus considérables que le temps d'éclairement.

Action de la lumière sur l'homme. — Le rôle direct de la lumière à l'égard de l'organisme animal, en dehors de son intervention dans l'exercice de la vision ou de son influence sur les variations de couleur de la peau, est encore très mal connu alors que l'on est si bien renseigné sur l'action de la lumière vis-à-vis du développement et de la nutrition des plantes. Edwards, Schnetzler, ont constaté que les têtards de grenouille ne se développaient pas dans l'obscurité ; Vicarelli a vu de jeunes souris maintenues depuis leur naissance dans l'obscurité présenter un certain retard de croissance par rapport à des souris de la même portée élevées à la lumière. Nous sommes là loin de l'homme. D'autre part on a essayé de déterminer l'influence de la lumière sur l'élimination d'acide carbonique afin d'avoir par là un élément d'appréciation de l'activité des échanges nutritifs. Moleschott, Béclard, avec des grenouilles, Selmi et Piacentini avec des pigeons, des poules, des chiens, v. Platen avec des lapins, constataient qu'il était éliminé plus de CO_2 à la lumière que dans l'obscurité. Speck expérimentant sur lui-même, mais trop peu de temps, n'a pas retrouvé les mêmes résultats ; il a supposé qu'ils étaient dus dans les expériences précédentes à ce fait que les animaux sont immobiles lorsque l'obscurité règne, et se remuent au contraire, par suite offrent des combustions musculaires plus actives, s'ils sont exposés à la lumière. Cependant Fubini et Benedicenti ayant expérimenté sur des animaux plongés dans le sommeil hibernal observent que l'élimination de CO_2 varie bien suivant que ces animaux sont ou non éclairés.

La lumière favoriserait donc les processus d'oxydation au sein de l'organisme, ferait augmenter la consommation d'oxygène, en somme pousserait à la suractivité des échanges nutritifs. Toutefois Graffenberger ayant entrepris l'étude directe des modifications qui devraient dès lors se produire dans divers phénomènes de la nutrition (assimilation et désassimilation des matières azotées, formation de glycogène dans le foie), en conséquence de l'exposition à la lumière, n'a pas trouvé qu'il y eût là quelque variation parallèle au degré d'éclairement. Il a seulement vu que dans l'obscurité le poids du corps augmente car de la graisse s'accumule ; on le savait au reste depuis longtemps ; mais cet état de choses ne se maintient pas si le séjour dans l'obscurité se prolonge, et Graffenberger, comme Tizzoni et Fileti, constate qu'au bout d'un certain temps la privation de lumière est nettement défavorable aux animaux qui finissent par diminuer de poids et par dépérir. D'après les mêmes auteurs l'obscurité produirait en outre une diminution de l'hémoglobine du sang, un véritable état anémique.

Finalement nous ne possédons jusqu'à présent que des notions assez vagues et incertaines sur les modifications que la présence ou la suppression de la lumière peut entraîner dans l'économie humaine. D'ailleurs, l'action de la lumière à ce point de vue est sans doute une résultante fort complexe d'actions chimiques et d'excitations nerveuses ; quelques-unes de ces dernières engendreraient même des impressions cérébrales dont le rôle échappe un peu à l'analyse physiologique.

La lumière doit en effet nous influencer entre autres par voie réflexe ; en outre des excitations centripètes qu'elle provoque dans le réseau nerveux cutané, elle détermine surtout des excitations de la rétine qui, par le nerf optique, retentissent peut-être soit sur des centres capables de modifier le chimisme respiratoire, soit sur notre état psychique ; l'action de la lumière à l'égard de ce dernier est indéniable ; le défaut de lumière ou même son insuffisance entraîne volontiers une certaine dépression morale dont le contre-coup ne saurait être que fâcheux pour l'ensemble des phénomènes vitaux de l'organisme.

Mentionnons encore les recherches de Renzi et celles de Masella sur les effets comparatifs de la lumière diffuse et de l'ensoleillement vis-à-vis d'animaux inoculés avec divers bacilles pathogènes. Des cobayes rendus tuberculeux par de Renzi succombaient moins rapidement à cette affection s'ils étaient exposés chaque jour pendant quelques heures aux rayons du soleil que si on les maintenait constamment à l'ombre. Au contraire Masella vit les cobayes inoculés avec le B. typhique ou le B. cholérique mourir plus rapidement, et à la suite d'injection de doses relativement faibles, s'ils étaient placés au soleil. La lumière solaire directe aurait même paru diminuer la résistance des animaux à des infections ultérieures. Il serait bon de reprendre cette étude afin d'éclaircir les causes de résultats en apparence si contradictoires ; ceux de Masella sont plutôt inattendus ; mais il n'est pas certain que ce médecin soit arrivé à séparer complètement dans ses expériences l'action de la lumière de celle de la chaleur.

Action de la lumière sur les microbes. — Si le rôle de la lumière reste imprécis en ce qui concerne l'action sanitaire directe sur l'économie, il n'en est plus tout à fait de même au point de vue de l'action sanitaire indirecte qu'exercent les rayons solaires grâce à leur pouvoir atténuant et même bactéricide vis-à-vis des diverses espèces microbiennes. C'est par là surtout que la lumière apparaît comme un véritable agent de salubrité. Les individus devront partout et toujours jouir dans la plus large mesure de son action bienfaisante ainsi que l'hygiène le demande depuis longtemps. Au reste d'après un proverbe ancien, et qui a cours notamment en Italie, « là où entre le soleil n'entre pas le médecin ».

C'est Downes et Blunt qui, en 1877, signalèrent les premiers l'action nuisible du soleil sur les bactéries banales susceptibles d'amener la putréfaction de liquides fermentescibles : ces milieux étaient stérilisés par quelques heures d'exposition au soleil. D'autre part la lumière diffuse elle-même se montrait capable de retarder la végétation de diverses cultures bactériennes. Il y avait là, entre autres, l'explication de ce fait que l'atmosphère tient en suspension un grand nombre de bactéries mortes.

Les résultats de Downes et Blunt furent retrouvés d'abord par Duclaux, Arloing, Roux, Gaillard, avec quelques variantes tenant à la nature du microbe mis en expérience, au milieu nutritif servant de support, à l'intensité de l'insolation surtout. On montra que la lumière n'avait pas besoin d'être associée à la chaleur pour produire ses effets destructeurs ; à vrai dire selon Saverio et Kruse une température élevée favoriserait ces effets et permettrait de les obtenir plus rapidement. Il eût été bon de savoir si d'ordinaire l'augmentation de chaleur solaire ne s'était pas accompagnée d'un accroissement d'intensité lumineuse dans les expériences en question ; il paraît bien que l'influence de la chaleur doit être médiocre, car Dieudonné puis Marshall Ward se sont assurés que dans le spectre les rayons bleus, violets et ultra-violets, sont les plus redoutables, et même à peu près seuls vraiment bactéricides. Les rayons rouges et jaunes n'auraient presque pas d'efficacité à cet égard.

Le temps nécessaire à la lumière soit pour arrêter le développement des germes, soit pour les détruire, est excessivement variable d'une observation à l'autre : encore une fois l'espèce microbienne dont il s'agit, le milieu nutritif, mais avant tout l'intensité de la lumière, sur laquelle on ne donne précisément que peu ou pas de renseignements, sont autant de conditions décisives en la matière. Nous croyons donc superflu d'indiquer au bout de combien d'heures d'insolation Pansini a vu succomber les bacilles du charbon ; Pansini, Palermo, ceux du choléra ; Janowski, Vincent, le bacille typhique ; Buckner et Minck, le *B. coli* ; Ledoux-Lebard, le bacille de la diphtérie ; Koch, Migneco, celui de la tuberculose ; Tizzoni et Cattani, celui du tétanos ; Chmiliewski, les staphylocoques et les streptocoques pyogènes, etc.

Les spores résistent mieux que les formes végétatives ; l'état humide des germes favorise l'action de la lumière. D'après Momont des spores sèches de *B. anthracis* insolées pendant plus de 100 heures étaient encore capables de proliférer ; dans l'eau elles étaient tuées par 44 heures d'insolation. La bactéridie succombe à sec au bout de 5 heures, mouillée au bout de 2 heures 1/2.

En général le support des microbes favorise d'autant plus l'action de la lumière qu'il se prête davantage à la pénétration des rayons solaires, de manière à permettre à ceux-ci d'atteindre tous les germes présents. Les milieux liquides sont donc après l'air ceux où la stérilisation par la lumière a le plus de chances d'avoir lieu ; d'ailleurs sur milieu solide les cultures forment volontiers des couches assez épaisses pour que la lumière n'arrive plus à impressionner tous les germes. C'est ce qui se produit encore lorsque les microbes ont souillé des étoffes dans l'épaisseur desquelles ils pénètrent toujours plus ou moins ; comme l'a montré Esmarch on exposerait en vain ces étoffes au soleil pour les désinfecter : l'action bactéricide de l'insolation est absolument limitée à la surface des tissus.

Il faut savoir aussi que les effets de la lumière dépendent encore des qualités nutritives du milieu où se trouvent les microbes : plus ce milieu leur est adapté, moins ils sont éprouvés par l'action de la lumière. Or l'eau, milieu assez transparent pour permettre aux rayons solaires d'atteindre les germes qu'il contient jusqu'à une notable profondeur, est d'ailleurs peu favorable aux microbes pathogènes tant par sa basse température qu'à cause de sa pauvreté nutritive habituelle. La lumière doit donc être presque aussi nuisible aux microbes (et surtout aux pathogènes) en suspension dans l'eau qu'à ceux qui flottent dans l'air. Buchner, Frankland, Marshall Ward, Procaccini ont démontré la réalité de ce fait pour le B. typhique, le *B. coli*, le bacille du charbon et ses spores. Quand l'insolation porte sur une couche d'eau peu épaisse, bien transparente, une heure ou deux suffisent pour tuer les bactéries. Si la couche d'eau augmente et que le liquide soit trouble, l'action bactéricide est moins prompte et peut-être ne se fait-elle pas sentir beaucoup au-dessous de la surface d'une eau très sale. Buchner a pu la constater jusqu'à $1^m,50$ dans les eaux assez peu claires du lac de Starnberg ; Frankland ne la croit pas efficace à plus de quelques centimètres de profondeur dans l'eau de la Tamise. Ajoutons du reste que d'après Kruse cette action est d'autant moins rapide que la richesse microbienne du liquide est plus grande. Quoi qu'il en soit ce phénomène intervient à coup sûr dans l'épuration spontanée des eaux de surface : c'est ce qui explique entre autres que ces eaux présentent un maximum de germes le matin, le minimum à la fin de la journée.

Les conclusions ci-après tirées par H. Vincent de ses expériences relatives à l'action de la lumière solaire sur le bacille typhique résument assez bien tout ce qui vient d'être dit à propos de la façon dont se comportent à cet égard la généralité des microbes. Dans l'eau, le bacille typhique exposé au soleil en présence de l'oxygène de l'air est détruit au bout de 4 heures et demie ou 5 heures si le milieu est tout à fait transparent ; il succombe seulement au bout de 8 ou 9 heures si le liquide renferme une grande quantité de bacilles ou s'il est trouble. (Dans les mêmes conditions le *B. coli* succombe dans les mêmes délais.) Dans un liquide très faiblement nutritif le bacille typhique ne résiste pas mieux au soleil que dans de l'eau trouble. Mais dans un liquide très nutritif il se multiplie presque aussi bien à la lumière que dans l'obscurité. Les rayons les moins réfrangibles du spectre (rouge, orangé, jaune) n'arrivent pas à tuer le bacille typhique même au bout de 14 heures ; ce sont les rayons bleus, violets, ultraviolets (rayons actiniques) qui le tuent en 4 ou 5 heures. A la surface du sol, le bacille succombe plus vite aux rayons solaires si la terre est sèche que si elle est humide ; sa destruction est favorisée par la porosité du sol ; dans la vase, ou même à sa surface il persiste longtemps. De la toile mince trempée dans de l'eau contenant du bacille typhique est stérilisée au soleil en 10 ou 15 heures ; de la toile épaisse en 18 à 25 heures (ce dernier résultat est encore remarquablement bon).

Le processus auquel succombent les germes insolés est essentiellement une oxydation. D'après Richardson, Dieudonné, R. d'Arcy et W. Hardy, l'action bactéricide reconnaîtrait comme cause immédiate la production de l'oxyde d'hydrogène à la surface de la plupart des milieux nutritifs exposés au soleil en présence de l'air.

En somme la lumière est un important agent d'épuration microbienne de l'atmosphère et des eaux ; elle agit encore dans ce sens sur les surfaces solides. Elle constitue ainsi un indiscutable facteur de salubrité, en outre du rôle bienfaisant qu'elle peut jouer directement vis-à-vis de l'organisme humain.

Bibliographie. — Downes et Blunt : *Researches on the Effect of Light upon Bacteria and other Organismus* (Proceedings of the Roy. Soc. of London, XXVI, 1877). — J. Raum : *Ueber den Einfluss des Lichtes auf Bacterien und auf den thierischen Organismus* (Zeitschr. f. Hyg., VI, 1889). — E. Duclaux : *Action de la lumière sur les microbes* (Annales de l'I. P., 1890). — S. Fubini et A. Benedicenti : *Influence de la lumière sur le chimisme respiratoire chez les animaux à l'état hibernant* (Arch. ital. de Biol., XVI, 1891). — Buchner : *Ueber den Einfluss des Lichtes auf Bakterien und neben Selbstreinigung der Flüsse* (Archiv f. Hyg., XVII, 1893). — Kruse : *Ueber die hygienische Bedeutung der Lichtes* (Zeitsch. f. Hyg., XIX, 1895). — F. Migneco : *Azione della luce solare sulla virulenza del bacillo tuberculare* (Annali d'Ig. sperim., V, 1895). — E. Arnould : *Influence de la lumière sur les animaux et sur les microbes* (Rev. d'Hyg., XVII, 1895). — E. Duclaux : *Etudes sur l'action solaire* (Ann. de l'I P., X, 1896). — H. Vincent : *Influence de la lumière solaire sur le bacille de la fièvre typhoïde* (Ibid., XX, 1898).

Pression

La pression atmosphérique se faisant sentir à l'extérieur et à l'intérieur de l'organisme, n'agit pas mécaniquement sur celui-ci : il en est presque toujours de même de ses variations par excès ou par défaut (sauf dans le cas de décompression brusque), l'équilibre se rétablissant instantanément. Mais ces variations, si elles sont suffisamment prononcées, intéressent la fonction respiratoire, en ce sens qu'elles modifient les conditions chimiques du milieu respiratoire. « La pression en elle-même n'est rien, les pressions partielles sont tout » (P. Bert).

Les oscillations barométriques amenées en un même lieu par l'échauffement de l'air (d'où sa raréfaction) sous l'influence du soleil, par l'abaissement de sa température que causent les vents froids, par son degré d'humidité (la présence de la vapeur d'eau rendant l'air plus léger), semblent trop peu considérables pour jouer un rôle sanitaire sérieux. Nous pouvons les négliger.

Nous ne retiendrons que les diminutions de pression qui sont en rapport avec l'altitude des lieux et auxquelles est soumis l'homme soit sur les montagnes soit au cours d'ascensions aérostatiques. Accessoirement nous aurons à exposer ensuite les effets de la compression atmosphérique que subissent certains ouvriers dans des appareils spéciaux, et surtout les accidents de la décompression nécessaire pour faire repasser ces ouvriers à la pression normale.

Les variations de pression compatibles avec l'existence de l'homme paraissent être sans influence sur les microbes.

Effets généraux de la dépression atmosphérique. — L'air est de moins en moins dense à mesure qu'on s'élève au-dessus du niveau de la mer ; sa pression s'abaisse donc peu à peu, mais non pas régulièrement suivant l'altitude, ses couches supérieures offrant une densité très rapidement décroissante. Cependant sa composition centésimale reste à peu près la même; la proportion en volume d'oxygène ne varie pas notablement. En revanche un fait important se produit : la tension de l'oxygène diminue de la même façon que la pression atmosphérique. Autrement dit le volume de l'air variant avec la pression, la quantité d'oxygène en poids pour un volume d'air donné est d'autant moindre que l'altitude est plus grande et la pression plus faible. A la hauteur de la passe de Karakorum (5650 mètres), par exemple, où la pression atmosphérique est à peu près réduite de moitié, 1 litre d'air ne pèse plus que $\dfrac{1^{gr},297}{2} = 0^{gr},6485$ et ne contient plus que $\dfrac{0^{gr},259}{2} = 0^{gr},129$ d'oxygène (La tension de l'oxygène, à la pression normale peut être exprimée précisément par le chiffre qui indique la proportion centésimale; à une pression supérieure la tension est égale au produit de cette proportion centésimale par la pression soit $t = C \times P$, et à une pression inférieure elle sera égale au produit de la proportion centésimale par le rapport de la pression en question à la pression normale (0,76), soit $t = \dfrac{C \times P}{76}$.

Paul Bert, avec Jourdanet pour collaborateur, a démontré que chez un animal amené assez rapidement à une faible pression, l'oxygène diminuait dans le sang à mesure que la pression baissait ; cette diminution n'était toutefois appréciable qu'à partir d'une certaine dépression, correspondant à un abaissement de plus d'un quart de la pression normale ; mais finalement, après avoir présenté des troubles divers, l'animal mourait quand la tension de l'oxygène $\dfrac{C \times P}{76}$ était réduite à une certaine valeur à peu près constante pour chaque espèce. L'animal succombait donc à la désoxygénation de son sang due à l'insuffisance de la tension de l'oxygène dans l'atmosphère.

Jourdanet crut alors que les individus qui habitent à de grandes hauteurs, entre autres sur les hauts plateaux du Mexique, à plus de 2000 m. d'altitude, tout en étant dans une certaine mesure accoutumés aux conditions atmosphériques de ces régions, présentaient toutefois un notable degré de désoxygénation du sang, une *anoxyhémie* chronique, se traduisant par divers signes d'affaiblissement vital. La réalité de cette sorte d'état morbide était cependant assez peu évidente. Qu'il y eût parmi les populations pauvres des hauts plateaux un nombre relativement considérable d'individus offrant de la misère physiologique, c'était possible. Mais comment en voir la cause dans la dépression barométrique, dont l'action ne pouvait qu'être absolument générale, alors qu'il existe dans les hautes régions de l'Amérique des hommes et des animaux dont la vigueur et l'activité physique ne le cédaient en rien à ce que l'on observe chez les habitants d'autres contrées ?

Frappé de ces faits, Paul Bert en avait conclu à une adaptation complète des organismes aux conditions atmosphériques des grandes altitudes. Restait à savoir de quelle manière la nature arrivait à éluder les lois qui régissent les rapports entre l'absorption de l'oxygène par le sang et la pression de cet oxygène dans l'air. Paul Bert ne tarda pas à constater que la capacité respiratoire du sang d'herbivores vivant près de La Paz (environ 4.000 m. d'altitude) était supérieure à celle du sang de leurs congénères de France, en sorte que le sang de ces divers animaux, malgré les différences de pression barométrique, contenait en définitive la même quantité d'oxygène. L'anoxyhémie chronique des grandes altitudes n'était qu'une illusion.

Quelques années plus tard, Viault (de Bordeaux) découvrait la cause immédiate de l'augmentation de la capacité respiratoire du sang chez les êtres qui vivent dans les hautes régions du globe. Pratiquant sur lui-même des numérations globulaires, Viault trouve qu'à Lima son sang contient 5 millions de globules par mm. cube ; 15 jours plus tard, à Morococha (Pérou), à 4,390 m. d'altitude, le nombre de ces éléments atteignait 7 millions, et 8 jours après, environ 8 millions. Cette *hyperglobulie* existait chez tous les habitants du pays. Les mêmes résultats étaient ensuite relevés en France. Le sang de M. Viault qui offrait 4,700,000 globules par mm. cube à Bordeaux, en présentait 5,230,000 au bout de quelques jours passés au Pic du Midi (2,870 m.). Un phénomène analogue se produisit chez divers animaux transportés de la plaine dans le même lieu. Viault remarquait en outre que le sang de l'homme ou des animaux, récemment arrivés au Pic du Midi, contenait un grand nombre de petits globules qui faisaient défaut dans le sang des individus qui résidaient là depuis plusieurs années. La dépression barométrique paraît donc provoquer un réel effort de l'organisme pour s'emparer de l'oxygène dont il a besoin, effort qui se traduit par une exagération de l'hématopoièse et aboutit en fin de compte à un véritable *acclimatement* aux conditions atmosphériques de l'altitude.

L'augmentation globulaire au Pic du Midi étant relativement faible, comparée à celle qui avait lieu à Morococha, Viault avait supposé que ce phénomène ne commençait à prendre une notable intensité qu'aux environs de l'altitude de

3000 m. et qu'à une faible hauteur il était insignifiant. Cela s'accordait d'ailleurs avec le fait reconnu par Paul Bert, vérifié par Fränkel et Geppert, que la désoxygénation du sang, chez un animal transporté rapidement à une pression basse, est peu importante si la dépression n'atteint pas au moins au quart de la pression normale. Il était assez naturel que l'hyperglobulie ne se manifestât qu'à partir du moment où l'absorption d'oxygène devient insuffisante.

Or les recherches exécutées dans différentes localités d'altitude médiocre ne permettent plus d'accepter cette idée. Le nombre des hématies doit désormais être envisagé comme absolument subordonné à la pression atmosphérique et dépendant même d'assez faibles variations de cette pression. Voici, en effet, quelques exemples qui prouvent que l'augmentation des globules rouges du sang se manifeste déjà sur de simples collines de quelques centaines de mètres :

STATION	ALTITUDE	OBSERVATEURS	NOMBRE DES HÉMATIES PAR MM. CUBE
Kristiania	0 m.	Laache	4,970,000
Zürich	412 m.	Stierlin	5,750,000
Görbersdorf	560 m.	Jaruntowski et Schröder	5,800,000
Reiboldsgrün	700 m.	Wolff et Kœppe	5,970,000
Arosa	1800 m.	Egger. Mercier	7,000,000

D'après les auteurs que nous venons de citer, et auxquels il faut ajouter Miescher, l'augmentation du nombre des globules par millimètre cube se manifeste dès les premières heures du séjour dans les hauteurs ; ce nombre croît rapidement durant 24 ou 36 h., fléchit ensuite presque aussi vite, mais sans s'abaisser jusqu'au chiffre primitif, puis remonte peu à peu les jours suivants pour atteindre un maximum qui se maintient ensuite tout le temps que le sujet demeure à la même altitude. Cette évolution s'accomplit en 10 ou 15 jours, mais n'est pas toujours très régulière.

Enfin Regnard a démontré par une expérience très précise que c'était uniquement la dépression atmosphérique qui engendrait cette remarquable modification du sang ; comme l'avait pensé Viault en constatant l'hyperglobulie chez des indigènes misérables du Pérou, les autres conditions de la vie, et notamment l'alimentation, n'interviennent en rien. Regnard place un cobaye sous une cloche où l'on entretient une dépression correspondant à l'altitude de 3,000 m. ; la ration de l'animal reste la même ; du reste, l'appétit de ce cobaye est plutôt médiocre durant l'expérience qui se prolonge pendant un mois. Au bout de ce temps l'animal est sacrifié ; il n'a augmenté que de 15 gr. ; mais son sang absorbe 21 °/₀ d'oxygène quand celui de ses congénères, restés à la pression ordinaire, n'en absorbe que 15 à 17 °/₀.

D'ailleurs, l'hyperglobulie acquise dans la montagne disparaît lors du retour à de bas niveaux presque aussi vite qu'elle s'était produite. Un long séjour à une certaine altitude n'empêche nullement cette régression. Après avoir passé 4 ans à Arosa, Egger revenu à Zurich constate que le chiffre de ses globules tombe en 15 jours de 7 millions par mm. cube à 5,600,000. Jaruntowski et Schröder citent un individu qui vivant depuis plusieurs années à Reiboldsgrün et ayant 5,566,000 globules par mm. cube, n'en a plus que 4,930,000 huit jours après être descendu dans la plaine.

Au surplus, il y a encore un certain nombre de points obscurs quant aux causes immédiates du seul fait incontestable, à savoir l'élévation de la capacité respiratoire du sang à l'altitude. Viault est très porté à expliquer ce phénomène uniquement par l'augmentation de la surface d'oxygénation due à la multiplication des globules rouges. En effet, d'après ses examens colorimétriques, la proportion d'hémoglobine du sang serait très peu supérieure dans les altitudes à sa moyenne ordinaire au niveau de la mer ; sa division seule favoriserait donc l'absorption d'oxygène. Mais Müntz croit avoir observé, au contraire, un très sensible enrichissement du sang en hémoglobine chez les animaux qui vivent dans les altitudes ; selon Wolff et Kœppe, après une diminution de la quantité relative d'hémoglobine dans les premiers jours (par suite de néoformation abondante de globules jeunes, pauvres en matière métallique), la proportion de cette substance s'élèverait, et, au dire de Miescher, dépasserait en général 25 % au bout de trois semaines. En somme, le nombre des globules rouges et la quantité d'hémoglobine augmenteraient à la fois ; seulement la formation des éléments cellulaires serait beaucoup plus rapide que celle de l'hémoglobine.

On a discuté d'autre part la réalité de l'hyperglobulie qui, pour certains, ne serait qu'apparente et due à une simple réduction de la masse du plasma sanguin, sans changement dans le nombre total des hématies, sous l'influence de l'évaporation intense consécutive à l'arrivée des individus dans l'atmosphère généralement sèche des hauteurs. Grawitz, qui défend cette opinion, s'étonne, du reste, que l'organisme fasse un effort pour trouver de l'oxygène à 700 ou 800 m. de hauteur, là où la dépression barométrique ne paraît pas encore apporter d'entrave à l'oxygénation du sang ; il lui paraît difficile d'admettre la possibilité d'une prolifération cellulaire aussi énorme que celle qui correspond à une augmentation d'un million de globules par mm. cube sans que l'on observe en même temps tous les signes d'une réaction générale de l'organisme ; enfin on comprend non moins difficilement, dans l'hypothèse d'une hyperglobulie vraie, la disparition si prompte de tous ces globules surabondants lors du retour aux bas niveaux sans ictère ou hémoglobinurie, signes habituels de toute destruction globulaire importante. On peut opposer à la théorie de Grawitz la diminution de la proportion d'hémoglobine les premiers jours, qui ne peut aller avec une concentration du sang. Et puis cette concentration au degré qui s'accorderait avec l'augmentation prétendue apparente des globules n'est pas compatible avec l'existence. Finalement les microcytes non nucléés, si abondants dans le sang des individus nouvellement arrivés à une certaine hauteur, est une preuve très sérieuse de réelle néoformation.

Quant à l'apparition de ce phénomène à des altitudes où l'absorption de l'oxygène par le sang ne semble pas encore affaiblie, Miescher en propose l'explication ci-après : il y aurait dans le poumon des portions bien ventilées et des portions mal ventilées ; les premières contiennent presque toujours la quantité d'oxygène suffisante pour saturer le sang qui vient à leur contact ; les secondes, au contraire, sont naturellement pauvres en oxygène et les moindres variations de tension de ce gaz dans l'atmosphère influent alors sur la saturation du sang au niveau des alvéoles de ces zones pulmonaires.

Au point de vue sanitaire général il n'est pas douteux que l'augmentation numérique des globules crée des conditions plus favorables à la respiration des tissus, aux combustions intraorganiques, qui, précisément, d'après Hénocque, deviendraient plus actives quand on s'élève à une certaine hauteur dans l'atmosphère. Le temps de réduction de l'oxyhémoglobine du sang est déjà très diminué par une ascension à 300 m., ce qui signifie qu'à cette altitude la consommation de l'oxygène du sang par les tissus s'accélère. La suractivité des échanges au sein des tissus, dont témoigne ce fait, se traduit par une sensation de respiration plus aisée, par l'augmentation de l'appétit, finalement par une amélioration générale de l'organisme. Cette euphorie doit être évidemment entretenue par une hyperglobulie qu'elle pourrait peut-être contribuer à faire naître dans les altitudes trop faibles pour compromettre sérieusement l'oxygénation du sang, en raison de la dépression atmosphérique, mais suffisantes cependant pour augmenter l'intensité des échanges, grâce aux propriétés stimulantes de l'air plus pur et plus lumineux qu'on y rencontre.

Quoi qu'il en soit il devient très probable que dans une certaine mesure la dépression barométrique doit compter parmi les éléments du climat de montagne ou d'altitude dont on peut attendre une influence heureuse sur la santé. Nous croyons toutefois avec Miescher que l'association des divers éléments de ce climat est nécessaire pour aboutir à des effets durables, persistant après le retour des individus dans la plaine, tandis que s'effaceront les conséquences immédiates et quelque peu spéciales de tel ou tel facteur météorologique particulier : par exemple l'hyperglobulie résultant de la dépression atmosphérique.

Pour compléter ce qui a trait aux effets généraux de la dépression atmosphérique sur l'organisme, il convient de signaler que l'abaissement de la pression paraît devoir amener une augmentation de l'évaporation cutanée, car une surface humide évapore d'autant plus que la pression du milieu ambiant est moindre. C'est pourquoi tout se dessèche rapidement sur les montagnes : aussi la peau y est-elle volontiers sèche et la soif vive. D'après les expériences de Nothwang il ne faudrait voir là que le résultat de la très faible humidité relative de l'air, conséquence de sa dépression. Quand toutes choses restent égales, et spécialement l'humidité relative, une diminution de moitié de la pression normale atmosphérique n'entraîne qu'une très médiocre augmentation de la quantité d'eau évaporée.

Le mal de montagne. — Nous avons dit plus haut qu'un animal placé dans une cloche où l'on raréfiait assez rapidement l'air présentait des troubles divers lorsque la pression s'était abaissée à un certain chiffre au-dessous de la normale et qu'enfin la mort survenait si la dépression continuait à s'accentuer. L'homme qui gravit de hautes montagnes ou qu'un ballon porte en peu de temps vers des zones élevées de l'atmosphère est exposé aux mêmes accidents, connus sous le nom de *mal de montagne*. Ils consistent essentiellement en : accélération de la respiration qui devient fréquente, anxieuse, sans que l'amplitude des mouvements respiratoires augmente ; accélération du pouls, qui peut s'accompagner d'irrégularité et de dépressibilité, avec battements aux tempes, bourdonnements d'oreille, palpitations, parfois des hémorrhagies (épistaxis, hémoptysies), ou au contraire une syncope.

On note en même temps une sensation de fatigue très grande, d'accablement, d'impuissance musculaire ; une soif exagérée, puis des nausées et des vomissements ; de la céphalalgie, de l'obtusion sensorielle et un état de parésie intellectuelle qu'on qualifie ordinairement de somnolence. Ces phénomènes se succéderaient souvent dans l'ordre ci-après (P. Bert) : au début sensation de fatigue inexplicable, respiration courte, anhélation rapide, battements de cœur violents et précipités ; dégoût pour la nourriture ; puis, bourdonnements d'oreilles, angoisse respiratoire, éblouissements, vertiges, faiblesse croissante, nausées, vomissements, somnolence ; enfin affaissement, obscurcissement de la vue, hémorrhagies diverses, diarrhée, perte de connaissance. La mort est survenue parfois.

Tout le monde n'est pas atteint à la même hauteur ni au même degré ; quelques individus restent presque complètement indemnes ; certains ne ressentiront rien dans une ascension qui seront sérieusement éprouvés une autre fois ; les acclimatés, indigènes ou voyageurs ayant séjourné sur la montagne, sont en général peu ou pas atteints. P. Bert estimait qu'il fallait que la pression

normale eût décru d'un tiers, et fût tombée par suite vers 54 centimètres (c'est-
à-dire un peu au-dessous du point à partir duquel l'oxygène commence à diminuer d'une façon évidente dans le sang), pour que l'homme donnât des signes
évidents de malaise. Mais rien n'est plus variable selon les individus, les régions,
les circonstances atmosphériques ou autres. D'habitude le mal de montagne ne
se montre qu'au-dessus de la limite des neiges, vers 3000 m. en Europe, vers
4000 m. ou davantage quand on se rapproche de l'Équateur. Il semble bien
que le froid influe singulièrement sur le début plus ou moins précoce des accidents. L'effort, la fatigue, constituent d'autre part une cause déterminante des
plus nettes. Regnard a montré que de deux cobayes soumis à une assez grande
dépression atmosphérique sous une cloche et dont l'un est immobile pendant
que l'autre fait mouvoir une roue, c'est celui qui travaille et se fatigue qui succombe de beaucoup le premier à la raréfaction de l'air. De même les aéronautes
peuvent, avant de présenter des accidents, s'élever à des hauteurs bien plus
grandes que les ascensionnistes de montagnes; ils finissent cependant par être
atteints (au delà de 4000 m. ordinairement), et la brusquerie avec laquelle le
ballon qui les emporte gagne les zones supérieures de l'atmosphère compense
ici jusqu'à un certain point le bénéfice résultant de la nullité de la dépense de
force musculaire.

Quelle que soit l'importance du travail musculaire vis-à-vis de l'apparition
des symptômes du mal de montagne, il faut se garder d'y voir la vraie cause
pathogénique de ces accidents. Ceux-ci sont vraisemblablement dus, comme
l'ont dit et démontré Paul Bert et Jourdanet, à l'insuffisance de l'oxygénation
du sang, à l'anoxyhémie aiguë résultant de la diminution de tension de l'oxygène aux basses pressions atmosphériques; cette opinion a été adoptée par
Egli-Sainclair, A. Lœwy, etc. ; si le travail musculaire provoque les manifestations de cet état de l'organisme, c'est tout simplement que la contraction
musculaire engendre une consommation d'oxygène particulièrement considérable, trois fois plus grande qu'au repos (Schumburg, Zuntz). Quand l'ascen-
sionniste s'arrête, se couche, garde l'immobilité, la plupart des symptômes du
mal de montagne se dissipent.

Kronecker a constaté que lui et ses compagnons portés en civière sur le Brei-
thorn à 3.750 m. ne se sentaient point incommodés, bien qu'il y eût déjà de
l'accélération du pouls et de la respiration ; mais le moindre mouvement, quelques pas seulement, suffisaient pour faire apparaître un malaise très pénible
avec les signes ordinaires du mal de montagne.

Cependant Kronecker attribue ces phénomènes à des troubles de la circulation
sous l'influence de la réduction de la pression de l'air qui amènerait une stase
veineuse pulmonaire aggravée par l'effort musculaire : la pression artérielle
tomberait en conséquence, d'où anémie cérébrale, etc. Cette théorie mécanique
émise par G. v. Liebig a été adoptée par L. Germe, Lazarus, etc. Elle nous paraît difficile à concilier avec l'acclimatement incontestable de populations entières
aux conditions atmosphériques des grandes altitudes. Au reste on a constaté
maintes fois que la tension artérielle restait sensiblement normale aux plus
basses pressions que l'homme puisse affronter.

Récemment A. Mosso a attribué les accidents du mal de montagne à la diminution de CO_2 dans le sang *(acapnie)* sous l'influence de la dépression atmosphérique. Selon cet auteur les accidents seraient surtout prononcés et graves
pendant le repos, moment où la production de l'acide carbonique est moindre ;
quelques contractions musculaires dissiperaient les malaises. Il y a à notre avis
une grosse objection à faire à ces dires : c'est qu'ils sont en opposition absolue
avec l'immense majorité des faits observés. Au surplus la théorie un peu ha-
sardée de Mosso a été réfutée de point en point par A. Lœwy.

Les précautions que l'on peut prendre pour retarder ou atténuer les effets de la dépression atmosphérique au cours des ascensions de montagnes se réduisent à séjourner préalablement autant que possible à des altitudes croissantes, à se nourrir convenablement, à se garantir du froid. On gravira lentement, avec des poses fréquentes, et on ménagera ses forces.

Compression et décompression. — La compression et la décompression ne se rencontrent pas dans des circonstances naturelles, à l'air libre ; les hommes qui y sont soumis sont des ouvriers placés dans des appareils spéciaux où l'air est comprimé pour permettre l'exécution de certains travaux sous l'eau.

La compression employée dans les scaphandriers, dans les tubes ou cloches à plongeurs, va de 2 à 4 atmosphères : la durée du séjour dans ces appareils est de 2 à 6 heures. Les phénomènes observés chez les ouvriers varient quelque peu suivant le degré de pression qu'ils subissent et le temps qu'ils passent dans les appareils. Mais c'est en général au moment de la décompression que des accidents graves peuvent se produire.

A l'arrivée dans les tubes, il y a une sensation de pression désagréable dans les oreilles, par refoulement de la membrane du tympan ; les ouvriers s'en débarrassent tout de suite, soit par des mouvements de déglutition, soit en faisant le mouvement de souffler en se pinçant les narines et la bouche fermée. Les sons acquièrent une intensité métallique étrange. Les sens du goût et de l'odorat, suivant Foley, sont émoussés et abolis ; le toucher lui-même est moins délicat. L'acte de parler est difficile ; celui de siffler, impossible. « Les ouvriers sentent moins la fatigue qu'à l'air libre et ne s'essoufflent pas autant ; la faim les prend vite ; ils suent beaucoup et cependant n'ont jamais soif. » Pol et Watelle, avec la plupart des observateurs, ont constaté la diminution de fréquence du pouls.

Le nombre et la fréquence des mouvements respiratoires diminuent également, mais par contre la capacité pulmonaire augmente, le diaphragme pouvant s'abaisser davantage et le poumon se mieux dilater par suite de la compression des gaz intestinaux ; il s'ensuit que le coefficient de ventilation pulmonaire reste en fin de compte le même.

Les phénomènes nutritifs sont en général activés. Si la fatigue, l'affaissement physique et moral, l'inappétence et l'amaigrissement se montrent cependant à la longue chez les ouvriers tubistes, c'est que leur travail est très pénible.

Quand on sort des tubes à air comprimé, il se peut que rien de bien fâcheux ne se produise, ni immédiatement, ni plus tard. Mais le plus souvent, quand la compression a été portée au-dessus de trois atmosphères, l'ouvrier présente au moment de la décompression le phénomène des « *puces* », ou démangeaisons atroces à la peau, quelquefois celui des « *moutons* », ou tuméfactions musculaires ; enfin des gonflements synoviaux, des douleurs articulaires, de la faiblesse des membres, surtout des membres inférieurs. D'ordinaire, ces phénomènes disparaissent rapidement et sans retour ; d'autres fois, même lorsque l'affaiblissement musculaire a débuté quelque temps après la sortie des tubes, ils sont le début d'une paralysie durable, affectant principalement la forme de *paraplégie* (membres inférieurs, vessie, rectum). Des morts assez nombreuses ont suivi l'aggravation rapide de tels accidents. Dans quelques cas, une décompression absolument brusque, due à une rupture d'appareil, a causé la mort immédiate.

Dans les travaux du bassin de Missiessy, 643 hommes fournissant deux corvées de six heures par jour, sous une pression de 2 atm. 7, eurent 123 entrées à l'infirmerie, 48 à l'hôpital et 2 morts. La cause principale des accidents était la rapidité de l'*éclusement* et du *déséclusement*, qui se faisait à la volonté des hommes, en tournant un robinet, et durait 2 minutes. Michel, qui rapporte ces faits, remarque aussi que l'on ne renouvelait pas suffisamment l'air comprimé et que le travail avait lieu à la lueur de lampes fumeuses.

Les accidents de la décompression (puces, moutons, emphysèmes, paraplégie), sont absolument d'ordre mécanique et relèvent du fait que les gaz du sang repassent à l'état libre et provoquent des accidents comparables à ceux d'une injection d'air dans les veines. Seulement, les trois gaz constituants de l'air ne sont pas mis en liberté dans les mêmes proportions pour cette raison que c'est surtout l'azote qui jusqu'à 5 atmosphères a augmenté dans le sang. C'est donc le dégagement brusque de l'azote qui détermine les accidents de la décompression comme l'a montré P. Bert et comme l'a vérifié naguère Philippon. Des embolies gazeuses se forment dans les capillaires périphériques et pulmonaires.

En vue de prévenir l'apparition de troubles dangereux pendant la compression ou d'accidents graves au moment de la décompression, on recommande d'abord de ne jamais faire travailler à plus de 5 atmosphères. Les ouvriers seront soumis progressivement à la pression, à raison d'un dixième d'atmosphère par minute, au début ; ceux qui seront accoutumés à la chose pourront passer en 10 minutes à 1 atmosphère et demi, en 15 minutes à 2 atmosphères et demi, en 40 minutes à 5 atmosphères. La décompression devra progresser à raison d'un dixième d'atmosphère seulement par 10 minutes. Des précautions seront prises contre le refroidissement qui accompagne la décompression. Il y a d'ailleurs des variations individuelles très grandes dans la manière dont sont supportées ces conditions.

Bibliographie. — Jourdanet : *Influence de la pression de l'air sur la vie de l'homme.* Paris, 1875. — Paul Bert : *La pression atmosphérique*, Paris, 1878, — Du même : *Sur la richesse en hémoglobine du sang des animaux vivant dans les hauts lieux* (C. R. Acad. d. Sc., t. 94, 1882). — F. Viault : *Effets des grandes altitudes sur l'organisme* (Ibid., CXI, 1890). — Du même : *Sur la quantité d'oxygène contenue dans le sang des animaux des hauts plateaux de l'Amérique du Sud* (Ibid., CXII, 1891). — F. Nothwang : *Luftdruckerniederung und Wasserdampfabgabe* (Archiv f. Hyg., XIV, 1892). — Egger : *Ueber Veränderungen des Blutes im Hochgebirge* (XIIᵉ Congrès de méd., Wiesbaden, 1893). — Wolff et Kœppe : *Ueber Blutuntersuchungen in Reiboldsgrün* (Münchener med. Woch., 1893). — Miescher : *Ueber die Beziehung zwischen Meereshöhe und Beschaffenheit des Blutes* (Corresp. f. schw. Aerzte, 1893). — P. Regnard : *Les causes du mal des montagnes* (Bull. Soc. de Biologie, 1894). — Kronecker : *Le mal de montagne* (Revue Scient., 1895). — E. Arnould : *Les modifications du sang sous l'influence des climats de montagne* (Revue d'Hyg., XVIII, 1896). — Carvallo : *Pression barométrique* (Dict. de physiol. de Ch. Richet, 1896). — G. v. Liebig : *Die Bergkrankheit.* (D. v. f. ö. Gesundheitspflege, XXVIII, 1896). — Rosanoff : *Le mal de montagne* (Thèse, Paris, 1897). — P. Regnard : *La cure d'altitude* (Paris, 1897).

Circulation de l'air

Il n'est pas sans intérêt pour l'hygiéniste de posséder quelques notions sur la circulation générale de l'air à la surface du globe, étant donnée l'influence que peut exercer cette circulation vis-à-vis de la température et vis-à-vis des poussières microbiennes ou autres répandues dans l'atmosphère de diverses régions.

L'origine des grands mouvements atmosphériques est dans l'échauffement de la zone équatoriale où l'air se dilatant forme pour ainsi dire un bourrelet annulaire autour du globe. Or toutes les fois que deux masses d'air juxtaposées sont à des températures inégales, il se produit un déversement, c'est-à-dire un courant d'air par le haut de la masse chaude vers la masse froide, par le bas de la masse froide vers la masse chaude ; la pression étant d'ailleurs moindre dans la masse chaude que dans la masse froide, le courant chaud, supérieur, se dirige donc du minimum vers le maximum barométrique, et le courant froid, inférieur, au contraire du maximum vers le minimum. Tel est le principe qui donne naissance à tous les vents réguliers, alizés, contre-alizés, moussons, etc. C'est ainsi que les couches d'air chaud de l'équateur se déversent par en haut dans la direction des pôles : d'où l'alizé supérieur (ou *contre-alizé*) qui dévié par le mouvement de rotation de la terre paraît souffler du S.-O. au N.-E. dans notre hémisphère, du N.-O. au S.-E. dans l'hémisphère sud. Quant aux courants froids inférieurs (ou *alizés* proprement dits) ils soufflent en sens inverse des précédents des régions polaires vers l'équateur. Au voisinage de ce dernier, entre les zones de départ et d'arrivée des courants de chaque hémisphère, existe une bande de calme relatif de l'atmosphère dite zone des calmes équatoriaux.

Quand la masse d'air qui offre le maximum d'échauffement rencontre une côte elle est repoussée soit plus au sud, soit plus au nord en raison de l'inégal échauffement de la mer et du sol ; les saisons, en certains points, faisant varier les rapports de température entre la mer et le continent, engendrent ainsi des vents saisonniers dits *moussons*. Les vents *étésiens* de la Méditerranée ont une origine analogue. De même encore les brises de terre et les brises de mer qui alternent sur toutes les côtes suivant les heures de la journée.

Toutefois les alizés et contre-alizés ne soufflent régulièrement que dans les régions tropicales. Le contre-alizé qui dans notre hémisphère semble souffler du S.-O. se rapproche de plus en plus du sol à mesure qu'il s'éloigne de l'équateur ; quand il arrive aux régions tempérées il n'en reste plus guère d'autre trace notable qu'un courant qui prend naissance dans l'Atlantique entre le 30e et 35e degré de latitude, à la fois sous l'influence du contre-alizé et celle du courant marin, le Gulf-Stream ; ce courant aérien, dit *courant équatorial* venant du S.-O., porte la chaleur et l'humidité aux côtes septentrionales d'Europe : il donne les hivers relativement doux et pluvieux, les étés tempérés, volontiers accompagnés de quelques pluies.

Un courant de retour, froid et desséché, souffle en revanche du N.-E. au S.-O. plus ou moins loin dans l'est, à travers l'Europe et l'Asie. Il se réchauffe peu à peu en gagnant les contrées méridionales, devient en même temps de plus en plus desséchant, et rentre finalement dans l'alizé inférieur. C'est à lui que sont dus les vents froids du N.-E. qui font si rudes les hivers des pays septentrionaux de l'ancien continent.

Les deux courants que nous venons d'indiquer circonscrivent une région atmosphérique où l'air est relativement calme, les nuages rares, par suite, la température du sol élevée pendant le jour et durant l'été, basse pendant la nuit et durant l'hiver. C'est l'*îlot des calmes*. Cette masse d'air repose sur le continent ; elle se renouvelle constamment grâce aux grands courants qui l'entourent, et qui d'ailleurs peuvent l'agiter, la disloquer plus ou moins. Là, les étés sont très chauds, les hivers très froids, tous deux généralement secs.

Au surplus, dans les régions tempérées, il se fait un partage à l'amiable de l'atmosphère entre les vents qu'engendrent les différences de température déterminées par des causes locales, notamment par la distribution des mers et des terres, les courants marins, la configuration du sol, etc.

Influence sanitaire du vent. — On vient de voir quel rôle important devaient jouer les vents vis-à-vis de la répartition de la chaleur, de la distribution des pluies, par conséquent en ce qui concerne la constitution des climats.

D'autre part, les vents brassent l'air, rendent l'atmosphère plus homogène, lui assurent une certaine uniformité générale de composition, soit au point de vue chimique, soit au point de vue microbien, en exerçant une action décisive sur la dilution des souillures que lui infligent çà et là des causes locales. L'atmosphère des villes surtout a besoin de grands souffles qui balayent les impuretés dont la chargent incessamment les groupes humains. Nous ne croyons pas, d'ailleurs, ainsi que nous avons déjà eu l'occasion de le dire, que les vents soient susceptibles de favoriser l'extension des maladies contagieuses ; s'ils transportent parfois au loin des germes pathogènes desséchés ou englobés dans des gouttelettes liquides, ces germes, en admettant qu'ils survivent longtemps à leur suspension dans l'atmosphère, sont alors infiniment trop dilués par une masse d'air énorme pour arriver jamais en nombre inquiétant sur un point donné.

L'influence du vent sur l'élimination de vapeur d'eau et d'acide carbonique chez l'homme a été récemment étudiée par H. Wolpert. Dans toutes ses expériences l'humidité relative était d'environ 40 %. Lorsque l'air était immobile, le sujet observé perdait à 10 degrés 32 grammes d'eau à l'heure, 18 grammes entre 18° et 20° ; puis l'évaporation s'accroissait à mesure que la température s'élevait, de manière à atteindre 60 gr. à 30° et 112 gr. (maximum) à 37°. A partir de là la perte de vapeur d'eau ne changeait plus. L'air étant en mouvement à raison de 8 m. par seconde, soit presque un vent fort, la perte d'eau d'abord légèrement supérieure à celle qui avait lieu dans l'air immobile (33 gr. à 10°), s'abaisse jusqu'à 15 gr. à 27°, augmente ensuite assez lentement pour atteindre 40 gr. à 32°, puis s'élève brusquement à partir de là et présente son maximum, 210 gr., à 40°. En somme, si l'on compare les phénomènes qui ont lieu dans l'air immobile à ceux qui se produisent avec le vent, on constate que dans l'un et l'autre cas l'élimination de vapeur d'eau diminue quand la température s'élève de 10° à 20°, l'élimination avec le vent l'emportant toutefois de 5 à 10 % ; entre 20° et 25°, cette élimination devient au contraire inférieure à celle qui a lieu dans l'air immobile, et entre 25° et 30°, celle-ci est près de deux fois plus considérable que l'autre ; les deux quantités vont ensuite en se rapprochant jusque vers 36°, après quoi c'est presque exclusivement la perte d'eau dans l'air en mouvement qui s'accroît jusqu'à atteindre à 40° le double de celle qui se produit dans l'air immobile.

Finalement ce ne serait, d'après les résultats de Wolpert, qu'aux températures les plus élevées que le vent posséderait par lui-même une action desséchante considérable ; d'ailleurs, si l'on réduit ou si on augmente la vitesse du courant d'air, on observe bien des modifications de même sens dans l'élimination d'eau, mais ces modifications ne sont nullement proportionnelles aux changements de vitesse. Il est intéressant de rapprocher ces données de la formule au moyen de laquelle Schierbeck pense calculer la rapidité de l'évaporation à l'air libre (voir p. 165).

On remarquera d'autre part que dans les circonstances naturelles l'action du vent paraît volontiers très différente de ce que Wolpert rapporte ; c'est qu'alors la masse d'air en mouvement présente une température et une humidité différentes de celles de l'air tranquille.

Quant à l'élimination de CO_2 qui, chez le sujet observé par Wolpert, est de 29 gr. par heure à 10° dans l'air immobile, elle diminue assez rapidement dès que la température s'élève jusqu'à 20°, augmente ensuite un peu de 20° à 30°, puis s'abaisse de nouveau jusqu'à 40° où elle est de 21 gr. Avec le vent elle est de 30 gr. jusqu'à 20°, puis décline jusqu'à 35° où elle est de 21 gr. A 40° elle n'est que de 22 gr. On peut dire que l'élimination de CO_2 suit une marche généralement inverse de celle de l'élimination de vapeur d'eau.

Rappelons pour terminer que le vent augmente dans des proportions considérables la perte de chaleur du corps par rayonnement en raison de l'activité du renouvellement de l'air qui nous enveloppe.

Bibliographie. — E. Duclaux : *Traité de physique et de météorologie*, Paris, 1891. — H. Wolpert : *Einfluss der Luftbewegung auf die Wasserdampf und Kohlensaüre Abgabe des Menschen* (Archiv f. Hyg., XXXIII, 1898).

4° CLIMATOLOGIE. ACCLIMATATION

Les éléments météorologiques susceptibles d'exercer une influence sanitaire qui viennent d'être étudiés affectent dans les diverses régions du globe des modalités variables dans des limites fort étendues, des combinaisons multiples, modalités et combinaisons toutefois déterminées dans leurs grandes lignes pour une région donnée qui jouira par suite d'un ensemble caractéristique de conditions atmosphériques : avec Lombard, avec Fonssagrives, nous donnerons à cet ensemble le nom de *climat*.

C'est un facteur très complexe de modifications physiologiques ou même morbides chez les humains : et cela peut-être plutôt indirectement, par action sur les microorganismes, les parasites, les insectes, sur l'eau, sur le sol, que directement. Aussi pour beaucoup d'auteurs, conformément d'ailleurs à la conception ancienne, l'étude des climats n'est pas limitée à celle de l'influence de la manière d'être de l'atmosphère ; elle embrasse les réactions réciproques de l'air, du sol et des eaux ainsi que les effets qui en résultent pour tous les êtres organisés appartenant aux règnes animal et végétal. Mais tout en adoptant cette large compréhension, on fonde la distinction des divers climats sur les modalités différentes soit d'un élément météorologique très remarquable, la température, soit de l'ensemble des éléments météorologiques, preuve que ce sont bien les caractères physiques de l'atmosphère qui dans l'espèce ont une importance capitale.

Les *saisons* marquent les principales phases par lesquelles passe au cours d'une année, dans un même pays, l'ensemble de ces éléments dont les modifications affectent un ordre de succession régulier.

Le *temps* qu'il fait (*Witterung*) est une expression qui ne s'applique qu'à une situation météorologique donnée, dont la durée est généralement courte et peut n'embrasser que quelques heures, après quoi un changement s'opère dans l'état de l'atmosphère.

Les climats. — Nous avons dit tout à l'heure qu'une classification assez usuelle des climats, et qui a été préconisée surtout par Rochard, était établie sur la considération d'un seul caractère de l'atmosphère, la température, relativement facile à apprécier et d'où dépend souvent la modalité des autres conditions atmosphériques. Toutefois ce dernier fait est loin d'être absolument général ; puis la température n'est pas toujours à notre point de vue (c'est-à-dire en ce qui concerne l'influence sur l'homme) le trait capital d'un climat ; enfin la base thermique adoptée est passible de sérieuses objections. Elle est fournie en effet par les moyennes thermiques des divers lieux d'après lesquelles on établit les lignes *isothermes* passant par les points du globe qui auraient la même température moyenne annuelle, en les supposant à une altitude nulle : d'où des zones auxquelles on attribue le *climat torride* entre l'équateur thermique (28°) et les isothermes de 25° ; le *climat chaud*, de 25° à 15° ; le *climat tempéré*, de 15° à 5° ; le *climat froid* de 5° au-dessus de 0° à 5° au dessous ; le *climat polaire* de — 5° à — 15°.

L'équateur thermique est l'isotherme de 28 degrés ; il est presque entièrement au nord de l'équateur terrestre et ne passe au sud que dans l'espace qui sépare la pointe de la presqu'île de Malacca de l'extrémité nord de la Nouvelle-Guinée.

Les isothermes plus faibles s'écartent encore davantage des parallèles, quelquefois de 12 à 13 degrés, ou plus de 300 lieues. Elles s'en écartent moins dans l'hémisphère sud que dans l'hémisphère nord, parce que les mers dominent dans le premier. Dans l'hémisphère nord, les lignes isothermes s'inclinent en général vers le sud, à mesure qu'on avance à l'est dans le continent. Toute la partie orientale de l'Allemagne, à partir du Weser, est beaucoup plus froide que la région occidentale; Naples et Pékin, sous la même latitude, ont pour moyenne, la première 16°,4, la seconde 12°,7; La Rochelle et Odessa, sur le même parallèle géographique, 11°,6 et 9°1. Les lignes isothermes de la France, comprises entre 9 et 15 degrés, sont disposées sur la carte comme les rayons d'un éventail, divergents et relevés du côté de l'ouest, s'abaissant et se rapprochant à l'est. L'isotherme de 10 degrés, qui passe près de Paris (48°,50' lat. N.), vient d'Irlande (53° lat. N.) et aboutit en Crimée (42° lat. N.). A latitude égale, les côtes de la Californie et de l'Orégon jouissent d'un climat beaucoup plus doux que celui du Japon et de la Mandchourie. Il a été dit précédemment que les causes qui adoucissent le climat des rivages occidentaux dans les continents du nord sont surtout les courants marins. L'Europe est particulièrement favorisée sous ce rapport.

Mais d'abord les moyennes annuelles ne nous disent rien du mode et de l'amplitude des oscillations thermiques qui sont cependant des phénomènes des plus intéressants au point de vue de l'hygiène.

Pour arriver à une notion tant soit peu précise de la climatologie d'un pays il faudrait au moins avoir connaissance des *lignes isotères,* qui réunissent les points d'égale température d'été, et des *lignes isochimènes* qui passent par les points d'égale température d'hiver; ces deux ordres de courbes, comme les isothermes elles-mêmes, mettent surtout en évidence l'influence de la mer pour tempérer les ardeurs de l'été et plus encore pour atténuer les froids de l'hiver; on y peut prendre, dans une certaine mesure, idée des variations saisonnières ou au contraire de la constance des climats. Mais bien entendu on ne peut en tirer aucun renseignement au sujet des températures extrêmes, de l'excursion journalière du thermomètre, ou des changements d'état atmosphérique brusques et profonds dont les rapports avec la santé des individus sont susceptibles de revêtir une certaine importance.

D'un autre côté il est assez évident que chacune des zones climatériques délimitées par les isothermes englobe des points qui ne jouissent en aucune façon des mêmes conditions de température, sans parler des autres circonstances atmosphériques. Ainsi les villes de Vera Cruz, au bord de la mer, et de Mexico, sur le plateau de l'Anahuac, les côtes basses du Brésil et les hautes régions du Pérou et de l'Equateur où se rencontrent les neiges éternelles des Andes, sont également comprises dans la zone torride. C'est-à-dire que les climats de zone ne tiennent pas compte des conditions locales d'altitude, de voisinage ou d'éloignement de la mer, etc., qui apportent d'un point à un autre des modifications capitales dans la modalité des caractères physiques de l'atmosphère. En réalité il n'y a guère de climats de zones, pas beaucoup plus de climats de régions du reste; il y a surtout des climats de localités.

Toutefois il est commode de rattacher les climats de localité à quelqu'une des grandes divisions que représentent les climats de zone, dont les caractères sont conventionnellement assez bien définis et connus. Mais il faut y adjoindre la notion des *climats de montagne* ou d'*altitude,* des *climats maritimes* et des *climats continentaux,* qui comportent un certain nombre de conditions particulières suffisamment précisées et de valeur indiscutable. Nous résumons ci-dessous les traits essentiels de ces divers climats.

CLIMAT TORRIDE. — Limité dans les deux hémisphères par l'isotherme de 25°, offre les plus hautes températures moyennes. Pour Rochard il est à la fois excessif et uniforme. D'après J. Navarre il devrait être divisé en : 1° *climat équatorial* correspondant aux zones au-dessus desquelles se déplace l'anneau nébuleux de l'équateur qui y amène deux saisons de pluies séparées par deux saisons relativement sèches ; la température y est toujours élevée avec des différences de 2° à 4° au plus d'une saison à l'autre et des variations nycthémérales de 4° en moyenne ; c'est d'ailleurs un climat d'une humidité extrême où la tension de la vapeur d'eau est toujours considérable et le point de saturation souvent près d'être atteint ; 2° *climat tropical* régnant entre le précédent et le tropique, offrant deux saisons, l'une sèche, l'autre pluvieuse dont la dernière est la plus chaude de 8° à 10° en moyenne ; les variations nycthémérales sont ici fort étendues, pouvant aller de 15° à 20° pendant la saison sèche ; l'humidité très grande comme tout à l'heure durant la saison pluvieuse diminue beaucoup avec la saison sèche.

CLIMAT CHAUD. — Sa température moyenne est inférieure de 7 à 8° au climat torride ; les vents réguliers n'y soufflant plus guère, les pluies périodiques disparaissent et on trouve quatre saisons avec un été sans doute prédominant mais aussi un hiver assez nettement marqué, en général. L'humidité de l'air est très variable.

CLIMAT TEMPÉRÉ. — Entre les isothermes de 15° à 5° ; tous les éléments de la météorologie s'y font remarquer par leur mobilité, qui contraste avec le caractère uniforme des climats extrêmes (Rochard). Les oscillations plus ou moins étendues de la température notamment sont continuelles. Les quatre saisons sont bien tranchées et de durée à peu près égale. Les vents et l'humidité sont très variables.

CLIMAT FROID. — Entre les isothermes de $+$ 5° à $-$ 5°. L'été y est court, et durant l'hiver le thermomètre se maintient presque constamment au-dessous de 0°. L'atmosphère est volontiers chargée de brumes, mais les pluies sont rares.

CLIMAT POLAIRE. — Remarquable par l'intensité à laquelle le froid peut atteindre en hiver. Selon Berghaus il existerait dans l'hémisphère Nord deux pôles de froid, par 78° et 79° de latitude, dont la température moyenne serait de $-$ 17° et $-$ 19°. Les phénomènes atmosphériques, y compris le degré de froid, offrent d'ailleurs dans le climat polaire une extrême inconstance. Des brumes épaisses sont très fréquentes.

CLIMAT CONTINENTAL. — C'est essentiellement un climat excessif, c'est-à-dire où les écarts de la température sont très grands. Le jour le sol s'échauffe rapidement sous l'action du soleil, et d'autant plus que les surfaces d'évaporation étant restreintes, cette évaporation consomme peu de chaleur ; la chaleur est donc intense. Inversement la nuit la capacité calorifique du sol étant faible et le rayonnement très actif par suite de la médiocre quantité de vapeur, le refroidissement est très grand. C'est ainsi qu'à Madrid, par exemple, l'excursion nycthémérale du thermomètre, l'été, est de 14° ; on observe des variations bien plus étendues encore dans le centre des continents africain ou asiatique. Pour les mêmes raisons l'été du climat continental est très chaud, l'hiver très froid. A Yakoutsk la différence pour une série d'années entre les températures extrêmes d'été et d'hiver est de 70°. L'humidité absolue est peu élevée ; mais surtout l'humidité relative est très faible, particulièrement en été. Le ciel est volontiers découvert.

CLIMAT MARIN. — En quelque sorte l'opposé du précédent par la constance de ses allures. La mer absorbant beaucoup de calorique sans que sa température augmente notablement, modère par cela même la chaleur qui est encore atténuée par une évaporation active. La formation d'une grande quantité de vapeur d'eau absorbe une partie de la chaleur rayonnée par le soleil. Aussi ne fait-il pas extrêmement chaud le jour. Les mêmes facteurs agissent pour rendre les nuits modérément froides ; à ce moment la mer restitue par rayonnement le calorique qu'elle a emmagasiné, et la vapeur d'eau présente dans l'air empêche le rayonnement du sol d'être intense. Il en résulte que les variations nycthémérales sont d'étendue restreinte : 6° à Lisbonne pendant l'été. Pour les mêmes raisons l'hiver et l'été étant également modérés, il y a relativement peu d'écart entre les températures moyennes de ces deux saisons. Ainsi sur la côte d'Irlande l'oscillation moyenne annuelle est de 9°4. Il est vrai que sur la côte orientale de la Sibérie, en raison des vents froids dominants, cette oscillation atteint encore 39°; elle est aussi très grande sur les côtes Est de l'Amérique. D'ailleurs le climat marin comporte généralement une humidité grande de l'atmosphère, un ciel souvent nuageux.

CLIMAT DE MONTAGNE. — Sa première caractéristique est la diminution de la pression de l'air suivant l'altitude ; nous nous sommes suffisamment occupés de ce phénomène pour n'avoir plus à y revenir. La température de l'air est relativement basse, en raison de la moindre densité de cet air et de la rareté de la vapeur d'eau. En revanche le rayonnement solaire est très intense, l'atmosphère sur le Mont-Blanc par exemple (4810 m.) n'absorbant pas plus de 6 0/0 de son calorique ; ce fait permet de supporter sans peine au soleil le froid de l'air. L'exposition des pentes acquiert par suite une grande importance soit au point de vue de l'insolation, soit sous le rapport de la protection contre certains vents. L'humidité absolue de l'atmosphère est très faible, l'humidité relative variable. La quantité de pluie est plus grande qu'en plaine par suite de la condensation des vapeurs qui en s'élevant rencontrent des couches d'air plus froides. Mais l'évaporation est en général fort active; plus exactement l'eau éliminée par l'organisme à travers la peau, et dont la quantité dépend des conditions de l'organisme même, s'évapore très vite à cause de la raréfaction de l'air. Enfin l'intensité de l'action chimique de la lumière est augmentée (d'environ 10 %, à 2500 m. selon Hann).

A notre avis l'hygiéniste pourrait la plupart du temps se contenter de voir tous les cas possibles rattachés aux catégories que nous venons d'indiquer et qui suffisent à fournir tous les renseignements généraux vraiment utiles que l'on peut attendre de la connaissance des modalités climatériques. Il serait en effet ordinairement superflu de nous préoccuper outre mesure des nuances météorologiques qui permettent de distinguer pour certaines régions ou certaines localités des climats spéciaux quelque peu différents soit les uns des autres soit du climat des pays environnants.

Est-il bien nécessaire par exemple, du moins au point de vue de l'homme en santé, de distinguer en France, où règne essentiellement un climat tempéré, les climats régionaux ci-après :

CLIMAT	TEMPÉRATURE			PLUIES	VENTS DOMINANTS
	ANNÉE	ÉTÉ	HIVER		
Climat Séquanien. . .	10°,9	17°,5	4°	548mm	SO et NE
Climat Girondin. . . .	12°,7	20°,6	5°	586mm	SO
Climat Méditerranéen	14°,8	22°,6	6°,5	651mm	NO
Climat Rhodanien. . .	11°	21°,3	2°,5	720mm	N., S., NO., O.
Climat Vosgien. . . .	9°,6	18°,6	0°,6	669mm	SO., NE.

D'ailleurs ces cinq climats n'embrassent pas la totalité de notre pays et ne sauraient comprendre par exemple, ni la Bretagne, ni les régions alpestres.

On serait infiniment mieux documenté par la carte ci-contre où sont indiquées les principales moyennes thermiques annuelles et saisonnières de la France ; il suffirait d'y tracer en outre les limites dans lesquelles il faut compter ici avec

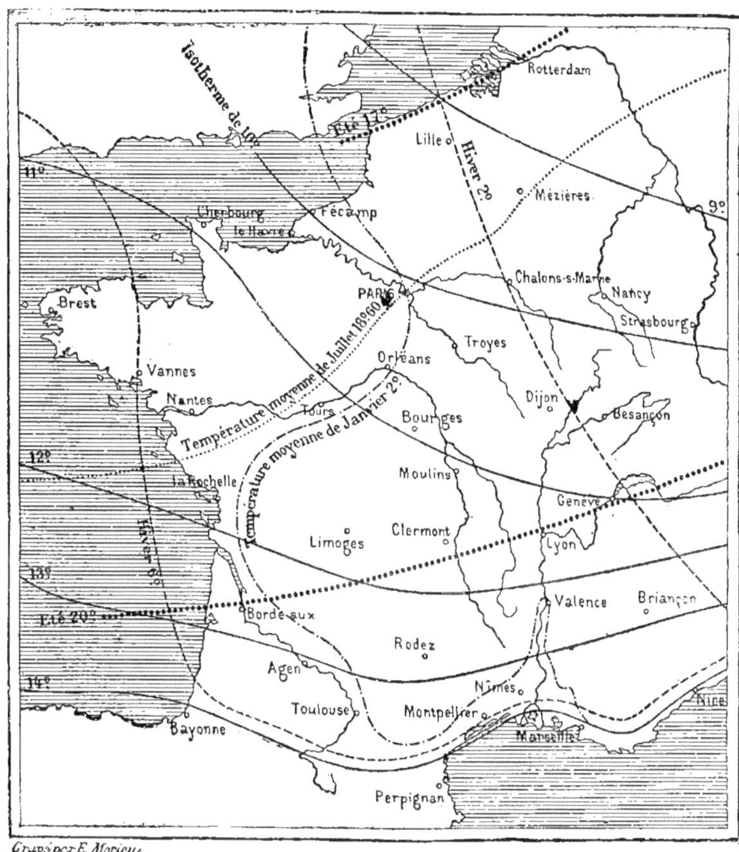

Fig. 32. — *La thermalité de la France.*

l'influence de la mer, là avec celle de l'altitude pour avoir une idée générale très suffisante, en ce qui concerne l'hygiène, du climat des diverses parties de la France. Peut-être cependant conviendrait-il de faire quelques réserves à propos des températures extrêmes dont les limites sont parfois plus reculées qu'on ne le supposerait *a priori* du moment où il s'agit d'un climat tempéré.

Il est presque toujours inutile de chercher des distinctions climatologiques plus délicates que celles précédemment admises. Nous voyons la preuve de ce fait dans la difficulté que nous éprouvons déjà à discerner nettement les conséquences des rapports de l'homme avec les grands types climatériques que nous avons admis tout à l'heure. Ne considérons en effet que les différentes races, les différents peuples fixés dans les divers climats ; nous pourrons sans doute admettre avec les auteurs que l'action continue du climat sur les individus est intervenue dans une certaine mesure à l'égard des nuances physiologiques qui différencient ces groupes les uns des autres ; mais nous ne saurions guère aller au delà et préciser quelles modalités climatériques ont engendré tel ou tel caractère physique des individus. Si l'on veut bien y prendre garde on reconnaîtra aisément que les rares faits qui dans l'espèce paraîtraient constituer des exceptions, relèvent non pas du climat mais bien plutôt de la prépondérance d'un de ses éléments météorologiques dont nous avons précédemment étudié l'influence sur l'homme. Ces mêmes éléments agissant chacun pour leur compte conditionnent vraisemblablement encore parfois jusqu'à un certain point les variations microbiennes et les modifications du fonctionnement des cellules de l'organisme d'où naissent certaines maladies humaines.

Quant à la question de savoir s'il y a des *maladies de climat* à proprement parler, c'est-à-dire liées à l'ensemble des éléments météorologiques, à leur combinaison, à la succession des modes multiples de cet ensemble, elle reste fort obscure. Nous avons dit précédemment ce qu'il convenait de penser au sujet de la prétendue anémie tropicale. G. Treille, qui croit à la réalité de cette maladie, admet cependant lui-même que dans les pays chauds comme dans la zone tempérée c'est moins du côté des météores et des troubles fonctionnels apportés par le climat à la physiologie de l'homme, que du côté des défectuosités de l'hygiène individuelle et publique qu'il faut chercher les causes d'altération de la santé de l'Européen dans les colonies. S'il est au surplus des maladies qui, comme la verruga du Pérou, le clou de Biskra, la maladie du sommeil, la fièvre jaune, les infections parasitaires dues aux filaires, au distome hématobie, etc., semblent sous la dépendance du climat, il faut avouer que celui-ci n'est pourtant pas la raison suffisante de l'existence des microbes ou des parasites en cause qui sont en somme surtout spéciaux à certaines régions du globe où ils ont leur *habitat,* lequel répond à un complexus dont le climat ne saurait être qu'un des éléments constituants. Il en est sans doute de même pour les maladies qui, comme la dysenterie et le paludisme, tout en se manifestant dans les climats tempérés, prennent une prodigieuse extension dans les climats chauds et torrides ; le climat n'est qu'une des diverses causes qui président au développement de ces affections. Son action est d'ailleurs plus ou moins favorable selon la *saison :* dans les zones tempérée et chaude c'est en été surtout que le paludisme et la dysenterie se manifestent avec la plus grande fréquence. Les diarrhées infantiles évoluent à la même époque. Au reste on a décrit de tout temps, en se basant sur la statistique, diverses *maladies saisonnières* dans nos climats ; Kelsch a insisté sur ce caractère en ce qui concerne les angines, les bronchites, les diarrhées. L'évolution annuelle de la pneumonie révèle également une influence plus ou moins directe des variations climatériques vis-à-vis du développement de cette maladie.

Peut-on aller plus loin et essayer de déterminer avec quelque précision les rapports de l'éclosion des maladies infectieuses, par exemple, avec le temps qu'il fait, avec les conditions atmosphériques variables de chaque jour ? C'est ce que plusieurs savants ont tenté à maintes reprises. Du reste, dans le but de simplifier le problème ils n'ont généralement cherché à établir que l'influence d'un ou plusieurs facteurs climatologiques et non pas de leur ensemble. Mais même dans ces conditions les résultats auxquels on est arrivé sont à peu près insignifiants, comme Körösy le constatait encore naguère. Nous n'aurions garde de tirer de là cette conclusion que l'action des éléments météorologiques est négligeable : il faut seulement se pénétrer de cette idée que cette action est infiniment compliquée et difficile à saisir, car dans la nature l'influence d'un élément météorologique quelconque ne saurait être isolée ni de celle des autres agents physiques de l'atmosphère, ni de celle d'une foule de facteurs climatériques plus ou moins indirects du climat, mais bien distincts pourtant de l'état atmosphérique.

L'acclimatation. — Il y a sous tous les climats des familles humaines qui se reproduisent, dont les individus jouissent d'une longévité normale et se transmettent sans grandes modifications, d'une génération à l'autre, une certaine aptitude au travail physique ou intellectuel ; ces groupes, ces individus, sont *adaptés* au milieu dans lequel ils vivent, leur *acclimatement* à ce milieu est fait. Mais si ces individus ou ces groupes viennent à changer de climat, pourra-t-il s'opérer chez eux, sous l'influence des conditions mêmes du nouveau milieu et, le cas échéant, avec l'aide des divers moyens dont l'homme dispose, une *acclimatation* se traduisant par certaines modifications organiques ou fonctionnelles qui réaliseront précisément chez les immigrants l'adaptation, l'acclimatement aux conditions nouvelles ? C'est là une question des plus importantes en présence du mouvement sans cesse croissant des Européens vers les pays chauds et tropicaux. Aussi est-ce surtout l'acclimatation des Européens à ces régions que nous aurons en vue ici ; quelques mots suffiront au sujet de l'acclimatation aux régions froides et aux régions d'altitude, pratiquement moins intéressante et d'ailleurs peu discutée.

Étant donnée notre définition du climat, il doit tout d'abord être bien entendu que l'acclimatation comprendra seulement les phénomènes d'adaptation à l'ensemble des caractères physiques de l'atmosphère, en dehors de toute autre influence extérieure, quand même celle-ci prendrait en partie son origine dans les circonstances climatériques. L'assuétude au climat ne doit pas se confondre avec les questions de réceptivité à telle ou telle maladie (Le Roy de Méricourt). Comme l'a parfaitement dit Treille, l'insalubrité du sol, des eaux, la pullulation parasitaire et microbienne, quelle que puisse être la fréquence de leur réalisation sous certains climats, ne sont en somme, par rapport à ces derniers, que des faits contingents qui ne sauraient entrer en ligne de compte en ce qui concerne l'acclimatation, encore que leurs modalités soient jusqu'à un certain point subordonnées à la manière d'être de l'atmosphère.

Ce principe admis, il nous semble qu'en général le climat proprement dit, par lui-même, ne repousse pas absolument l'homme, d'où qu'il vienne. Pour nous en tenir aux Européens et aux climats extrêmes, il paraît bien qu'à elle seule la difficulté de se faire aux conditions physiques du climat du Spitzberg, par exemple, ne les empêcherait pas de s'y installer. Un certain nombre d'explorateurs ont passé plusieurs années consécutives sous le climat polaire sans que leur santé en souffrît, tant que les autres conditions matérielles de l'existence étaient bonnes. Si l'on y dispose du confortable nécessaire, on se porte même remarquablement bien dans ces régions où l'atmosphère notamment est si pure de toute souillure (Nordenskiold, Levin) : les maladies banales y sont rares. Au surplus, de l'avis général, quels que soient les moyens que la nature emploie dans ce but, l'acclimatation à un pays plus froid que celui d'où l'on vient ne paraît jamais faire de difficulté. Il y a d'ailleurs de magnifiques exemples d'acclimatement parfait, non pas seulement d'individus, mais de races, dans une zone beaucoup plus froide que le pays d'origine des émigrés : ainsi les Français au Canada où dans les villes de Halifax, de Montréal, la température moyenne annuelle ne dépasse pas 7°, et même 4° à Québec ; de nombreuses familles sont fixées et prospèrent sur les bords du Winnipeg, dans le Manitoba, sous l'isotherme de 2°. On pourrait citer au même titre les 7 ou 8 millions de nègres d'origine africaine qui font partie de la population des États-Unis et dont bon nombre vivent par conséquent au nord de l'isotherme de 15°.

Si nous considérons les climats de montagne, sous lesquels l'immigrant venu des bas niveaux rencontre d'ailleurs une foule de circonstances favorables à la santé, à commencer par la pureté extrême de l'air, nous voyons qu'une altitude déjà considérable n'est pas de nature à opposer, en raison de la dépression atmosphérique, un obstacle insurmontable au séjour de l'homme. On a vu naguère des savants courageux se maintenir sans encombre pendant une assez longue période au sommet du Mont-Blanc (4.810 m.) ; nos soldats ont vécu quelque temps au Mexique sur le plateau de l'Anahuac, à plus de 2000 m. ; sans éprouver aucun inconvénient de cette hauteur ; en outre des descendants des Espagnols, un certain nombre de familles européennes sont fixées à Quito (2.910 m.), à Cuzco (3.470 m.), au Pérou, dans l'Équateur, etc. Du reste le principal moyen d'acclimatation qu'emploie la nature pour arriver à adapter l'organisme à la dépression atmosphérique est vraisemblablement connu : c'est cette hyperglobulie dont nous avons déjà décrit la merveilleuse élasticité. Finalement l'acclimatation à l'altitude est chose si simple que l'on n'hésite pas à envoyer dans ces régions des malades vis-à-vis desquels le climat n'exerce qu'une action bienfaisante.

Restent les climats chauds et torrides. En ce qui concerne ces derniers surtout, beaucoup d'auteurs se sont rangés à l'opinion formulée il y a déjà longtemps par Boudin, opinion d'après laquelle il est impossible à l'Européen de s'acclimater complètement aux régions tropicales et d'y coloniser dans toute l'acception du terme, c'est-à-dire d'y travailler le sol. Lind a écrit de son côté : « Chaque coup de pioche donné par les Européens dans les pays torrides est un coup de pioche à leur tombe. » Sans nous inscrire en faux contre cette manière de voir, encore qu'elle ait été naguère très vivement contestée par beaucoup d'auteurs allemands, nous ferons toutefois remarquer qu'elle tend à confondre les influences atmosphériques avec une foule d'autres, notamment avec des influences telluriques, qui relèvent sans doute jusqu'à un certain point du climat, mais qui cependant, pour nous, n'en font pas partie. La preuve en est dans l'existence de pays relativement salubres, situés dans la zone tropicale, et où l'Européen peut vivre sans peine : les îles du Pacifique fournissent le plus bel exemple de ce genre, notamment la Nouvelle-Calédonie, qui nous intéresse entre toutes et qui sera, en réalité, colonisée par des Français. Nos compatriotes semblent s'acclimater moins aisément à la Martinique et à la Guadeloupe. Citons encore au Brésil les États de Maranhao, Piauhy, Ceara, Pernambuco, Alagoas, très rapprochés de l'équateur et qui renferment un million d'Européens : ce sont, à vrai dire, des Portugais, des Espagnols, des Basques, des Italiens, des Provençaux ; et d'autre part, le pays offre une altitude moyenne de 200 à 300 m. ; pourtant ce dernier fait n'est pas de nature à modifier très sensiblement les conditions du climat tropical. Peut-être ne pourrait-on pas en dire autant pour la province de Minas Geraes, où les Européens prospèrent mieux que dans leur patrie d'origine (E. Reclus), mais dont le relief est plus accentué et atteint en moyenne 600 à 800 m. là où sont installés les principaux groupes de population. A la Réunion il devient déjà plus évident que l'Européen qui travaille ne se maintient qu'à la condition de vivre à une certaine altitude : 800 à 1400 m. Il en est de même dans l'Amérique centrale, au Mexique, etc. Mais on ne saurait contester, d'un autre côté, que la race espagnole ne se soit réellement implantée à Cuba et à Porto-Rico dans des régions fort peu élevées.

Toutefois il faut reconnaître qu'exception faite précisément pour les méridionaux (Espagnols, Portugais, Basques, Italiens), les Européens s'adaptent difficilement au climat tropical; avec l'aide de l'hygiène, les individus le supportent encore dans les contrées que nous venons d'énumérer et cela sans présenter, entre autres, la soi-disant anémie tropicale telle que l'entendent les auteurs; mais l'acclimatement de la race ne s'observe guère : c'est que la femme européenne résiste d'ordinaire fort mal sous les tropiques, qu'elle y a peu ou point d'enfants et que ceux-ci ne s'élèvent qu'avec les plus grandes difficultés dans ces contrées.

Il en va autrement pour les climats chauds. Il suffit de citer l'Algérie et la Tunisie (de même que la Nouvelle Orléans) avec les Français, le Cap et les provinces du sud de l'Australie avec les Anglais, l'Etat libre d'Orange et le Transvaal avec les descendants des colons Hollandais, la partie méridionale du Brésil où sont établis de nombreux Italiens et des Allemands : dans tous ces pays appartenant à la zone chaude l'élément d'origine européenne vit, travaille le sol et se multiplie indiscutablement du fait seul de l'excédant des naissances sur les décès, abstraction faite de la continuation de l'immigration. Les Français présentent en Algérie une natalité supérieure à celle qu'on observe en France.

Si l'on voulait maintenant tirer de tout ceci quelques principes généraux concernant les conditions les plus favorables à l'acclimatation, on pourrait dire que celles-ci sont essentiellement relatives à la différence de climat, le changement devant être le moins grand possible, et aussi à certaines aptitudes ethniques.

On s'acclimate le plus aisément quand on passe d'une isotherme à une plus faible, c'est-à-dire dans un pays plus froid; ainsi les Français et les Anglais au Canada, les nègres africains aux Etats-Unis. L'acclimatement se réalise encore très bien pour les habitants des pays tempérés qui passent dans la zone chaude ou qui émigrent vers des régions d'altitude, même si elles sont situées dans la zone dite tropicale, car alors les conditions atmosphériques, notamment sous le rapport de la température, ne s'éloignent pas trop de celles que présente le pays d'origine, au moins dans certaines saisons. La situation est toute autre dans le climat tropical proprement dit.

Certaines races paraissent jouir d'aptitudes toutes spéciales à l'acclimatation : à cet égard les races espagnole et chinoise doivent être placées au premier rang. Les Espagnols se sont implantés dans l'Amérique centrale et toute l'Amérique du Sud, soit sur les côtes, dans les îles, soit à l'intérieur des terres, sur les hauts plateaux; jadis ils se seraient implantés aux Pays-Bas si les événements ne les avaient forcés de les quitter. Les Chinois se rencontrent dans presque toute l'Asie tropicale et une partie de l'Océanie. Signalons encore les Juifs dont on peut trouver des familles sous des latitudes si diverses. Il y a d'ailleurs plus d'un point de ressemblance entre ces trois races. Le Chinois vient d'un pays situé moitié dans la zone tempérée, moitié dans la zone chaude, avec des parties montagneuses où le climat est rude : il en est à peu près de même de l'Espagnol. Celui-ci, qui a reçu du sang arabe, s'est croisé sans difficulté et avec succès avec l'indigène américain, comme il l'a fait aussi quelque peu avec le Flamand. Les israélites, de leur côté, sont bien loin d'être tous des sémites purs: beaucoup sont Germains ou Slaves avec fort peu de sang juif proprement dit; les juifs portugais offrent un croisement plus complet; d'ailleurs il y a aujourd'hui des Français, israélites ou non, qui doivent compter à la fois parmi leurs ascendants, en outre des ancêtres Gaulois ou Germains, des juifs de Palestine. La soi-disant pureté de race des israélites est bien loin d'être absolue.

Il est certain qu'un bon moyen pour une race donnée d'arriver à s'implanter dans un pays est de fusionner avec les indigènes, ou au moins, dans le cas où les deux types seraient trop différents, avec une race déjà plus apte à s'acclimater dans la région dont il s'agit. Ainsi, en Algérie, les Français du Nord, les Alsaciens doivent éviter de se marier entre eux pour chercher, au contraire, à entrer dans des familles provençales, espagnoles, italiennes, maltaises, les unions avec des femmes arabes ou même kabyles étant d'ailleurs sans avenir.

Le Chinois ne se croise pas ; mais il a avec le juif un trait commun qui permet aux représentants de ces deux races de se soustraire en partie aux effets du climat : Chinois et Juifs sont essentiellement des commerçants que l'on trouve plutôt dans les villes, derrière un comptoir, que dans la campagne, derrière la charrue. L'ouvrier chinois ne travaille guère avec succès que dans des climats analogues au sien.

A ce propos il convient de dire combien les mœurs, les habitudes antérieures des colons constituent un facteur important de l'acclimatation. La sobriété est sans contredit un des grands éléments du succès des Chinois, des Juifs, des Espagnols, et en général des Européens méridionaux dans leurs immigrations vers les pays chauds, où l'intempérance, l'abus des boissons alcooliques ont à bref délai les plus funestes conséquences. Avec tous les médecins qui ont observé aux colonies on peut proclamer comme Büchner que « l'usage de l'alcool sous les tropiques est un obstacle formel à l'acclimatement ». L'Européen du Nord a même tort de conserver sous le climat de ces régions ses habitudes d'alimentation très copieuse. Treille insiste sur ce fait que la dyspepsie gastro-intestinale, si commune chez les coloniaux et qui joue peut-être bien souvent le rôle de cause prédisposante vis-à-vis des diarrhées, de la dysenterie, de la congestion du foie, est fréquemment l'effet des aberrations du régime alimentaire : l'hygiène dans les pays chauds a pour première obligation d'établir les règles de ce régime. Celui qui les enfreint perd bientôt l'intégrité de ses fonctions digestives, dont le trouble ne tarde pas à retentir sur l'état général de l'organisme. Avant tout il faut éviter de fatiguer l'estomac.

Il faut d'ailleurs bien se persuader que les déclassés peu habitués à vivre du travail de leurs bras dans la mère-patrie sont les gens les moins préparés à mener la rude existence du vrai colon, celui qui cultive le sol : ce sont des laboureurs endurcis dès leur jeunesse à la peine qui sont souhaitables aux colonies, sauf toutefois sous les tropiques où le travail agricole par l'Européen est dans l'immense majorité des cas une utopie. Ajoutons qu'on devra guider les colons pour conformer leur habitation, leur vêtement, leur genre de vie même, aux conditions climatériques nouvelles qu'ils auront à affronter. C'est ainsi entre autres qu'une répartition spéciale des heures de travail et des heures de repas devient nécessaire.

L'hygiène pourra indiquer un certain nombre de moyens de se défendre contre les phénomènes météorologiques les plus défavorables ; elle montrera d'ailleurs de quelle manière il sera possible de modifier peu à peu certains états de choses qui ne font pas partie du climat, mais sur lesquels celui-ci exerce volontiers une action qui importe au plus haut point à la salubrité finale des localités. Elle ne saurait d'ailleurs résoudre des impossibilités comme par exemple l'implantation de la famille européenne dans l'Afrique intertropicale ou dans l'Asie méridionale.

Bibliographie. — H. Lombard, *Traité de climatologie médicale*. Paris, 1880. — G. Treille, *De l'acclimatement des Européens dans les pays chauds*. Paris, 1888. — Le Roy de Méricourt et E. Rochard, *Climatologie* (Encycl. d'Hyg. de Rochard, t. I. Paris, 1890). — R. Assmann, *Das Klima* (Handbuch d. Hyg. de Th. Weyl.) Iena, 1894. — O. Schellong, *Akklimatisation und Tropenhygiene* (Ibid.). — J. Navarre, *Manuel d'hygiène coloniale*. Paris, 1895. — Hann, *Klimatologie*. Vienne, 1897. — J. Körosy, *L'influence des conditions atmosphériques sur l'éclosion des maladies infectieuses* (Annales d'hyg., XXXIX, 1898). — G. Treille, *Principes d'hygiène coloniale*. Paris, 1899.

CHAPITRE IV

L'HABITATION

La construction. — Atmosphère des habitations. — Thermalité des habitations. — Eclairage. — Eloignement des immondices.

L'homme s'est sans doute contenté d'abord d'un abri très rudimentaire auquel il ne demandait qu'une protection momentanée contre les vicissitudes atmosphériques ; à mesure que la civilisation a progressé, cet abri de nécessité, occasionnel, est devenu l'*habitation* proprement dite, d'un usage permanent. Ce fait offre au point de vue de l'hygiène une importance capitale. Du moment où les individus y séjournent d'une manière à peu près continue, l'habitation n'est plus seulement un dispositif ayant pour but de nous soustraire plus ou moins complètement aux variations des caractères physiques de l'atmosphère : c'est un *milieu* nouveau, composite, dans lequel la vie même des habitants détermine de graves altérations qu'il faudra s'ingénier à éviter autant que possible, ou tout au moins à maintenir à un degré compatible avec la santé, en instituant des procédés simples et sûrs d'éloignement des divers résidus qui se produisent fatalement.

L'idéal de l'habitation, au surplus, serait évidemment une création qui défendrait l'homme des modalités météorologiques offensives en même temps qu'elle lui permettrait de jouir des propriétés de l'atmosphère extérieure dont l'action est favorable à la vitalité de l'organisme, à commencer par la pureté relative de l'air libre. Toute l'hygiène de l'habitation est là : trouver les moyens de satisfaire à cette double exigence, ce sera résoudre le problème ; et les développements dans lesquels nous allons entrer seront dominés par le souvenir de ces deux objectifs inséparables.

1º LA CONSTRUCTION

Pour l'hygiène, le but essentiel de la construction doit être d'obtenir des parois d'habitation capables de neutraliser les influences nocives qui peuvent provenir des milieux extérieurs, tout en offrant une résistance parfaite aux causes d'altérations engendrées au sein du milieu habité lui-même. D'où la nécessité de bien connaître celles des propriétés des matériaux de construction qui règlent leurs relations avec les divers agents d'insalubrité, ainsi que les avantages offerts à cet égard par certaines combinaisons de quelques-uns de ces différents matériaux. Nous verrons d'ailleurs dans quelles conditions telluriques et atmosphériques il est bon de chercher à placer d'emblée la maison afin de réduire au minimum possible les circonstances extérieures défavorables contre lesquelles il faut lutter par des dispositions spéciales. Enfin nous tracerons le plan général à suivre dans la construction de nos demeures pour éviter les causes d'insalubrité indépendantes de l'usage qu'il en sera fait.

Terrain et fondation.

Il convient d'examiner d'abord la question de l'*emplacement* du terrain à bâtir, c'est-à-dire sa situation relativement au milieu environnant, situation qui dépend pour une grande part de la configuration générale des lieux et de l'exposition de l'endroit ; il faut ensuite se rendre compte de la *nature* de ce terrain, de ses conditions intrinsèques, qui relèvent de sa constitution, ainsi que de ses rapports avec l'eau, avec l'air, de son état de souillure plus ou moins prononcée ; on en déduira les modifications à apporter à ce terrain, le genre de *fondation* par lequel la construction future devra venir en contact avec lui, la manière dont il conviendra de réaliser entre ce sol et l'habitation la séparation nécessaire pour prévenir des relations réciproques fâcheuses.

Qualités naturelles à rechercher dans le terrain. — S'il était donné à l'hygiène seule, en dehors de toute autre considération, de décider du choix de l'emplacement de chaque habitation, il est clair que cet emplacement se trouverait toujours dans une contrée jouissant d'un climat très favorable à la santé, d'un air bien pur ; on s'éloignerait quelque peu des autres habitations et surtout des établissements industriels, des dépôts d'immondices, etc. ; on s'arrêterait à un terrain situé à une certaine hauteur — assez faible pour ne pas rendre difficile la construction, l'accès de la maison ou son alimentation en eau, — offrant une pente très douce, de manière à faciliter l'écoulement des eaux météoriques ou ménagères ; l'exposition serait suffisamment ensoleillée sans être trop chaude, et le relief du sol environnant, et au besoin un rideau d'arbres, briseraient le vent le plus froid. — Il va sans dire que nous parlons ici pour les climats tempérés.

On éviterait le fond des dépressions topographiques, mal aérées ou trop volontiers humides, et même les plaines basses ou le pied des pentes qui offrent aussi ce dernier inconvénient.

Les données exposées au Chap. Ier de ce livre permettent de distinguer sans peine quelles seraient les qualités à rechercher en ce qui concerne la nature intime du sol. Il est d'ailleurs évident qu'en fixant sa demeure l'homme, par cela même, se soumet d'une façon plus étroite aux influences telluriques, puisqu'il va séjourner pendant une période pour ainsi dire illimitée sur une surface restreinte de terrain, toujours la même. D'où l'importance qu'il y aurait à s'installer sur un emplacement aussi vierge que possible de toute souillure banale, à rejeter les terrains qui sont pénétrés de matière organique, naturellement, comme les alluvions et toutes les variétés d'humus, ou artificiellement comme la terre cultivée qui a reçu de l'engrais. A vrai dire dans ce dernier cas il ne s'agit guère que d'une couche superficielle de médiocre épaisseur dont l'enlèvement est d'ailleurs de règle dès les premiers travaux de terrassements qui ont pour but d'assurer à la construction future une base solide. Il faudrait fuir les terrains vaseux, marécageux, les sols de *remblai* (terres rapportées) ou de *déblai* (souvent formés de résidus et de détritus suspects), en général trop riches en

matière organique et d'ailleurs insuffisamment consistants pour supporter une
bâtisse à moins de fondations toutes spéciales et fort coûteuses.

Une petite enquête rétrospective sur l'emplacement en vue ne serait point
superflue : et si elle venait à révéler quelque circonstance qui eût pu être l'occasion d'une souillure, on pratiquerait un examen chimique et bactériologique d'é-
chantillons de terre recueillis à des profondeurs différentes, jusqu'à environ 4 m.
de la surface. En même temps on déterminerait les rapports exacts du sol en
question avec l'eau ; notamment on s'assurerait par une observation de quelque durée du niveau et de l'amplitude des oscillations de la nappe souterraine,
car il ne faut pas qu'à un moment donné l'eau souterraine atteigne le pied des
fondements de l'habitation ; il est même désirable que ces fondations restent distantes d'au moins 1 m. du plus haut niveau de la nappe pour ne pas atteindre la
couche où l'eau arrive encore par capillarité ascendante : sans quoi ce phénomène ne tarderait pas à s'étendre jusque dans les murailles.

Le meilleur terrain à bâtir est formé de sable (exception faite pour les sables
mouvants), de gravier, de calcaire léger, dont les couches perméables sont assez
épaisses pour que le niveau de la nappe souterraine reste au moins à 4 ou 5 m.
de profondeur. L'assèchement rapide d'un tel sol est toujours assuré, et par
suite, grâce à la libre circulation de l'air à travers ses pores, la destruction
complète par oxydation de la matière organique qu'il peut renfermer ne se fait
jamais attendre. Les terrains argileux retiennent trop bien l'eau ; ils sont à éviter, comme les granits ou les calcaires compacts qui, tout en présentant une
salubrité parfaite, apportent de grandes difficultés à l'exécution des fouilles ou
terrassements nécessaires.

Enfin il faudrait que la superficie du terrain se trouvât dans un tel rapport
avec le nombre des habitants de la future construction qu'on ne fût pas tenté de
procurer à ceux-ci, dans le sens de la hauteur, par la superposition de nombreux étages, un espace qui leur ferait défaut dans le plan horizontal.

Mais, pour une foule de raisons, l'homme ne recule, pour établir sa demeure,
devant aucun climat, devant aucun emplacement, devant aucun sol. Dans les
villes notamment, les habitations se pressent les unes contre les autres et on
rebâtit toujours sur les mêmes terrains, souvent primitivement défectueux et
qui se sont peu à peu exhaussés par l'accumulation de toutes sortes de débris
au cours d'une occupation séculaire. C'est à vrai dire le rôle et la supériorité de
l'hygiène moderne de ne pas se borner à être seulement préventive mais d'entreprendre de lutter contre toutes les conditions fâcheuses que l'homme croit
devoir affronter, et de s'efforcer de rendre au moins indifférents les milieux.
Nous allons voir comment elle peut nous protéger vis-à-vis de l'humidité et des
souillures originelles ou secondaires du sol sur lequel reposent nos habitations.

Danger des travaux de terrassement en sol souillé. — Avant de passer à la
description des procédés d'assèchement du terrain à bâtir et des différentes méthodes usitées pour soustraire à l'influence de l'humidité ou de la souillure tellurique les fondations et les locaux de l'habitation, il convient de rappeler ici les
dangers que présentent les travaux préparatoires lorsqu'ils obligent à ouvrir, à
fouiller, à remuer un sol très souillé comme l'est par exemple le sol des villes.
Il en a déjà été dit un mot (voir p. 46). On ne saurait d'ailleurs décider si les
maladies infectieuses (fièvre typhoïde, ictère, paludisme), qui frappent à cette
occasion soit les ouvriers, soit les habitants du voisinage, reconnaissent pour
point de départ la multiplication et la dispersion des germes ramenés de la profondeur à l'air libre ou le développement de processus chimiques aboutissant à

mettre dans l'atmosphère des toxines volatiles redoutables : cette dernière étiologie pourrait bien être la vraie quand les terres déplacées sont humides ou le deviennent davantage à la suite de pluies survenant au cours des travaux. Pourtant une réserve s'impose encore en ce cas. Il se peut en effet que les particules de terre souillée attachées aux chaussures, aux vêtements de ceux qui fréquentent le chantier ou ses alentours immédiats, soient apportées ensuite dans les locaux habités, s'y dessèchent, s'y pulvérisent, et disséminent ainsi de nombreux germes saprophytes ou pathogènes. En fin de compte, rien ne prouve que des émanations gazeuses et des poussières microbiennes (banales ou non) n'agissent pas à la fois.

Quoi qu'il en soit, les faits de ce genre sont relativement nombreux. Kelsch, et plus récemment M. Bunel en ont rapporté plusieurs exemples. Aussi, étant donné les nombreux travaux de terrassement à exécuter dans Paris avant l'exposition de 1900, le Conseil d'hygiène de la Seine a-t-il recommandé, chaque fois que l'on aurait affaire à des terres souillées, de saupoudrer les tranchées et fouilles, pendant les interruptions de travail, de sulfate de fer pulvérisé et de chaux vive, à raison de 100 grammes de sulfate de fer et 200 grammes de chaux par mètre carré ; les terres provenant de ces fouilles seront additionnées de 500 grammes de sulfate de fer et de 1 kil. de chaux par mètre cube.

On a également prévu le cas où des démolitions devraient précéder les travaux d'édification quelconques ; sur le rapport de M. Bunel, préalablement à toute démolition, on a prescrit le lavage et le nettoyage de tous les locaux, l'incinération sur place de tous les débris combustibles, la désinfection proprement dite des pièces qui auraient été occupées par des malades, la vidange, le curage et l'assèchement des fosses, puits, puisards, égouts, dont les parois seront aspergées au moyen d'une solution de sulfate de fer à 5 %, puis badigeonnées avec un lait de chaux vive. Les matériaux de démolition suspects seront ensuite additionnés avant leur enlèvement de sulfate de fer pulvérisé et de chaux vive, comme il a été dit pour les terres.

Assèchement du sol. — L'humidité est parmi les défectuosités du terrain celle que l'on peut corriger le plus aisément : la chose est d'ailleurs absolument nécessaire soit pour s'opposer à l'envahissement des fondations, voire des locaux par l'eau, soit pour améliorer l'état du terrain lui-même au sein duquel une trop grande humidité retarderait la destruction de la matière organique et ferait apparaître un processus réducteur, avec dégagements très suspects, au lieu d'une oxydation complète.

Nous avons dit que le plus haut niveau de la nappe souterraine devait rester au minimum à 1 m. au-dessous du pied des fondations, afin de laisser celles-ci complètement en dehors de la zone d'ascension par capillarité. Si le terrain choisi n'offre pas naturellement cette condition, il faut tout d'abord tâcher de l'obtenir par le drainage, le meilleur des procédés de défense contre l'humidité du sol.

Des drains tels que ceux qui ont été précédemment décrits (page 47) devront être disposés, avec une pente de 1/50 à 1/200, à une profondeur convenable où ils formeront un réseau collecteur et évacuateur de l'eau surabondante ; celle-ci sera dirigée selon le cas vers un cours d'eau, un puits absorbant traversant la couche imperméable du sol, ou encore vers un égout, à condition que tout reflux de celui-ci dans les drains soit impossible. On fera en sorte que les conduits de drainage soient placés dans le terrain à bâtir de manière à ce qu'aucun d'entre eux ne risque d'être écrasé sous la pression de la construction à élever ultérieurement.

Ce serait une erreur de croire que l'on se fait un sol convenable pour y bâtir en comblant au préalable un emplacement déprimé où l'eau se collectait, créant ainsi une sorte de marais plus ou moins apparent : on recouvre de cette façon le foyer de décomposition par putréfaction de la matière organique, mais on ne le supprime pas, et on n'empêche pas toujours l'eau d'atteindre les fondations qu'il est d'ailleurs difficile d'établir dans un terrain si peu consistant.

Il ne faut pas se contenter d'éloigner l'eau souterraine présente dans le sol au moment où l'on va bâtir ; il faut en outre l'empêcher, dans la mesure possible, de se renouveler par des apports d'eaux météoriques et plus encore d'eaux ménagères, éminemment souillées. Nous montrerons plus loin comment on prévient toutes les infiltrations de ce genre et comment les eaux en question sont éloignées par une canalisation spéciale, les égouts, dont la première obligation est d'être parfaitement étanches, étant donné leur but essentiel et la nature de leur contenu. Mais les égouts, bien qu'imperméables, servent aussi au drainage de l'eau souterraine qui circule le long de leur paroi externe grâce à la perméabilité de la terre meuble qui a été rejetée autour d'eux pour combler les tranchées au fond desquelles ils ont été installés. C'est pourquoi, dans les localités pourvues d'une bonne canalisation d'égouts, on ne voit guère le niveau de la nappe souterraine dépasser le segment inférieur de ces conduits. Varrentrapp a constaté ce fait à Hambourg et à Francfort-sur-le-Mein.

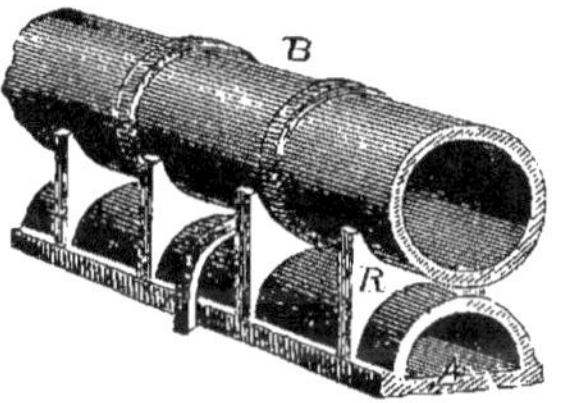

Fig. 33. — *Égout et drain combinés.*

Parfois on a conseillé d'associer l'égout et le drain proprement dit, soit en les plaçant côte à côte dans la même tranchée, soit en les conjuguant, comme le représente la fig. 33 où l'on voit un égout en poterie imperméable superposé à une conduite de drainage en poterie perméable. A Dantzig les deux sortes de conduits sont nettement séparés quoique contenus dans les mêmes tranchées (fig. 34) ; l'égout S se trouve au fond, recouvert d'argile bien foulée, au-dessus de laquelle reposent deux lignes de drains ordinaires D, D, au niveau moyen de la nappe souterraine. Le reste de la tranchée est comblé de terre quelconque. Çà et là on a substitué aux drains en poterie une simple couche de gravier parfaitement perméable.

On ne perdra pas de vue qu'il est presque toujours plus facile de prévenir l'humidité du sol, et par suite des assises des constructions, que d'y remédier et d'en combattre les effets quand elle existe. Toutefois, dans certains cas, on est obligé de renoncer à maîtriser l'eau souterraine et forcé de recourir aux dispositifs que nous décrirons tout à l'heure pour défendre les fondations, les murailles, les locaux d'habitation, contre l'humidité d'origine tellurique.

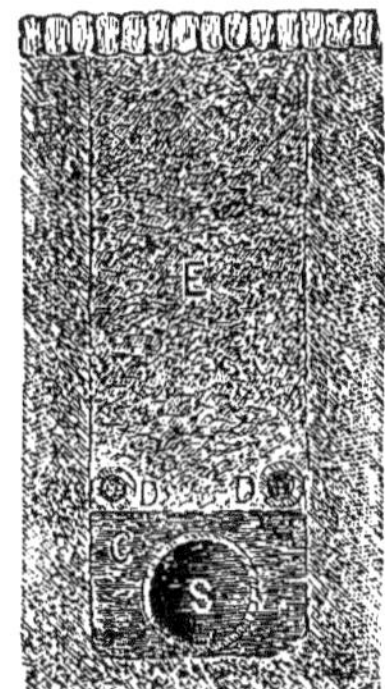

Fig. 34. — *Égout et drain.*

Fondations et revêtement du sol. — Les fondations, qui supportent et transmettent au sol le poids des bâtiments, doivent par cela même présenter une assez grande épaisseur et s'enfoncer dans le sol suffisamment pour assurer la solidité de la construction superposée ; il est nécessaire qu'elles atteignent au moins 1 m. de profondeur afin de reposer sur une couche de terrain complètement soustraite à la gelée. Elles ont donc les rapports les plus intimes avec le sol et avec l'eau souterraine, le cas échéant ; elles doivent alors être établies de telle manière que l'humidité ne puisse les envahir et se propager ensuite par capillarité au reste du bâtiment.

Le mieux est de composer les murs de fondation, jusqu'à un mètre au-dessus du sol, de matériaux très solides et peu poreux : granit, grès compact, briques très cuites ou briques de laitiers de haut-fourneau, reliés au ciment ou à la chaux hydraulique employés ici à l'exclusion du mortier ordinaire à la chaux ; on établira au contact du sol une chape en ciment et plus haut on fera des rejointoiements très soignés pour ne laisser ni fente ni fissure à la surface de la maçonnerie. Ch. Nussbaum voudrait que celle-ci reposât sur une semelle de béton, (fig. 35), mélange de graviers, cailloux, pierrailles, noyé dans du mortier hydraulique, et possédant une haute imperméabilité. Si le terrain est très humide, par insuffisance de drainage, Emmerich recommande le dispositif qui consiste à établir sous le pied des murailles une bonne couche de gros cailloux, puis à combler la fouille, entre le mur et le sol, ou même des deux côtés du mur, avec des éléments analogues (fig. 36) : il en résulte un assez bon drainage des eaux

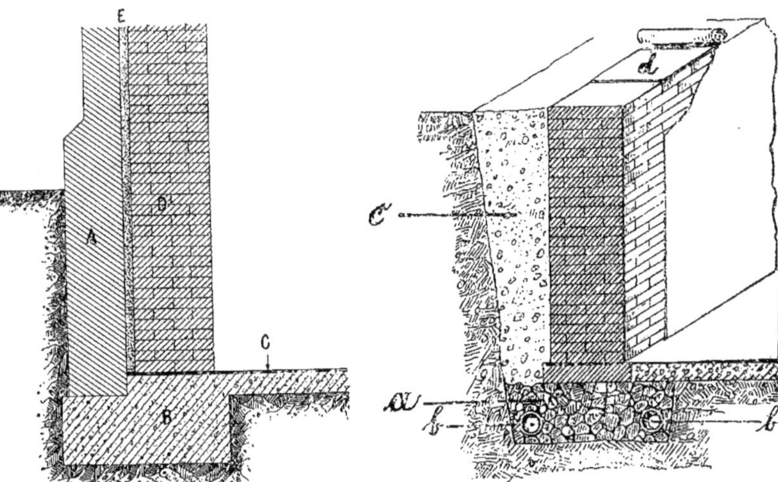

Fig. 35. — *Fondation ordinaire*
(d'après Nussbaum).

A, Granit hourdé à la chaux hydraulique ;
— B, béton ; — C, couche d'asphalte ; — D,
briques ; — E, couche de laine de scories.

Fig. 36. — *Fondation avec drainage
spécial*.
(d'après Emmerich).

a, pierrailles ; — b, drains en poterie ; — c, gravier.

tout le long des fondations dans lesquelles il y a ainsi moins de chances de voir se produire des infiltrations ; l'eau collectée doit d'ailleurs être finalement évacuée par des drains proprement dits.

On a conseillé de tremper les matériaux de construction des fondations dans l'huile de lin chaude pour les rendre imperméables. Il est plus usuel de couper les murailles un peu au-dessus du niveau du sol par une couche isolante horizontale, formée de plaques de plomb ou d'asphalte comprimé, d'une imperméabilité absolue, et qui préviennent au besoin l'ascension capillaire de l'eau jusque dans l'épaisseur des parois des locaux.

On aura soin de ne pas sceller ces plaques au ciment qui les altérerait bientôt, mais au mortier de chaux ou d'asphalte.

Il convient d'étendre sur la totalité de la surface de terrain recouverte par l'habitation une couche imperméable isolante, de préférence un lit de quelques centimètres de béton par-dessus lequel s'appliquera le revêtement de ciment, ou d'asphalte, mieux encore de carreaux en asphalte comprimé ou de carreaux céramiques, qui aura été choisi pour former l'aire des locaux de l'habitation les plus voisins du sol. Ces locaux se trouveront ainsi à l'abri de toute émanation tellurique, soit liquide, soit gazeuse ; et réciproquement rien ne pourra pénétrer de l'habitation dans le sol sous-jacent et l'infecter.

Les échanges gazeux entre le sol et l'air des habitations ont lieu à la faveur des différences de pression qui sont notamment engendrées par le chauffage des locaux : chauds, ceux-ci font appel sur les gaz du sol. De nos jours, du moment qu'il ne s'agit pas de gaz d'éclairage accidentellement répandu en masse dans le terrain, ni de grandes quantités d'acide carbonique ou d'hydrogène sulfuré, on est peu tenté de prendre souci de l'introduction dans nos maisons de gaz telluriques qui ne sauraient véhiculer aucun germe. Tout en reconnaissant la réalité de ce fait, nous sommes peu disposés à admettre dans l'habitation un air qui est volontiers humide et qui a pu prendre part à des décompositions de nature à en altérer la pureté ; aussi recommandons-nous surtout un dispositif qui s'oppose à la souillure ultérieure du sol au-dessus duquel on va demeurer d'une façon continue : c'est pourquoi le blindage de ce sol nous paraît en somme chose très louable.

Enfin il faut avoir soin d'installer encore un revêtement imperméable du sol autour de la maison afin d'écarter du terrain où se trouvent les fondations les eaux de pluie qui sans cela pourraient s'y infiltrer : ce revêtement sera d'ordinaire un pavage ou un carrelage cimentés, offrant une légère inclinaison et pouvant au reste constituer un véritable trottoir.

Caves, sous-sols, soubassements. — La plupart du temps on *excave* complètement les habitations ; on ménage ainsi entre les murs de fondation des locaux presque entièrement enfoncés dans le sol, où par suite les variations de température sont très minimes, et qui servent avec avantage de magasins pour la conservation des boissons et d'un certain nombre de denrées alimentaires. L'hygiène ne peut qu'approuver ces sortes de *caves*, à condition toutefois qu'il n'existe aucune communication atmosphérique directe entre elles et les locaux habités. L'air qu'elles contiennent est souvent malodorant du fait de certains produits emmagasinés ; en outre, il est volontiers très humide lors même que l'on a pris toutes les précautions nécessaires contre l'humidité d'origine tellurique, car il se fait des condensations sur la face interne des murailles en contact d'autre part avec le sol et dont la température est par suite généralement plus basse que celle de l'air venu du dehors. C'est pourquoi on devrait toujours faire déboucher les escaliers ou *descentes de caves* à l'extérieur des bâtiments.

Malheureusement on a prétendu employer aussi les caves, sous le nom de *sous-sols*, à loger ou tout au moins à recevoir à titre transitoire des individus. Sans doute la profondeur de ces locaux est alors diminuée, la majeure partie de leurs parois latérales émerge du sol, de manière à obtenir des ouvertures d'éclairage et d'aération aussi vastes que possible et à réduire les différences de température avec l'air libre. Tous les hygiénistes se sont prononcés contre l'utilisation des sous-sols comme habitation et presque tous voient avec regret leur occupation temporaire nécessitée par leur emploi comme cuisines, buanderies, etc. Avec Nussbaum nous estimons qu'il serait préférable de reporter le sol des locaux en question au niveau de la surface du terrain environnant, ou même un peu au-dessus ; cela permettrait de les éclairer et de les aérer de manière à n'avoir plus d'appréhension au sujet de leur occupation ; ils seraient d'ailleurs ainsi très faciles à garantir contre toute espèce d'humidité. A vrai dire on n'aurait plus alors affaire à des sous-sols mais à des rez-de-chaussée.

Avec de véritables sous-sols, on ne saurait conseiller, dans le but de pallier aux inconvénients des condensations sur le parement interne des murs, d'imperméabiliser celui-ci : cela ne ferait que causer d'abondants ruissellements à chaque changement de température par suite de l'insuffisance du renouvellement d'air, et cela empêcherait la muraille de perdre jamais l'humidité qu'elle pourrait gagner d'autre part malgré toutes les précautions prises.

En revanche on a beaucoup préconisé en pareil cas le système des doubles murs avec espace creux de quelques centimètres de large intermédiaire entre la murette externe, imperméable, et la murette interne perméable, c'est-à-dire susceptible d'être asséchée ; des dispositifs plus ou moins ingénieux avaient pour but d'assurer entre les deux murettes une circulation d'air aussi énergique que possible. Les résultats obtenus n'ont pas été très remarquables ; on n'évite guère des condensations de vapeur d'eau sur les deux parois de l'espace creux, lequel constitue en outre un refuge ouvert en permanence aux poussières, à la vermine, en d'autres termes un foyer d'infection en expectative, pour lequel on ne peut compter sur un nettoyage efficace.

On n'a pas toujours besoin, particulièrement dans les établissements collectifs, de caves proprements dites sous toute l'étendue des bâtiments à construire. D'autres fois l'on renonce avec raison à se servir de sous-sols pour tout usage qui entraînerait un séjour tant soit peu prolongé des individus dans ces locaux. Et cependant il arrive qu'on excave encore la totalité des constructions, d'où des fouilles et des substructions coûteuses, sous prétexte de réaliser ainsi un bon isolement de l'habitation vis-à-vis du sol humide ou souillé. Tout au moins, lorsque l'on tient à ne pas trop dépenser, élève-t-on les locaux destinés à être occupés en permanence sur un *soubassement* ou socle creux, haut de 1 m. à 1ᵐ50 environ, complètement hors du sol et communiquant avec l'extérieur par des soupiraux. Rien de tout cela ne nous paraît très louable et nous souhaiterions voir recourir à une autre méthode pour obtenir l'isolement cherché. Nous tenons en suspicion tous ces espaces plus ou moins vastes, mais forcément obscurs, où vont s'accumuler peu à peu, hors de l'atteinte des moyens efficaces de nettoyage, les débris les plus divers, toutes sortes de choses douteuses ou franchement malpropres, sans parler des parasites, et où la circulation de l'air n'est jamais assez active pour s'opposer à des condensations qui entretiennent une humidité presque permanente. A notre avis il faut éviter les sous-sols ; quant aux soubassements on se trouvera bien d'en réduire la hauteur et, au lieu de les laisser vides, de les remplir au contraire très exactement de matériaux peu hygroscopiques, gravier, cailloux, ou même d'un véritable béton, revêtant le sol sur lequel il repose d'une couche bien imperméable.

Faudrait-il cependant laisser dans ce soubassement une sorte de matelas d'air interrompant la conductibilité pour la chaleur des matériaux dont il serait rempli, prévenant leur refroidissement, et par suite celui de l'aire des locaux susjacents, en coupant la continuité des matériaux de remplissage avec le sol? Vallin a naguère préconisé cette disposition au point de vue thermique et demandé des

entrevous sous béton formés par exemple d'une rangée de briques perforées
placée entre le béton et le sol. Nous dirons plus loin, à propos des parois latérales ou horizontales des locaux habités, comment des recherches récentes de
Russner, dont les résultats viennent corroborer une opinion précédemment formulée par Astfalck, ont montré que les couches d'air, même immobilisées dans
la bâtisse, fournissaient un médiocre écran thermique. D'après ces auteurs, il
est préférable de leur substituer une couche d'une substance pulvérulente, non
hygroscopique, mauvaise conductrice, telle que la terre d'infusoires, la laine
de scories, les rognures de liège, ainsi que Nussbaum l'avait déjà conseillé.
Cette manière de faire supprime radicalement les condensations de vapeur
d'eau inévitables dans l'air occupant les vides ménagés dans les maçonneries.

Si l'on avait à assainir un sous-sol humide, n'émergeant pas suffisamment
de la terre, on pourrait l'améliorer notablement en établissant autour de lui une

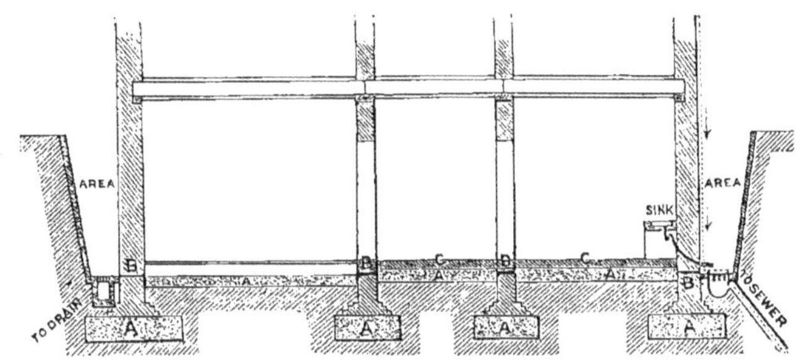

Fig. 37. — *Sous-sol amélioré par une area.*

A, béton ; — B, plaques de plomb ; C, couche d'asphalte sur béton.

espèce de fossé au moins aussi large que profond, appelé *area* par les Anglais,
et qui permet à l'air de circuler assez librement autour des parois latérales de
la construction (fig. 37). Cela ne dispenserait pas, cela va sans dire, d'avoir
recours par ailleurs à des couches isolantes imperméables.

Bibliographie. — Philippe : *De l'humidité dans les constructions et des moyens de
s'en garantir.* Paris 1882. — F. Putzeys et E. Putzeys : *L'hygiène dans la construction des
habitations privées.* Paris et Liège, 1885. — Betcke : *Untersuchungen über Kellerluft und
Kellerwohnungen* (D. V. f. œ. Gesundgeitspfl., XXI, 1889. — A. Kelsch : *Traité des maladies épidémiques.* Paris, 1894. — Emmerich et Recknagel : *Die Wohnung* (Handbuch der
Hyg. de Pettenkofer et Ziemssen). Leipsig, 1894. — Nussbaum : *Das Wohnhaus* (Handbuch
der Hyg. de Th. Weyl). Iena, 1896. — Bunel : *Les travaux de démolition et de terrassement
au point de vue de l'hygiène* (Revue d'hyg., XX, 1898).

Eléments et parties principales de la construction.

Nous exposerons d'abord d'une façon très générale les principales propriétés
des matériaux de construction intéressantes à notre point de vue ; nous étudierons ensuite de plus près les propriétés particulières de certains matériaux ;
nous nous occuperons enfin des parties spéciales de la construction qu'ils sont
appelés à former. Au reste il faut bien se dire que les propriétés des matériaux

dont il va être question n'ont pas une valeur absolue ; elles peuvent convenir ou se trouver désavantageuses selon le rôle que l'on fera jouer à ces matériaux, la partie de la construction où on les mettra en usage. Il est évident en effet que les fondations, les murs ordinaires, les planchers, etc. n'ont pas à offrir les mêmes qualités. D'ailleurs, les combinaisons des matériaux entre eux, et surtout avec les matières à l'aide desquelles on les relie ou on les revêt, sont susceptibles sinon de changer les propriétés des matériaux, du moins de modifier profondément les conséquences qui en découlent. C'est une circonstance fort heureuse, car souvent on n'a guère le choix des matériaux à utiliser, au moins pour la plus grande partie de la construction. Au reste il n'existe sans doute pas de corps dont les propriétés satisfassent naturellement aux multiples conditions voulues pour les diverses parois de nos demeures.

Propriétés des matériaux de construction. — Les propriétés qui nous importent dans les matériaux de construction, parce qu'elles règlent les relations entre les milieux extérieurs et le milieu habité par l'intermédiaire des parois de nos demeures, sont :

1º La *porosité*, c'est-à-dire la teneur en air, d'où dépendent la *conductibilité*, pour la chaleur, la *capacité calorique* et la *capacité pour l'eau ;*

2º La *perméabilité à l'air* et la *perméabilité à l'eau*, d'où relèvent l'*assèchement* après humectation et le maintien ultérieur de la sécheresse, ainsi que la résistance des matériaux à la pénétration de la plupart des souillures organiques.

Il va sans dire d'ailleurs que la sécurité oblige d'abord à se préoccuper du degré de *solidité* offert par les matériaux, comme de leur *incombustibilité ;* mais ces questions ne sont pas du ressort de l'hygiène non plus peut-être que la conductibilité pour le son qui intervient cependant au point de vue du confortable de l'habitation.

Pour déterminer à la fois la porosité et la capacité pour l'eau d'un corps, on immerge en deux fois dans l'eau distillée très chaude un cube de cette matière préalablement bien séché, en le plongeant alternativement par deux faces opposées jusqu'au milieu de son épaisseur ; quand l'imbibition paraît complète on pèse le cube ; on le dessèche ensuite à l'étuve, puis on le pèse de nouveau ; la différence entre la première et la deuxième pesée donne la quantité d'eau absorbée, que l'on rapporte au volume du corps (tant pour 100), et on exprime ainsi le volume total des pores. C'est de la sorte qu'a opéré Serafini. Mais il faut avouer que la méthode ne donne probablement pas de très bons résultats en ce qui concerne la porosité qui peut être très supérieure au chiffre trouvé par suite de la pénétration incomplète de l'eau.

Nous nous abstiendrons de reproduire ici les chiffres obtenus par les divers auteurs qui ont recherché la porosité — ou la perméabilité — d'un certain nombre de matériaux. Ces chiffres ne valent que pour les matériaux mêmes qui ont été examinés, ou pour des matériaux similaires originaires de la même contrée, de la même fabrique. Ailleurs des matériaux en apparence analogues peuvent offrir des différences sérieuses. Il conviendra dans chaque région de faire les déterminations voulues si l'on veut disposer de données assez précises sur les matériaux employés.

Les recherches de Lang, de Péclet, de Galton, de Serafini ont démontré que les matériaux les plus poreux sont aussi en général ceux dont la conductibilité pour la chaleur et la capacité calorique (chaleur spécifique) sont les plus faibles ; en d'autres termes ces matériaux se laissent très lentement transverser par la chaleur et n'ont besoin que d'une quantité de chaleur relativement peu considé-

rable pour s'échauffer. C'est ainsi qu'un mur en briques de $0^m,25$ d'épaisseur
protége aussi bien les locaux contre les variations de la température extérieure
qu'un mur en pierres de taille de $0^m,50$. D'après Flügge, pour échauffer de $0°$ à
$100°$ un volume de maçonnerie de 100 m. c., il faut, s'il s'agit de pierres de grès,
environ 441.000 calories, dont le développement réclamerait théoriquement 66 k.
de charbon; avec de la brique il suffit de 273.000 calories, soit 41 k. de charbon.
Tout ceci est en somme la conséquence de la présence, en quantité plus ou moins
considérable dans les pores des matériaux, de l'air, corps mauvais conducteur
et de très médiocre capacité calorifique.

Pour la même raison les substances bien poreuses conduisent d'ordinaire
assez mal le son et par suite peuvent constituer de bons obstacles à la facile
propagation des bruits.

La conductibilité pour la chaleur et la capacité calorique des matériaux sont
susceptibles d'augmenter sensiblement sous l'influence de l'absorption d'eau
par ces corps, absorption qui peut être d'autant plus importante que le volume
des pores est plus grand (Schürmann, Lang, Tollet). Il va sans dire que dans
ce cas les propriétés thermiques des matériaux se modifient en raison de la proportion d'eau qui vient remplacer l'air dans les pores ; c'est ainsi que les murs
humides sont froids. Naturellement les modifications en question pourront être
d'autant plus marquées que les matériaux seront plus poreux.

La perméabilité des matériaux à l'air, démontrée il y a longtemps par Pettenkofer, a été étudiée avec précision par Lang, Somasco, Recknagel, Serafini. Elle
est en rapports étroits avec la porosité, sans toutefois lui être exactement proportionnelle : car il y a des pores qui ne sont que des culs-de-sacs et ne peuvent
par conséquent jouer un rôle dans les phénomènes de perméabilité. Si les pores
de ce genre sont nombreux, le corps auquel ils appartiennent peut avoir une
perméabilité faible relativement à sa porosité.

On sait que pour faire une bonne maçonnerie les pierres doivent être bien
mouillées ; d'autre part les mortiers sont toujours riches en eau. Au calcul de
Flügge, avec des briques absorbant 10 à 20 °/$_0$ de leur volume d'eau et un mortier qui contient en moyenne 250 litres d'eau par m. c., il entrerait 130 à 230
litres d'eau par m. c. de maçonnerie. Cette masse considérable de liquide doit
être ensuite éliminée de manière à ce que l'assèchement des divers éléments de
la bâtisse soit finalement aussi complet que possible : la perméabilité à l'air
joue à cet égard le principal rôle ; c'est d'elle surtout que dépend l'évaporation
de l'eau absorbée.

Or l'imprégnation par l'eau modifie précisément la perméabilité à l'air. Les
recherches de Lang ont établi que dans ces conditions la perméabilité diminuait d'une façon très variable, mais d'autant plus que les pores des matériaux
considérés sont plus fins. Cela se comprend : les grands pores sont plus malai-
sément complètement obstrués que les petits. Il en résulte ce fait important,
dont Lang a encore fourni la démonstration directe, que les matériaux poreux
abandonnent l'eau qu'ils ont absorbée d'autant plus vite que leur grain est plus
grossier, c'est-à-dire leurs pores plus grands. Dans un même espace de temps et
toutes choses égales d'ailleurs, Tollet a vu des pierres meulières perdre les 4/5 de
l'eau qui les imprégnait, des briques 1/2, des calcaires durs 1/3, des calcaires
tendres 1/12. En tous cas, et même avec des circonstances atmosphériques favorables, l'assèchement des divers matériaux de construction est long à s'opérer.

La perméabilité à l'air des matériaux poreux a été considérée par Pettenkofer, et depuis par un très grand nombre d'hygiénistes, comme une circonstance
éminemment favorable à l'un des modes de l'aération permanente des locaux,

c'est-à-dire au renouvellement spontané de l'atmosphère intérieure des habitations par l'air extérieur à travers les murailles. Cette opinion était fondée sur une appréciation très exagérée de la valeur réelle de la perméabilité des matériaux de construction. On s'en rend compte sans peine, si l'on observe le passage de l'air à travers les différents matériaux pris isolément, et non pas en combinaison après la mise en œuvre, et si l'on admet d'autre part avec Recknagel que leur perméabilité doit être calculée en produisant, de chaque côté de la matière examinée, des différences de pression qui ne soient pas supérieures à celles que l'on observe dans la pratique sous l'influence du vent ou de l'écart entre la température des locaux et la température du dehors, conditions déterminantes naturelles de tout mouvement d'air à travers des matériaux de construction.

En effet, Lang l'a démontré, les quantités d'air qui peuvent traverser un corps poreux donné sont à peu près directement proportionnelles à la différence entre les pressions régnant sur chacune des deux faces opposées de ce corps. Il faut donc avoir soin de ne pas exagérer cette différence quand on cherche à établir expérimentalement pour une matière la valeur de la constante dite *coefficient de perméabilité*.

Pour Recknagel ce coefficient est représenté par le nombre de centimètres cubes d'air qui, sous une pression de 1 kil. par mètre carré, traversent en 1 heure un bloc cubique homogène de 1 m. de côté.

De fait les courants atmosphériques habituels n'exercent guère que des pressions de 1 à 2 kil. par m² de surface de muraille; un vent violent n'arrive pas à plus de 6 ou 7 kil. D'autre part une différence de température de 20° entre les deux faces opposées d'un corps n'engendre qu'une pression de 1/3 de kilogr. par m². Par suite on ne comprend pas pourquoi Lang a cru devoir employer dans la détermination du coefficient de perméabilité une pression de plus de 100 kil. par m². Les matériaux sur lesquels Lang opérait étaient des plaques de 3 centimètres d'épaisseur seulement, et la quantité d'air qui sous une pression donnée s'écoule à travers un corps poreux étant d'après lui inversement proportionnelle à l'épaisseur de ce corps, il se trouve que les coefficients calculés par Lang sont 1000 fois trop élevés si l'on adopte la définition du coefficient proposée par Recknagel.

Voici d'ailleurs une formule générale permettant de savoir quelle quantité d'air Q passe en 1 heure sous une pression donnée $p - p^1$ (c'est-à-dire la différence entre les pressions s'exerçant sur chaque face) à travers une matière dont la surface q (en mètres carrés) et l'épaisseur d (en mètres) sont connues :

$$Q = \frac{Cq\,(p - p^1)}{d} \quad \text{ou bien} : C = \frac{Qd}{q\,(p - p^1)}$$

selon que l'on cherche Q ou que l'on veut calculer le coefficient de perméabilité C.

Recknagel conclut de ses expériences que le volume d'air susceptible de passer dans les circonstances ordinaires à travers les matériaux les plus perméables est pratiquement insignifiant au point de vue du renouvellement de l'air des locaux.

Au Congrès de Genève, en 1882, Trélat, se fondant sur les résultats obtenus par Hudelo et Somasco, professait déjà la même opinion; il réclamait cependant et a toujours préconisé depuis l'emploi de matériaux très perméables dans la construction des murailles, pensant que si ces matériaux s'infectaient par contact du côté tourné vers les locaux habités ils seraient en revanche pénétrés par leur autre face par l'air du dehors qui assurerait sur place la destruction de la matière organique imprégnante. Rien n'est venu témoigner en faveur de cette hypothèse ; on a bien souvent constaté au contraire qu'une fois l'infection des matériaux réalisée il était fort difficile de modifier cet état de choses par les moyens naturels ou artificiels.

Quant à la progression de l'eau dans les matériaux, elle a été peu étudiée, au moins en ce qui concerne le sens horizontal. L'ascension, vis-à-vis de laquelle la capillarité entre en jeu, a fait l'objet de quelques expériences de Poincaré où l'on voit que dans tous les matériaux observés le plus haut degré de saturation a été atteint en 24 h. ; d'ailleurs le phénomène est d'autant plus rapide que la substance dont il s'agit est plus poreuse, c'est-à-dire absorbe une plus grande quantité d'eau.

Pénétration des matériaux par les microbes. — Cette pénétration a été étudiée d'abord par Layet (1881), puis par Poincaré (1882) ; mais ce sont les travaux plus récents de Serafini, de Sanfelice, de Bovet, de Montefusco qui ont apporté à cet égard les résultats les plus précis. Tout d'abord ces derniers savants ont démontré qu'il pouvait exister des germes vivants dans l'épaisseur de la plupart des matériaux, sauf dans le mortier à la chaux qui jouit de propriétés antiseptiques bien nettes ainsi que Pettenkofer l'a signalé le premier ; Montefusco a observé qu'au bout d'un mois on ne trouvait plus de germes vivants dans un mortier contenant 1/3 de chaux, alors que ledit mortier offrait 558.000 germes par c.c. au moment de sa préparation.

Etant donnée la proportion du mortier dans une maçonnerie, il n'y aurait donc pas lieu de stériliser les matériaux de construction neufs comme l'a proposé Bovet. Au reste les microorganismes qu'ils peuvent contenir seraient le plus souvent de simples saprophytes. Rarement on a découvert des microbes pathogènes même dans les très vieux murs ; pourtant Bonome y aurait rencontré le bacille tétanique, Emmerich celui de Friedländer, Utpadel le vibrion septique. Au surplus la présence de tels germes au sein des matériaux de construction ne saurait guère offrir une certaine importance que si ces microorganismes, véhiculés par l'air, étaient susceptibles de traverser entièrement lesdits matériaux ; or il n'en est rien ; d'après Hesse, Serafini, Montefusco, sous une pression de 10 centimètres de mercure l'air n'entraînerait pas les germes à plus de 1 centimètre de profondeur dans les matériaux et serait parfaitement filtré par eux dès qu'ils ont seulement 3 centimètres d'épaisseur.

L'eau véhicule mieux les germes, soit que l'imbibition se fasse de haut en bas ou horizontalement (Serafini), soit qu'elle ait lieu de bas en haut avec intervention des phénomènes de capillarité ; dans ce dernier cas Montefusco a constaté qu'un tuf volcanique, des briques, se laissaient infecter suivant leur perméabilité à l'eau. Serafini creusait à la surface de divers matériaux une cupule de 2 centimètres de profondeur qu'il remplissait d'une culture en milieu liquide de B. rouge de Kiel ; en 25 à 40 jours ce bacille pénétrait de 8 ou 10 cent., dans la brique à la machine, en 12 à 22 jours de 10 ou 12 centimètres dans la brique à la main, bien plus poreuse. Toutefois les conditions de ces dernières expériences ne se trouvent vraisemblablement jamais réalisées en pratique. Et le fussent-elles, si des microbes pathogènes venaient à s'infiltrer de la sorte dans les matériaux de construction ils disparaîtraient sans doute très promptement devant la concurrence de nombreux saprophytes. Ceux-ci en effet se développent avec activité au sein des maçonneries habituellement humides qui notamment se *salpêtrent* grâce à la pullulation de la nitrobactérie. Mais l'assèchement est une garantie suffisante contre ce phénomène, que l'on pourrait cependant peut-être songer aussi à combattre en favorisant dans les murs déjà salpêtrés la culture de bactéries dénitrifiantes (Vallin).

Quoi qu'il en soit, malgré l'avis contraire de Bovet, et sauf de très rares exceptions, il serait exagéré de vouloir antiseptiser d'une façon spéciale les matériaux neufs avant leur mise en œuvre ; on se contentera de les protéger contre l'humidité.

Principaux matériaux de construction. — Voici en résumé les caractères essentiels des matériaux de construction les plus communs.

PIERRES. — Les calcaires légers, les meulières, les briques ordinaires modérément cuites, sont des matériaux en général bien poreux, faiblement conducteurs de la chaleur et du son ; ils peuvent absorber beaucoup d'eau, mais l'abandonnent vite, étant très perméables.

Les granits, les grès, les schistes, les marbres, les briques très cuites, les briques en laitier de haut fourneau offrent une porosité bien moindre ; ils conduisent mieux la chaleur que les précédents, absorbent peu d'eau, mais la retiennent longtemps.

MORTIERS. — Le mortier ordinaire, composé de chaux et de sable, durcit à l'air en abandonnant son eau et en fixant CO^2 à l'état de carbonates à partir du moment où la proportion d'eau s'est abaissée à 10 0/0 (K. B. Lehmann et Nusbaum). Ce phénomène progresse lentement de dehors en dedans et s'interrompt si l'accès de l'air est suspendu. C'est le plus ou moins de finesse du sable qui décide de la porosité du mortier, laquelle est généralement très grande.

Le plâtre possède une conductibilité encore plus faible que celle du mortier à la chaux ; cependant il est moins perméable, sèche lentement et se trouve être le plus hygroscopique des matériaux.

Les ciments sont peu poreux et fort peu perméables ; ils conduisent donc bien la chaleur et le son. Mais ils font prise, durcissent, sans avoir besoin d'être aérés. Les ciments dits *hydrauliques* durcissent même dans l'eau grâce à la proportion d'argile (25 à 40 0/0) qu'ils renferment.

BOIS. — La faible conductibilité du bois pour la chaleur en fait un excellent écran thermique, mais il est très hygroscopique, d'où disjonction de ses assemblages et formation de fentes et de crevasses destinées à devenir des réceptacles de souillure, sans parler de l'envahissement toujours possible, et très fréquent en certains pays, du bois par des parasites de toutes sortes (le *Merulius lacrymans* en Allemagne notamment). Enfin le bois est très combustible.

Les bois durs, le chêne, le teck, résistent mieux à l'humidité et au feu que les bois tendres ; on les préférera donc dans le cas où l'on se déciderait à avoir recours au bois pour certaines parties de la construction.

FER. — Remplace de plus en plus le bois dans les charpentes. Impénétrable à l'humidité et aux souillures, il est toutefois très bon conducteur du son et de la chaleur : il faut l'envelopper de matériaux incombustibles et mauvais conducteurs pour l'empêcher par ses allongements, ses torsions sous l'action du feu, de renverser les constructions en cas d'incendie.

Constitution des murailles. — Les murailles qui enveloppent les locaux habités influencent à la fois les conditions thermiques de ceux-ci et les qualités de leur atmosphère : double action relevant d'ailleurs de la constitution profonde des murs et de l'état de leurs surfaces interne et externe. Nous allons indiquer comment on peut la rendre favorable à la salubrité des habitations.

Pour obtenir des parois fournissant une protection convenable vis-à-vis des variations de la température extérieure, il faut les composer de matériaux bien poreux, qui, comme nous l'avons vu, sont mauvais conducteurs de la chaleur, c'est-à-dire se laissent traverser très lentement par le calorique, grâce à l'air dont leurs pores sont remplis. Les murs en briques, par exemple, conservent parfaitement la chaleur intérieure en hiver, et résistent bien à la pénétration de la chaleur extérieure en été. Au reste, on peut augmenter la porosité d'un mur composé de matériaux relativement trop compacts en lui incorporant beaucoup de mortier à la chaux, toujours très poreux.

Il importe de ne pas oublier d'autre part que la transmission du calorique au travers d'une muraille est en raison inverse de son épaisseur. Par suite les murs très poreux ne doivent pas être trop minces sous peine de perdre leurs avantages en été aussi bien qu'en hiver. Le mur épais d'une seule brique ($0^m,22$) est une erreur hygiénique et économique. A vrai dire le mur en briques de $0^m,35$ à $0^m,40$ excellent l'hiver, n'est pas lui-même sans inconvénient l'été ; car il s'échauffe relativement vite sous les rayons solaires pendant le jour, tandis que la nuit il n'a pas le temps de se refroidir tout à fait (Flügge) ; en sorte qu'il arrive que sa température s'élève peu à peu au cours de l'été.

Si l'on ne dispose pour bâtir que de matériaux peu poreux on se trouve obligé, afin d'atténuer leurs défauts au point de vue thermique, de les employer sous une assez grande épaisseur. Mais il en résulte des murailles souvent coûteuses, tenant beaucoup de place, et offrant une capacité calorique élevée, d'où la nécessité d'une plus grande dépense de chauffage pour les porter en hiver à une température convenable.

C'est ce qui a fait conseiller les murs creux ou doubles murs, enfermant une couche d'air que l'on supposait devoir jouer un rôle d'isolant thermique très efficace grâce à la faible conductibilité de l'air pour la chaleur. On attribuait aussi à l'espace vide ainsi ménagé dans l'intérieur d'une muraille le pouvoir de s'opposer à la propagation de l'humidité de la partie externe de la maçonnerie à sa partie interne, et même on a cru contribuer par ce dispositif à l'assèchement de toute la bâtisse. Or les résultats obtenus se sont montrés fort éloignés de ce que l'on attendait.

En effet la masse d'air enfermée étant relativement peu considérable (elle n'offre que 5 ou 6 centimètres d'épaisseur), ne tarde pas à être saturée de vapeur d'eau si l'une des murettes est humide, comme c'est volontiers le cas pour la murette externe ; d'où des condensations sur l'autre paroi qui devient humide du fait même de la couche d'air soi-disant isolante. Pour obvier à cet inconvénient, Emmerich, entre autres, a proposé de ventiler activement les murs creux ; c'eût été en outre un moyen de rafraîchir les parois de l'habitation pendant les chaleurs, d'élever leur température durant l'hiver si l'on avait alors employé de l'air chaud. A vrai dire il aurait bien fallu en venir là, car du moment où l'air n'est plus immobilisé, loin de faire office d'écran thermique, il enlève par convection une grande quantité de chaleur aux parois entre lesquelles il circule. Encore eût-on rencontré une grande difficulté à ne jamais provoquer, par introduction d'air humide, des condensations au contact des maçonneries froides. Enfin nous ne croyons pas que l'hygiène moderne puisse voir d'un œil favorable la création, dans l'épaisseur des parois de l'habitation, d'espaces en communication avec le dehors, pratiquement inaccessibles à tout nettoyage, et où cependant l'air amènerait à la fois de l'humidité, des poussières et des germes.

D'ailleurs l'immobilisation d'une couche d'air dans un mur, même au moyen de briques creuses, suivant le procédé très usité depuis plusieurs années, ne paraît pas offrir un notable avantage thermique. Cette opinion, soutenue d'abord par Astfalck, a été récemment vérifiée par Russner qui s'est assuré que l'air enfermé dans les murs creux n'empêchait nullement le calorique de la paroi la plus chaude de passer par rayonnement à la paroi la moins chaude, à moins que celle-ci ne fût capable de réfléchir ce calorique, comme cela se produit dans le cas des doubles croisées aux fenêtres ; par suite la transmission de la chaleur se ferait d'ordinaire à peu près aussi bien à travers un mur creux qu'à travers un mur plein, le rayonnement suppléant à la conduction.

Aussi Nussbaum, d'accord avec Astfalck et Russner, a-t-il recommandé de remplir très exactement l'espace laissé libre entre la portion externe et la portion interne des murs avec une substance mauvaise conductrice de la chaleur (et du son), par exemple une matière peu hygroscopique, sous forme pulvérulente, de manière à emprisonner beaucoup d'air entre ses grains. La paroi de l'habitation se composerait alors de dehors en dedans à peu près de la manière suivante : un mur en matériaux à peu près quelconques, médiocrement poreux si l'on n'en a pas d'autres en abondance sous la main ; une couche de 6 centimètres environ de terre d'infusoires, ou de laine de scories, ou de débris de liège agglomérés ; une mince murette interne en briques très poreuses. Dans ces derniers temps Nussbaum a même conseillé de simplifier cette construction trop coûteuse et de se contenter d'appliquer sur la face interne des murs extérieurs, réduits à l'épaisseur suffisante pour assurer la solidité de la maison, un revêtement adhérent en plaques de liège, en terre d'infusoires, ou encore une couche épaisse d'une sorte de pâte ou de mortier composé surtout de débris d'amiante. Ces matériaux reçoivent finalement un enduit de mortier fin ou de plâtre qu'on recouvre de peinture vernissée. Le surcroît de dépense pouvant résulter de l'adoption de ce dispositif sera compensé d'après Nussbaum par les économies que l'on réalisera ultérieurement sur le chauffage des locaux.

L'espèce de doublage en matériaux très poreux, par conséquent mauvais conducteurs de la chaleur, dont il vient d'être question nous paraît particulièrement indiqué pour les parois construites en ciment armé ou briques creuses armées, qui, en raison de leur extraordinaire solidité n'ont pas plus de 5 centimètres d'épaisseur et par conséquent ne peuvent offrir presque aucune protection thermique, d'autant plus que la proportion considérable de ciment qui s'y trouve incorporée doit leur donner une conductibilité élevée. En même temps la sonorité de ces cloisons serait amortie.

Assèchement et perméabilité des maçonneries. — Nous avons dit plus haut (p. 207) quelle masse énorme d'eau existe dans une maçonnerie qui vient d'être terminée ; il faut en attendre l'évaporation avant d'occuper une construction neuve, afin de ne pas exposer les habitants à l'influence générale défavorable qu'exerceraient sur eux des locaux dont les parois seraient imprégnées d'eau et l'atmosphère chargée d'humidité. Autant que possible on construira pendant la belle saison des murailles d'épaisseur modérée, composées de matériaux qui, grâce à leurs larges pores, perdront relativement vite l'eau qu'ils auront absorbée. Surtout aucun crépi, enduit ou revêtement quelconque ne sera appliqué sur la maçonnerie tant que l'on n'aura pas obtenu son assèchement : car celui-ci ne progresse plus que bien lentement ou même est totalement suspendu après la pose d'un enduit ; tous en effet diminuent dans de très sérieuses proportions la perméabilité de la paroi à l'air.

Quand on détermine expérimentalement la perméabilité d'une maçonnerie non revêtue d'un crépi ou enduit, on constate régulièrement que la quantité d'air qui la traverse surpasse de beaucoup ce que faisait prévoir le calcul basé sur la connaissance de la perméabilité des matériaux employés, mortier compris. Ce phénomène doit certainement reconnaître pour cause les fissures, crevasses, fentes dont aucune maçonnerie ne saurait être exempte — sans parler des maljoints au niveau des portes et des fenêtres, qui entrent en jeu lorsqu'on expérimente sur l'ensemble des parois d'une chambre. Au dire de Flügge en lutant avec soin tous les maljoints de la construction, on peut réduire de 75 0/0 le volume d'air qui, sans cette précaution et grâce à la perméabilité des matériaux composant les parois, s'introduit dans un local en apparence étanche. C'est pourquoi Pettenkofer, Schultze et surtout Märker, qui expérimentaient sur des murailles assez grossièrement établies, se sont fait une idée très exagérée de la valeur de cette propriété des matériaux et ont cru pouvoir lui assigner un rôle dans le renouvellement de l'air des atmosphères intérieures ; en réalité les observateurs précités ont pris pour l'effet de la perméabilité des matériaux ce qui n'était que la conséquence de leur assemblage imparfaitement exact. Cet état de choses est tout ce qu'il y a de plus favorable à l'assèchement des bâtisses jusque dans leur profondeur : il faut se garder d'y apporter aucune modification avant que le degré voulu de sécheresse ne soit atteint.

On pourra se renseigner avec une certaine exactitude sur l'assèchement d'une maçonnerie par la méthode de recherche suivante, due à K. B. Lehmann et Ch. Nussbaum, et qui consiste à déterminer la teneur en eau (non compris l'eau d'hydratation) de fragments de mortier pris dans la profondeur de la maçonnerie ; quatre échantillons de ce mortier, de 10 gr. chacun, sont placés dans quatre capsules de cuivre ; on pèse le tout avec précision, puis on dessèche dans une étuve à 100° où l'on a soin d'absorber l'eau et CO^2 de l'air par l'acide sulfurique et la potasse ; la dessiccation est terminée dans un tube de verre fermé que l'on chauffe dans un cylindre métallique. Au bout d'une heure capsules et mortier sont pesés de nouveau : la perte de poids par rapport à la première pesée correspond à la teneur en eau cherchée.

Récemment G. Markl a proposé d'avoir recours à un procédé un peu moins exact, peut-être, mais d'exécution plus simple : on fait absorber par de l'alcool absolu l'eau contenue dans les fragments de mortier, puis on détermine à l'aide de l'aréomètre le changement de degré éprouvé par l'alcool, c'est-à-dire la quantité d'eau dont il s'est emparé. Il faut toutefois disposer d'aréomètres spéciaux.

Glässgen, qui, le premier, s'est occupé de cette question, demandait que le mortier ne contînt pas plus de 1 0/0 d'eau libre (l'eau d'hydratation étant quantité négligeable) au moment de l'occupation d'un bâtiment neuf. K.B. Lehmann et Nussbaum ont trouvé cette exigence trop grande et pensent qu'une teneur en eau de 1 et 1/2 à 2 0/0 est encore compatible avec la salubrité ; Emmerich admet la même proportion. C'est donc seulement lorsquelle sera atteinte que l'on procédera à la pose des enduits. Une proportion de 4 à 5 0/0 est l'indice d'une maçonnerie encore franchement humide.

Quand la saison n'est pas favorable à l'assèchement on s'efforce souvent d'y aider par le chauffage des maisons ; il faut y joindre une ventilation active. Mais d'ailleurs, d'après J. Spennrath, cette manière de faire risquerait de ne pas laisser le temps à la chaux du mortier de se transformer en carbonate sous l'influence de l'air humide, et finalement on aboutirait à un mortier mou et friable. Les enduits à leur tour ont besoin d'un certain temps pour sécher ; mais étant donné leur peu d'épaisseur et leur situation superficielle cela n'exige pas grand délai si la maçonnerie est sèche dans la profondeur.

Enduits et revêtements. — Les murailles une fois sèches, il s'agit de les maintenir en cet état quelles que soient les circonstances. Il est entendu que l'on a pris les dispositions propres à écarter l'eau du sol, à l'empêcher de se répandre dans les maçonneries. Reste à protéger celles-ci contre les précipitations atmosphériques qui du dehors viennent frapper leur face externe et contre la vapeur d'eau ou les liquides quelconques qui pourraient imprégner leur parement interne. Ce dernier doit d'ailleurs être, en même temps, défendu contre toutes les souillures organiques et microbiennes du milieu habité. A cet effet, surtout quand les souillures en question ont chances d'être abondantes ou de nature particulièrement dangereuse, il est nécessaire d'avoir des surfaces murales non seulement bien unies et parfaitement lisses pour que les poussières ne puissent y adhérer facilement, mais encore peu ou point perméables aux liquides, ce qui permet d'ailleurs de recourir aux nettoyages par voie humide, voire à la désinfection à l'aide de lavages antiseptiques, sans crainte d'aucune imprégnation des matériaux composant la paroi.

On supprime de la sorte entièrement le passage de l'air à travers les murailles; cela n'a pas d'inconvénient, puisque nous savons que la quantité d'air qui pourrait traverser un enduit perméable, même le simple crépi au mortier, est pratiquement insignifiante.

En ce qui concerne la face des murailles exposée au dehors, il faut tenir compte de l'absorption et de la perte de calorique rayonnant qui s'opèrent par son intermédiaire. On cherchera à limiter l'intensité de ces phénomènes, susceptibles d'intervenir dans l'élévation de la température des locaux l'été et dans leur refroidissement l'hiver (Flügge), en donnant aux façades de l'habitation une surface assez lisse et de couleur claire ; on évitera surtout les crépis rendus artificiellement rugueux, dits crépis « à la tyrolienne », qui sont ordinairement de teinte foncée, et recueillent trop bien les poussières. L'imperméabilisation n'est généralement pas nécessaire ici ; pourtant à Lille, où il pleut souvent, on se trouve bien de peindre à l'huile les façades des maisons ; en d'autres pays il est bon de donner un revêtement spécial (ardoises ou briques vernissées) aux façades battues par le vent de la pluie ; une peinture au silicate de potasse sur des matériaux rejointoyés au ciment est parfois suffisante.

Il semble au premier abord que l'on devrait adopter pour le parement interne des murs des caractères inverses de ceux que nous venons de préconiser pour le parement externe, afin de favoriser l'absorption du calorique rayonné par les appareils de chauffage, puis son rayonnement vers les occupants des locaux. Dans ce but Nussbaum a même conseillé des surfaces finement grenues. Mais nous estimons qu'ici le point de vue thermique doit absolument disparaître devant les questions de propreté et de bon éclairage qui imposent des surfaces lisses et de nuances claires. Il n'est pas toujours besoin de les imperméabiliser en totalité ; on pourrait, dans bien des cas, à l'imitation de ce qui se fait volontiers en Allemagne, se borner à imperméabiliser la moitié inférieure des parois des locaux, la plus exposée à être salie, sur une hauteur de 1^{m}50 à 1^{m}80 environ, le reste de la muraille étant simplement recouvert de mortier fin ou de plâtre bien lissés. Le mieux est alors que cet enduit soit badigeonné une ou deux fois par an à la chaux, qui a le grand avantage, comme l'a montré Lapasset, de détruire très exactement les germes déposés sur les parois.

On aura soin d'employer un lait de chaux pur (5 litres d'eau pour 2 kilogr. de chaux fraîchement éteinte) et non additionné de craie, de blanc de Troyes ou de Meudon, substances qui en atténueraient le pouvoir microbicide. On ajoutera seulement 300 gr. de gélatine, dissoute afin de la stériliser dans 5 litres d'eau bouillante ; le mélange se fait à froid. Ce badigeon étant très peu coûteux, il est possible d'en renouveler souvent l'application et d'opérer chaque fois ainsi un nettoyage parfait des parois des locaux.

Dans les habitations privées les murs de presque toutes les pièces sont tapissés de *papier peint*. C'est un usage qu'il serait bon de restreindre le plus possible, voire dans les demeures luxueuses, où l'on pourrait tout aussi bien décorer les parois des locaux avec d'autres moyens ; dans les logements de la classe aisée nous voudrions que le papier fût exclu des chambres à coucher ; il n'en faudrait dans aucune des pièces des logements ouvriers, non plus notamment que dans les chambres des hôtels ni dans celles des maisons, quelles qu'elles soient, dont les habitants se succèdent rapidement. En effet le papier est éminemment susceptible de s'imprégner de toutes sortes de souillures et ne se prête pour ainsi dire à aucun nettoyage sérieux : on l'enlève par grattage quand il est suffisamment sale, mais il va sans dire que c'est là une opération dont le renouvellement est différé le plus possible par les propriétaires. Les papiers vernis, qui supportent le passage d'un linge humide, sont peu employés ; leur prix est d'ailleurs assez élevé. Reste la ressource utilisée parfois de passer une ou deux couches de vernis sur des papiers ordinaires.

La *peinture à la colle* ne vaut pas mieux que le papier, car elle ne se prête à aucun nettoyage facile et efficace.

Nous arrivons aux enduits ou revêtements imperméables qui, comme nous l'avons dit, peuvent n'être employés que sur la partie inférieure des parois de l'habitation ou les recouvrir tout entières. On a objecté à cette disposition les condensations de vapeur d'eau possibles sur ces surfaces lorsqu'elles sont plus froides que l'air venant à leur contact ; le mur n'absorbant plus, des ruissellements d'eau se produiraient alors qui tendraient à entretenir une grande humidité dans les locaux. Mais d'abord ces phénomènes ont presque toujours pour origine une ventilation insuffisante et l'usage de mauvais procédés de chauffage. Ensuite il est préférable d'avoir affaire à des ruissellements superficiels, dont il est possible par conséquent de se rendre promptement maître, plutôt qu'à une humectation profonde des murailles vis-à-vis de laquelle on ne peut pas grand'chose une fois qu'elle est réalisée.

Le mode d'imperméabilisation des enduits de mortier ou de plâtre le plus usité est la *peinture à l'huile*, laquelle doit être à base de zinc à l'exclusion du plomb qui peut être cause d'intoxications. Le blanc de zinc n'est pas plus cher que la céruse, car il est plus léger ; d'autre part, il est aussi solide et « couvre » aussi bien entre les mains d'ouvriers habitués à le manier ; il faut lui ajouter plus d'huile et moins d'essence de térébenthine qu'à la céruse. Il n'y a pas d'inconvénient à teinter par une couleur plombique, pour obtenir des tons crème ou jaunes, une peinture dont le blanc de zinc forme la base ; de même, le mercure donnera le vermillon, le fer, le bleu de Prusse et certains verts. Bien entendu, les nuances claires devront toujours être choisies, de préférence, dans l'intérêt de l'éclairage et du maintien de la propreté. Il est très facile de reconnaître si une peinture est à base de plomb ou de zinc, au moyen d'une solution de sulfure de sodium à 1/100 ; en touchant un point de la peinture avec cette solution, on obtient une tache noire si l'on a affaire à la céruse, une légère tache grise seulement si l'on a affaire au blanc de zinc additionné d'un peu de plomb ou de fer pour produire certaines nuances.

La peinture à l'huile doit être vernie pour offrir une surface parfaitement lisse et susceptible d'être lavée de temps à autre. On trouve aujourd'hui, toutes préparées, dans le commerce, des *peintures vernissées* ou laquées, à base de goudron, qui sont complètement imperméables et supportent les lavages ; elles sont applicables sur tous les enduits, y compris le ciment, et ne coûtent pas aussi cher qu'une bonne peinture ordinaire à l'huile, à trois couches.

Le *goudron* peut servir à imperméabiliser le bas des murailles sur lesquelles on l'applique à chaud ; toutefois, sa couleur noire est peu agréable à l'œil et médiocrement favorable à l'entretien de la propreté.

Les principaux revêtements, proprement dits, employés sur les murailles exposées à être fréquemment mouillées ou qu'il est nécessaire de nettoyer souvent, sont :

Le *ciment*, qui n'est pas absolument imperméable, s'écaille, se crevasse volontiers et s'effrite s'il subit des alternatives d'humidité et de sécheresse.

Les *stucs*, d'aspect assez séduisant quand ils sont neufs, mais qui ne tardent pas à se crevasser et à s'écailler.

Le *grès cérame*, sous forme de carreaux émaillés posés à bain de ciment, constitue un excellent revêtement, très solide, d'une imperméabilité parfaite, protégeant bien le soubassement des murs de buanderies, cuisines, salles de bains, cabinets d'aisances ; il formera aussi des plinthes à gorge reliant le pied des parois verticales au sol des locaux quand celui-ci sera un carrelage.

Les carreaux de *faïence émaillée*, moins solides que les précédents, permettent d'obtenir de beaux revêtements dont l'usage se répand de plus en plus partout où une propreté méticuleuse des parois est de rigueur et où de fréquents lavages doivent la maintenir.

Citons encore les *briques vernissées* et les *briques creuses en porcelaine émaillée* servant à faire des cloisons imperméabilisées sur leurs deux faces. Puis les *briques de verre* qui ont l'avantage d'être translucides, qualité fort utile à l'occasion.

Enfin l'*opaline laminée* dont on fait des cloisons et des revêtements si séduisants pour salles de bains, mais qui est malheureusement un peu fragile ; et la *lave émaillée*, matière extrêmement solide et d'une imperméabilité absolue, mais qui est coûteuse.

Sans aucun doute, les revêtements de céramique, de faïence, etc. sont relativement froids, bons conducteurs de la chaleur et du son, de même que le ciment qui les unit à la maçonnerie sous-jacente ; mais, d'une part, ils ne sont guère appliqués que sur une portion des parois des locaux ; et d'autre part, la maçonnerie proprement dite étant constituée de matériaux bien poreux, parfaitement asséchés, la paroi présentera en fin de compte des propriétés thermiques encore satisfaisantes.

On aura toujours soin de faire poser ces revêtements de manière à ce qu'ils affleurent à la surface de l'enduit de mortier ou de plâtre peint qui les continue. Il faut éviter en effet sur les parois des locaux des rebords faisant saillie qui permettent aux poussières de se déposer. Il en est de même des moulures qui ne sont pas propices à l'entretien de la propreté. Enfin les différentes parois des locaux ne devront pas s'unir à angle, mais par des gorges d'un rayon de 8 à 10 centimètres, toujours pour rendre le nettoyage plus facile.

Les boiseries plus ou moins ornementées, dont on garnissait autrefois volontiers les parois des chambres, sont de plus en plus abandonnées : l'hygiène y trouve son compte, car les qualités thermiques de ce revêtement ne compensaient pas les graves défauts qu'il offrait par ailleurs.

On doit à V. Lo Bosco d'intéressantes expériences sur la persistance d'un certain nombre de germes sur quelques enduits ou revêtements de murailles ; il y a naturellement de notables différences d'un microbe à l'autre ; leur vitalité a paru disparaître le plus vite sur la peinture vernissée et le stuc, puis de moins en moins vite sur le papier peint, le mortier moyen, la peinture à la colle, le mortier grossier. En somme, exception faite pour la peinture à la colle (avec laquelle intervient sans doute une question chimique), c'est sans doute de l'état plus ou moins lisse de la surface de l'enduit que dépend la persistance des germes. En outre, l'état sec ou humide de ces surfaces exerce une grande influence sur la conservation des germes ; sur paroi sèche le bacille typhique,

celui du choléra, le diplocoque de la pneumonie succombent en 24 h. ; celui de
la diphtérie en 7 jours (sauf sur stuc et vernis où il meurt en 24 h.); celui de la
tuberculose, 2 à 5 mois ; — sur paroi humide le bacille typhique se maintient
3 jours, le diplocoque de la pneumonie une vingtaine de jours, le bacille de la
diphtérie 1 mois.

D'après Deycke, la composition chimique des enduits n'a qu'un rôle très
secondaire dans la persistance plus ou moins grande des germes déposés à leur
surface ; ce sont surtout les propriétés physiques de l'enduit qui interviennent
ici, son adhérence aux matériaux qu'il revêt, sa compacité, sa susceptibilité de
désagrégation sous l'action des influences extérieures. En somme, il est probable que la raison déterminante de la destruction des microbes fixés sur les
enduits est la dessiccation qui est d'autant plus prompte que le support des
germes est moins hygroscopique et que les liquides répandus à sa surface s'évaporent plus aisément. Quand l'enduit se laisse imbiber, quand sa texture se
modifie par la combinaison de l'eau avec certains de ses éléments, comme il
arrive pour le badigeon à la chaux et la peinture à la colle, la dessiccation s'opère
lentement et les germes persistent longtemps. Dans les expériences de Deycke,
le B. du choléra et celui de la morve ont succombé en quelques heures sur
n'importe quel enduit ; mais le B. typhique, le B. coli, le B. diphtéritique qui
disparaissaient en 1 à 2 jours sur une peinture vernissée ou sur la peinture à
l'huile, se retrouvaient pendant 1 à 6 et 10 jours sur le badigeon à la chaux,
pendant 3 à 10 jours sur la peinture à la colle.

Planchers, plafonds, entrevous. — Les différents étages d'une habitation
sont séparés les uns des autres par des cloisons horizontales dont la charpente
essentielle est constituée par les *solives*, grosses poutres assez espacées, jadis en
bois, aujourd'hui le plus souvent en fer ; les extrémités de ces solives prennent
appui sur les murs principaux de la construction ; par dessus les solives, perpendiculairement à leur direction, se posent avec un moindre écartement
les *lambourdes* pièces de bois, de plus faibles dimensions, sur lesquelles on
cloue finalement les *frises* ou lames de bois formant le plancher proprement

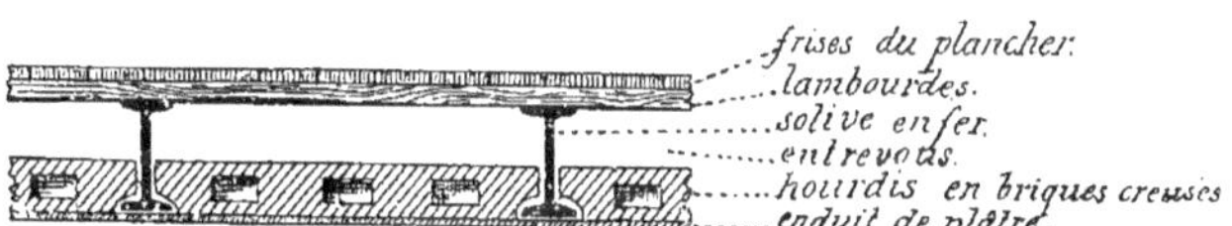

Fig. 38. — *Plancher sur entrevous.*

dit. Le plafond de l'étage sous-jacent est au contraire organisé à la face inférieure des solives ; on y clouait, quand elles étaient en bois, un *lattis* que l'on
plâtrait ensuite ; actuellement on fait d'ordinaire reposer sur les ailes inférieures des solives de fer des sortes de longues briques creuses (formant hourdis
creux) dont on plâtre la face inférieure. L'espace entre le hourdis creux soutenant le plafond d'une part, le plancher proprement dit d'autre part, porte le
nom d'*entrevous* (fig. 38).

A l'époque où sous l'influence des idées de Pettenkofer on préconisait la
perméabilité des parois latérales de l'habitation, on avait déjà reconnu qu'en
revanche il était nécessaire d'avoir entre les étages une séparation telle qu'elle fît
obstacle à tout échange atmosphérique entre les locaux situés les uns au-dessus
des autres. L'entrevous est du reste naturellement le réceptacle où s'accumule-
ront les poussières organiques et organisées qui pourront glisser entre les joints

du plancher ainsi que les liquides répandus volontairement ou non à la surface de ce dernier — s'il n'est pas imperméable. Aussi l'entrevous finit-il par renfermer une sorte de terreau extrêmement riche en matières azotées ; sa teneur en phosphates et sels alcalins est telle, d'après les analyses d'Emmerich, qu'il constitue un véritable engrais. Emmerich, Michaelis, Budde, etc., ont constaté en outre que cette masse putréfiable offrait généralement une humidité capable de favoriser à un haut degré le développement des germes de la putréfaction et l'activité des décompositions dont ils sont les agents.

Il y aurait peut-être déjà là de quoi expliquer dans une certaine mesure le parallélisme entre la souillure des entrevous et le taux de la mortalité qui a été relevé dans un assez grand nombre de maisons par E. Johnstone et Carnelley en Angleterre, par Schwalbe et par Emmerich en Allemagne. Mais au surplus des germes pathogènes ont été rencontrés au milieu de la flore saprophytique des entrevous. Emmerich a constaté la présence du pneumocoque sous les planchers de casernes et de prisons où régnaient des épidémies de pneumonie ; Utpadel a trouvé le B. de l'œdème malin, Bonome, Heinzelmann celui du tétanos dans des poussières d'entrevous ; Hofmann, Tryde, Chour ont annoncé qu'ils y avaient observé le bacille typhique : à vrai dire il s'agissait bien probablement de quelque B. coli, cette espèce ayant été retrouvée depuis par Remlinger dans des conditions analogues. Toutefois Remlinger à son tour croit avoir reconnu des échantillons de B. typhique parmi les B. coli qui peuplaient la poussière extraite des entrevous d'une caserne où régnait une épidémie locale de fièvre typhoïde.

Quoi qu'il en soit au juste, l'entrevous accessible aux souillures apparaît comme très capable de jouer un rôle important dans la genèse des épidémies de maison, de chambrée ; il n'est pas difficile aux poussières banales ou pathogènes qu'il contient de repasser à un moment donné dans l'atmosphère des locaux sus-jacents à la faveur de quelque ébranlement du plancher. Dans les habitations collectives, celui-ci recouvre très imparfaitement un vaste champ de culture microbienne incessamment ensemencé de tous les germes pouvant provenir des individus, et toujours prêt à rendre à ceux-ci ce qu'il en a reçu (Kelsch).

Dès lors il faut obtenir dans les locaux des planchers, ou pour employer une expression plus générale, des *sols* étanches et imperméables, c'est-à-dire (Richard) ne laissant passer à travers les joints des matériaux qui les composent ni poussières, ni humidité et non susceptibles de s'imprégner eux-mêmes d'humidité : car il doit être bien entendu que l'aire des locaux se prêtera au nettoyage à l'aide du linge mouillé, le balayage qui soulève les poussières et en souille l'atmosphère des habitations étant absolument proscrit. La réalisation de ces desiderata supprime du même coup les échanges d'air d'un étage à l'autre, échanges d'autant plus fâcheux que la souillure de l'entrevous est plus grande. — Enfin on s'efforcera d'avoir dans les locaux habités des sols mauvais conducteurs du calorique, peu ou point combustibles et insonores. Ils se joindront aux murs par des surfaces courbes et non pas par des angles.

Les *plafonds* doivent être aussi unis que possible afin que les poussières ne puissent y trouver des points d'appui ; on ne laissera jamais de poutrelles saillantes à leur surface et on évitera les corniches quelles qu'elles soient. Dans certains cas il est bon de couvrir les plafonds d'une peinture vernissée. Ils se relieront toujours aux murs par des surfaces courbes concaves et non pas par des angles.

Pendant longtemps on n'a guère fait que des planchers proprement dits ou parquets (fig. 39), en raison des propriétés thermiques agréables des revêtements en bois ; la difficulté est d'arriver à les imperméabiliser et à les assembler de manière à ce qu'ils soient étanches. A cet effet on emploie des bois durs comme le teck, le chêne, le pitchpin, débités en frises étroites de 8 à 10 centimètres de large sur 0ᵐ25 à 0ᵐ50 de long, que l'on emboîte le plus exactement possible les unes dans les autres.

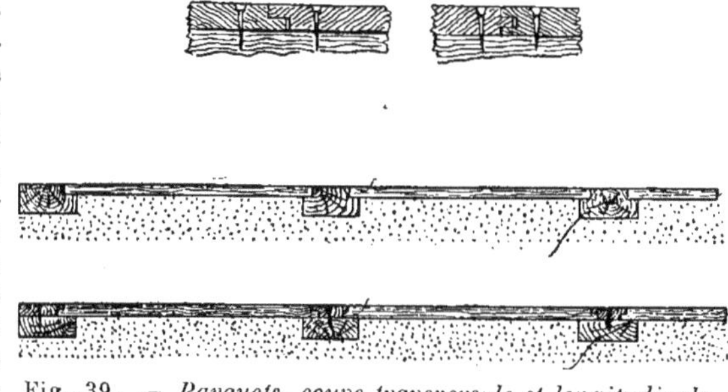

Fig. 39. — *Parquets, coupe transversale et longitudinale.*

On peut d'autre part donner une certaine imperméabilité aux frises en les badigeonnant à l'huile de lin ou à l'huile de résine bouillante : l'opération doit être renouvelée tous les six mois. Mais d'ordinaire on a plutôt recours, pour imperméabiliser le bois et le rendre susceptible d'être frotté au linge humide, à des procédés qui visent en même temps l'obturation des joints. Le *coaltar* mélangé avec 1/4 d'huile lourde de houille rend les planchers noirs, ce qui est assez déplaisant et ne favorise pas l'entretien de la propreté ; de plus, au dire de Claudot et Follenfant, le coaltar ne supporte pas les nettoyages journaliers au linge mouillé. D'après les mêmes auteurs, la *paraffine*, conseillée d'abord par Vallin, employée pure et bouillante, serait plus avantageuse ; elle imperméabilise d'une façon plus durable, au moins lorsqu'il s'agit d'un plancher neuf, et peut être traitée sans inconvénient au chiffon humide ; mais la méthode est coûteuse (50 centimes le m²) lors même qu'il n'y a pas de communications faciles de la surface du plancher avec l'entrevous par des joints trop larges qu'il faut alors calfater tout d'abord avec de l'étoupe imprégnée d'un mélange de paraffine et de résine — ce qui d'ailleurs ne donne pas une obturation de bien longue durée — ou encore, selon Annequin, avec du mastic à la craie et à la colle forte.

Il nous semble préférable de recourir à la peinture et au vernissage du plancher, procédé très usité dans le nord de la France, qui a paru fort recommandable à Laveran, et dont les résultats seront satisfaisants partout où le plancher ne sera pas très fréquenté ni soumis à de trop rudes frottements par de grosses chaussures. Cette condition est d'ailleurs également indispensable pour assurer quelque durée au paraffinage.

S'il ne s'agissait que d'empêcher les poussières de l'entrevous ou celles de la surface des planchers de s'élever dans l'atmosphère des locaux, on pourrait employer l'*encaustique pulvérifuge* récemment signalé par Vallin, enduit souple et pâteux qui agglomère les poussières ; on l'applique à la brosse, il sèche dans la journée, et les jours suivants il suffit, pour entretenir le parquet, de passer dessus un chiffon de laine ; on remet de l'enduit toutes les semaines ou tous les quinze jours. Mais par ce procédé les frises ne sont guère rendues imperméables aux liquides et l'obstruction des joints ne vaut que vis-à-vis des poussières : il n'y a point d'étanchéité véritable.

A défaut de plancher parfaitement étanche, on a proposé des parquets démontables permettant de nettoyer et de désinfecter fréquemment l'entrevous : citons entre autres les parquets du système Guérin, dans lesquels seule la dernière frise de chaque travée est vissée sur une lambourde et maintient toutes les autres serrées ; celles-ci reposent d'ailleurs par chacune de leurs extrémités sur un fer à T perpendiculaire à leur direction, l'une des extrémités offrant une rainure où s'engage la branche horizontale du fer à T. Mais le démontage et surtout le remontage du plancher ne sont pas des opérations assez simples ; le nettoyage de l'entrevous, par suite, ne s'exécute que le moins souvent possible et peut ne pas aller sans certains dangers liés à la manipulation des poussières microbiennes qu'il contient : faute de précautions on a vu des épidémies se développer à cette occasion. Finalement les parquets démontables n'ont pas eu de succès.

Mieux vaut supprimer, en quelque sorte, l'entrevous ou plutôt le remplir avec des matériaux appropriés sur lesquels on étend une couche imperméable; les lames de parquet sont posées adhérentes à la face supérieure de cette couche (fig. 40). C'est, en somme, une variante de l'ancien parquet Gour-

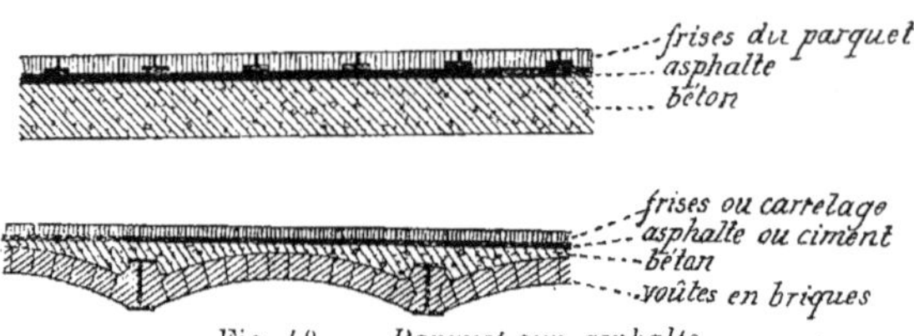

Fig. 40. — *Parquet sur asphalte.*

guechon que l'on installe depuis assez longtemps dans les rez-de-chaussées : sur une couche de béton revêtant le sol ou recouvrant les voûtes des caves on coule de l'asphalte qui reçoit à chaud les frises de chêne dont la face inférieure est taillée à queue d'aronde. C'est là un bon parquet si les frises ont été imperméabilisées et si, grâce à une exécution soignée, aucune disjonction ne se produit.

Pour établir aux étages ou sur caves non voûtées en maçonnerie un parquet sur couche imperméable (fig. 41), il faut remplir l'entrevous existant au-dessus du hourdis, entre les traverses en fer, avec des matériaux offrant des qualités multiples ; ils doivent être assez solides pour supporter la couche imperméable qui recevra les frises du parquet, et d'ailleurs légers, imputrescibles, peu ou point combustibles, mauvais conducteurs de la chaleur et du son, parfaitement secs et peu hygroscopiques. Dans le cas où ces matériaux devraient se trouver

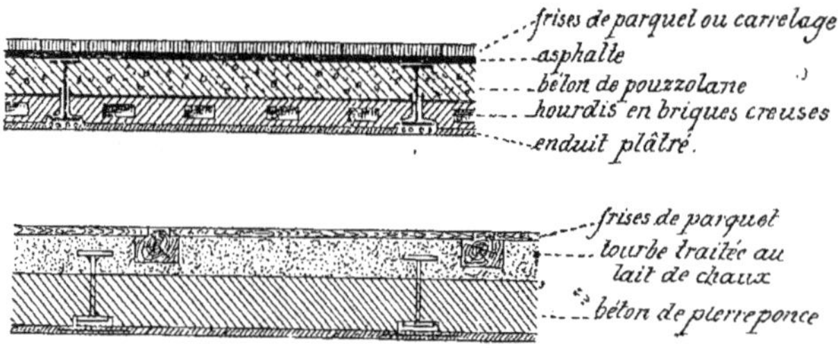

Fig. 41. — *Carrelage ou parquet sur entrevous plein.*

en contact direct avec les frises du plancher, sans interposition de couche imperméable, il serait en outre nécessaire qu'ils ne fussent pas susceptibles de donner eux-mêmes de la poussière qui, passant par les joints imparfaits des frises lorsque le plancher serait ébranlé, iraient souiller l'atmosphère des locaux.

La *pouzzolane* (sable volcanique) agglomérée sous forme de béton ou la *pierre-ponce*, possèdent toutes les qualités qui viennent d'être énumérées, d'après les hygiénistes allemands qui recommandent fort ces matériaux; ils n'ont contre eux que leur prix élevé dans beaucoup de régions. — La *terre d'infusoires* ne le cède à la pouzzolane et à la pierre-ponce que sous le rapport de la solidité. — La *tourbe* conduit mal la chaleur et amortit bien le son ; imprégnée de lait de chaux elle devient, selon Nussbaum, médiocrement combustible et peu hygroscopique sans rien perdre de ses autres caractères, notamment de ses propriétés antiseptiques qui ne sont point à dédaigner. — Les débris de *liège*, agglomérés par une sorte de ciment sous forme de briques ou de plaques, fournissent un remplissage léger, supportant bien les charges, insonore, peu combustible, excellent au point de vue thermique.

Le *sable* est trop lourd. La *laine de scories* conviendrait mieux. En aucun cas, on ne tolérera le remplissage d'un entrevous avec des débris de vieux matériaux toujours suspects d'êtres souillés, voire infectés. On a proposé de les désinfecter ; mais c'est en général chose trop coûteuse.

En Amérique on fait souvent occuper par des briques creuses la totalité de l'intervalle compris entre les branches horizontales des solives de fer (fig. 42). Une couche de ciment dans laquelle sont enclavées les lambourdes est ensuite étendue sur ce hourdis ; puis vient le plancher proprement dit. Il semble que ces sols doivent être assez salubres, mais sonores et un peu froids. Peut-être en est-il de même des planchers en ciment

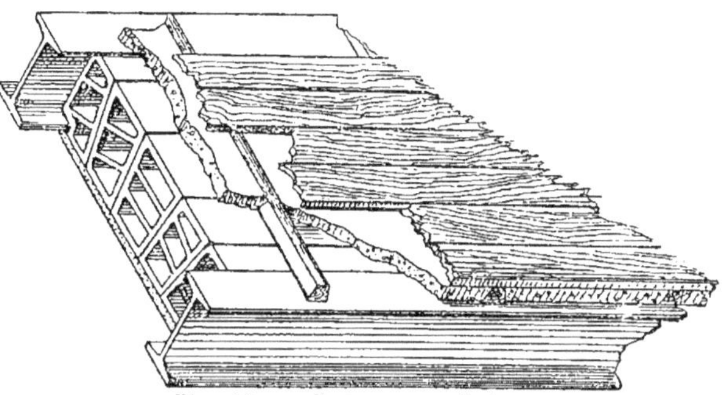

Fig. 42. — *Entrevous en briques creuses.*

armé que l'on construit depuis quelques années et qui sont essentiellement formés par des dalles en ciment armé reposant sur la face supérieure des solives ; un revêtement en bois sur asphalte ou un carrelage est placé sur ces dalles ; le plafond est une brique creuse ou une dalle plâtrée très légère (fig. 43) accrochée à la semelle inférieure des solives. Evidemment le remplissage de l'entrevous avec une matière peu pesante, mauvaise conductrice de la chaleur et du son, s'impose. — Parfois la dalle en ciment armé repose sur les semelles inférieures des solives ; elle supporte alors un béton léger (de pouzzolane par ex.), sur lequel on place les frises de parquet ou le carrelage.

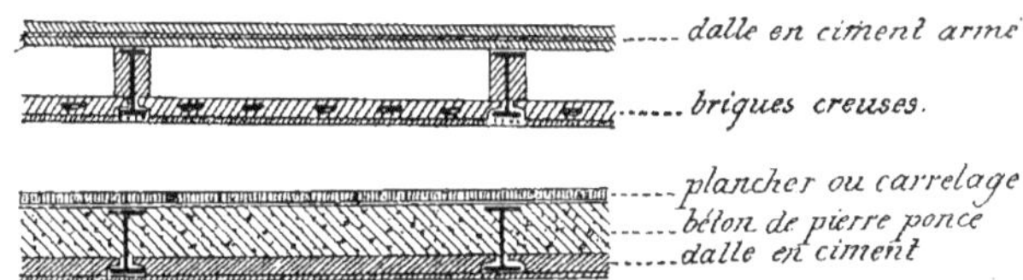

Fig. 43. — *Planchers en ciment armé.*

Aucun des dispositifs de construction que nous venons d'indiquer ne dispense d'imperméabiliser les frises de plancher ou parquet et de chercher à obturer leurs joints qui, s'ils ne donnent plus accès dans un entrevous, peuvent encore recéler eux-mêmes une certaine quantité de poussières. La difficulté de résoudre d'une façon absolument satisfaisante cette double question a conduit à essayer de substituer au revêtement en bois de l'aire des locaux un revêtement minéral composé de matériaux naturellement imperméables, susceptibles de donner des surfaces bien unies, sans fissures d'aucune sorte, par suite tout à fait étanches et permettant l'entretien d'une propreté rigoureuse au moyen de lavages ou nettoyages au chiffon humide. C'est à ces revêtements, croyons-nous, qu'il faut recourir dans les établissements collectifs, les hôtels de voyageurs, tous les locaux très fréquentés ; la nécessité est moindre dans les habitations privées, surtout celles de la classe moyenne ; mais là même des carrelages, mosaïques, etc., sont à souhaiter pour les vestibules, cuisines, salles de bains, cabinets d'aisances.

Les matériaux en usage à cet effet sont :

Le *carreau de grès cérame*, de couleur claire, excessivement solide, à peu près totalement imperméable, qui, posé par de bons ouvriers sur une forme en ciment, donne des sols d'une remarquable étanchéité, très faciles à nettoyer avec le chiffon mouillé. Vallin trouve ce carrelage salissant et un peu glissant : nous n'avons jamais entendu formuler de plaintes visant ce dernier point ; et quant au premier nous sommes disposés à y voir une qualité plutôt qu'un inconvénient, en ce sens que le reproche en question signifie seulement que toute souillure est très visible sur le carreau de grès cérame. En somme, ce qu'il y a de plus regrettable en ce qui concerne ce genre de revêtement, c'est son prix assez élevé (environ le double d'un parquet en chêne).

Le *carreau de ciment comprimé*, plus solide encore que le précédent, également imperméable, est d'autre part plus lourd et offre un aspect moins séduisant. Il convient dans les caves, buanderies, grandes cuisines. — Les aires continues en ciment sont à rejeter : elles se crevassent et s'effritent aisément.

Le *carreau d'asphalte comprimé*, que Vallin préconise, constitue aussi un bon revêtement du même genre que le carreau de ciment ; comme ce dernier le carreau d'asphalte est lourd et on le réserve pour les cours, les écuries, les caves, les rez-de-chaussées. — De même que les aires continues en ciment, les aires en asphalte coulé ne doivent pas être acceptées dans les locaux : leur surface est trop raboteuse et de consistance insuffisante dès que la température s'élève ; la couleur assez sombre de l'asphalte est d'ailleurs peu favorable à l'entretien d'une propreté exacte.

Tous ces carreaux se posent à bain de ciment et peuvent être extrêmement bien joints.

Il faut citer en outre la *mosaïque*, qui se compose de petits fragments de marbre (ou de grès cérame) juxtaposés dans un coulis de ciment ; la bonne confection de ce revêtement, fort élégant du reste, exige des ouvriers spéciaux, d'où une notable dépense ; en outre les surfaces obtenues sont volontiers glissantes et assez sujettes à se fissurer.

Mentionnons encore ici la *pâte de bois* ou *xylolithe*, aggloméré de sciure de bois et de magnésie dont les plaques posées à chaud sur asphalte sont rejointoyées au mastic d'asphalte ; ce produit a été vanté en Allemagne, comme intermédiaire entre le bois et le carrelage ; mais il est très hygroscopique par suite de la forte proportion de sels qu'il contient ; en revanche, selon Sclavo, c'est un médiocre isolant thermique, analogue à cet égard au ciment.

Les planchers ne devant pas se raccorder aux murailles par des angles, mais

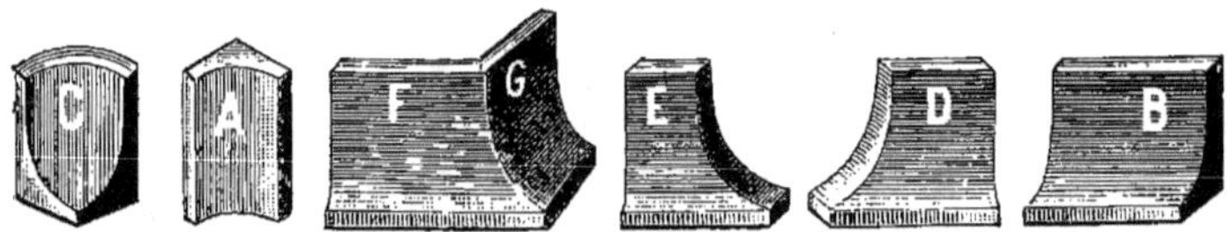

Fig. 44. — *Gorges en grès cérame* (Flicoteaux).

par des surfaces courbes, on fera usage dans ce but de gorges en grès cérame de 8 à 10 centimètres de rayon qui jouent en même temps le rôle de plinthes au bas des murs : on aura soin de les poser affleurant l'enduit du mur. Ces gorges sont extrêmement favorables au bon entretien de la propreté.

Sans aucun doute les sols à revêtement minéral constitués comme nous venons de le dire présentent un poids considérable et leur emploi aux étages nécessitera une travure plus résistante que de coutume, ce qui peut encore élever les frais de construction des dits planchers, par ailleurs déjà assez chers. Mais enfin il n'y a pas là de difficulté insurmontable pour les architectes et la question de dépense — du moment où l'utilité de cette dépense est bien établie et qu'il ne s'agit pas de différences de prix excessives — ne doit pas toujours primer la question de salubrité.

On a fait il est vrai à ce dernier point de vue un grand reproche aux revêtements minéraux : à savoir qu'ils étaient très froids et ne convenaient pas dans nos régions tempérées pour les locaux où les personnes séjournent d'une façon prolongée. Disons tout de suite qu'il y a dès maintenant un assez grand nombre de faits qui témoignent à l'encontre de cette opinion. Plusieurs établissements collectifs construits dans ces dernières années ont adopté les carrelages au lieu de planchers et la chose a paru sans inconvénients sérieux en ce qui concerne la thermalité des locaux et le bien-être des individus vivant au contact des dits carrelages. D'autre part des déterminations relativement précises ont montré que si la perte de calorique par les différents carreaux était plus grande que celle qui s'effectue par le bois, on avait cependant peut-être quelque peu exagéré à cet égard la supériorité de ce dernier sur les revêtements minéraux. L'un des premiers Mangenot a signalé qu'un parquet de chêne sur asphalte était à peine moins froid qu'un simple revêtement d'asphalte. Pellegrini, chauffant des matériaux, reconnaît que pour se refroidir d'un même nombre de degrés il faut au marbre 2 minutes 30, à l'ardoise 3 minutes 54, au ciment 4 minutes 30, au sapin 7 minutes. A. Sclavo recherchant de combien de degrés se refroidit en 15 minutes l'eau d'un récipient posé sur divers corps trouve 5°,5 sur le marbre et le ciment, 5° sur l'asphalte, 3°,7 sur le linoléum, 2°,7 sur le sapin, 2°,50 sur un tapis de laine, 2° seulement au contact de l'air. Nous faisons il est vrai, nos réserves sur la valeur et la signification réelle de ces résultats dont les derniers surtout sont assez inattendus : on ne comprend guère que le rayonnement, en dehors de la question de conductibilité, n'ait pas amené une différence de tout autre sens entre le refroidissement au contact de l'air libre et le refroidissement au contact d'un tapis de laine ; il est aussi difficile de s'expliquer le faible écart relevé entre la perte de calorique au contact du sapin et celle survenue au contact du tapis, quand on songe à la différence de sensation qu'éprouve un homme selon que ses pieds, chaussés comme d'ordinaire, reposent sur l'une ou sur l'autre de ces substances.

Nous préférons nous en rapporter aux observations tirées par Vallin d'une expérience très simple, consistant à placer dans des conditions identiques un thermomètre entre le pied nu et divers matériaux ; l'air ambiant étant à 17° environ, voici les chiffres relevés : chêne ciré, 27° à 28° ; carreau d'asphalte comprimé, 24° ; marbre 23°.

Vallin insiste d'ailleurs avec raison sur l'utilité d'isoler les revêtements minéraux du sol quand il s'agit de rez-de-chaussée non élevés sur des caves ou soubassement. L'éminent hygiéniste estime que cet isolement doit être réalisé par une lente circulation d'air ménagée dans des entrevous sous béton : nous avons déjà dit qu'à un dispositif de ce genre nous conseillerions de substituer une couche bien poreuse de matériaux peu hygroscopiques, sable, gravier, scories. Aux étages on aura recours au béton de pouzzolane, aux plaques de liège aggloméré placées sous la forme en ciment qui reçoit le carrelage. De plus les plafonds seront enduits d'une couche de mortier à l'amiante.

Il va sans dire que les *tapis* en général ne sont guère du goût de l'hygiène, étant donnée leur aptitude à collecter les poussières ; on les tolèrera seulement pour l'habitation privée, et à condition qu'ils ne soient point fixés au sol. Le linoléum est à peu près le seul genre de tapis que l'on puisse introduire n'importe où parce qu'il se nettoie aisément ; on a imaginé de le coller sur les carrelages pour atténuer la sensation de froid que procure le contact du corps avec ceux-ci ; mais peut-être vaut-il mieux se passer de cette fixation.

A notre avis on devra surtout chercher dans une bonne méthode de chauffage le moyen d'empêcher les carrelages de donner aux pieds une sensation de froid ; d'autre part il nous paraît indispensable de pourvoir les individus d'une chaussure d'intérieur un peu chaude ; on évitera du même coup de répandre dans les habitations une quantité de souillures rapportées par les chaussures du dehors.

Portes et fenêtres. — Les murs des bâtiments sont percés d'un certain nombre de baies faisant communiquer les locaux soit entre eux soit avec l'extérieur et qui sont garnies de *portes*. Celles-ci se font d'ordinaire en bois ainsi que leur encadrement ou chambranle fixé à la muraille et qui reçoit dans une feuillure le vantail de la porte.

Çà et là on place des portes en métal, et le chambranle est parfois une sorte de cadre en fer encastré partiellement dans la maçonnerie. En aucun cas le chambranle ne devra faire saillie sur l'enduit de la muraille et l'on réduira le plus possible les moulures qui décorent les vantaux en bois ; le mieux serait de les supprimer tout à fait et d'avoir des vantaux à surface unie, sans rebords ni rainures où se déposent les poussières. Vantaux et chambranles seront d'ailleurs peints et vernis, de manière à ce que le nettoyage au linge humide en soit aisé.

D'autres baies sont percées dans les murs extérieurs de l'habitation ; ce sont les *fenêtres*, par où pénètrent l'air et la lumière du dehors. Aussi est-ce en traitant du renouvellement de l'air des locaux et de leur éclairage naturel que nous indiquerons précisément les conditions que doivent remplir les fenêtres sous le rapport du nombre, de la position, des dimensions. Nous nous bornerons ici à tracer sommairement le programme de leur construction et l'établissement des châssis vitrés ou croisées.

La baie sera de forme rectangulaire ; elle montera très près du plafond dont son linteau ne sera pas distant de plus de 10 à 15 centimètres ; elle descendra d'autre part assez bas, son appui ne devant pas se trouver à plus de 0^m80 ou 0^m90 du plancher. Les croisées, à deux châssis mobiles ouvrants surmontés d'une imposte également mobile, seront posées de telle sorte qu'elles affleurent au parement interne du mur : c'est-à-dire qu'on supprimera l'embrasure des fenêtres et leur appui du côté des locaux, ce qui épargnera à ceux-ci beaucoup de coins inutiles. D'ailleurs l'appui extérieur offrira une pente décidée vers le dehors et on donnera une saillie très prononcée à la moulure dite jet d'eau qui couvre le joint de la traverse inférieure des châssis mobiles avec la traverse inférieure de l'encadrement fixé à la maçonnerie : grâce à ces précautions et au fait que par suite de sa position la croisée sera déjà protégée contre l'arrivée de la pluie par la saillie de la presque totalité de l'épaisseur du mur, on sera garanti contre la pénétration de l'eau dans les locaux.

Les châssis mobiles s'assembleront par une fermeture dite « à gueule de loup ». On aura soin de ne pas multiplier inutilement les croisillons qui soutiennent le vitrage, ce qui réduirait la surface éclairante et compliquerait beaucoup le nettoyage. Pour les établissements collectifs on ne devrait guère subdiviser les vitres que par des baguettes métalliques verticales.

Dans les pays septentrionaux on fait grand usage des doubles croisées ; c'est un écran thermique extrêmement sérieux, parce que la vitre externe réfléchit bien la chaleur rayonnante venant à travers la couche d'air intermédiaire de la vitre interne qui reçoit la chaleur développée dans les locaux. La réduction de perte de calorique ainsi obtenue permettrait de réaliser une économie de chauffage qui compenserait jusqu'à un certain point le supplément de dépense qu'entraîne la double croisée. Mais nous craignons que ce dispositif ne nuise à la bonne aération de l'habitation en rendant plus compliquée l'ouverture des fenêtres. Finalement, malgré le refroidissement assez considérable qui se produit l'hiver au niveau des croisées, nous ne jugeons pas l'adoption des doubles croisées utile dans la majeure partie de notre pays. On les trouve pourtant fréquemment en Angleterre.

Corridors et escaliers. — Il n'est pas bon de faire ouvrir un trop grand nombre de pièces sur un même corridor puisque celui-ci assure des échanges d'atmosphère toujours assez fâcheux entre ces divers locaux. Les escaliers jouent d'ailleurs le même rôle d'un étage à l'autre. Pour atténuer cet inconvénient il est nécessaire de prendre toutes les dispositions pour que l'aération des corridors et escaliers ne laisse rien à désirer et qu'une grande propreté puisse y être aisément maintenue.

A cet effet les corridors devront toujours être assez spacieux, bien éclairés, avec des sols en carrelage, puisque la température de ceux-ci importe médiocrement dans l'espèce tandis que leur nettoyage a besoin d'être souvent renouvelé en raison de la fréquentation particulière de ces passages.

L'éclairage des escaliers sera encore plus généreux que celui des corridors, dans un but de sécurité d'abord. Par ailleurs l'escalier de chaque étage se composera de volées droites, séparées par des paliers, ne comprenant pas chacune plus d'une douzaine de marches de 0^m10 à 0^m15 de hauteur (ou de *pas*), de 0,30 de profondeur (ou de *giron*). On aura ainsi des escaliers qui n'imposeront pas une trop grande fatigue à ceux qui seront appelés à les fréquenter. Les marches seront en bois dur, seule substance à la fois peu glissante et suffisamment résistante à l'usure. La charpente de l'escalier devra pouvoir braver quelque temps les effets d'un incendie : à cet égard le fer et même la pierre dure conviennent assez peu ; mieux vaut du chêne bien hourdé de mortier ; le ciment armé offre aussi, paraît-il, de sérieuses garanties.

La ventilation de l'escalier peut être très bonne si l'on a soin de ménager à sa partie inférieure et à son sommet de larges orifices pour l'air ; il s'établit alors dans la cage d'escalier un courant qui fait appel sur l'air des locaux et qui contribue à l'évacuer au dehors, c'est-à-dire à provoquer son renouvellement, sans le laisser passer d'une pièce dans une autre comme il arrive lorsque certaines pièces, surtout quand elles sont chauffées, font appel sur l'air de l'escalier. Toutefois, il faut éviter que l'air venant des caves, cuisines, buanderies ne pénètre jamais dans l'escalier.

Enfin l'escalier sera protégé contre les grandes variations de la température extérieure afin de ne pas devenir en hiver une cause de refroidissement, en été une cause d'échauffement pour le reste de l'habitation.

Toitures et combles. — La toiture a d'abord pour mission d'abriter l'ensemble de l'habitation contre la pluie ; en second lieu, elle doit contribuer, comme les autres parois, à maintenir dans l'intérieur du bâtiment une certaine égalité de température malgré le froid ou la chaleur qui peuvent régner au dehors.

Les toitures habituelles sont formées d'une charpente en bois, généralement assez compliquée (fermes, pannes, chevrons, lattis ou voligeage), supportant une *couverture* en matériaux variables. La charpente donne sa forme à la toiture et aussi à l'espace situé immédiatement au-dessous, le *comble*. La toiture offre ordinairement au moins deux *pans*, qui se rencontrent par un faîte et présentent une inclinaison plus ou moins grande. Dans nos climats il est bon de donner à la toiture des pentes rapides pour éviter l'accumulation de la neige à leur surface et accélérer l'écoulement de l'eau de pluie, de manière à l'empêcher de pénétrer même à travers des couvertures non imperméables ; cependant on évitera les toitures inutilement élevées qui exagèrent mal à propos la hauteur des maisons et nuisent ainsi à l'ensoleillement du terrain environnant (Nussbaum). D'autre part, en élevant la toiture on agrandit le comble, ce qui engage à l'utiliser comme habitation : chose toujours fâcheuse, soit au point de vue des individus installés dans ce local très médiocrement salubre, soit au point de vue du reste des habitants de la maison, l'occupation des combles tendant à réaliser un certain encombrement de l'habitation.

L'insalubrité des combles tient surtout à la facilité avec laquelle ils sont influencés par les variations de la température extérieure. En effet, tantôt les couvertures sont en matériaux qui absorbent beaucoup de chaleur ou la conduisent trop bien ; tantôt elles laissent l'air du dehors s'introduire trop librement dans les combles. Les couvertures métalliques (zinc) sont les moins recommandables, car sous elles en été le thermomètre marque souvent 10° de plus qu'à l'air libre, et cette chaleur se fait sentir jusqu'à l'étage sous-jacent. Les couvertures en ardoises ont déjà bien moins d'inconvénient. Mais les couvertures en tuiles, dites mécaniques, s'emboîtant les unes dans les autres, sont encore préférables comme écran thermique surtout en été.

Au-dessous de la couverture on a conseillé jusqu'ici d'avoir toujours au moins un comble peu élevé ou faux grenier que l'on considérait comme une bonne protection des locaux sous-jacents contre la température extérieure grâce à l'air contenu dans cet espace ; mais, en somme, cet air est beaucoup trop mobile et circule trop aisément à travers les joints peu exacts des tuiles pour jouer un rôle d'isolant efficace. Par suite, nous croyons que l'on se trouvera bien la plupart du temps de recourir au dispositif ci-après conseillé par Nussbaum : contre la couverture, entre les chevrons qui descendent du faîtage, on place une couche de matière isolante (laine de scories, terre d'infusoires) de 12 à 20 centimètres d'épaisseur que l'on soutient au moyen d'un voligeage cloué à la face inférieure des chevrons (fig. 45). Cette méthode donne d'excellents résultats dans les régions à climat quelque peu excessif et pour tous les bâtiments où il n'y a qu'un faible intervalle entre la toiture et le plafond des locaux sous-jacents. On l'emploiera encore avec succès pour les toitures en ciment armé.

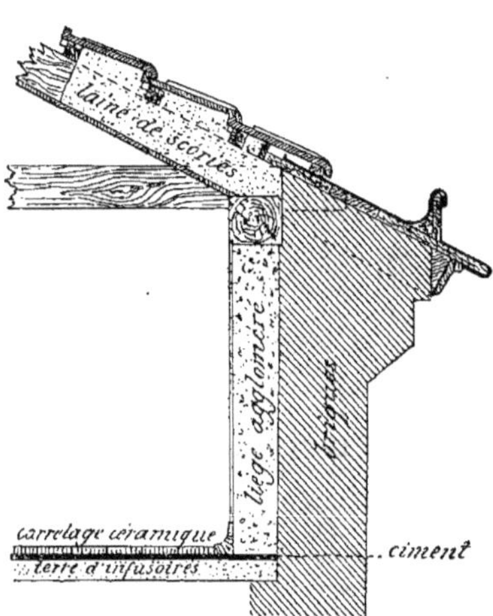

Fig. 45. — *Couches isolantes sous la toiture, contre la muraille, sous le carrelage.*

On a beaucoup préconisé en Allemagne la toiture dite en ciment de bois (*Holzcement*) dont l'élément essentiel est un aggloméré à base de brai de goudron rappelant, au moins comme aspect, le carton bitumé. On étend des plaques de cet aggloméré sur un voligeage que soutiennent les chevrons d'un toit à peine incliné ; le holzcement est ensuite recouvert de 6 ou 7 centimètres de terre sablonneuse, que l'on gazonne même parfois. Ce genre de toiture conduit naturellement très mal la chaleur ; en revanche, peut-être son imperméabilité n'est-elle pas dans nos régions aussi satisfaisante qu'on l'a dit tout d'abord ; Nussbaum reconnaît qu'à cet égard la toiture en holzcement n'a pas toujours répondu à ce que l'on croyait pouvoir en attendre. Mais dans les pays chauds, en Algérie par exemple, il est possible que l'on n'ait qu'à s'en louer.

Les toits sont bordés de gouttières ou chéneaux dont les dimensions, ainsi que celles des conduits de déversement, doivent être calculées d'après l'étendue de la surface de couverture d'où coule l'eau de pluie. Cette eau entraînant une assez grande quantité de poussière, au moins au début des averses, on donnera aux gouttières une pente minimum de 1 centimètre pour $0^m,80$ à $0^m,60$ de longueur.

Bibliographie. — C. Lang : *Ueber natürliche Ventilation und die Porosität von Baumaterialen*, Stuttgart, 1877. — Glæssgen : *Ueber den Wassergehalt der Wände und dessen quantitative Bestimmung* (Zeitschr. f. Biol., X, 1878). — C. Recknagel : *Theorie des natürlichen Luftwechsels* (Ibidem, XV, 1879). — C. Lang : *Neuere Versuche über das hygroscopische Verhalten von Baumaterialien über und unter $0°$* (Ibidem, XVI, 1880). — Poincarré : *Sur l'hygroscopicité des matériaux de construction* (Ann. d'hyg., VI, 1881). — Trélat : *Influence exercée par la porosité des murs sur la salubrité des habitations et précautions qu'elle suggère* (Congrès d'hyg. de Genève, 1883). — Recknagel : *Vortheile und Nachtheile der Durchlässigkeit von Mauern und Zwischenboden der Wohnraüme* (D. V. f. ö. Gesundheitspfl., XVII, 1885). — Emmerich : *Die Verunreinigung der Zwischendecken unserer Wohnraüme in ihrer Beziehung zu den ektogenen Infectionskrankheiten* (Zeitschr. f. Biol., XVIII, 1885). — Tollet : *Expériences sur la quantité d'eau absorbée par différents matériaux* (Congrès d'hyg. de Paris, 1889). — K.-B. Lehmann et Ch. Nussbaum : *Studien über Kalkmörtel und Mauerfeuchtigkeit* (Archiv. f. Hyg., IX, 1889). — E. Johnstone et T. Carnelley : *Effect of floor-deafening on the sanitary condition of dwelling houses* (Proceed. of the Roy. Society, 1889). — A. Serafini : *Alcuni studi d'igiene sui materiali da costruzione* (Ann. dell'Ist. d'Igiene di Roma, II, 1890). — Montefusco : *Materiali da costruzione in rapporto ai microrganismi* (Naples, 1891. Anal. in Rev. d'Hyg., 1892). — Trélat : *Sur la constitution hygiénique des murs de l'habitation* (Congrès d'hyg. de Londres, 1891). — Finance : *Substitution du blanc de zinc à la céruse* (Revue d'hyg., XIII, 1891). — Lapasset : *Désinfection des murailles et badigeonnage à la chaux* (Ibidem, XIV, 1892). — Ascher : *Ueber die Gesundheitlichen Nachtheile des Bewohnens feuchter Wohnungen und deren Verhütung* (D. V. f. ö. Gesundheitspflege, XXV, 1893). — Emmerich et Recknagel : *Die Wohnung* (Handbuch d. Hyg. de Pettenkofer et Ziemssen), Leipsig, 1894. — Claudot et Follenfant : *Essais d'imperméabilisation des parquets et des murailles* (Revue d'hyg., XVI, 1894). — Boitel : *Les constructions en fer et en ciment* (Revue du Génie militaire, IX et X, 1895). — Ch. Nussbaum : *Das Wohnhaus* (Handbuch d. Hyg. de Th. Weyl) Iena, 1896. — Du même : *Feuchte Wohnungen, ihr Entstehen und ihre Abhülfe* (Hyg. Rundschau, 1896). — Hueppe : *Bakteriologie und Biologie der Wohnung* (Handb. der Hyg. de Th. Weyl) Iena, 1896. — J. Spennrath : *L'assèchement artificiel des maçonneries* (Revue technique, 1897, Anal. in Rev. d'Hyg., 1897). — P. Pellegrini : *Ricerche sulle proprieta fisico-igieniche dei marmi* (Rivista d'Igiene e Sanita publica, 1897, Anal. in Rev. d'Hyg., 1898). — A. Sclavo : *I pavimenti delle case ed i tappeti* (Ibidem, 1897. Anal. in Rev. d'Hyg., 1898). — E. Vallin : *Valeur hygiénique comparée des planchers et des dallages* (Revue d'hyg., XX, 1898). — Du même : *La désalpétrisation des murailles* (Ibidem, XX, 1898). — Annequin : *Le paraffinage des planchers* (Ibidem, XX, 1898). — P. Pellegrini : *Sulle proprieta fisico-igieniche degli asfalti* (Rivist. d'Ig. e sanita pub., 1898. Anal. in Rev. d'Hyg., 1899). — G. Markl : *Ueber eine neue Methode zur Bestimmung der Mauerfeuchtigkeit* (Archiv f. Hyg., XXXIV, 1898). — Ch. Nussbaum : *Die isolirende Wirkung von Luftschichen* (Gesundheits-Ingenieur, 1898). — V. Lo Bosco : *Le pareti delle case come mezzo di conservatione e propagazione dei batteri patogeni* (Lavori dell'Istit. d'ig. de Palermo, 1898. Anal. in Rev. d'Hyg., 1899).

— Deycke : *Ueber die Absterbedingungen pathogener Keime auf gewissen Anstrichfarben* (Centralbl. f. Bakter., XXIII, 1898). — E. Vallin : *De l'entretien hygiénique des planchers* (Revue d'Hyg., 1899). — Ch. Nussbaum ; *Die Bauart der Wände und Decken in ihren Einfluss auf die Heizung* (Gesundheits-Ingenieur, 1899).

Plan général. Orientation.

Nous n'avons en vue ici que l'*habitation privée*, c'est-à-dire l'habitation à l'usage des particuliers, laquelle est actuellement dans beaucoup de villes *collective*, en ce sens qu'elle abrite plusieurs familles ou ménages vivant d'une façon d'ailleurs indépendante. Mais l'*habitation collective* proprement dite est celle qui est occupée par un certain nombre d'individus vivant réellement en commun ; c'est le plus souvent un établissement public à destination spéciale comme les crèches, écoles, lycées, casernes, hôpitaux, asiles, prisons, que nous désignerions volontiers sous le titre d'*établissements collectifs*, d'autant que quelques-uns ne sont pas des habitations à proprement parler. Sans échapper aux règles générales de salubrité que nous indiquons dans ce chapitre, ces établissements réclament presque toujours diverses modifications, quant à l'application de ces règles, ainsi que certaines formes en rapport soit avec le groupement intime des individus, soit avec le but dans lequel ils sont réunis. Nous nous en occuperons en même temps que de l'hygiène des groupes auxquels ils sont réservés.

Dimensions et peuplement des habitations privées. — Le plus souvent les habitations privées sont accolées les unes aux autres, notamment dans les villes, où elles forment de longues files ininterrompues de chaque côté des rues, ou encore des massifs, des « îlots » polygonaux, que circonscrivent les rues. A la campagne on trouve plutôt des maisons non contiguës, entourées de cours ou jardins éminemment favorables, comme bien on le pense, à la circulation et au renouvellement de l'air par les grands courants atmosphériques. C'est le « cottage system » volontiers usité à la périphérie des agglomérations urbaines et qui, en Angleterre, règne jusque dans certaines parties de Londres. Il faut éviter, avec ce système, de faire pousser auprès des maisons ainsi disposées de trop grands arbres qui amènent de l'humidité et empêchent tout à fait l'accès du soleil jusqu'aux bâtiments. Au lieu de séparer toutes les maisons on peut, du reste, les gémeller pour réduire un peu les frais de construction.

Nous avons dit que l'habitation privée moderne, sauf dans les villages, était rarement *individuelle*, en d'autres termes occupée par une seule famille. La chose se voit pourtant dans quelques villes du Nord de la France, à Lille entre autres, et c'est un cas très ordinaire aux États-Unis, dans différentes parties de l'Allemagne du Nord, en Belgique, enfin en Angleterre. On ne peut que se louer d'une telle circonstance qui a naturellement pour effet de restreindre le chiffre d'habitants et par maison et par rapport à la surface de terrain : d'où une moindre souillure probable des milieux.

Mais d'habitude on loge plusieurs familles dans le même immeuble, et à cet effet on superpose les uns au-dessus des autres un assez grand nombre d'*étages* dont chacun représente une ou plusieurs habitations complètes ; on arrive même à faire occuper en permanence des locaux situés à un niveau inférieur à la surface du terrain, les *sous-sols*, et d'autres immédiatement sous-jacents au toit, les *combles*, malgré leur insalubrité bien connue et que nous avons précédemment signalée. Cette superposition des groupes finit par créer une situation inquiétante ; car, outre qu'elle les rend beaucoup trop solidaires les uns des autres et multiplie les chances de contact des individus entre eux, circonstance favorable à la propagation des maladies infectieuses, elle tend à déterminer une accumulation des souillures contre laquelle il devient difficile de lutter efficacement, surtout si, comme dans les grandes villes, il y a juxtaposition sur une vaste étendue de maisons à nombreux étages. On tiendra compte aussi de ce fait que pour les habitants des étages supérieurs il y a une fatigue indéniable amenée par les montées et descentes que nécessitent sans cesse les relations avec le dehors.

Enfin dans les villes on ne saurait accroître indéfiniment la hauteur des maisons qui, comme nous le verrons, ne doit jamais surpasser la largeur des rues, sous peine de mettre obstacle à l'ensoleillement des immeubles qui se font vis-à-vis et de nuire à la circulation atmosphérique.

On a cherché à se rendre compte de l'influence des divers étages sur la santé de leurs habitants ; voici d'après Böckh quelle a été à Berlin à diverses époques la mortalité par étage pour 1000 habitants :

ÉTAGES	1875	1880	1885
Sous-sol	35,6	23,6	21,1
Rez-de-chaussée . . .	29,4	21,8	20,4
1er étage	28,6	20,6	18,4
2e étage	29,2	22,3	13,4
3e étage.	32,9	22,0	19,0
4e et 5e étages. . . .	36,5	25,8	21,4

Schwabe avait déjà recueilli, également à Berlin, pour la période 1860-1870, des chiffres qui témoignaient dans le même sens : à savoir que le premier étage est celui où l'on observe la plus faible mortalité, le 4e et le 5e ceux où elle est la plus élevée, car elle est un peu moindre dans les sous-sols. Mais ceci ne prouve pas du tout que l'habitation des sous-sols soit préférable à celle des combles : la mortalité est plus grande dans ces derniers parce que les habitants en sont plus pauvres, partant moins bien partagés à tous égards que ceux des caves, qui à Berlin sont souvent des boutiquiers ou des débitants possédant une aisance relative. De même encore la mortinatalité élevée que Sommerbrodt avait trouvée à Berlin pour la partie de la population logée sous les toits, mortinatalité que cet auteur attribuait aux fatigues des montées et des descentes, est avant tout en relation avec la misère générale, ainsi qu'il ressort d'autres statistiques.

On a tenté d'autre part d'établir à l'aide de la statistique quelle était l'influence sanitaire de la densité plus ou moins grande des habitations ou des habitants par rapport à la surface de terrain. On a d'abord comparé à cet égard les villes aux campagnes ; mais il est évident que la répartition des bâtiments et la proportion d'habitants par unité de surface ne représentent qu'un des multiples éléments de la salubrité plus grande de la campagne relativement au milieu urbain. Les comparaisons entre villes n'ont pas non plus une sérieuse valeur car elles sont basées sur des moyennes qui effacent les différences énormes pouvant exister d'un quartier à l'autre ; ainsi on dit qu'à Paris il y a $32m^2$ par habitant ; à Berlin $40m^2\,87$, à Londres $64m^2$ environ, à Vienne $130m^2\,54$; mais dans tel quartier de cette dernière ville la proportion s'abaisse à $20m^2\,87$, et dans le quartier Saint-Gervais à Paris on ne trouve plus que $8m^2\,55$ par habitant ; au surplus il y a encore bien d'autres facteurs de la salubrité des villes ou des quartiers.

D'ailleurs les chiffres dont il vient d'être parlé ne permettaient guère de se faire une idée tant soit peu exacte de l'agglomération des individus dans les diverses habitations d'une localité, ce qui est en somme le premier élément du problème relatif à l'influence que peut exercer cette agglomération sur la santé de ceux qui en font partie. Aussi les statisticiens ne tardèrent-ils pas à essayer de déterminer le nombre des habitants de chaque immeuble, puis de chaque logement, enfin le nombre de chambres ou pièces de chacun de ces logements.

Dès 1875 Westergaard avait trouvé pour Leipsig les chiffres ci-après :

MOYENNE D'AGGLOMÉRATION	MORTALITÉ ANNUELLE P. 100
0 à 1 habitant par chambre	1,1
1 à 1,5 — —	1,8
1,5 à 2 — —	2,0
2 à 2,5 — —	2,6
2,5 à 3 — —	2,7
Au-dessus de 3 — —	3,4

Depuis lors J. Bertillon, Körösi, Polak, etc. se sont livrés à des études du même genre pour un certain nombre de grandes villes d'Europe et sont régulièrement arrivés à des résultats analogues, d'où découle cette conclusion générale : plus le nombre d'habitants est élevé par rapport au nombre de pièces des logements, plus la mortalité est relativement grande, et plus aussi les maladies transmissibles (sauf de rares exceptions) sont fréquentes. Mais il ne faut pas croire que ces faits s'expliquent par la seule influence des conditions hygiéniques de l'habitation surpeuplée. Westergaard l'avait tout de suite remarqué : classer la population d'après le nombre des habitants par logement, c'est la classer d'après la fortune. En d'autres termes l'accumulation des individus, leur mortalité générale, leur morbidité par maladies infectieuses, s'accroissent à mesure que la pauvreté augmente et que la misère commence.

Au surplus nous pensons avec Vallin que la base des travaux statistiques dont nous venons de rapporter les résultats n'est pas encore parfaitement appropriée à la question qu'il s'agit de résoudre, soit l'influence sanitaire défavorable de l'agglomération humaine dans les habitations. En effet la connaissance du nombre des habitants d'un immeuble et celle de la quantité de locaux dont ils disposent ne donne qu'une idée fort imprécise du degré de leur accumulation. Il faudrait absolument se procurer quelques notions sur l'espace réellement occupé, et même sur certaines dimensions de cet espace. Peut-être est-il impraticable de cuber les pièces des logements. Mais on pourrait, comme l'a demandé Trélat, déterminer le cube total apparent de chaque immeuble : on en déduirait sans peine, au moins approximativement, le cube en réalité disponible ; si l'on y ajoutait l'indication de la surface de terrain bâtie, on aurait alors une série de données qui, rapprochées du nombre des habitants de la maison, fourniraient des renseignements très précieux sur la situation de ceux-ci. En se reportant d'un autre côté à la mortalité de ces groupes on arriverait sans doute à tracer de justes limites au développement admissible pour une habitation et on pourrait formuler les proportions à maintenir entre les dimensions d'un immeuble et sa population.

En attendant les indications précises que nous souhaitons il est à recommander de ne pas multiplier les étages dont il ne devrait jamais y avoir plus de trois au dessus du rez-de-chaussée, conformément à l'avis de R. Baumeister (à Paris le décret de juillet 1884 en tolère 7 en tout), sans compter les combles qui ne serviraient que de greniers c'est-à-dire de magasins et non point de logement, de même que les sous-sols. Dans son projet de règlement de 1889 pour la sauvegarde de la salubrité de l'habitation, l'Association allemande d'hygiène publique n'a accepté que quatre étages au dessus du rez-de-chaussée et a interdit l'habi-

tation des sous-sols ; elle tolère leur occupation temporaire s'ils n'ont pas plus
d'un mètre de profondeur et si leurs fenêtres s'élèvent d'autre part à 1 mètre au
moins au-dessus du niveau de la surface du terrain environnant.

Par ailleurs on s'étendra le plus possible dans le sens horizontal de manière
à donner à chaque habitant au moins le cube individuel minimum que nous
reconnaîtrons nécessaire en étudiant les conditions de l'habitation au point de
vue atmosphérique.

Forme générale. Distribution intérieure. — Il importe, lorsque l'on trace
le plan d'une habitation, d'éviter les massifs de construction d'une trop grande
profondeur ; autrement dit, s'il est loisible de donner aux faces antérieure et
postérieure de la maison un développement presque illimité, il ne faut pas que
ces deux façades, les seules libres d'habitude en ville, comprennent entre elles
un trop large espace, car tous les locaux sans aucune exception doivent posséder sur l'une de ces façades des ouvertures établissant une large communication avec l'atmosphère extérieure. Il est indispensable en effet que la lumière
et l'air du dehors puissent accéder librement dans toute la profondeur des différentes parties de l'immeuble.

Les bâtisses disposées autour d'une cour centrale jouissent de conditions déjà
moins avantageuses, lors même que chacun des corps de logis n'a qu'une profondeur normale et que la cour intérieure présente de bonnes dimensions :
celles-ci ne doivent pas être inférieures à la hauteur des bâtiments enveloppants
(ou tout au moins aux deux tiers de cette hauteur comme l'a demandé, en 1889,
l'Association allemande d'hygiène publique) afin que le renouvellement de
l'air s'opère avec assez d'activité dans la cour et que l'ensoleillement des façades
tournées de ce côté ne se trouve pas trop limité ; grâce à ces dispositions serait
en même temps observé ce principe formulé en Allemagne que la lumière doit
pouvoir arriver dans les pièces habitées sous un angle de 45° avec l'horizon.
Mais les cours entre bâtiments que l'on rencontre communément dans les villes
sont bien loin de satisfaire à ces exigences ; elles ressemblent malheureusement
la plupart du temps à des espèces de puits aussi peu éclairés qu'aérés. A Paris
le décret du 23 juillet 1884 ne demande pas plus de 30 m.² et de 5 m. de large
en moyenne pour des *cours* situées entre bâtiments ayant jusqu'à 18 m. de
haut ! Et l'article suivant du même décret autorise des *courettes* de 9 m.² et
1ᵐ,80 de largeur à condition que les locaux qu'elles sont destinées à éclairer et
aérer (?) ne soient pas des pièces d'habitation à proprement parler, mais seulement des cuisines, des cabinets d'aisances, des vestibules ou couloirs ; on se
contente même de 4 m.² quand il n'est pas question de cuisines. Ces courettes
ont été maintes fois dénoncées comme une cause de grande insalubrité.

Il ne faut jamais se borner, quand on réglemente la construction au point de
vue qui nous occupe, à fixer un rapport entre la surface bâtie et la surface non
bâtie ; cela n'empêche pas du tout l'édification d'immeubles démesurés, au
contraire, comme on en a fait jadis l'expérience à Francfort. Il est nécessaire
de limiter le nombre des étages et de déterminer la relation à observer entre lui
et l'écartement des bâtisses ou encore, suivant l'exemple actuel de Francfort,
d'exiger une certaine surface libre (60 m.² au minimum dans la ville en question) par chaque logement d'un même immeuble.

Logiquement on ne devrait en aucun cas tolérer que deux façades quelconques opposées fussent moins distantes l'une de l'autre que celles qui se font
vis-à-vis de part et d'autre des rues ; c'est-à-dire que l'intervalle entre deux
bâtiments parallèles ne devrait jamais être sensiblement moindre que leur hau-

teur. La chose étant toutefois impossible à imposer dans les vieux quartiers des grandes villes, il sera bon d'édicter une réglementation différente suivant qu'il s'agira de la zone centrale ou d'une zone périphérique de l'agglomération urbaine, méthode adoptée à Berlin, Vienne, Hambourg, Breslau, Francfort, Cologne. Dans cette dernière ville on a limité la hauteur des maisons d'après la zone où elles étaient situées à 20 m., 17 m. et 15 m. Le règlement de Hambourg (1882) interdit de dépasser trois étages (rez-de-chaussée compris) pour les immeubles qui ont un arrière-corps de logis ; dans le même cas, la largeur de la cour séparant les deux bâtiments doit égaler la hauteur de ceux-ci dans les faubourgs et les 2/3 seulement de cette dimension en ville. A Berlin, le règlement pour les faubourgs dispose que les maisons les plus hautes ne dépasseront pas quatre étages et 18 m. d'élévation ; elles n'occuperont que la moitié du terrain où elles sont construites ; les cours comprises entre deux bâtiments de ce genre n'auront pas moins de 15 m. de large, et même 18 m. s'il y a des bâtiments de trois côtés. En revanche, les petites maisons à un étage sur rez-de-chaussée, n'ayant que 9 m. de haut, pourront s'étendre sur les 7/10 du terrain ; toutefois, leurs cours auront 9 m. de large. Une autre ordonnance de police (1897) règle la construction dans la ville même : le terrain en bordure de la rue jusqu'à une profondeur de 6 m. est complètement bâtissable ; de là jusqu'à une distance de 32 m. on ne peut plus bâtir que sur les 7/10 de la surface. La hauteur maxima des maisons est arrêtée à 22 m. avec cinq étages au total. Enfin, tout bâtiment d'habitation non en bordure de la rue doit prendre jour sur une cour d'au moins 80 m.[2].

Il faut prendre d'ailleurs en considération les conditions climatériques du pays où l'on bâtit, ce qui conduira par exemple, pour les pays froids et les pays chauds, à admettre plus volontiers que chez nous des cours intérieures — suffisamment vastes — ce système de construction ayant l'avantage de protéger dans une certaine mesure l'habitation contre les températures extrêmes du dehors.

Dans la distribution intérieure de toute maison on se préoccupera d'abord de n'avoir que des locaux prenant jour et air directement en dehors : c'est la seule manière d'obtenir un éclairage naturel et une aération convenables. Tout logement se composera obligatoirement, outre un nombre variable de pièces servant à coucher, à manger, à travailler, etc., d'une cuisine et d'un cabinet d'aisances. S'il s'agit d'une habitation individuelle pour un ménage de la classe moyenne, il n'est pas difficile de trouver au rez-de-chaussée la place des pièces consacrées aux relations extérieures (salon, cabinet d'affaires, salle à manger) et la cuisine, le 1er et le 2e étages étant réservés à la vie de famille et comprenant les chambres à coucher, cabinet de toilette, salle de bain. Avec un logement occupant un étage ou une partie d'étage d'une habitation collective, il y a lieu de songer à répartir les locaux selon leur destination par rapport aux deux façades disponibles ; les pièces où l'on séjourne le plus ayant un besoin particulier de lumière et même de chaleur (dans les pays tempérés) seront placées, de préférence, au sud ou à l'est, la salle à manger, la cuisine, le cabinet d'aisances, la salle de bain, la cage d'escalier au nord.

Les annexes de l'habitation, telles que buanderie, écurie, etc., en seront, si c'est possible, séparées ; la buanderie produit des vapeurs, l'écurie exhale des odeurs qu'il vaut évidemment mieux éviter.

Orientation. — Étant donnée l'influence sanitaire favorable de la lumière et de la chaleur solaire modérée vis-à-vis de l'organisme humain, tout le monde reconnaît que l'habitation doit être orientée de telle sorte que le soleil puisse aussi souvent que possible pénétrer jusqu'à ses habitants, assécher et échauffer convenablement les murailles de la construction, jouer son rôle microbicide vis-à-vis des germes répandus dans l'air et sur les parois des locaux. Mais, d'autre part, il faut éviter que nos demeures ne soient exposées à offrir des températures trop élevées par suite d'un ensoleillement excessif, circonstance fâcheuse susceptible de se réaliser assez volontiers en été même dans les régions tempérées. On soupçonne par là que les conditions climatériques de chaque pays pourront conduire à adopter des dispositions différentes pour résoudre ce double problème qui se complique encore, la plupart du temps, de l'obligation de tenir compte de la direction des vents régnants.

Dans tous les cas il est nécessaire de savoir d'abord quelle quantité de chaleur reçoit directement du soleil, aux diverses époques de l'année, l'unité de surface d'une paroi suivant son orientation. Knauff, de Heidelberg, ayant orienté vers les quatre points cardinaux les quatre flancs d'un cube de maçonnerie de 1 m. de côté détermina expérimentalement le nombre de calories solaires reçues par chacune de ces faces à l'équinoxe, au solstice d'été, au solstice d'hiver. Les observations avaient lieu sous le 49e degré de latitude, par des journées où le ciel était bien découvert. Voici les résultats enregistrés :

ÉPOQUE	CALORIES REÇUES			RAPPORT ENTRE FACE SUD et l'une des f. Est ou Ouest.
	FACE EST OU OUEST	FACE SUD	FACE NORD	
Solstice d'été (24 juin)	2.600	1.904	467	1 : 1,36
Equinoxe (20 mars ou 20 sept.)	1.534	3.375	0	1 : 0,45
Solstice d'hiver (21 décembre)	358	1.965	0	1 : 0,18

En se basant sur ces chiffres, et en tenant compte des jours où le ciel est couvert, la face sud à elle seule absorberait pendant la période froide d'octobre à mai plus de chaleur que les faces est et ouest réunies (le rapport serait au moins comme 6 : 5); c'est l'inverse, et de beaucoup, pendant la période chaude qui s'étend de mai à octobre : la somme des calories absorbée par les faces est et ouest réunies devient très supérieure à la somme des calories reçues par les faces nord et sud, bien que cette dernière ait été exposée au soleil pendant bien plus longtemps que les autres faces. Ce dernier phénomène n'a pas échappé à Vogt, à Flügge, à Tollet, qui ont observé seulement pendant l'été, et il a été justement expliqué par la différence des angles d'incidence des rayons solaires, selon qu'ils viennent tomber de l'est, de l'ouest, ou bien du sud sur des parois tournées vers ces points. Au reste l'ingénieur D. Spataro a récemment fourni la vérification mathématique des données établies par Knauff, et si ses chiffres ne sont pas tout à fait les mêmes, du moins, leur signification générale est absolument identique : pour l'ensemble de l'année, à Rome, la quantité de chaleur reçue par les deux parois est et ouest réunies est à celle reçue par les parois sud et nord comme 12 : 10 ; mais pendant les saisons fraîches et froides seulement ce rapport devient comme 10 : 13.

Reste à décider maintenant de la valeur hygiénique relative de la chaleur solaire suivant les saisons. Or il est assez évident que cette valeur est plus grande en hiver qu'en été, puisque la chaleur est bien plus nécessaire pendant les saisons tempérées et froides que pendant la saison chaude : à ce moment il y a même un excès auquel il importe de se soustraire. La conclusion rationnelle de ceci est que, contrairement à l'avis de Trélat, de Tollet, de Laveran, mais d'accord avec Knauff, Degen, R. von Gruber, Nussbaum, Spataro, les façades principales de nos demeures doivent être tournées sensiblement vers le nord et le sud, les pignons vers l'est et l'ouest, de manière à recevoir le plus de soleil possible en hiver et le moins possible en été. Cette règle vaut pour les pays chauds, où il s'agit surtout d'éviter un trop grand échauffement, comme pour les pays septentrionaux où l'on éprouve, pendant la majeure partie du temps, le besoin de recueillir du calorique.

La tradition et le bon sens ont d'ailleurs depuis longtemps fourni les indications que la science a désormais faites siennes. Ce n'est pas d'aujourd'hui que l'on a remarqué qu'en hiver, comme l'a rappelé Nussbaum, le soleil a peu de force au voisinage de son lever ou de son coucher sur les horizons de l'Est ou de l'Ouest, si même il n'y est pas masqué par des brumes ; à cette époque on ne saurait songer à en tirer un réel profit qu'au milieu de la journée. D'un autre côté qui n'a vu en été les habitants de maisons exposées à l'Est et à l'Ouest être obligés de s'ingénier à se défendre contre les ardeurs du soleil le matin sur une façade, l'après-midi sur la façade opposée ? La situation est encore tolérable quant on dispose de locaux prenant jour les uns à l'Est les autres à l'Ouest, cas ordinaire pour une habitation privée de quelque ampleur ; on peut à la rigueur passer des uns dans les autres selon l'heure de la journée. Il n'en est plus de même avec des locaux occupant toute la largeur des bâtiments, ce qui doit être la règle, comme nous le verrons, pour les établissements collectifs ; on a alors des salles inondées pendant de longues heures de la matinée et de l'après-midi par les rayons solaires qui les pénètrent de part en part et en rendent en somme le séjour assez pénible.

Ce n'est pas à dire que l'exposition Nord-Sud soit sans inconvénients ; nous croyons seulement qu'ils sont les moindres de ceux entre lesquels il faut choisir. Nous avons montré les avantages thermiques incontestables de cette exposition. Mais cependant la façade Nord est à peu près privée de soleil. Toutefois on peut y remédier dans une certaine mesure en inclinant légèrement les façades vers le N.-E. et le S.-O. ou vers le N.-O. et le S.-E. Dans les habitations privées on élude les conséquences de l'exposition septentrionale en plaçant de ce côté les locaux où l'on ne séjourne pas beaucoup. Dans les établissements collectifs les salles prenant jour à la fois au Nord et au Midi seront assez ensoleillées d'une part pour s'en passer de l'autre.

A vrai dire il arrive la plupart du temps que l'orientation des bâtiments est réglée par des conditions auxquelles force est de se soumettre, par exemple, par la direction des rues, conditions souvent en contradiction plus ou moins évidente avec les règles de l'hygiène. Nous verrons à propos de l'HYGIÈNE URBAINE qu'il y aurait quelque chose à faire à cet égard, justement pour permettre de donner aux maisons une exposition convenable.

Naturellement les parois d'un bâtiment ne laissent passer à l'intérieur qu'une petite partie de la chaleur qui arrive sur leur surface externe ; cette quantité est très variable, entre autres selon les matériaux et le mode de construction employés. D'après Knauff pour une maison de dimensions moyennes, construite d'une façon ordinaire, la chaleur qui pénètre dans les locaux n'est que le cinquième de celle que reçoivent les parois. La partie absorbée au moins provisoirement par les parois sert à les assécher. D'ailleurs Gruber a fait remarquer que plus une maçonnerie était sèche moins elle absorbait définitivement de chaleur et plus elle en laissait passer à l'intérieur des locaux.

Il est également utile d'envisager quelle est l'orientation à donner de préférence aux habitations par rapport aux vents ; ceux-ci doivent renouveler l'air autour de nos demeures et en été nous apporter une certaine fraîcheur. Mais on s'arrangera s'il est possible pour soustraire les façades principales au choc direct des vents désagréables, froids ou pluvieux, tels que, dans nos régions, le vent du nord et les vents d'ouest : lorsqu'ils frappent perpendiculairement les façades on n'en ouvre plus les fenêtres. Nous avons dit qu'on chercherait à s'abriter du vent du Nord par la situation topographique. Quant aux vents d'Ouest les façades tournées vers le Nord et vers le Sud leur échappent naturellement ; c'est encore un avantage de l'orientation que nous préconisons.

Bibliographie. — F. KNAUFF : *Ueber das neue akademische Krankenhaus in Heidelberg*. Münich, 1879. — HUDELO : *Le Nouveau règlement sur les constructions neuves dans Paris* (Annales d'hyg., VII, 1882). — F. RITTER VON GRUBER : *Die Versorgung der Gebäude mit Sonnenwärme und Sonnenlicht* (Congrès d'hyg. de Vienne, 1887). — R. BAUMEISTER : *Normale Bauordnung nebst Erläuterungen*. Wiesbaden, 1880. — ADICKES, HINCKELDEYN et CLASSEN : *Die Nothwendigkeit weiträumiger Bebauung bei stadterweiterungen und die rechtlichen und technischen Mittel zu ihrer Ausführung* (D. V. f. ö. Gesundheitspflege, XXVII, 1895). — OLDENDORFF : *Einfluss der Wohnung auf die Gesundheit* (Handbuch der Hyg. de Th. Weyl, IV), Iena, 1895. — CH. NUSSBAUM : *Das Wohnhaus* (Ibidem, IV) Iena, 1896. — J. POLAK : *Influence de l'accumulation des habitants sur la mortalité dans les maladies infectieuses aiguës* (Rev. d'hyg., XIX, 1897). — D. SPATARO : *Orientation et largeur des rues en rapport avec l'insolation des habitations* (Ibid., XX, 1898). — J. BERTILLON : *Les logements surpeuplés à Paris en 1896* (Ibid., XXI, 1899).

2° ATMOSPHÈRE DES HABITATIONS

L'atmosphère des locaux au milieu desquels l'homme passe une partie de son existence doit être aussi semblable que possible à l'atmosphère extérieure, en ce que celle-ci offre de favorable à la santé. Or le séjour des individus dans une atmosphère limitée tend nécessairement à amener son altération progressive par usure et surtout par souillure. Nous nous occuperons d'abord des causes de ce phénomène et nous indiquerons comment on peut atténuer dans une très notable mesure les effets de plusieurs d'entre elles. Nous exposerons ensuite les principes et les moyens de la *ventilation*, c'est-à-dire du renouvellement de l'air des locaux par de l'air pur et salubre emprunté à l'atmosphère extérieure.

Altération de l'air des habitations

Sources des altérations de l'air. — Les principales sources de l'altération de l'air des locaux habités sont :

La respiration, qui consomme un peu d'oxygène et rejette en revanche dans l'air une certaine quantité de CO_2 et de vapeur d'eau. Un adulte consomme par heure environ 24 litres d'oxygène, soit en 24 h. 746 grammes (520 litres) d'oxygène et élimine par le poumon 847 grammes (443 litres) d'acide carbonique (Vierordt), c'est-à-dire de quoi porter en un jour jusqu'à 8 ou 10 pour 1000 la teneur en CO_2 de l'air non renouvelé d'une pièce de 45 m. c. L'âge, le sexe, le poids, l'état d'activité ou de repos, de santé ou de maladie, modifient naturellement un peu les moyennes qui viennent d'être indiquées ; elles sont toujours moindres pour la femme que pour l'homme, s'abaissent beaucoup chez les enfants (un enfant de 10 ans ne produit guère que 10 litres de CO_2), s'élèvent notablement pendant le travail et chez les fiévreux.

La respiration aboutit en outre à rejeter dans l'air des locaux environ 20 à 22 gr. de vapeur d'eau par homme et par heure.

Les fonctions de la peau déterminent l'élimination d'une quantité de vapeur d'eau double, et même volontiers triple de la précédente, la température du local et l'activité plus ou moins grande des individus influençant sans cesse cette exhalation. La proportion de CO_2 éliminée par la peau est négligeable. Mais en revanche il convient de signaler que les sécrétions sudorales et sébacées, leur mélange et leur macération avec des débris épidermiques, donnent naissance à des acides gras volatils et, surtout chez les gens peu propres, à des produits de décomposition mal odorants.

Les fonctions du tube digestif qui donnent naissance à des mélanges gazeux souvent nauséabonds formés d'hydrogène, d'indol, de scatol, de CO_2, etc.

A côté de ces phénomènes physiologiques qui altèrent surtout la composition chimique de l'air et modifient ses conditions hygrométriques, il en est d'autres, ainsi que diverses circonstances étroitement liées à la vie des individus, qui sont l'origine de la souillure de l'air par des *poussières*, parmi lesquelles les *poussières microbiennes* sont capables de constituer un grave danger. Sans doute une partie des poussières de l'air des habitations provient de l'air extérieur ; mais une autre partie a sa source dans les excrétions humaines desséchées, les débris épidermiques, les souillures rapportées du dehors par les vêtements et surtout par les chaussures, etc. Et si l'air expiré par les individus ne contient presque aucun germe, comme l'a d'abord affirmé Tyndall et comme les expériences de Straus et Dubreuilh l'ont confirmé, en revanche des microbes peuvent être contenus dans la salive pulvérisée dans l'air sous forme de petites gouttelettes par l'acte de tousser ou même de parler (Flügge). D'ailleurs le va-et-vient des personnes, les mouvements de l'air qu'elles déterminent dans les locaux, détachent des surfaces où elles reposaient et font flotter toutes ces poussières minérales, organiques ou organisées. Comme nous le verrons elles sont susceptibles de jouer, par rapport à la salubrité de l'habitation, un rôle de la plus grande importance.

Enfin, il faut citer encore comme causes fréquentes d'altération de l'air des habitations :

Les *immondices*, ou résidus de toute nature, qui résultent de la vie des humains, et qui tantôt donnent des poussières diverses, tantôt même, s'ils ne sont pas assez promptement évacués, laissent échapper des gaz issus de leur décomposition ;

L'éclairage artificiel et *le chauffage*, qui, produits à l'aide de certains procédés ou appareils, peuvent vicier gravement l'air par des gaz toxiques ou le charger de poussières inertes.

Il arrive aussi que l'éclairage et le chauffage élèvent à un degré fâcheux la température de l'air des locaux, phénomène auquel contribuent, du reste, les individus eux-mêmes, dont chacun, au calcul de Rubner, à l'état de repos, perd en moyenne 2,300 calories par 24 heures.

Telles sont les diverses causes sous l'influence desquelles l'air des habitations tend à prendre les caractères attribués à l'air confiné : il est échauffé, souvent humide ; surtout il est mélangé à des gaz et produits volatils suspects, et enfin il charrie des poussières dangereuses. Ainsi modifié, l'air perd les propriétés toniques et bienfaisantes qu'il possède quand il est normal ; il devient désagréable à respirer, compromettant par suite le bien-être dont nous devons jouir

dans nos demeures pour y assurer le développement de la vitalité de l'organisme ; finalement, il agit d'une manière plus ou moins nettement nuisible sur
les individus qui vivent quelque temps au milieu de lui, porte atteinte à certaines fonctions, diminue la résistance de l'organisme aux germes infectieux,
ou même détermine des accidents aigus dans les cas où sa viciation est extrême.

Nous étudierons avec le CHAUFFAGE, l'ÉCLAIRAGE et l'ÉLOIGNEMENT DES IMMON-
DICES, la nature des souillures de l'air qui reconnaissent ces diverses origines,
ainsi que les moyens de les diminuer ; nous nous occuperons dès à présent des
impuretés provenant directement de l'homme lui-même sous forme de gaz, de
produits volatils, de poussières organiques et microbiennes.

Impuretés gazeuses et volatiles provenant de l'homme. — L'*acide carbonique*, dont la proportion normale à l'air libre est de 3 p. 10,000 et qui peut
s'élever dans l'air d'un local clos, relativement restreint, où un certain nombre
d'individus ont séjourné pendant quelques heures, jusqu'à 1 ou 2 pour 1000 et
davantage, a été considéré pendant longtemps comme la principale et presque
la seule impureté de l'air des habitations. De fait, c'est la plus facile à mettre
en évidence et à doser ; aussi, à défaut d'autre caractéristique de l'altération de
l'air confiné par la seule présence de l'homme, et comme on est assuré que CO_2
est d'ailleurs accompagné des autres impuretés pouvant provenir de la même
origine, l'a-t-on adopté pour *indicateur* de la souillure générale de l'air des
locaux habités. Sans doute ce n'est point un indicateur précis ; on ne saurait
même plus y recourir quand on a à compter avec tels procédés d'éclairage artificiel ou de chauffage qui sont capables de déverser dans les atmosphères limitées des quantités considérables de CO_2, car alors la production de ce gaz
n'affecte plus aucun rapport avec celle des souillures humaines ; au reste, même
en dehors de ce cas, la proportion de CO_2 dans une atmosphère confinée est
sans relation fixe avec la teneur en matière organique ou avec la richesse microbienne de cet air, comme l'ont montré Sanfelice et bien d'autres savants ; en
attendant on n'a rien trouvé qui puisse remplacer le dosage de CO_2 dans l'appréciation du degré d'intégrité ou d'altération de l'air des locaux.

Mais il faut bien se rendre compte qu'une proportion même relativement très
élevée de CO_2 dans une atmosphère limitée peut ne constituer qu'un défaut, une
infériorité de l'air, sans en faire un mélange positivement toxique. Pettenkofer
a passé quelques heures dans une atmosphère à 10 p. 1000 de CO_2, sans en
être très incommodé ; bien plus, Forster a respiré sans difficulté pendant dix
minutes dans une cave où fermentait du vin dont l'air contenait 40 de CO_2 p. 1000.
Selon Smith, quand la richesse de l'air en CO_2 provient de la respiration, la
tolérance est moins facile ; il lui a paru impossible de rester un temps notable
dans une atmosphère à 40 p. 1000 de CO_2 de cette origine. C'est qu'alors la
toxicité de CO_2 s'augmente de la toxicité des diverses impuretés qui l'accompagnent.

L'acide carbonique n'en est pas moins pourtant un réel poison par ses propriétés anesthésiques, comme l'a montré P. Bert dans des expériences qui ont
permis de comprendre le mode d'action de cet agent. « Quand un animal respire
en vase clos, soit dans l'air comprimé, soit dans un air suroxygéné, à la pression normale, en telle sorte que l'oxygène ne lui fasse jamais défaut, la tension
croissante de CO_2 dans l'air maintient une proportion croissante du même gaz
dans le sang, si bien que l'acide carbonique produit dans la profondeur des
tissus reste dans ces tissus. Il résulte de cette accumulation un ralentissement

progressif des oxydations intra-organiques; d'où, comme conséquence, un abaissement considérable de la température du corps. Le système nerveux central, dans cette action générale sur l'organisme, manifeste le premier qu'il est atteint, par la perte des transmissions réflexes, d'abord aux membres, puis à l'œil, puis enfin au centre respiratoire, d'où résulte la mort, sans agitation ni mouvement convulsif.

Le cœur ralentit ses mouvements, mais conserve très longtemps toute sa force ; il est encore l'*ultimum moriens*, Donc CO_2 n'est pas non plus un poison du cœur.

« La vie végétale, la germination, le développement des moisissures, la putréfaction, sont ralentis, suspendus, arrêtés définitivement par l'acide carbonique sous une tension suffisante.

« Ainsi, l'acide carbonique est un poison universel, qui tue animaux et végétaux, de grande taille ou microscopiques ; qui tue les éléments anatomiques isolés ou groupés en tissus. Et tout cela n'a rien d'étonnant, puisqu'il est le produit d'excrétion universel de toutes les cellules vivantes ; sa présence empêche l'excrétion et arrête par conséquent, en y opposant un obstacle terminal, toute la série des transformations chimiques de la vie, qui commencent par l'absorption d'oxygène et finissent par le rejet de l'acide carbonique. »

Il n'est pas impossible que l'acide carbonique, puisqu'il est un poison, agisse dans une certaine mesure comme tel dans les mélanges où sa proportion est élevée. Peut-être a-t-il joué un rôle de ce genre dans les asphyxies en masse dont ont été victimes, en diverses circonstances, des prisonniers entassés dans des locaux trop étroits et où l'air ne se renouvelait pas suffisamment (prisonniers autrichiens après la bataille d'Austerlitz, indiens dans une prison (Black Hole) de Calcutta, asphyxies sur le transport anglais *Maria Somes*, sur le steamer *Londonderry*, etc.).

Notons à ce propos que, d'après des recherches récentes de K.-B. Lehmann, l'homme immobile dans une atmosphère qui l'est également, ou à peu près, se trouve jusqu'à un certain point enveloppé par l'air qu'il expire, lequel ne se diffuse pas aussitôt dans tout l'espace offert et repasse en partie dans l'air inspiré ; ce dernier contient dès lors une proportion de CO_2 au moins double de la proportion moyenne que l'on observe dans l'air du local. Tandis qu'à l'extérieur nous respirons un air renfermant au plus 4 de CO_2 pour 10,000, dans une pièce pouvant passer pour très convenablement aérée, attendu qu'on y rencontre en moyenne moins de 1 de CO_2 pour 1000, nous absorbons un air qui en contient 2 à 3 pour 1000.

Nous admettons volontiers, en outre, qu'il y a inconvénient à respirer longtemps CO_2 dans la proportion de plusieurs millièmes, comme dans les écoles à la fin des classes, dans les dortoirs à la fin de la nuit, dans les grands magasins à la fin de la journée, dans les théâtres, les cafés, etc., pour cette raison qu'il ne saurait être indifférent d'absorber d'une façon prolongée et répétée un poison même bien dilué. Au reste, comme on l'a vu plus haut, d'après Paul Bert, l'acide carbonique entrave les échanges gazeux respiratoires, et Gréhant a démontré que l'air expiré contient d'autant moins de CO_2 qu'il y en a davantage dans l'atmosphère où l'on respire. En dehors des accidents aigus qu'il peut produire, l'acide carbonique doit, bien probablement, jouer un rôle dans le ralentissement de la nutrition et de l'hématose, dans l'affaiblissement de la vitalité des individus qui séjournent habituellement au sein d'une atmosphère confinée et viciée par un groupe humain. Le confinement entraîne naturellement, chez ceux qui y sont exposés, une plus grande réceptivité vis-à-vis des agents animés des maladies infectieuses, notamment de la tuberculose, dont les germes existent si souvent dans les habitations.

Il ne paraît pas d'ailleurs que la diminution légère de la proportion d'oxygène qui se rencontre dans les atmosphères riches en CO_2 puisse avoir une influence appréciable sur l'homme.

On a cherché si l'air expiré ne renfermait pas quelque *substance organique*, oxydable, volatile, plus nettement offensive pour la santé que l'acide carbonique : mais la réalité de cette sorte d'alcaloïde reste douteuse.

Dès 1863, Hammond pensait avoir démontré, par le permanganate, son existence dans l'air expiré ; Ransome, Seegen et Nowack, Uffelmann confirmaient cette manière de voir, tandis que Pettenkofer, Voit, Hermans, en des recherches analogues à celles des auteurs précédents, n'obtenaient que des résultats négatifs. Aussi bien il n'y a pas que les matières organiques qui agissent sur le permanganate. En 1887, Brown-Séquard et d'Arsonval annoncèrent que l'air expiré contiendrait une ou plusieurs substances toxiques telles que, si l'on injecte à un lapin 6 à 7 grammes de liquide obtenu par la condensation des vapeurs pulmonaires qu'entraine l'air expiré sortant de la bouche d'un homme, on observe des troubles divers (dilatation pupillaire, ralentissement de la respiration, accélération du pouls, abaissement de température, faiblesse paralytique) et même la mort, lorsque l'injection va à 15 centimètres cubes de ce liquide. La toxicité de ce liquide ne diminue point par l'ébullition. Pour les auteurs, c'est un « alcaloïde volatil », sécrété par les poumons et très analogue à la ptomaïne que Brieger appelle « névrine putréfactive ».

La communication de Brown-Séquard et d'Arsonval ne tarda pas à susciter des recherches de contrôle et des contradicteurs. Après Dastre et Love, Hoffmann-Wellenhof injecte à des lapins l'eau de condensation chauffée à 37° de l'expiration pulmonaire, et ne détermine chez eux aucun trouble, tandis que l'injection d'eau froide cause du malaise. R. Giliberti et Alessi (1888) ne sont pas plus heureux. Lehmann et Jessen, en suivant les procédés de Brown-Séquard, soit en les modifiant de façon à séparer absolument l'air de l'expiration des produits de sécrétion de la peau, échouèrent de même.

Cependant, Würtz, en faisant passer l'air expiré à travers une solution d'acide oxalique, qu'il saturait ensuite par du carbonate de chaux, obtenait, par l'addition d'acide chlorhydrique, le chlorhydrate d'une base, qui pouvait être l'alcaloïde de l'air d'expiration. Lehmann et Jessen, à la vérité, ni plus tard Merkel, ne retrouvaient cette base.

Mais Brown-Séquard appuyait sa première formule de l'expérience suivante : huit cages, hermétiquement fermées et renfermant chacune un lapin, sont placées les unes à la suite des autres et communiquent par un tube. Un *expirateur*, disposé à l'une des extrémités de la série, fait passer un courant d'air dans la première cage et de celle-ci dans les suivantes ; de telle sorte que le dernier lapin respire l'air qui a servi aux sept premiers, le septième l'air déjà respiré par les six premiers, ainsi de suite. Or, le huitième lapin meurt en deux jours, le septième en trois jours, etc. On a eu soin que l'acide carbonique n'y soit pour rien. D'ailleurs, si l'on vient à placer en avant des deux dernières cages un tube renfermant de la pierre ponce imbibée d'acide sulfurique, — qui détruit la matière organique et fixe l'alcaloïde, — les animaux occupant ces deux cages restent en vie.

Merkel ne parvient pas à rendre malade une souris à laquelle il injecte sous la peau 2 centimètres cubes de la vapeur condensée à 180 c. c. de 4,200 litres d'air pulmonaire. Mais il provoque la mort des animaux en répétant l'expérience de Brown-Séquard. D'où il conclut que « l'air expiré de l'homme sain et des animaux renferme des matières organiques volatiles en proportions extrêmement faibles. Il s'agit vraisemblablement d'une base toxique sous sa forme volatile, mais qui perd sa toxicité en se combinant avec les acides. »

Beu, qui, à Rostock, a appliqué à des souris la méthode de Merkel, a également obtenu la mort de ces rongeurs, mais seulement au bout de neuf jours : ce qui le porte à douter qu'il y ait, dans l'air d'expiration, une nuisance déterminée. Il serait disposé à croire que d'autres influences nuisibles, la température, l'humidité, peut-être l'évaporation cutanée et les émanations des excréments, ont contribué à faire succomber les animaux en expérience.

Finalement Rauer, à l'aide d'une ingénieuse installation instrumentale, a démontré que, dans les expériences de ses devanciers, l'*acide carbonique* a des proportions bien supérieures aux 2 et 3 p. 100 reconnus par Brown-Séquard et Merkel, et que c'est à la présence de cet élément, au titre *maximum* de 15,5 p. 100 déjà indiqué par P. Bert, qu'est due la mort des animaux mis en expérience dans les cages communicantes. La fixation supposée de l'alcaloïde sur la pierre ponce imbibée d'acide sulfurique n'a pas réussi, entre les mains de Rauer, à sauver les souris traitées. Elles ont d'ailleurs succombé au mélange artificiel de CO_2 et d'air atmosphérique dans les mêmes proportions que celles des expériences, sauf que la mort arrive plus vite avec CO_2 produit par l'animal lui-même, lequel entraîne la consommation correspondante d'oxygène. Les signes observés ont été ceux qu'ont décrits Friedländer et Herter dans leurs recherches sur l'action de l'acide carbonique. Pour cet expérimentateur, la preuve est faite « qu'il n'y a pas de poison organique dans l'air d'expiration ».

Billings, Weir-Mitchell et Rirgey ont naguère encore reproduit la même affirmation à la suite de nouvelles recherches.

On n'a donc pas encore donné d'explication satisfaisante de la nocivité certaine de l'air dans lequel l'homme a respiré pendant quelque temps. Peut-être, en attendant, pourrait-on admettre que ses fâcheuses propriétés tiennent moins à une substance déterminée en particulier qu'à l'ensemble des modifications chimiques et physiques qu'il a subi du fait des individus, de leur respiration, de l'évaporation de leur sueur qui, comme l'a montré Arloing, contient normalement des produits toxiques, des gaz provenant de leurs fermentations intestinales, enfin du calorique émis par l'organisme. A l'appui de cette manière de voir nous citerions volontiers l'expérience au cours de laquelle Charrin a vu des cobayes inoculés avec un microbe pathogène succomber plus rapidement s'ils recevaient l'air expiré par d'autres cobayes pareillement infectés que s'ils respiraient l'air provenant de cobayes sains ; cela ne prouve ni l'existence d'une toxine particulière dans l'air expiré par des animaux à l'état normal, ni son augmentation lorsqu'il s'agit d'organismes malades ; mais il est permis de rapprocher les résultats observés de ces constatations absolument certaines, à savoir que des organismes malades produisent plus de CO_2 que des sujets sains, qu'ils émettent plus de calorique du moment où ils ont de l'hyperthermie, que leurs sueurs plus abondantes renferment une plus grande quantité de toxines cellulaires et microbiennes (Arloing), qu'ils sont plus spécialement sujets aux troubles digestifs et aux fermentations intestinales irrégulières : en un mot les individus à l'état pathologique occasionnent une souillure générale de l'atmosphère confinée bien plus forte que celle qu'engendreraient des sujets sains. Cette souillure générale, qui pour peu qu'elle soit prononcée impressionne défavorablement l'odorat, et dont le premier et incontestable effet est d'enlever à l'air ses principales qualités naturelles, toniques et oxydantes, sera considérée jusqu'à plus ample informé comme la cause probable de l'insalubrité banale des atmosphères confinées des locaux habités.

Nous exposerons plus loin l'action spéciale qui peut résulter de la teneur anormale en vapeur d'eau et de la souillure de ces atmosphères par des poussières variées ; mais il convient de mentionner dès maintenant que ces altérations physiques se combinent aux altérations chimiques dont il vient d'être question pour engendrer l'insalubrité banale de l'air vicié par les humains.

Dosage de l'acide carbonique. — La connaissance de la proportion d'acide carbonique dans l'air étant de nature, nous l'avons vu, à fournir une indication sur la souillure générale de cet air, on s'est ingénié à doser exactement et surtout rapidement CO_2 dans l'air.

Procédé Henriet. — En ajoutant de l'acide sulfurique à une solution diluée de carbonate de potasse neutre colorée en rouge par une goutte de phénolphtaléine, la coloration disparaît au moment où la moitié de CO_2 du carbonate s'est fixée sur le carbonate non décomposé en le transformant en bicarbonate. Cette décoloration est d'une grande netteté si l'on a soin, vers la fin de l'opération, de verser l'acide lentement et goutte à goutte. Si nous absorbons par de la potasse l'acide carbonique contenu dans un volume connu d'air, il suffira de titrer un égal volume de la liqueur de potasse employée pour que la différence des lectures multipliée par 2 corresponde précisément à CO_2 retenu.

Cette méthode mise en usage à Montsouris donne d'excellents résultats ; mais elle est d'une application assez délicate, et en somme peu expéditive. Aussi les hygiénistes lui préfèrent-ils quelqu'un des procédés suivants.

Procédé de pettenkofer. — On prépare deux solutions ; l'une de 7 grammes d'hydrate de baryte dans un litre d'eau, l'autre de $2^{gr},8636$ d'acide oxalique cristallisé également pour 1000 d'eau. De celle-ci, 1 centimètre cube $= 0,0028636$ d'acide oxalique ; c'est la quantité qui équivaut à un milligramme de CO_2. De la première, 100 centimètres cubes correspondent exactement à 98 milligrammes de CO_2. Pour *indicateur*, on se sert d'une solution de phtaléine du phénol, qui est rose avec les alcalis et se décolore par les acides.

Dans un flacon d'environ 5 litres, nettoyé et sec, on introduit, à l'aide d'un soufflet, de l'air du lieu que l'on veut expertiser ; l'air du flacon peut être considéré comme identique à l'air du lieu quand on a injecté cinq fois le volume de gaz que le vase peut contenir. On ajoute alors un volume déterminé, soit 100 centimètres cubes, de la solution de baryte, on ferme le flacon, l'on agite vivement et l'on attend dix à quinze minutes ; après ce temps, l'acide carbonique de l'air intérieur est absorbé et l'on s'en aperçoit au trouble du liquide. On ajoute goutte à goutte la solution normale d'acide oxalique, à l'aide d'une burette graduée, en essayant à chaque instant si la liqueur intérieure a cessé d'être alcaline ; ce qui se voit aisément lorsqu'on a eu la précaution d'introduire un peu de solution de phénolphtaléine en même temps que la solution de baryte. Au moment précis où la liqueur de baryte paraît neutre on s'arrête et l'on note la quantité de centimètres cubes employés de la solution acide ; en prenant l'équivalent en acide carbonique de la quantité d'acide oxalique dépensée et en la retranchant de ce qu'il eût fallu pour neutraliser les 100 centimètres cubes de la solution de baryte, on a le volume de CO_2 absorbé préalablement par celle-ci, c'est-à-dire celui que renfermait l'air essayé.

Par exemple, le flacon étant de la capacité de 5,100 centimètres cubes, on a dû ajouter 52 centimètres cubes de la solution acide avant de constater la décoloration de la phénolphtaléine :

100 c. c. de la solution de baryte exigent . . . . . $0^{gr},098$ CO_2
On a employé : Acide oxalique 52 c. c. . . . . $= 0^{gr},052$ CO_2

Reste . . . . . . $0^{gr},046$ CO_2

c'est-à-dire que le poids de l'acide carbonique de l'air contenu dans le flacon atteint 46 milligrammes. A 0° et par 760 millimètres de pression, 1 milligramme d'acide carbonique occupe environ 0,5 de centimètre cube. Dans le cas supposé, l'air du flacon (5,000 cent. cub.) renfermerait donc 23 centimètres cubes CO_2 ; ce qui équivaut à 46 volumes de CO_2 pour 10,000 d'air ou à 4,6 p. 1,000.

On ramène le volume d'air à zéro et à 760 millimètres de pression.

Procédé de Hesse. — C'est une modification du précédent. Hesse a voulu épargner aux expérimentateurs la peine de transformer les poids en volumes ; et surtout leur mettre entre les mains un outillage facile à transporter. La phénolphtaléine est remplacée par une solution (1 gr. dans 500 gr. d'alcool à 80 degrés) d'*acide rosolique*, qui est d'un beau rose dans les liqueurs alcalines, jaune d'or dans les acides et incolore dans les liquides neutres. La solution acide est titrée de telle sorte que 1 *centimètre* cube de la solution oxalique représente aussi 1 centimètre cube (non pas 1 millig.) de CO_2 ; on dissout $5^{gr},6325$ d'acide oxalique dans un litre d'eau ; chaque centimètre cube renferme donc $0^{gr},0056325$ d'acide oxalique, équivalent à 1 centimètre cube de CO_2. Voici la façon dont on opère :

« On prend un flacon de 1 litre, à la température du milieu où l'on va opérer ; avec un soufflet, on y insuffle de l'air. Le flacon est fermé avec un bouchon en caoutchouc percé de deux trous qu'on obture provisoirement avec de courtes tiges de verre. A l'aide d'une pipette dont la pointe est glissée dans l'un de ces trous, on verse 20 centimètres cubes d'une solution de baryte titrée, contenant quelques gouttes (2 ou 3) d'alcoolé d'acide rosolique. On agite ; au bout d'une demi-heure au plus, on introduit dans le bouchon le bec très allongé d'une burette graduée, avec robinet de verre, contenant une solution acide titrée ($5^{gr},6325$ d'acide oxalique par litre, ou mieux cette solution décime). En ouvrant le robinet, on laisse couler goutte à goutte cette solution, on agite, et l'on arrête l'écoulement quand on voit apparaître la décoloration ou le début de la teinte jaune. On lit sur la burette le nombre de centimètres cubes de solution acide employés pour obtenir ainsi la neutralisation : il en a fallu 18, tandis que la solution normale de baryte n'était antérieurement neutralisée que par 20 centimètres cubes. La différence est 2 ; donc 1 litre de cet air contient 2 centimètres cubes ou 2 p. 1000 d'acide carbonique. » (Vallin.)

En répétant deux fois l'opération pour chaque analyse on trouve plus facilement le point auquel la neutralisation est parfaite, et le second résultat obtenu est fort exact. — On ramène, bien entendu, comme précédemment le volume d'air à 0° et à la pression normale.

Procédé de Wolpert. — Repose sur ce principe que plus l'air contient de CO_2 moins il faut de cet air pour troubler de l'eau de chaux saturée. Pour l'application Wolpert a imaginé un appareil qui se compose : 1° d'un tube de verre fermé à l'une de ses extrémités, long de 12 centimètres et de 12 millimètres de diamètre ; le fond est en porcelaine opaque et porte à l'intérieur un chiffre (1882 par exemple) en caractères noirs ; au-dessus du fond, à une hauteur correspondant au volume de 3 centimètres cubes, un trait noir sert de point de repère invariable ; 2° d'une poire à air en caoutchouc, de 28 centimètres cubes de capacité, fixée à un tube assez mince et assez long pour pouvoir être introduit jusqu'au fond du précédent.

On s'en sert de la façon suivante. De l'eau de chaux saturée, limpide, est versée dans le premier tube jusqu'au trait noir. On introduit le tube de la poire à air dans l'eau de chaux jusqu'à mettre le pourtour de l'orifice de ce tube au contact du fond du premier ; puis, en tenant la poire entre l'index et le médius de la main droite, on presse doucement avec le pouce sur son fond, de façon à en chasser tout l'air qu'elle contient et qui sort, bulle à bulle, en barbotant dans l'eau de chaux. Le tube de la poire est retiré jusqu'à 3 ou 4 centimètres au-dessus du niveau de l'eau de chaux ; la poire est abandonnée à elle-même et se remplit de nouveau d'air par aspiration. La petite manœuvre de tout à l'heure recommence, et cela autant de fois qu'il est nécessaire pour qu'en regardant de haut en bas dans l'éprouvette, le chiffre du fond (1882) cesse d'être nettement visible et disparaisse tout à fait après agitation énergique du contenu.

Si la première injection d'air produit cet effet, c'est que l'air renferme 20 p. 1000 d'acide carbonique. Pour connaître la richesse en CO_2 de l'air essayé, il suffit de diviser 20 par le nombre des injections pratiquées ; 10 poires, par exemple, correspondent à 2 d'acide carbonique p. 1000 d'air. D'ailleurs, l'appareil est accompagné d'une table où les calculs sont faits. Le tout, avec une fiole d'eau de chaux et des instruments de nettoyage, est contenu dans une boîte qui peut se mettre en poche.

Les résultats obtenus ne sont qu'approximatifs.

MÉTHODE DE PETTERSON ET PALMQUIST. — Ces deux chimistes suédois ont imaginé un appareil dans lequel l'air est aspiré par le jeu d'une pompe à mercure et l'acide carbonique absorbé dans une solution de potasse. Par une ingénieuse construction, le fonctionnement de l'instrument affranchit les résultats de l'influence des oscillations de la pression et de la température ; les proportions de CO_2 p. 10,000 se lisent sur une échelle graduée, et il n'y a pas de corrections à faire au résultat qui est fort exact. L'appareil, malheureusement, d'après la description de Max Teich, semble un peu compliqué et d'un maniement délicat.

Dosage de la matière organique. — Il est possible, comme l'a remarqué Laveran, de se faire une idée de la richesse d'un air en matière organique volatile par le procédé suivant que Gérardin a proposé d'employer pour doser les odeurs de l'atmosphère. On remplit d'eau ordinaire (ou plutôt, à notre avis, d'eau distillée) un flacon d'une dizaine de litres muni d'un robinet à la partie inférieure, et dont le col est fermé par un bouchon que traverse un tube de verre ; au moment de remplir ce flacon de l'air à examiner, on place un tampon de ouate à l'orifice du tube de verre, de manière à arrêter les poussières que contiendrait l'air qui pénètre à mesure qu'on laissera écouler l'eau par le robinet ouvert. Cette opération terminée, on met le tube de verre en communication avec le col d'un ballon dans lequel on fait bouillir de l'eau ; la vapeur pénètre dans le flacon, s'y condense, ruisselle sur ses parois intérieures ; au bout d'un quart d'heure on arrête l'introduction de la vapeur, on lave soigneusement à l'eau distillée et finalement on dose la matière organique dissoute par le permanganate de potasse.

Poussières et microbes de l'atmosphère des habitations. — Si les poussières minérales ou organiques inertes de l'atmosphère des locaux habités n'offrent que peu d'intérêt, hormis le cas où leur abondance est telle qu'elles puissent irriter et léser par action mécanique les voies respiratoires supérieures ou les conjonctives, il n'en est pas ainsi des poussières microbiennes qui leur sont toujours mélangées. Elles sont infiniment plus nombreuses qu'à l'air libre. On a même voulu faire de la quantité plus ou moins considérable des germes flottant ainsi dans nos demeures la caractéristique du degré de viciation ou d'intégrité des atmosphères confinées. Il est vrai que leur richesse en microbes s'élève d'une façon générale avec le nombre des habitants des locaux comme le montrent les chiffres ci-après :

Auteurs	*Locaux*	*Microbes par m. c.*
MIQUEL . . .	Chambre neuve à Paris	4.560
— . . .	Salle de l'Hôtel-Dieu	40.000
W. HESSE . . .	Chambre habitée à Berlin	6.460
— . . .	Salle d'école (Berlin) avant la classe	2.000
— . . .	— pendant la classe.	16.500
— . . .	— au moment de la sortie des élèves.	35.000
KIENER et ALDIBER.	Chambre de caserne, 4 h. du matin	41.000
— —	— 6 h. mat., lever des hommes.	220.000
— —	— 4 h. soir, les hommes dehors.	32.000

Mais quelques-uns de ces chiffres font voir aussi combien le nombre des germes contenus dans l'air d'un même local peut varier rapidement sans que cet air ait d'ailleurs subi aucune autre modification. En effet, la tranquillité ou l'agitation de l'air, les courants qui s'y produisent, les mouvements des individus déplaçant des poussières naturellement immobilisées par la pesanteur sur toutes les surfaces, ont dans l'espèce une influence absolument prédominante ; d'où l'explication du chiffre énorme de microbes qui apparaît tout à coup au moment où les élèves sortent d'une classe (Hesse), quand les soldats d'une chambrée se lèvent (Kiener et Aldiber). De même Straus et Wurtz ont constaté que les germes en suspension augmentaient brusquement lors du nettoyage d'une pièce à l'aide de balais, de chiffons secs, de plumeaux. Dans une salle d'hôpital Laveran trouve 11,500 microbes par m. c. durant la visite du matin et 45,000 un peu plus tard quand on nettoie. Il est évident que la cause de ces soudaines multiplications est la mise à nouveau en circulation des réserves microbiennes déposées avec la poussière proprement dite sur les parois des pièces. De fait, Miquel a trouvé dans 1 gramme de poussière :

A l'observatoire de Montsouris	750.000 bactéries
Dans une chambre, rue de Rennes	1.300 000 —
— rue Monge	2.100.000 —

Inversement Miquel, puis Stern, ont constaté que dans une atmosphère calme il y avait une assez rapide sédimentation des germes ayant pour résultat une apparente purification de l'air qui pourtant n'a été ni renouvelé ni modifié à aucun autre point de vue, autrement dit peut être chimiquement très impur.

Au surplus, ici comme lorsqu'il s'agit de l'eau de boisson, la *qualité* des microbes importe en somme au moins autant, sinon plus, que leur *quantité*. Bien des microbes pathogènes de provenance humaine sont susceptibles en effet de se rencontrer dans les poussières des habitations, d'être soulevés en même temps que ces poussières dans l'air, ou d'y être projetés directement avec la salive des malades, pulvérisée sous forme de gouttelettes ; il en résulte que l'inhalation de ces germes par les individus n'a rien d'impossible et que tel doit être réellement le mécanisme d'un certain nombre de cas de propagation des maladies infectieuses.

L'observation a prouvé en effet que beaucoup de microbes pathogènes se conservaient plus ou moins longtemps à l'état virulent sur diverses surfaces dans nos demeures, malgré l'action de la lumière diffuse et malgré une dessiccation qui leur permet de flotter finalement à un moment donné dans l'air confiné. En pareil cas les germes ne subissent pas au même degré les influences auxquelles ils ne tardent pas à succomber, au contraire, à l'air libre ; surtout ils ne sont point dilués à l'infini comme il arrive au sein de la masse atmosphérique extérieure, encore qu'il soit nécessaire de prendre en considération leur proportion dans l'air des habitations lorsqu'il s'agit d'apprécier les chances de contamination auxquelles ils exposent les personnes. Büchner, par exemple, n'a réussi à infecter des animaux par inhalation de poussières charbonneuses qu'en amenant celles-ci à près de 100 millions par m. c. dans l'air inspiré, soit à un chiffre au moins 100 fois supérieur à celui des poussières quelconques qui peuvent flotter dans l'air d'une salle de vieil hôpital. « Un long séjour dans un air peu chargé peut évidemment compenser un court séjour dans un air plus chargé ; mais en somme, comme on le voit, le danger de la contagion par l'air, tout en étant réel, est médiocre, ce qui ne veut pas dire qu'il est inutile de s'en préoccuper » (Duclaux).

Il n'est donc pas superflu de chercher à indiquer avec quelque précision comment se comportent les principaux microbes pathogènes vis-à-vis de la dessiccation et de quelle manière il arrive qu'ils soient véhiculés par l'air.

Le *bacille du choléra* a été depuis longtemps considéré comme très peu résistant à la dessiccation (Koch, Uffelmann). William a constaté que le mélange de ce germe avec des poussières sèches le faisait périr en quelques heures : en quatre jours selon Germano qui a observé, d'autre part, la persistance du bacille pendant trente jours dans des poussières humides.

Le *bacille typhique*, entre les mains d'Uffelmann, a survécu trente jours dans des poussières d'habitation, trente jours sur du bois, soixante jours sur de la toile. Germano ne croit pas à une si longue résistance, à moins que le support du bacille ne le protège contre une dessiccation bien complète ; mais alors il y a peu de chances pour qu'il se produise des poussières. Remlinger croit avoir trouvé le bacille typhique dans les poussières d'une caserne où régnait la fièvre typhoïde.

Le *bacille de la peste*, très fragile en général, est détruit presque immédiatement par la dessiccation dans des poussières, d'après Germano ; il persiste plus longtemps à la surface de tissus, probablement parce que la dessiccation y est poussée moins loin.

Le *streptocoque* a été souvent mis en évidence dans l'air des hôpitaux (Eiselsberg, Chatin, etc.). Des poussières desséchées pourraient le renfermer encore vivant au bout de 120 à 150 jours, selon Germano.

Le *pneumocoque* lui aussi a été trouvé au milieu des poussières de certaines habitations ; Netter, entre autres, l'a observé à deux reprises dans des poussières d'hôpitaux. D'après Germano ce microbe se conserverait dans ces conditions, malgré la dessiccation, pendant environ un mois. Il arrive sans doute assez souvent que le pneumocoque soit projeté hors de la bouche avec les gouttelettes de salive pulvérisée lors de la toux ; mais il doit surtout provenir des crachats desséchés dont la matière albumineuse lui fournit sans doute une gangue protectrice ; en cet état il se maintient virulent pendant 50 jours sur la toile (Bordoni-Uffreduzzi), 2 mois sur du papier (Spolverini), malgré l'action de la lumière diffuse.

Le *bacille de la diphtérie*, d'après les expériences de Germano, et contrairement à l'opinion de Flügge, serait encore capable de propager la maladie après avoir supporté pendant 40 ou 50 jours en milieu pulvérulent une dessiccation suffisante pour lui permettre de flotter dans l'air avec les poussières. Selon Reyes, à l'abri de la lumière et à l'air bien sec, le bacille diphtéritique reste virulent 4 jours sur le papier, 12 sur la toile, 100 dans la poussière ordinaire : à la lumière diffuse ces temps deviennent sur les mêmes supports, 3 jours, 5 jours et 75 jours. La transmission de la diphtérie par l'intermédiaire de l'air des appartements serait donc très possible.

Le *bacille tuberculeux* a été trouvé d'abord par Cornet dans les poussières déposées en divers points de pièces habitées par des phtisiques, et cela un grand nombre de fois, voire même dans une chambre évacuée depuis six semaines. Plus récemment, Straus a découvert que les fosses nasales des individus qui fréquentent des salles d'hôpital où sont surtout soignés des tuberculeux, contiennent communément des bacilles tuberculeux, preuve certaine de la véhiculation de ces germes par l'air. On s'est demandé toutefois si l'inhalation de bacilles desséchés pouvait entraîner une infection ; Tappeiner et Wyssokowitsch n'ont pas obtenu beaucoup de résultats positifs dans leurs expériences sur ce sujet ; mais Cornet ayant placé, à diverses hauteurs, des cobayes dans une chambre où se trouvait un tapis souillé de crachats tuberculeux desséchés que l'on brossait chaque jour, presque tous ces animaux devinrent tuberculeux

Cette remarquable observation nous paraît très démonstrative quant au danger des poussières provenant des crachats tuberculeux desséchés. Sans contester ce fait, Flügge et ses élèves estiment cependant que la tuberculose est plutôt transmise par inhalation à l'aide des gouttelettes liquides charriant des bacilles tuberculeux projetées par les malades qui toussent, éternuent ou parlent. En somme, il semble que s'il est bon de prendre des précautions pour prévenir la dessiccation des crachats sur les parois des locaux, cela ne suffit pas à une prophylaxie parfaite de la transmission de la tuberculose par inhalation, et qu'il faut encore se mettre en garde contre les gouttelettes liquides tuberculeuses en suspension dans l'air. Peut-être, d'ailleurs, la durée de plusieurs mois attribuée à la conservation de virulence du bacille tuberculeux desséché a-t-elle été un peu exagérée.

Les *staphylocoques* résistent au moins aussi bien à la dessiccation que les bacilles tuberculeux et ont été rencontrés souvent dans l'air des hôpitaux.

Une fois détachées des surfaces où elles étaient déposées, les poussières sèches auxquelles adhèrent des microbes peuvent être charriées, au dire de Flügge, par des courants de 1 à 4 millimètres par seconde si elles sont fines, de 1 centimètre au moins si elles sont très grossières. De semblables courants sont extrêmement faibles : nos téguments ne perçoivent guère que ceux qui font au moins 10 centimètres par seconde, et les anémomètres ordinaires ont besoin de courants de 15 à 20 centimètres pour fonctionner. (Il est vrai qu'à s'en rapporter aux expériences de Neisser, il faudrait des courants de 20 centimètres pour transporter le bacille diphtéritique, et de plus de 30 centimètres pour charrier ceux du choléra, de la peste et le pneumocoque). Les gouttelettes liquides renfermant des microbes paraissent d'ailleurs être véhiculées avec la même facilité que les poussières sèches, mais ne restent probablement pas aussi longtemps en suspension : une demi-heure en général, d'après Weismayr.

Les faits que nous venons d'exposer montrent nettement qu'il faut avant tout, pour prévenir l'infection des atmosphères habitées par des germes pathogènes, éviter la souillure des parois des locaux et constituer celles-ci de manière à ce qu'elles puissent être nettoyées aussi exactement que possible par des procédés n'entraînant eux-mêmes la production d'aucune poussière. D'où la nécessité de parois lisses, auxquelles les poussières n'adhèrent guère, et du reste imperméables, afin de permettre l'emploi du nettoyage par voie humide, à l'exclusion du balayage à sec ou de l'époussetage qui remettent des flots de poussière en circulation dans l'air. Au surplus, on s'efforcera de restreindre la production de souillures susceptibles de donner ultérieurement naissance à des poussières : dans ce but on accordera la plus grande attention à la propreté corporelle des individus, on recueillera avec soin leurs excrétions, etc.

Par ces diverses mesures visant à la netteté des personnes et des choses, on réduira à un strict minimum bien des foyers de décomposition et la souillure chimique des atmosphères confinées s'en trouvera notablement atténuée ; mais surtout, grâce à la suppression des poussières dormantes, on arrivera à épargner à ces atmosphères presque toute souillure physique par les poussières flottantes. Or, c'est là un résultat auquel la ventilation ne saurait prétendre. En effet, d'après les recherches de Stern, d'une part le renouvellement de l'air des locaux est à peu près sans influence sur les poussières et les microbes provisoirement déposés à la surface des parois, meubles, etc., des appartements, en sorte que les frottements, chocs, ébranlements quelconques peuvent toujours remettre ces poussières et ces germes en circulation dans l'air ; d'autre part la ventilation, à moins de s'exercer sous forme de grands courants assez sensibles et volontiers peu compatibles avec l'occupation des locaux par les individus, n'est guère capable de débarrasser une atmosphère des poussières microbiennes ou autres qu'elle tient en suspension.

En revanche, comme l'a dit Pettenkofer, le rôle de la ventilation commence lorsqu'il n'y a plus rien à attendre de la propreté au point de vue de la pureté des atmosphères confinées ; leur air fatalement altéré, échauffé, volontiers trop riche en vapeur d'eau, fade, parfois même devenu mal odorant, ne serait-ce que du fait du fonctionnement physiologique des organismes humains, doit alors être évacué et remplacé par de l'air frais et nouveau venant de l'extérieur et aux propriétés bienfaisantes duquel rien ne supplée.

Renouvellement de l'air ou ventilation.

Quantité d'air à introduire dans les locaux. — L'idéal de la ventilation serait sans doute d'assurer en permanence un renouvellement d'air tel que la viciation de l'atmosphère des locaux ne pût jamais commencer à se réaliser. Mais il n'est pas possible soit d'expulser entièrement au fur et à mesure de sa production l'air expiré par les individus et qui, comme l'a montré K.-B. Lehmann, est en partie inspiré de nouveau, soit d'opérer à chaque instant un remplacement total de l'air des locaux. Pendant l'occupation de ceux-ci, notamment, force est de se contenter la plupart du temps de diluer au moyen d'air neuf l'air altéré, de manière à empêcher sa viciation de dépasser une certaine limite que représente conventionnellement une proportion déterminée de CO_2 : nous avons dit les raisons du choix de cet indicateur dont on considère les variations comme sensiblement parallèles à celles des autres souillures d'origine humaine subies par l'air, bien que la chose ne soit pas très exacte.

La proportion tolérable en question serait d'après de Chaumont 0,6 pour 1000, et d'après Pettenkofer 0,7 pour 1000. Une atmosphère dans laquelle CO_2 atteint à ces chiffres, par suite de la présence d'individus, est généralement assez altérée pour prendre mauvaise odeur, en raison des produits divers dont CO_2 est accompagné. Au surplus, le rapport admis entre ces produits d'une part, CO_2 et l'odeur d'autre part, est variable, et il peut même se présenter des cas où, avec une teneur de 0,7 de CO_2 pour 1000, l'air d'une pièce habitée ne sera pas mal odorant ; on n'en conclura pas à l'absence de souillures autres que CO_2 : elles sont seulement en quantité insuffisante pour impressionner nos sens. Mais d'ailleurs une atmosphère confinée où le taux de CO_2 se trouve dépasser le double de ce qu'il est à l'air libre paraîtra sans doute déjà assez différente de l'atmosphère extérieure pour que l'on estime nécessaire de ne pas laisser son altération s'accentuer encore davantage. Bien entendu on devra se montrer d'autant plus exigeant à cet égard qu'il s'agira d'un milieu où les individus seront appelés à séjourner plus longuement.

La limite extrême pour la proportion de CO_2 étant fixée, il suffit de connaître la quantité c de ce gaz produite par tête et par heure pour calculer le volume d'air neuf V à fournir également par tête et par heure dans un local d'après la formule $V = \dfrac{c}{l-n}$, où l représente la proportion maxima tolérable de CO_2 (0,0007) et n la proportion normale de CO_2 dans l'air extérieur. Dans le cas d'un adulte éliminant 20 litres de CO_2 à l'heure on aura $V = \dfrac{0^{mc}{,}020}{0{,}0004} = 50$ m. c.

Pettenkofer, les Putzeys, Rietschel, etc. admettant que $c = 0,022$ et $l-n = 0.0003$ sont conduits à réclamer 60 à 70 m. c. d'air neuf par tête et par heure, comme le général Morin pour les hôpitaux. Laveran, qui adopte pour valeur de c 0,016 et pour valeur de $l-n$ 0,0004 se contenterait la nuit dans les casernes de l'introduction de 40 m. c. d'air neuf. Nous nous arrêterions plutôt au chiffre de 50 m. c., intermédiaire à ceux des auteurs précités et qui dérive de valeurs moyennes de c et de $l-n$ assez généralement exactes.

Telle est la quantité minima d'air pur dont il convient d'alimenter des locaux occupés soit en permanence, soit pendant plusieurs heures consécutives, la nuit notamment, par des adultes en bonne santé. Il n'y a pas d'inconvénient à abaisser ce minimum d'exigences quand il s'agit d'enfants, car un garçonnet de 10 ans n'élimine guère que 10 à 11 litres de CO_2 à l'heure. D'autre part on pourra user d'une tolérance plus grande pour les locaux dont l'occupation serait intermittente et n'excéderait pas deux heures consécutives ; le peu de durée du séjour des individus rendrait admissible une proportion de CO_2 s'élevant jusqu'à 1 pour 1000. En revanche, on fera entrer plus de 50 m. c. d'air par tête et par heure dans les salles où seront réunis par exemple des malades, qui occasionnent une souillure de l'air particulièrement considérable et ont en même temps le plus impérieux besoin des bienfaits d'un air aussi pur que possible.

Au reste, en matière de renouvellement d'air, il faut se garder d'attacher une valeur trop absolue à des formules et des estimations théoriques qui ne peuvent tenir compte de tous les éléments si variables et si complexes qu'on rencontre dans la pratique. Ces calculs basés notamment sur l'hypothèse presque irréalisable du mélange parfait de l'air neuf avec l'air vicié ne doivent être envisagés que comme des indications tout à fait générales.

D'ailleurs, quelle que soit la quantité d'air nouveau fournie d'une manière permanente d'après les données précédemment exposées aux habitants d'un local, il ne faut pas perdre de vue qu'elle est seulement destinée à maintenir à un certain taux la souillure de l'atmosphère confinée, à opérer un renouvellement partiel de cette dernière ou si l'on veut à la diluer. Mais la ventilation offre à l'égard de l'assainissement des atmosphères confinées des ressources bien autrement sérieuses auxquelles on devra recourir, au moins d'une façon *intermittente*, en mettant le plus souvent et le plus largement possible les atmosphères intérieures des habitations en contact avec la masse atmosphérique extérieure. On détermine ainsi un renouvellement complet de l'air des locaux par de grands courants, de véritables chasses d'air selon l'expression de Richard. La nécessité et l'efficacité de cette pratique ne sauraient être méconnues surtout par quiconque a fréquenté les salles des établissements collectifs. C'est à vrai dire le seul moyen de faire respirer de nouveau les occupants de ces locaux dans des conditions quasi aussi favorables qu'à l'air libre. Ce doit être, à notre avis, la base essentielle de la ventilation des habitations. On ne doit considérer que comme un complément le volume d'air relativement médiocre que nous avons montré à calculer tout à l'heure, et qui diffuse lentement, mais en permanence dans les locaux.

A ce compte, la formule « *Pour qu'il y ait assez d'air il faut qu'il y en ait trop* » nous paraît toujours constituer une indication générale parfaitement fondée et qu'il est bon d'avoir présente à l'esprit.

Cube d'espace nécessaire à la ventilation. — Nous ne nous sommes pas préoccupés pour déterminer le volume d'air neuf à introduire en permanence par tête et par heure dans un local, des dimensions de celui-ci. C'est que, dans certaines limites, elles n'influent pas sur le taux de la ventilation nécessaire pour maintenir la proportion de CO_2 à un chiffre donné, comme l'ont démontré Donkin, Lenz, Herscher, par le calcul, Vallin par l'expérience. Dans des locaux de capacité différente, de 20 à 40 m. c. par personne environ, occupés pendant plusieurs heures consécutives par un même nombre d'individus, il faut introduire la même quantité de mètres cubes d'air nouveau si on veut empêcher CO_2 de dépasser la limite permise.

Vallin a imaginé, de ce fait, la preuve expérimentale suivante :

Deux flacons à tubulures, d'une contenance l'un de 1 demi-litre, l'autre de 2 litres, sont remplis d'eau. La tubulure centrale est surmontée d'une pipette remplie d'une solution de bleu d'aniline, qui laisse tomber dans chacun des flacons 60 gouttes par minute (c'est la viciation intérieure). L'autre tubulure reçoit la longue branche d'un siphon qui fait passer par chaque flacon le même volume d'eau en un temps donné ; ce volume s'écoule par un tube de trop-plein partant du fond du flacon (c'est l'image de la ventilation continue). Or la coloration, au bout de quelques minutes, est la même dans les deux vases et reste telle.

D'une façon générale on n'est donc pas autorisé à renouveler moins activement l'air sous prétexte qu'on dispose par personne d'un plus vaste espace, que le cube de place individuel est plus considérable. Mais ce n'est pas à dire que ce dernier ne présente aucun rapport intéressant avec la ventilation ou qu'il soit négligeable au point de vue de la salubrité générale de l'atmosphère des habitations. Quand l'espace cubique individuel atteint à une certaine valeur, il constitue une réserve d'air pur importante et retarde naturellement les progrès de l'altération de l'atmosphère confinée ; cette action est surtout précieuse quand il s'agit de locaux occupés d'une façon intermittente et chaque fois pendant une courte période après laquelle on peut rétablir une très large communication avec le dehors et remplacer totalement l'air altéré. Dans de telles conditions on admettra, au besoin, quelque réduction sur le taux ordinaire de la ventilation continue.

Notons que si la ventilation est peu active dans un vaste local, l'air neuf introduit a d'autant moins de tendance à bien s'y diffuser (Rietschel, Wolffhügel), et l'air expiré demeure davantage au contact des individus qui en inspireront à nouveau une plus forte proportion (K.-B. Lehmann).

Mais le point essentiel en ce qui concerne le cube d'espace, c'est qu'il est la condition de l'introduction en un temps donné d'un certain volume d'air dans un local occupé. En effet, cette introduction nécessitant d'autre part la sortie d'une même quantité d'air vicié, il se produit des courants dans les pièces ; et ces courants ne doivent pas être sensibles pour les personnes présentes sous peine d'être intolérables. Or, l'expérience a appris qu'on donne précisément naissance à des courants sensibles quand l'alimentation par heure d'un local en air nouveau atteint ou dépasse le triple du cube d'air enfermé. Pratiquement il est même souvent très difficile que le cube d'air neuf entrant en 1 heure soit bien supérieur au double seulement du volume de l'air primitif. Par conséquent si l'on veut introduire quelque part une cinquantaine de mètres cubes d'air neuf par personne et par heure, il sera nécessaire de disposer dans ce local d'un cube d'espace libre individuel de 20 m. c. au minimum et plutôt même de 25 m. c.

Il est à peine besoin de dire que dans l'estimation du cubage de place il faut, au point de vue de la ventilation, défalquer du produit des trois dimensions des pièces le volume des meubles et autres objets qu'elles renferment.

D'autre part la forme de l'espace libre importe sans contredit à l'efficacité de la ventilation. Il ne faut pas lui donner une trop grande hauteur, car les individus profitent fort peu d'une masse d'air qui se trouve à plus de 4 m. au-dessus du plancher. Il est à désirer que l'on s'en tienne à cette limite : ce qui conduit par ailleurs à attribuer à chaque habitant une surface horizontale de 5 à 6 m.^{2} au moins, suffisante pour éviter une trop grande promiscuité et prévenir toute espèce d'encombrement. Nous verrons, du reste, combien cette forme de l'espace cubique individuel est avantageuse pour le chauffage des locaux, au point de vue économique. Elle facilite aussi l'entretien de la propreté.

Ces données conduisent à regretter qu'à Paris l'ordonnance de police du 25 octobre 1883 tolère pour les logements garnis un cube de 14 m.^{3} par tête, avec 2,50 de hauteur sous plafond ; la proportion de surface horizontale individuelle qui est ainsi de 6 m.^{2} est convenable, mais le cube d'espace, diminué encore du volume occupé par les meubles indispensables, est insuffisant, car dans ces conditions une ventilation parfaitement organisée — et celle des immeubles en question est ordinairement loin d'être telle — introduirait au plus 30 m.^{3} par personne à l'heure. En réalité, cette quantité ne dépasse pas 25 m.^{3} dans les cas les plus favorables, soit exactement la moitié de ce que nous avons considéré comme nécessaire aux individus.

Ventilation intermittente. — Il a été dit plus haut que pour renouveler complètement les atmosphères confinées et ramener leur air aux conditions de pureté chimique et physique de l'air extérieur, chose du plus grand intérêt, il fallait mettre les locaux en très large communication avec le dehors et même y faire régner de grands courants d'abondance presque illimitée, d'ailleurs plus ou moins sensibles. Cette dernière circonstance oblige à réserver généralement ce mode si parfait de ventilation pour les instants où les locaux ne sont pas occupés, car nous ne supportons guère de semblables courants dans les habitations pour peu que la température soit basse, c'est-à-dire la plupart du temps. C'est donc une ventilation essentiellement intermittente, en raison même de son énergie habituelle.

Elle se fait par les *fenêtres* qui, dans ce but, doivent être aussi vastes et aussi nombreuses que possible ; il est en outre nécessaire, au moins pour les locaux de grandes dimensions où se tiennent des groupes humains, qu'elles soient percées dans des façades opposées. Quand on ouvre une fenêtre d'une pièce habitée, il est facile de reconnaître que la différence habituelle de densité résultant de l'inégalité de température entre les atmosphères intérieure et extérieure engendre aussitôt un mouvement d'air qui se traduit en bas de la baie par un courant du dehors vers le dedans, et en haut par un courant de sens inverse. D'où un renouvellement assez actif de l'air du local. Toutefois, tant qu'il n'y a de fenêtres que d'un seul côté de la pièce, la totalité de l'atmosphère confinée est loin d'être aussi énergiquement déplacée que lorsqu'il en existe sur deux parois opposées. Dans ce cas, si peu qu'il y ait de vent au dehors ou de différence de température entre les deux côtés du bâtiment, de fortes colonnes d'air traversent le local et balayent devant elles tout l'air qu'il renferme. Avec deux fenêtres opposées de 3 m.^{2} chacune et un courant peu sensible de 1 m. par seconde, il passe en 1 heure à travers la pièce plus de 10,800 m. c. d'air, soit 180 m. c. à la minute ; avec une seule de ces fenêtres il n'en viendrait guère que 3,000 m. c. à l'heure, ou 50 m. c. à la minute.

« Il faut ouvrir ses fenêtres le plus souvent possible », disait, il y a déjà longtemps, miss Nightingale. Dans nos pays cette introduction d'air naturel peut durer 8 ou 10 heures sur 24 dans la belle saison, mais infiniment moins dans la mauvaise sous peine de refroidir à l'excès d'abord les pièces, ensuite leurs habitants. C'est pourquoi nous préférons encore les fenêtres opposées dont l'action est plus prompte et laisse, par suite, moins de temps aux parois des locaux et à leurs occupants pour se refroidir, comme l'a remarqué Richard ; elle a aussi l'avantage de pouvoir s'exercer très complètement à plusieurs reprises durant une même journée pendant les instants même très courts où les locaux, quels qu'ils soient, se trouveront pourtant inoccupés, ou à peu près : car, soit dit en passant, il ne faut plus de locaux à occupation indéfinie, « chambres à tout faire », comme il en existe malheureusement encore dans certains établissements collectifs où leurs inconvénients sont précisément au maximum.

Au reste il ne faut pas que les hygiénistes soient trop enclins à partager avec le vulgaire la crainte traditionnelle des courants d'air. On fera mieux de combattre l'exagération du préjugé public à cet égard. D'abord on distinguera en fait de courants d'air entre les minces filets qui n'atteignent qu'une partie du corps et qui sont particulièrement intolérables, et les grands déplacements atmosphériques qui s'opèrent d'une fenêtre à l'autre sans vitesse excessive d'ailleurs, en raison même de la largeur des baies d'accès. Cela nous ramène simplement aux conditions du dehors où, selon Douglas-Galton, la vitesse de circulation naturelle de l'air autour de nous est en moyenne de 5 m. par seconde environ, rarement de moins de 1,80 : dans ce dernier cas, un homme recevrait sur son corps (ou plutôt sur la surface opposée au courant, soit à peu près 1 m.²) l'afflux d'une masse de 5,480 m. c. d'air pur dont l'influence est en somme très heureuse. A l'intérieur de nos demeures une semblable circulation aura d'abord pour résultat d'expulser toutes les souillures chimiques des atmosphères confinées et la majeure partie des germes qu'elles tiennent en suspension.

Finalement le premier des moyens de ventilation est la fenêtre. Encore faut-il savoir et vouloir s'en servir régulièrement. Partout la ventilation permanente que nous étudierons tout à l'heure ne doit être regardée que comme le *complément* de l'ouverture intermittente des fenêtres. Dans les salles des établissements collectifs il est indispensable d'avoir des fenêtres opposées : « pour ma part, je ne compterais sur aucune installation si je n'avais d'abord celle-là », écrivait, il y a dix ans, l'auteur de ce livre ; il n'y a encore aucune raison de ne pas adopter cette manière de voir.

Au point de vue de la ventilation, la fenêtre, dont nous nous occuperons plus loin au point de vue de la thermalité des habitations et de leur éclairage, offre utilement de grandes dimensions. En général cependant mieux vaut multiplier un peu les baies que de leur donner une ampleur exagérée ; elles auront d'ordinaire 1 m. à 1ᵐ20 de large, monteront jusqu'au voisinage du plafond et n'auront pas leur appui à plus de 1 m. du sol des pièces. On les munira de croisées à deux châssis ouvrants, dispositif qui permet de dégager le mieux la baie et de livrer passage, par conséquent, au plus grand volume d'air. F. Putzeÿs demande que la totalité de l'ouverture des fenêtres égale au moins le sixième de la surface du parquet ; Richard se contenterait à la rigueur de 1 m.² d'ouverture pour 30 m. c. d'espace intérieur : si l'on suppose des locaux de 4 m. de haut, les baies représenteraient alors à peine le septième de la surface du parquet. Cette concession nous paraît un peu trop grande pour les salles des établissements collectifs où nous préférerions voir adopter la limite inférieure fixée par Putzeÿs, qui avec 4 m. de hauteur sous plafond donnerait environ 1 m.² de fenêtre pour 25 m.³ d'espace enfermé, soit aussi 1 m.² de fenêtre par habitant.

puisque ce chiffre de 25 m.^{3} est celui auquel doit atteindre, dans les circonstances ordinaires, le cube d'espace individuel.

Afin de ne pas avoir de châssis d'une hauteur trop considérable, ce qui tend à en rendre le maniement malaisé et favorise la formation de mal-joints pour peu que le bois « travaille » sous l'action des alternatives de sécheresse et d'humidité, il est souvent utile d'installer une *imposte* occupant environ le quart supérieur de la fenêtre. Cette imposte pourra s'ouvrir conjointement avec le reste de la croisée et jouera exactement le même rôle. Toutefois, on utilise fréquemment aussi l'imposte seule quand le vent ou la pluie ne permettent pas d'ouvrir sans inconvénient le reste de la fenêtre ; dans ce but l'imposte doit basculer sur son bord inférieur de dehors en dedans, de manière à diriger vers le plafond l'air frais qu'elle laisse entrer et à l'empêcher d'atteindre directement les occupants du local. Avec des impostes largement ouvertes et opposées les unes aux autres, on peut admettre que l'on a une sorte de diminutif de la ventilation par les fenêtres ; déjà cependant les orifices sont relativement étroits, et il y a bien des chances pour que le courant qu'ils déterminent ne puisse agir par déplacement sur la totalité de l'air des locaux, notamment dans leur partie inférieure : dès lors, il s'agit non plus d'un renouvellement rapide et complet de l'atmosphère confinée, mais d'une dilution de l'air vicié, caractéristique de la ventilation permanente par orifices restreints. A plus forte raison est-ce le cas quand un seul côté des locaux est muni d'impostes ou qu'au moyen d'un dispositif spécial on diminue plus ou moins l'ouverture de celles-ci pour la faire tolérer en permanence. Nous reviendrons sur ce mode de ventilation.

A l'étranger on fait volontiers usage de croisées dites « *à guillotine* », composées de deux châssis, l'un supérieur, l'autre inférieur, qui s'abaissent ou s'élèvent de manière à livrer passage à l'air soit par le bas, soit par le haut des fenêtres. Plusieurs hygiénistes trouvent à ces croisées certains avantages au point de vue du réglage de la ventilation, à condition que les châssis bien équilibrés par un contre-poids ou manœuvrés à l'aide d'une vis sans fin que commande une manivelle puissent s'immobiliser sûrement en n'importe quel point de leur course ; à notre avis c'est encore une dilution plus ou moins permanente de l'atmosphère que l'on vise à obtenir là : et en attendant la croisée à guillotine ne permet pas à un moment donné de dégager pour la ventilation intermittente la totalité de la baie des fenêtres.

Ventilation permanente. — La ventilation permanente, par laquelle on cherche à suppléer dans une certaine mesure à la ventilation intermittente durant les interruptions de celle-ci, a pour but d'introduire dans les locaux d'une façon continue, et notamment pendant leur occupation, au moins la quantité d'air neuf reconnue nécessaire pour maintenir à un taux déterminé la souillure de l'atmosphère confinée. Les individus étant présents, la communication entre l'intérieur des pièces et l'extérieur ne peut se faire que par des orifices relativement restreints ; et d'autre part, au contraire de ce qui se passe dans la ventilation intermittente, les échanges atmosphériques ne doivent pas donner lieu à des courants sensibles qui seraient en général très mal supportés.

La quantité d'air neuf introduite étant très limitée il convient, en outre, d'apporter une attention particulière à ses qualités et à sa distribution au sein de l'atmosphère confinée. En effet, lorsque nous avons établi quel était le cube minimum d'air à fournir par tête et par heure pour maintenir l'atmosphère d'une pièce habitée dans un état d'intégrité relative qui ne fût pas nuisible aux individus, nous avons supposé que cet air offrirait les propriétés bienfaisantes dont il témoigne d'ordinaire à l'extérieur, et nous avons admis qu'il était uniformément réparti dans l'ensemble du local. D'où la nécessité d'abord de déterminer exactement les conditions les plus propres à assurer l'arrivée aux locaux d'un air n'ayant subi aucune modification fâcheuse, puis de rechercher de quelle manière il doit se répandre et progresser dans l'espace offert, de façon à ce que le fluide respiré par les individus soit finalement aussi pur que possible.

L'air de ventilation aura d'autant plus de chances d'être absolument normal qu'il proviendra plus directement de l'atmosphère extérieure, à condition, cela va sans dire, que celle-ci ne soit pas elle-même trop souillée par des poussières ou des gaz. Cela dépendra beaucoup de l'emplacement et de l'entourage immédiat de l'habitation ; tout sera pour le mieux si elle s'élève dans un jardinet ; on se bornera à ne pas faire la prise d'air au ras du sol, mais plutôt à quelque hauteur au-dessus. En tous cas il est à désirer qu'on ne soit pas obligé d'aller recueillir l'air à quelque distance des bâtiments pour l'amener ensuite jusqu'à eux par un conduit souterrain plus ou moins long où il risque fort de rencontrer maintes causes d'altération, notamment de l'humidité et des poussières : après quoi des conduits secondaires permettraient de le distribuer aux divers locaux. Ce dispositif est le type de la ventilation dite *centrale*, très répandue en Allemagne, et à laquelle il faut bien avoir recours pour certains vastes édifices publics. Mais c'est un pis-aller. On recommande bien d'atténuer les inconvénients du système en rendant les conduits d'air facilement accessibles dans toute leur étendue et en les plaçant en vue, de manière à pouvoir les entretenir sans difficulté dans un état de propreté rigoureuse : mais c'est une règle d'application fort malaisée. Enfin la ventilation centrale ne saurait être comme nous le verrons qu'*artificielle*. Aussi lui préférerons-nous toujours la ventilation *locale* comportant l'introduction directe de l'air extérieur dans chacune des pièces où il doit être utilisé, introduction se faisant par autant d'ouvertures qu'il est nécessaire ; cette ventilation peut toujours être *naturelle*, ainsi que nous le montrerons plus loin.

En règle générale on ne cherchera pas à modifier les qualités naturelles presque toujours bienfaisantes de l'air de renouvellement. Il est bon que sa température procure une certaine impression de fraîcheur : elle sera donc de 12 à 15 degrés. Jamais on ne tentera de transformer l'air en source de chaleur pour les habitants des locaux, l'air chaud étant désagréable et malsain à respirer. Sa faible capacité calorifique oblige en effet à le surchauffer quand on veut le mettre à même de dégager une quantité de chaleur satisfaisante ; il risque, en outre, d'être altéré par les cendres et les produits empyreumatiques qui résultent de la combustion, au contact de surfaces de chauffe brûlantes, des poussières organiques qu'il tient en suspension. Remarquons d'ailleurs qu'à volume égal, l'air offre à la respiration d'autant moins d'oxygène qu'il est à plus haute température.

Toutefois il n'est pas mauvais d'essayer d'apporter quelques corrections aux défauts que peut présenter l'air entrant. S'il est trop froid on le réchauffera jusqu'aux environs de 15° au moment de le répandre dans les pièces. C'est là, à notre avis, une nécessité inéluctable si l'on ne veut provoquer les plus vives protestations contre le mode de ventilation adopté, et cela quel qu'il soit, par suite de l'impression désagréable que cause toujours aux habitants d'une pièce l'arrivée d'un air froid. Dans d'autres cas il est possible que l'on éprouve, au contraire, le besoin de rafraîchir et d'humidifier l'air nouveau ; à cet effet on le prend parfois dans des caves, ou du moins on les lui fait traverser, ce que nous ne saurions guère approuver ; quant à son humidification au moyen d'une pulvérisation d'eau, son utilité est discutable, sauf dans certains cas très particuliers (ateliers) que nous n'avons pas en vue ici : il ne paraît pas que l'air des atmosphères habitées pèche réellement bien souvent par défaut d'humidité, les occupants lui fournissant toujours beaucoup de vapeur d'eau, et même trop lorsqu'ils sont nombreux. Au reste c'est le chauffage de l'air, que nous réprouvons, qui a conduit à en entreprendre ensuite l'humectation : mais même alors c'est sans doute encore une erreur (Wolpert, Nussbaum).

Enfin on a fait quelques tentatives pour filtrer l'air, notamment au moyen d'étoffes de molleton tendues sur son passage (filtres Mœller) ; les résultats sont peu encourageants jusqu'à présent, en raison surtout de la résistance marquée et progressive opposée à l'air par ces sortes de filtres dont les pores sont d'ailleurs bientôt bouchés par les poussières.

Voici maintenant d'après quelles considérations devra être réglée la marche de l'air de renouvellement introduit par la ventilation permanente au sein des atmosphères confinées. La plupart de ces données ont été formulées d'abord par Hudelo.

L'air neuf doit arriver aux individus dans son plus grand état de pureté, par conséquent autant que possible avant tout mélange préalable avec l'air vicié ; il sera donc amené au voisinage des occupants des locaux et suivra dans la pièce la même direction que l'air vicié ; or celui-ci, échauffé au contact du corps humain et composé en partie d'air expiré par les individus à une température voisine de 37°, tend naturellement à s'élever vers la partie supérieure des pièces ; l'air expiré, même en tenant compte de sa proportion notable de vapeur d'eau et de CO^2, ne pèse que $1^{gr},12$ par décimètre cube, tandis que l'air ordinaire à 17°, comme celui des locaux habités, pèse $1^{gr},22$. De sorte que la direction rationnelle à donner à l'ensemble de l'air d'une pièce habitée est une direction *ascendante*. L'air neuf entrant par des orifices placés près du sol des locaux, l'air vicié devra être évacué par des bouches situées vers le plafond. On réalisera ainsi les meilleures conditions pour obtenir sinon un déplacement positif de la totalité de l'air vicié, du moins sa dilution méthodique par l'air de renouvellement.

Pour éviter de troubler la régularité de ce phénomène, il sera d'ailleurs nécessaire d'éviter les causes de remous ci-après qui sont très communes :

1° Élévation trop rapide de colonnes d'air vers le plafond, soit que cet air ait été introduit avec trop de vitesse, soit qu'il offre une température trop haute. Déjà pour que les orifices d'entrée ne deviennent en aucun cas l'origine d'une gêne pour les personnes placées à proximité, l'air neuf ne doit pas pénétrer dans les appartements avec une vitesse supérieure à $0^m,50$ par seconde. D'un autre côté on aura recours à des appareils de chauffage agissant surtout par rayonnement, et ne communiquant à l'air entrant qu'une température douce, légèrement inférieure à celle de la pièce, ce qui suffit à prévenir toute impression désagréable sur les individus. Au reste, on ne peut songer à introduire de l'air très chaud près du plancher quand les orifices d'évacuation se trouvent au voisinage du plafond : les colonnes d'air à haute température se précipiteraient vers eux et s'échapperaient au dehors après avoir traversé le local sans s'y diffuser, c'est-à-dire presque sans profit pour la ventilation ou pour le chauffage.

2° Production de courants froids descendant le long des parois des locaux et surtout devant les fenêtres. On y obviera au moyen des appareils de chauffage qui seront répartis le long de ces parois et spécialement au bas des fenêtres où ils serviront en même temps à corriger la température parfois trop basse de l'air entrant. Les pièces se trouveront ainsi pourvues d'une ceinture de chaleur grâce à laquelle une tendance ascendante sera substituée à la tendance descendante qu'eût engendré le refroidissement de l'air intérieur au contact des parois de l'habitation.

3° Rentrées d'air par les orifices normalement destinés à assurer l'évacuation. Il sera nécessaire pour prévenir la production de ce phénomène de donner au courant d'air vicié s'échappant dans l'atmosphère libre une vitesse aussi grande que possible et de protéger les orifices d'émission contre l'action perturbatrice des vents.

Enfin, on s'efforcera d'éviter dans tout local les points morts où l'air reste stagnant, comme dans les angles notamment : une bonne répartition des orifices d'entrée et d'évacuation est ici nécessaire ; d'autre part on favorisera la circulation de l'air en arrondissant les angles des pièces et en les dotant de plafonds parfaitement plats, sans aucune nervure saillante capable de gêner les courants qui se dirigent vers les orifices de sortie ; mais, surtout si l'on n'a pas affaire à de trop vastes salles, il est cependant superflu pour mieux aider l'évacuation d'adopter, comme le voulait Tollet, des plafonds de forme ogivale dont le sommet constituerait une sorte de canal d'écoulement de l'air aboutissant aux bouches d'émission.

Tous les hygiénistes, en France du moins, sont d'accord pour repousser un système de ventilation préconisé jadis par Morin et qui s'inspire de principes fort différents de ceux que nous venons d'indiquer ; c'est la ventilation *renversée* dans laquelle on cherche à faire progresser l'air des locaux habités de bas en haut. Les orifices d'évacuation sont placés auprès des individus, sous prétexte d'éviter à ceux-ci l'incommodité soi-disant fatale qui résulte de l'entrée de l'air extérieur au niveau du plancher, et afin de rapprocher le plus possible ces orifices de sortie des causes spéciales de souillure de l'air. Mais ce faisant on ramène l'air vicié des couches supérieures vers les personnes qui se trouvent finalement plongées dans la couche la plus altérée. Par ailleurs, pour établir une telle ventilation il faut, comme nous allons le voir, lutter contre les forces naturelles qui sollicitent le déplacement de l'air dans les locaux au lieu de les utiliser.

On a défendu parfois une soi-disant ventilation horizontale qui s'exécuterait au moyen d'orifices percés à une certaine hauteur sur deux parois opposées ; nous ne croyons pas que le courant qui se produirait entre ces orifices de faibles dimensions puisse jamais diffuser d'une manière convenable dans l'atmosphère confinée, encore qu'il ne doive généralement pas être direct, mais décrire une courbe plus ou moins prononcée vers la zone inférieure de la pièce ; d'un autre côté, les conditions des échanges naturels entre l'air des locaux et celui du dehors, que nous allons décrire, ne nous paraissent pas de nature à déterminer une circulation bien active et bien régulière de l'un à l'autre de deux orifices ainsi placés. Comme dans le cas précédent, il faudrait donc ici encore recourir à des moyens artificiels pour assurer ce mouvement, d'où une grosse complication pour un résultat qui, sans doute, n'en resterait pas moins médiocre en ce qui concerne la dilution uniforme de la totalité de l'air vicié contenu dans l'atmosphère confinée ; on arriverait très probablement à faire *traverser* le local à ventiler par une certaine quantité d'air neuf, mais on ne modifierait à peu près en rien la majeure partie de la masse de l'air vicié. Ce reproche a été fait souvent à la ventilation ascendante : il s'appliquerait certainement encore mieux à la ventilation horizontale permanente.

Ventilation permanente naturelle. — Il convient de distinguer une ventilation permanente *naturelle* et une ventilation permanente *artificielle*. Dans la première, la circulation de l'air a pour cause essentielle, comme dans la ventilation intermittente du reste, la différence de densité qui existe presque toujours naturellement, en raison de leur inégalité de température, entre l'air frais du dehors et celui du dedans, d'ordinaire relativement plus chaud ; le vent vient quelquefois joindre ses effets à ceux qui résultent de cette circonstance. L'utilisation voulue de toute autre force, soit pour introduire, soit pour évacuer l'air (foyers de chauffage, propulseurs ou aspirateurs mécaniques), caractériserait d'autre part la ventilation artificielle. La ventilation naturelle peut d'ailleurs, sans cesser de mériter cette dénomination, se trouver plus ou moins favorisée par le fonctionnement de quelque appareil de chauffage, à condition que celui-ci n'ait point été spécialement aménagé dans ce but : sinon on rentrerait alors dans le cas de la ventilation artificielle.

Sans attacher une importance exagérée aux classifications de ce genre, nous croyons cependant qu'il n'est pas tout à fait superflu de renoncer, comme nous le faisons ici à l'exemple des Putzeys, à la classification d'après laquelle la ventilation naturelle serait celle qui s'opère par des orifices que l'on n'a pas ménagés à dessein ou qui jouent par ailleurs encore un autre rôle, et la ventilation artificielle celle qui a lieu grâce à des orifices ou des dispositifs précisément et exclusivement destinés à assurer l'entrée ou la sortie de l'air. Au point de vue pratique, il nous semble logique de tenir compte de l'origine du mouvement de l'air plutôt que du but plus ou moins défini des orifices qui permettent cette circulation. On évite ainsi de qualifier d'artificiel l'échange d'air qui s'opère si simplement, en vertu d'une différence de densité fort naturelle, entre l'atmosphère extérieure et l'atmosphère intérieure par l'intermédiaire de deux orifices percés l'un près du plancher, l'autre près du plafond. Pour nous, c'est là le type de la ventilation permanente naturelle dont nous allons décrire les divers procédés.

En mettant l'atmosphère relativement chaude d'une pièce habitée en communication avec l'atmosphère extérieure plus fraîche par une fente verticale, telle que celle qu'on obtient en entr'ouvrant une porte ou une fenêtre, on constate aussitôt les phénomènes suivants que les directions prises par la flamme d'une bougie, par exemple, rendront évidents : il y a échange d'air de telle manière que dans la partie supérieure de la fente règne un courant dirigé de dedans en dehors, et dans la partie inférieure un courant dirigé en sens inverse ; en un point intermédiaire existe une zone où l'air ne se déplace pas (du moins horizontalement). La force qui détermine le mouvement observé, ou *force ventilante de Recknagel*, est engendrée par la tendance qu'ont à s'équilibrer deux colonnes d'air qui, n'étant pas à la même température, offrent des densités différentes ; quelque variables que soient ces densités, les deux colonnes d'air se font cependant équilibre dans un certain plan, dit *zone neutre*, où les pressions sont égales : au-dessus de ce plan il y a excès de pression de l'atmosphère chaude vers l'atmosphère froide, et l'inverse au-dessous.

Cet état de choses, dans un local en apparence parfaitement clos, donne lieu à un certain échange d'air soit à travers les joints inévitables des portes et des fenêtres, soit même à travers les murailles lorsque les parois des pièces ne sont pas imperméabilisées ; c'est ce que l'on appelle la ventilation *spontanée*, à laquelle on a longtemps attaché, avec Pettenkofer, une importance notablement trop grande. D'abord il est bien évident que les filets d'air plus ou moins froid qui pénètrent par des joints dans la partie inférieure d'une chambre sont tellement désagréables pour les occupants qu'il faut s'ingénier à les atténuer ; or, en dehors de là, la quantité d'air qui peut passer au travers de parois verticales non imperméabilisées est pratiquement insignifiante au point de vue de la ventilation : dans des conditions exceptionnellement favorables, avec un écart de

25° entre la température du dehors et celle du dedans, elle ne dépasserait pas au calcul de Recknagel 4 m³ à l'heure par mètre carré de surface. Il n'y a donc pas à regretter à cet égard l'imperméabilisation des parois de nos demeures qui présente d'ailleurs tant d'avantages. (Dans des conditions ordinaires, pour 12° 5 de différence de température entre l'intérieur et l'extérieur H. Wolpert a observé que le renouvellement spontané de l'air des locaux ne dépassait pas en moyenne 0,308 de cette masse d'air, soit 0,025 par degré d'écart de température).

Dispositif régulier. — D'après ce que nous avons précédemment exposé, si l'on pratique une série d'ouvertures près du plancher et une autre près du plafond, la zone neutre se trouvant entre ces deux groupes, le premier fera entrer l'air frais du dehors, le second évacuera l'air chaud et vicié du dedans. Ainsi sera réalisée, sans aucun appareil spécial, par le seul jeu d'une force très naturelle, la ventilation ascendante que nous avons appris à considérer comme le mode le plus rationnel du renouvellement continu de l'air des locaux habités.

Le courant fourni par un orifice est d'autant plus actif que cet orifice est plus éloigné de la zone neutre ; en effet, la différence de poids (ou pression) va en croissant, d'une façon continue et positive, au-dessus de la zone neutre, continue et négative au-dessous. L'excès de pression $(p'_1 - p')$ en kilogr. par m² d'une masse d'air vers l'autre à une certaine hauteur h' au-dessus ou au-dessous du niveau h de la zone neutre est donné par la formule $p'_1 - p' = (h' - h)\, P\alpha\,(t' - t)$ où P est le poids spécifique de l'air à 0°, soit 1,293, et α son coefficient de dilatation $= \dfrac{1}{273} = 0,003663$. Au lieu d'apprécier la pression en kilogr. on peut le faire en millimètres d'eau étant donné que 1 mm. d'eau sur une base de 1 m² représente 1 kil.

Quand on a plusieurs orifices de sections s_1, s_2, etc., à des hauteurs H_1, H_2, etc., on calcule leurs débits par les formules

$$q = s\,\sqrt{2g\alpha\,(t_1 - t)\,(H_1 - h)}$$

si t_1 étant supérieur à t ou à $H_1 > h$

$$\text{et } q = s\,\sqrt{2g\alpha\,(t_1 - t)\,(h - H_1)}$$

lorsque avec la même répartition de la température on a $H_1 < h$ (rappelons que g, accélération de la vitesse de chute $= 9^m,8$).

La position de la zone neutre dépend essentiellement de la valeur des sections respectives des deux groupes d'orifices d'entrée et de sortie ; elle divise en effet la distance verticale qui les sépare en deux parties inversement proportionnelles aux carrés des sections totales de ces orifices, c'est-à-dire que si la section d'un des groupes est notablement supérieure à la section de l'autre, la zone neutre sera d'autant plus rapprochée du premier. Comme on peut d'ailleurs donner à ces sections et par suite à h et à q la valeur que l'on veut, il s'ensuit en somme que le taux de la ventilation est indépendant des considérations relatives à la position de la zone neutre ; celle-ci ne commande réellement que le sens des échanges d'air.

En augmentant toutes les sections dans un même rapport on fait croître proportionnellement q dont la formule générale est :

$$q = \sqrt{\dfrac{2g\alpha\,(H_2 - H_1)\,(t_1 - t)}{\dfrac{1}{s_1{}^2} + \dfrac{1}{s_2{}^2}}}$$

dans laquelle n'intervient pas h mais seulement la différence de hauteur des orifices et la considération de leurs sections.

Finalement on peut dire que, toutes choses égales d'ailleurs, la ventilation naturelle d'un local est à peu près proportionnelle à la différence de température entre le dedans et le dehors qui est justement sa cause productrice. Cette différence étant très sujette à variations il sera nécessaire de pouvoir faire varier la section des orifices de ventilation pour maintenir toujours cette dernière au taux voulu.

Dans la pratique étant donné pour un local le cube d'air à faire entrer, et par suite à évacuer, en un temps donné, on commence par calculer la section des *orifices extérieurs de sortie* de l'air vicié de telle sorte qu'avec un écart minimum de 10° entre la température du dedans et celle du dehors le volume d'air en question soit débité avec une vitesse de 2 m. par seconde. Cette vitesse est suffisante, le plus souvent, avec les mitres ordinaires des cheminées, pour éviter des refoulements d'air.

Les bouches d'évacuation d'air placées dans les locaux au voisinage du plafond se continuent en effet dans le mur par une gaine ou cheminée d'aération. Cette gaine est établie en poterie vernissée plutôt qu'en maçonnerie, afin de diminuer les frottements et par suite la résistance à l'écoulement de l'air. Elle va s'ouvrir au-dessus du toit, de manière à augmenter la valeur de l'expression $(H_1 - h)$ dont dépend en partie la vitesse du courant qui a pour formule :

$$V = R \sqrt{2g\alpha (t_1 - t)(H_1 - h)}$$

où R représente le coefficient de réduction propre à la forme d'orifice employée. Comme il ne faut pas cependant occasionner de courants d'air sensibles dans les pièces, les bouches ouvrant dans les cheminées d'aération et ces cheminées elles-mêmes devront débiter l'air vicié avec une vitesse de 1 m. par seconde seulement. Dès lors, au calcul du capitaine Hoc, dans une chambre de caserne, par exemple, contenant 20 hommes et où l'on se propose de fournir 40 m³ d'air par heure et par tête, il faudrait quatre cheminées dont les mitres offriraient 2,8 dm² de section, soit 0ᵐ,19 de diamètre, tandis que les cheminées elles-mêmes auraient une section de 5,5 dm² (soit 0ᵐ,22 × 0ᵐ,25) et les appareils Renard qui garniraient les bouches de la salle 6 à 7 dm² chacun en évaluant à 1/5 de cette superficie l'espace occupé par le grillage de l'appareil.

Lorsque l'écart entre la température du dedans et celle du dehors devient sensiblement inférieur à 10°, il faut ouvrir les fenêtres ou recourir au besoin à la ventilation artificielle, si l'on en a les moyens.

La cheminée ou gaine qui part de chaque bouche d'évacuation sera dirigée aussi directement que possible vers la toiture ; jamais deux cheminées d'aération ne doivent communiquer, surtout si elles proviennent de locaux différents, de peur que lors des refoulements l'air vicié d'une pièce ne puisse rentrer dans une autre et établir ainsi entre ces locaux une communication atmosphérique fâcheuse.

Il faut en toutes circonstances s'efforcer d'éviter les refoulements qui troublent profondément la circulation ascendante de l'air qu'il s'agit de maintenir dans les pièces. On comprend combien ces refoulements surviennent aisément : avec une pièce haute de 4 m. et surmontée de cheminées d'aération de même hauteur, la force qui s'exerce au passage des orifices de sortie de l'air n'est que de 4/10ᵉ de millimètre de hauteur d'eau, alors que l'action d'un vent très ordinaire de 6 m. à la seconde, par exemple, équivaut à une pression de 5 mm. d'eau, c'est-à-dire décuple de la précédente. On dispose pour atténuer les effets de ces phénomènes du ventilateur du C¹ Renard (dit aussi de Retterer et Bellot), qui consiste en une boîte métallique que l'on fixe dans les salles aux bouches d'évacuation de l'air; par sa face postérieure la boîte communique avec la cheminée d'aération ; sa face antérieure est munie d'un grillage mobile (pour faciliter les nettoyages) derrière lequel flotte un rideau de soie que le courant sortant soulève. mais qu'un courant inverse applique contre le grillage de manière à fermer à peu près tout passage à l'air. Il est à désirer que le ventilateur fasse aussi peu saillie que possible sur la paroi des locaux.

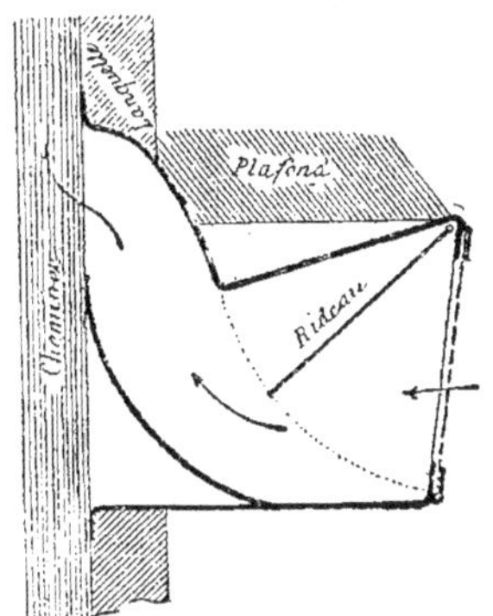

Fig. 46. — *Ventilateur du C¹ Renard.*

On surmonte d'autre part les orifices des cheminées d'aération d'appareils qui peuvent être désignés sous le terme générique de *capes à vent* et dont le but essentiel est d'éluder l'action contraire du vent sur le courant d'air sortant, ou même de la faire servir à l'évacuation de cet air. Pour ce faire, on s'arrange de manière à ce que le vent, quelle que soit sa direction, fasse appel sur l'orifice de la cheminée. Le plus simple et le meilleur de ces appareils est celui de Wolpert dont la figure 47 indique suffisamment le mode de fonctionnement. Les autres capes, plus ou moins analogues au ventilateur Banner (fig. 48), c'est-à-dire mobiles, tournent l'orifice de sortie de l'air vicié dans la direction vers laquelle souffle le vent ; les manches à vent des navires, les appareils de Boswel, de Noualhier sont construits d'après le même principe : ces appareils ont le défaut d'avoir besoin d'être entretenus pour bien tourner au gré du vent, et sans grincer d'une façon très désagréable. Il en est de même des ventilateurs tels que celui d'Howorth, à ailettes verticales montées sur un axe central muni d'une hélice ; celle-ci mise en mouvement lorsque le vent frappe les ailettes détermine une extraction de l'air, d'autant plus active que le vent est plus grand : parfois même plus gênante qu'utile. et rendant la ventilation permanente des locaux à la fois trop intense et fort irrégulière. Cet inconvénient est d'ailleurs commun à tous les appareils dont il vient d'être question.

Les *orifices d'admission* de l'air placés auprès du sol des chambres reçoivent or-

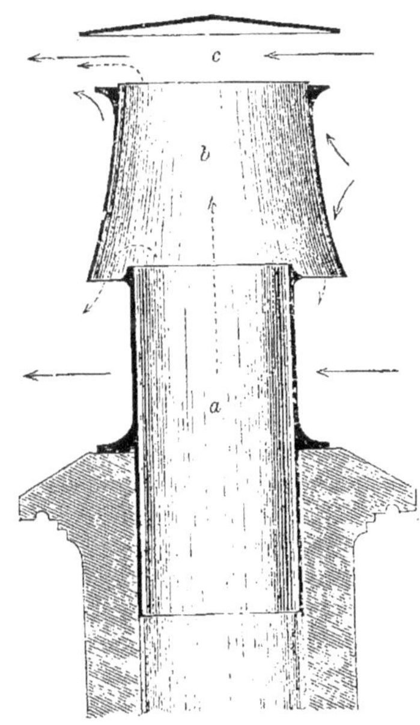

Fig. 47. — *Cape à vent de Wolpert.*

dinairement une section totale double de celle des bouches d'évacuation voisines du plafond afin de réduire à 0ᵐ,50 la vitesse d'entrée de l'air quand toutes les bouches d'arrivée sont ouvertes, à 1 m. quand celles d'une façade sont fermées en raison d'un vent trop violent s'engouffrant de ce côté. Cette vaste section des orifices inférieurs d'aération abaisse du même coup autant que possible la zone neutre qui se rapproche de l'appui des fenêtres, de telle sorte qu'une moindre étendue de joints laisse pénétrer de l'air dans la pièce, et que ceux qui donnent encore lieu à ce phénomène fournissent dès lors des courants de faible vitesse. L'air débité par les orifices de ventilation proprement dits vient directement du dehors ; il traverse simplement le mur au moyen d'une sorte de très court conduit à parois bien lisses, vernissées de préférence, dont la longueur n'est autre que l'épaisseur du mur. Au débouché dans la salle on installe un dispositif aussi simple que possible permettant de régler l'arrivée de l'air dont le courant est plus ou moins rapide selon le vent et les différences de température. A cet effet on emploiera une fermeture à créneaux ou à persiennes, de manière à toujours subdiviser la bouche d'admission en plusieurs fentes car les diverses lames d'air ainsi débitées ne conservent pas aussi longtemps leur vitesse dans les locaux que ne le ferait une lame unique. Du reste les radiateurs destinés au chauffage sont placés sur le trajet de l'air pénétrant par les orifices que nous venons de décrire : cet air prend donc aussitôt, s'il ne la possède déjà, une température assez douce pour que son action sur les individus ne soit jamais désagréable. Bien entendu l'ensemble des orifices d'admission doit pouvoir être entretenu très facilement dans un état d'extrême propreté.

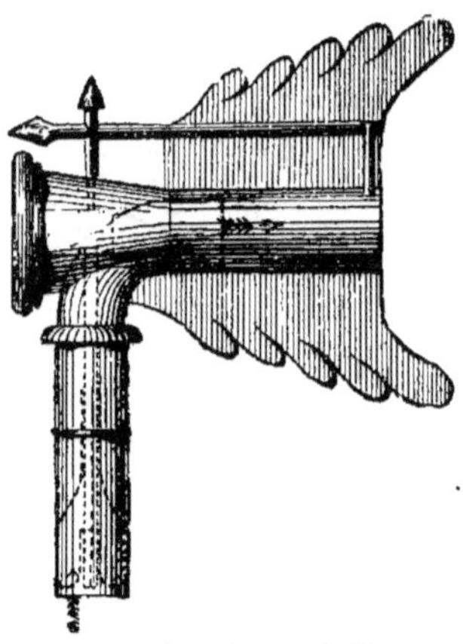

Fig. 48. — *Cape à vent de Banner.*

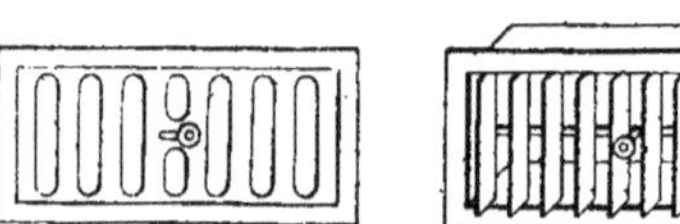

Fig. 49. — *Fermetures à créneaux pour les orifices d'entrée de l'air.*

Enfin on adoptera dans chaque pièce une répartition des orifices d'admission et d'évacuation le long des parois qui s'inspirera de la forme et des dimensions du local en question. Il est souvent avantageux d'ouvrir les bouches d'admission sur une paroi et les bouches d'évacuation sur la paroi opposée, surtout lorsque la pièce à ventiler ne tient pas toute la largeur du bâtiment où elle se trouve ; dans le cas contraire il est encore bon de pouvoir disposer ainsi la marche de la ventilation si le vent vient à souffler avec quelque force sur une des façades extérieures. Quand une salle n'est pas trop longue, rien ne s'oppose à ce que les orifices d'admission et d'évacuation soient situés respectivement sur des parois perpendiculaires entre elles, par exemple les orifices d'admission sur les plus longs côtés, ceux d'évacuation sur les plus petits.

Dispositifs irréguliers. — En dehors du dispositif régulier, rationnel, qui vient d'être décrit, assurant l'entrée de l'air neuf par le bas des locaux, la sortie de l'air vicié par le haut, un certain nombre d'autres dispositifs déterminent encore naturellement un échange permanent entre les atmosphères confinées et l'atmosphère extérieure ; mais en raison surtout de la situation généralement anormale des orifices d'admission ou d'évacuation de l'air par rapport au mouvement spontané qui entraîne d'ailleurs l'air vicié de la zone inférieure vers la zone supérieure des locaux habités ; en raison aussi de l'absence fréquente de spécialisation de fonction en ce qui concerne les orifices, ou encore du défaut de relation logique entre ceux de chaque sorte ; étant donné enfin les remous que ces conditions engendrent au sein des atmosphères confinées, le mélange inopportun d'air neuf et d'air impur, la dilution incertaine et désordonnée qui en résultent forcément, nous croyons pouvoir qualifier d'irréguliers tous ces dispositifs. Leur action ne saurait être que très incomplètement palliative de la souillure par les humains des atmosphères confinées, et encore cette action a-t-elle presque toujours, d'un autre côté, des inconvénients qui la rendent d'habitude difficile à supporter pour les habitants des locaux où elle s'exerce : le plus grave de ces inconvénients est le défaut de réchauffement de l'air neuf introduit.

Les *foyers de chauffage* (cheminées ou poêles) comportant des cheminées qui viennent s'ouvrir plus ou moins largement dans la partie inférieure des pièces constituent les orifices d'évacuation de l'air les plus communément répandus. L'échauffement de l'air de la cheminée par le foyer de combustion provoque un appel extrêmement énergique sur l'atmosphère intérieure ; même sans feu, avec une différence de 12° entre la température de la chambre et celle du dehors, le général Morin constatait que la cheminée de son cabinet évacuait encore la quantité énorme de 400 m³ d'air à l'heure. Il en résulte une pression négative dans la pièce où l'air extérieur tend à se précipiter par tous les joints des portes et des fenêtres, ce qui donne lieu à la pénétration de minces filets d'air extrêmement pénibles à ressentir ; la vitesse de leur courant les empêche du reste de diffuser beaucoup dans l'atmosphère viciée, surtout s'ils se produisent près du plancher : ils se précipitent vers la cheminée presque sans aucun bénéfice pour l'amélioration de l'air du local à la hauteur où respirent ses habitants. Que si l'on ouvre à quelque niveau que ce soit une bouche spéciale d'admission de l'air extérieur, le même phénomène se manifeste ; les courants par les joints sont très atténués, mais l'air provenant de la bouche d'admission se porte directement à travers la pièce sous forme d'une colonne froide vers la cheminée où il est évacué sans profit notable pour la dilution des impuretés de l'ensemble de l'atmosphère confinée.

C'est ce qui arrive d'ailleurs quand on combine la cheminée avec l'un quelconque des dispositifs d'introduction d'air neuf que nous allons passer en revue et que l'on installe surtout à la partie supérieure des locaux pour éviter aux individus d'être directement exposés au courant d'air froid provenant du dehors. Sans la cheminée d'appel ces orifices d'admission introduisent très peu d'air, car ils se trouvent dans la zone où la pression de l'air intérieur est normalement positive, c'est-à-dire tend à donner lieu à un courant sortant.

Avec la cheminée d'appel ces orifices fonctionnent plutôt trop en ce sens qu'ils laissent entrer beaucoup d'air froid. Toutefois celui-ci traversant seulement le local impressionne désagréablement les personnes qui se trouvent sur son passage, mais ne diffuse qu'à peine dans l'atmosphère viciée ambiante ; si d'ailleurs il se mélange par hasard notablement à elle, comme cela se produit jusqu'à un certain point avec des dispositions particulièrement favorables, il n'arrive plus aux individus que déjà impur ; c'est là une conséquence obligée de la ventilation renversée (de haut en bas) ainsi réalisée. Ce gros inconvénient paraît pourtant être le moindre pour lequel on puisse opter.

Lorsque au lieu d'une cheminée de chauffage ouverte près du plancher le local à ventiler est doté comme voie d'évacuation d'une cheminée d'aération ordinaire avec une bouche située dans le voisinage du plafond et munie ou non d'un appareil Renard, il est à craindre que le courant provenant d'orifices d'admission, eux-mêmes élevés, ne soit beaucoup trop localisé dans la zone supérieure de l'atmosphère confinée qui seule se trouve renouvelée.

Comme on le voit, aucun de ces procédés n'est bien séduisant. Ce ne sont, à notre avis, que des expédients auxquels on aura cependant recours, faute de pouvoir faire mieux, dans des bâtiments déjà construits et qui ne se prêteraient pas à l'installation d'un dispositif régulier de ventilation permanente naturelle.

Voici maintenant les divers genres de dispositifs d'admission de l'air qui ont été préconisés.

Les *impostes mobiles* tournant de préférence sur leur bord inférieur et dont on règle à volonté l'ouverture au moyen de mécanismes variés, mais dont aucun n'est très satisfaisant. L'inclinaison de l'imposte vers le dedans du local a pour but de diriger le courant d'air entrant d'abord vers le plafond, de manière à l'empêcher de tomber sous forme de douche froide sur les occupants de la pièce, et à favoriser son mélange préalable avec l'air intérieur. A cet effet il est bon encore de fermer, au moyen de sortes de joues en tôle, les secteurs que détermine latéralement l'imposte ouverte. — Naturellement si la pièce ne possède ni cheminée ni autres orifices de ventilation et que les impostes soient situées sur des parois opposées, les unes feront entrer de l'air, les autres l'évacueront, selon le sens du vent, ce qui, du reste, pourra n'amener un notable renouvellement que dans la zone supérieure de l'atmosphère intérieure ; à défaut de vent, ou avec des impostes sur une seule paroi, il s'établira volontiers un courant entrant par une moitié de chaque imposte, un courant sortant par l'autre moitié.

Les *croisées doubles* usitées à l'étranger et composées soit de deux croisées à guillotine, soit d'une croisée extérieure à guillotine et d'une croisée intérieure à imposte mobile, peuvent servir à introduire en permanence de l'air dans le voisinage du plafond : pour cela on ouvre un peu le bas de la croisée externe et le haut de la croisée interne (ou son imposte). L'air se réchauffe quelque peu pendant son passage entre les deux croisées.

A l'étranger encore on remplace volontiers un carreau du haut d'une croisée simple par une sorte de *persienne à lames de verre*, mobiles, qu'on peut abaisser ou relever au moyen d'une ficelle de tirage ; l'inclinaison de ces lames tend à diriger l'air entrant vers le plafond ; l'appareil est moins fragile qu'on ne pourrait le croire.

Le remplacement d'un carreau par une *toile métallique* est avec raison tout à fait proscrit ; neuves, ces toiles laissaient entrer une assez grande quantité d'air animée d'une faible vitesse, en sorte que cet air tombait promptement vers le sol de la pièce ; au bout de peu de temps la toile se rouillait, ses mailles se remplissaient de poussière, et l'air ne passait plus.

On a proposé de garnir le haut des croisées de *vitres perforées* à trous coniques dont la partie évasée est tournée vers l'intérieur des locaux : E. Trélat a montré que par suite de cette forme d'orifice le courant entrant perd beaucoup de sa vitesse. Il n'en faut pas moins recouvrir les vitres perforées de vitres ordinaires par les grands vents ou les froids très vifs pour éviter des courants insupportables ; ceux-ci prennent surtout naissance, ainsi qu'il résulte des recherches de E. Wallon et de celles de Serafini, lorsqu'une cheminée ou un poêle détermine dans la pièce un appel assez énergique. Avec des conditions tout opposées, c'est-à-dire une atmosphère calme, une faible différence de température entre le dedans et le dehors, l'absence d'appel sur l'atmosphère intérieure, les vitres perforées ne laissent, en revanche, entrer qu'une quantité d'air insignifiante, d'autant mieux qu'une partie de leurs orifices servent à l'évacuation : car pour que de l'air s'introduise dans une pièce il faut bien qu'il en sorte d'autre part. Du reste, même dans de bonnes conditions, avec une vitesse moyenne d'écoulement de l'air, il n'en passe, au calcul de Serafini, guère plus de 190 cmc. à l'heure par centimètre carré de vitre perforée, soit moins de 2 m³ par mètre carré de vitre ; on voit que ce procédé est incapable de jamais fournir en une heure les 50 m³ approximativement nécessaires à une personne.

On peut rapprocher des vitres perforées le *ventilateur Dive* qui se compose d'une planche épaisse percée de trous obliques de bas en haut et de dehors en dedans ; ces trous sont recouverts, en cas de besoin, au moyen d'une plaque de zinc mobile. Chaque trou offrant un orifice d'environ 8 c², 5, un ventilateur ordinaire de 36 trous représentera 3 dm² d'orifice ; il en faudrait déjà, dans des circonstances favorables, un assez grand nombre pour avoir une ventilation permanente convenable ; or ces ventilateurs s'adaptent en principe aux croisées ; ils en diminuent donc notablement la surface vitrée.

On recommande surtout aujourd'hui les *vitres parallèles à ouvertures contrariées* imaginées par Castaing. Ce dispositif se compose essentiellement de deux vitres placées parallèlement à 2 ou 3 cm. l'une de l'autre, dans les cadres supérieurs des croisées. La vitre externe est maintenue comme toutes les vitres ordinaires dans la feuillure du cadre, mais seulement par son bord supérieur et ses deux bords latéraux ; elle est coupée en bas trop courte de 3 à 4 cm. de manière à laisser cet intervalle entre son bord inférieur et le cadre. La vitre interne est placée parallèlement à la première dans la petite feuillure qui se trouve du côté interne des cadres des vitres ; elle est coupée trop courte en haut de 3 à 4 centimètres de manière à laisser cet intervalle entre le bord supérieur et le cadre. Afin

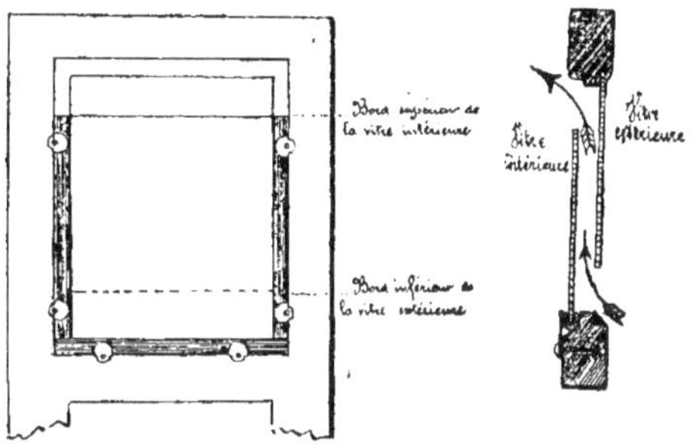

Fig. 50. — *Vitres parallèles de Castaing.*

de pouvoir nettoyer aisément l'appareil, la vitre interne est rendue mobile : elle repose sur une garniture de caoutchouc et est maintenue en place par de simples taquets. Les faces parallèles des deux vitres sont séparées par un espace de 2 à 3 cm. dans lequel doit monter l'air du dehors qui pénètre sous le bord inférieur de la vitre externe et débouche dans les pièces au-dessus du bord supérieur de la vitre interne ; en ce cas le courant entrant d'air nouveau se dirige d'abord vers le plafond, ce qui évite aux individus d'en ressentir l'impression directe et désagréable par un temps froid. On a dit en diverses occasions le plus grand bien du fonctionnement des vitres Castaing. C'est une opinion que nous ne saurions partager ; le principal mérite de ces vitres est de ne pas coûter trop cher d'installation ; mais personnellement leur effet ne nous a pas paru appréciable par l'observation naturelle ; d'un autre côté il résulterait des expériences faites en 1893 par une commission de médecins militaires et d'officiers du génie que les vitres Castaing ne peuvent donner lieu à un mouvement d'air notable que sous l'influence du vent et non sous celle des différences ordinaires de température entre les locaux et le dehors. Cette constatation s'explique aisément, dit le capitaine Hoc, si l'on considère la faible section des orifices en question (50 centimètres carrés environ par appareil avec des vitres de 0ᵐ,25 de large) et si l'on se rappelle la faible valeur par centimètre carré des forces dues aux différences de densité de l'air.

D'ailleurs les vitres Castaing laissent entrer ou sortir de l'air suivant la direction du vent par rapport à la façade sur laquelle elles sont posées. Quand elles introduisent de l'air, celui-ci ne se déverse généralement pas en douche froide sur les occupants du local. Mais il faut produire un appel dans ce local pour obtenir une introduction d'air un peu sérieuse (le calcul fait à ce sujet par Dardignac étant du reste erroné), ou bien disposer de nombreuses vitres Castaing sur deux parois opposées de façon à créer une circulation : encore n'arrivera-t-on jamais qu'à diluer dans une certaine mesure les impuretés de la zone supérieure de l'atmosphère confinée, ou si l'on dispose d'une cheminée d'appel près du plancher, à établir une ventilation renversée dont nous connaissons les défauts. Finalement nous concluons à peu près comme Hoc que les vitres de Castaing ne constituent qu'une amélioration très légère, mais économique, de la situation des locaux où il n'a pas été établi d'autres moyens de ventilation régulière.

Après les appareils que nous venons de signaler et qui sont d'une installation relativement facile parce qu'ils ne nécessitent qu'une modification des croisées, il faut citer un certain nombre d'autres dispositifs qui ont pour but d'ouvrir un passage à l'air à travers les murailles, toujours du reste à la partie supérieure des pièces. Bien entendu, ces orifices ne présentent aucun avantage sur les précédents au point de vue de la ventilation même.

En Angleterre on a employé des *briques perforées*, dont les trous coniques un peu longs ne peuvent être nettoyés ; le *ventilateur de Sheringham*, sorte de boîte en métal de bien faibles dimensions, s'ouvrant librement au dehors, et munie, du côté du local, d'une valve mobile sur son bord inférieur que l'on abaisse plus ou moins au moyen d'une corde de tirage. Mentionnons encore la *corniche ventilatrice*, corniche creuse en communication latéralement avec l'atmosphère et percée sur sa face supérieure, dans le local, de nombreux trous, ce qui en fait en somme un appareil impossible à nettoyer.

Les *tubes de Tobin* diffèrent assez notablement des dispositifs précédents ; ce sont des tubes creux appliqués contre les parois des pièces ; leur extrémité inférieure communique au niveau du plancher avec un canal d'aération percé à travers le mur ; leur extrémité supérieure s'ouvre à 1 m. ou 1^m,50 de haut, de manière à porter d'emblée l'air entrant au-dessus des occupants du local et à le diriger vers le plafond ; on compte que cet air redescendra ensuite dilué dans l'atmosphère de la pièce : ceci ne peut avoir lieu qu'avec une cheminée d'appel au niveau du plancher, et finalement le fonctionnement du tube Tobin comporte encore la ventilation renversée.

Viennent enfin des appareils qui ont la prétention de servir à la fois à l'admission et à l'évacuation de l'air par des orifices contigus : on conçoit aisément que cette circonstance qui, à vrai dire, se réalise déjà spontanément avec beaucoup des dispositifs déjà décrits, encore qu'ils soient censés être spéciaux pour l'introduction de l'air, n'est pas de nature à éviter le mélange de l'air neuf à l'air vicié.

Tels sont les *ventilateurs de Watson, de Mac Kinnel, de Muir* qui se composent de deux ou quatre tuyaux, concentriques ou accolés, mettant la partie supérieure des locaux en communication directe avec l'atmosphère extérieure ; on compte sur un courant sortant dans un des tuyaux, sur un courant sortant dans l'autre.

Ventilation permanente artificielle. — Nous avons dit que la ventilation permanente artificielle comportait la mise en œuvre de moyens spéciaux propres à déterminer le mouvement de l'air soit par appel, soit par propulsion. En conséquence cette ventilation nécessite des dispositifs plus compliqués que ceux de la ventilation naturelle et son fonctionnement entraîne une certaine dépense pour la production de la force motrice employée. Il est vrai que l'effet obtenu est susceptible d'offrir une régularité à laquelle il est impossible de songer avec les différences naturelles de densité, toujours très variables, entre l'atmosphère intérieure et celle du dehors.

L'appel peut s'exercer en particulier soit sur l'air qu'il s'agit d'introduire, soit plus rationnellement sur celui qu'il faut évacuer et que de l'air neuf vient, d'autre part, forcément remplacer ; la pulsion ne peut servir qu'à faire entrer de l'air dans un local. A l'époque où l'on croyait que la ventilation artificielle était le seul moyen de maintenir d'une façon continue la salubrité des atmosphères confinées dans les limites voulues, on a beaucoup discuté la question de savoir si la pulsion était supérieure à l'appel sur l'atmosphère des locaux ; ces deux systèmes ont même alors été installés chacun dans une moitié de l'hôpital de Lariboisière afin de pouvoir être mieux comparés ; aujourd'hui le choix à faire *a priori* n'est pas douteux, étant donné que l'on se préoccupe surtout et à juste titre de l'utilisation de l'air neuf introduit, du sens de sa marche, de ses rapports avec l'air vicié. Or, il est bien clair que si l'air neuf doit chasser devant lui l'air vicié et le pousser vers les orifices de sortie, ce mouvement ne pouvant d'ailleurs s'effectuer qu'avec une assez grande lenteur, il s'opérera pendant ce temps une diffusion de l'air neuf dans l'air vicié et réciproquement : d'où un mélange qu'il faut précisément toujours tâcher d'éviter. A vrai dire, on combine d'ordinaire aujourd'hui l'appel et la propulsion quand on pense devoir recourir à cette dernière ; cette association est même préférable à l'appel seul s'exerçant sur l'atmosphère des locaux et y engendrant une dépression qui occasionne des courants d'air entrant par toutes les ouvertures ou joints. Au surplus, l'essentiel est encore ici de ne pas aboutir à la ventilation renversée, mais au contraire, comme avec la ventilation naturelle, d'assurer un mouvement ascendant de l'air dans toute l'étendue des locaux habités.

La force aspiratrice ou propulsive développée artificiellement pouvant être très grande, il était très tentant d'employer un seul appareil pour ventiler tout un bâtiment, que cet appareil agît d'ailleurs spécialement sur l'air entrant ou sur l'air sortant : la ventilation artificielle est donc volontiers centrale, et par suite comporte de longs conduits soit pour l'amenée soit pour la sortie de l'air. Il n'y a pas grand inconvénient à ce que des gaines d'évacuation provenant de plusieurs locaux se réunissent finalement en une seule cheminée, si l'on est assuré que la puissance de l'appel déterminé à l'intérieur de celle-ci par un foyer particulier de combustion ou par un ventilateur mécanique est suffisante pour empêcher tout refoulement de l'air vicié vers les locaux. Mais il est regrettable que l'on fasse cheminer l'air neuf dans des conduits souvent souterrains, obscurs, que l'on ne peut songer à nettoyer efficacement et où s'accumulent cependant des poussières : d'où des chances d'altération pour l'air de renouvellement. On profite, il est vrai, d'habitude, de ce que cet air passe d'abord en totalité par un point central pour tâcher d'en améliorer la qualité. Afin de le dépouiller des poussières qu'il peut véhiculer on le filtre au moyen des tissus de coton dont nous avons déjà parlé (filtres Möller), ou plutôt on lui fait traverser des chambres de sédimentation où son mouvement étant très ralenti, une partie des poussières en suspension se dépose ; d'autres fois on le soumet aussi à l'action de l'eau finement pulvérisée qui entraîne également la précipitation d'une certaine quantité de poussières et, en outre, rafraîchit et humidifie l'air : ce dernier résultat n'est du reste peut-être pas toujours très désirable.

Mais malheureusement on fait encore très souvent subir à l'air de renouvellement, dans les installations de ventilation centrale, une modification beaucoup plus sérieuse qui constitue une véritable et très grave altération. On élève à un haut degré la température de cet air de manière à le transformer en source de chaleur pour les locaux dans lesquels il est ensuite distribué ; nous verrons quelle grosse erreur ce système constitue au point de vue thermique ; en attendant il est assez évident qu'il ne peut qu'exercer une influence défavorable sur la salubrité de l'atmosphère au sein de laquelle respirent les occupants des locaux où arrive l'air chaud. Admettons même qu'à la rigueur cet air ne soit pas surchauffé, ni souillé par les gaz des foyers ou par les produits empyreumatiques qu'engendre la combustion des poussières organiques qu'il contenait primitivement au contact de surfaces de chauffe brûlantes, ni sali par les poussières des gaines d'amenée : le seul fait d'offrir quelques 35° à 40° au minimum le rend très désagréable à respirer, car il détermine une impression de suffocation ; de plus la température de cet air ne permet pas de l'introduire dans les pièces près du plancher, tandis que l'évacuation aurait lieu par des orifices situés au voisinage du plafond, car en raison de la force ascensionnelle due à son excès de chaleur l'air de renouvellement se précipiterait directement et sans profit, n'ayant pas le temps de diffuser, vers les orifices de sortie ; il faut donc le faire pénétrer dans la partie la plus élevée des pièces et placer les bouches d'évacuation au niveau du plancher, c'est-à-dire adopter une ventilation renversée que nous savons absolument contraire aux principes rationnels de tout renouvellement d'air dans les habitations. Enfin, la ventilation se trouve absolument subordonnée au chauffage que l'on ne peut diminuer ou augmenter selon les oscillations de la température extérieure sans modifier dans le même sens le renouvellement de l'air des locaux, alors que celui-ci devrait être réglé uniquement d'après le nombre des personnes présentes.

La ventilation artificielle locale qui comporte l'appel d'air extérieur au moyen de foyers installés dans les diverses pièces à ventiler et servant d'autre part à chauffer ces pièces (cheminées et poêles ventilateurs) présente, en somme, des inconvénients à peu près identiques ; l'air entrant est porté au contact des parois du foyer à une haute température de manière à aider l'effet calorifique de l'appareil : cet air doit donc se répandre d'abord en haut de la pièce, redescendre à mesure qu'il se refroidit le long des murs et surtout des fenêtres, pour s'évacuer enfin à travers le foyer même de combustion. L'activité de la circulation renversée ainsi obtenue dépend d'ailleurs de l'intensité du chauffage.

Il y a dans cette ventilation artificielle par l'air chaud des conditions tellement particulières que nous croyons devoir faire une classe à part des procédés qui la réalisent et dont nous réservons d'ailleurs la description pour la THERMALITÉ DES HABITATIONS, parce que les appareils employés sont avant tout des appareils de chauffage, et que tous les dispositifs en question, s'ils prétendent satisfaire au besoin de ventilation, visent d'abord et essentiellement à entretenir une certaine température dans les habitations.

Nous ne mentionnerons ici que les procédés qui ont pour but de ventiler artificiellement avec de l'air normal.

Les appareils de chauffage placés dans les locaux peuvent être organisés spécialement en vue d'évacuer de l'air ; parfois on ouvre dans le conduit de fumée, près du plafond, une ventouse sur laquelle fait appel le courant chaud de la cheminée ; cette ventouse doit être disposée de manière à s'opposer aux renversements de courant (appareil d'Arnott ou appareil du Cᵗ Renard) ; d'autres fois on accole simplement au conduit de fumée de l'appareil de chauffage la gaine d'évacuation de l'air vicié, de façon à échauffer celui-ci et par conséquent à augmenter sa vitesse d'écoulement.

Il vaut mieux placer dans les gaines d'évacuation un foyer particulier, un brûleur à gaz, par exemple. Naguère, quand on éclairait les salles de quelque amplitude avec de gros foyers à gaz comme les lampes Wenham, on surmontait ces appareils d'un conduit par où sortaient à la fois les produits de combustion et l'air vicié du local. Aujourd'hui, on installe quelquefois dans une gaine d'appel d'air une couronne de tuyaux de circulation de vapeur.

On a eu jadis recours pour de grands établissements, de vastes salles de réunion, à des cheminées d'appel centrales où aboutissaient les gaines d'évacuation provenant des divers locaux ; un foyer de combustion était entretenu d'une façon permanente en activité à la base de la cheminée d'appel ; on pourrait maintenant remplacer ce foyer par une surface de chauffe à vapeur.

Mais on tend actuellement à installer plutôt, en pareil cas, des moteurs mé-

caniques produisant la pulsion ou l'aspiration, comme on le fait depuis assez
longtemps dans l'industrie ; les effets obtenus sont beaucoup plus puissants et
beaucoup plus réguliers qu'avec l'appel thermique ; celui-ci du reste, employé seul, a le tort de créer dans les locaux une dépression qui engendre des
courants d'air entrant par toutes les fissures. Les appa-
reils moteurs les plus répandus sont des ventilateurs héli-
coïdaux des dimensions les plus variées. Ils sont presque
toujours actionnés par l'électricité. Naguère, on a même
proposé pour la ventilation locale de très petits modèles
auxquels suffit une dérivation du courant qui alimente
l'éclairage électrique : chaque ventilateur, selon sa puissance, ne dépense pas plus qu'une ou plusieurs lampes à
incandescence.

Ces appareils auront probablement plus de succès que
les *ventilateurs hydrauliques* basés sur le principe de la
trompe à eau, et dont le principal défaut est d'être un peu
bruyants ; en revanche, ils ont l'avantage de laver et de
rafraîchir l'air neuf : ils peuvent par suite trouver leur
indication spéciale. Le ventilateur à eau en U (fig. 51) est
la forme la plus simple de ces appareils, volontiers désignés sous le nom d'*aérophores*.

Mesure des courants de ventilation. — Il est parfois
utile de mesurer directement la vitesse des courants de
ventilation. On le fait couramment au moyen d'instruments
appelés anémomètres. Les uns, comme ceux de Combes,
de Recknagel, donnent le nombre de tours opérés par
l'appareil compteur, et il faut calculer la vitesse de l'air

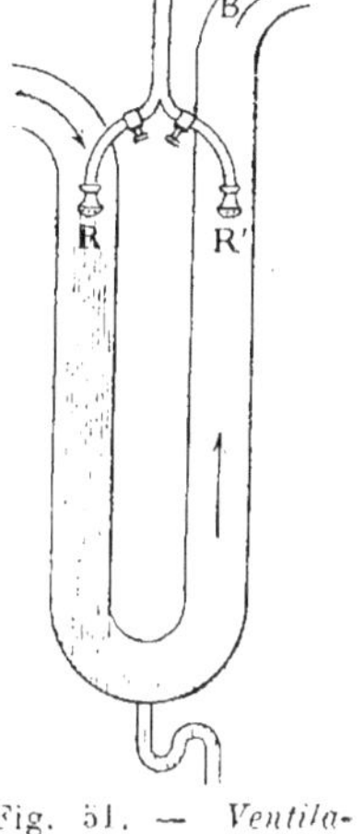

Fig. 51. — *Ventila-
teur à eau en U.*

au moyen d'une formule spéciale à chaque instrument. Les autres, tels que
ceux de Casella, Füss, Wolpert, permettent de lire directement la vitesse du
courant d'air exprimée en mètres, dans l'unité de temps.

Dans l'anémomètre de Combes (fig. 52), un axe d'acier, AB, porte vers l'une
de ses extrémités quatre bras perpendiculaires terminés par autant d'ailettes
V, V, en mica, inclinées sur l'axe d'une façon égale. Au milieu de l'axe est
placée une vis sans fin C, qui, à chaque tour de l'axe, fait avancer d'une dent
la roue D. Celle-ci porte 100 dents avec une division de 10 en 10. On compte
les dents à partir de l'une d'elles, pourvue d'un signe, que l'on met en face
d'un index fixe, en commençant l'expérience. Le petit axe qui porte la roue D
est muni d'un levier qui, à chaque tour de cette roue, fait avancer d'une dent
une autre roue E, à 50 dents, numérotées de 5 en 5, à partir d'un zéro que l'on
met également en regard de l'index, au début de l'expérience. Un système de
cliquets empêche les roues de tourner en sens contraire et d'avancer de plus
d'une dent à la fois. Les deux roues donnent le chiffre des tours qu'ont fait les
ailettes dans un temps déterminé ; sur la roue D, on lit les unités et les dizaines ;
sur la roue E, les centaines ; de sorte que l'on peut compter de 0 à 5,000 tours.
Un mécanisme très simple permet d'établir ou de rompre l'engrenage de la vis
avec la roue D au moyen d'une légère traction sur l'un des deux rubans, L, L.
Pour se servir de l'instrument, on commence par placer les zéros de chaque
roue en face de l'index fixe ; on le transporte, la vis n'étant pas engrenée, sur
le trajet du courant d'air que l'on étudie, en ayant soin de placer l'axe des ailettes parallèlement à la direction du courant. Après quelques minutes, lorsque
les ailes ont pris leur mouvement régulier, on établit l'engrenage, on compte
50 secondes sur une montre à secondes, puis l'on rompt la communication de
la vis avec les roues. Il est alors facile de compter sur celles-ci le nombre de
dents qui ont passé et par conséquent de calculer le nombre des tours qu'ont

accomplis les ailettes par seconde (n); finalement on obtient la vitesse du courant d'air en mètres par seconde au moyen de la formule $V = a + b \times n$ dans laquelle a et b sont deux constantes déterminées expérimentalement une fois pour toutes pour chaque appareil.

L'anémomètre de Casella, très employé en Angleterre, a ses ailettes contenues

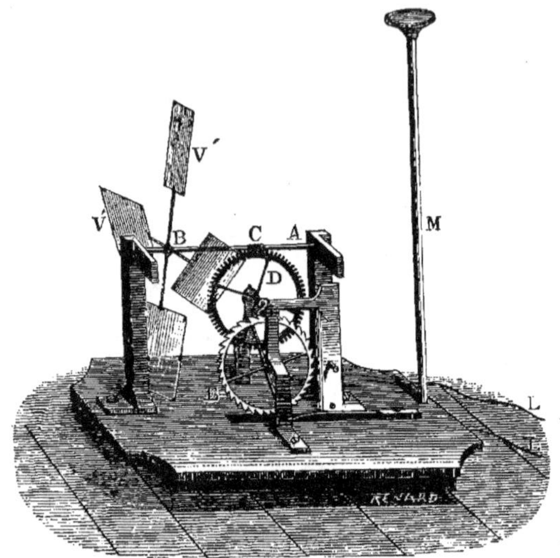

Fig. 52. — *Anémomètre de Combes.*

dans un anneau de 68 millimètres de diamètre. Elles font mouvoir une aiguille qui marque sur un cadran principal, divisé en 100 unités ou mètres, la vitesse par seconde de l'air auquel les ailettes font obstacle. Cinq autres cadrans plus

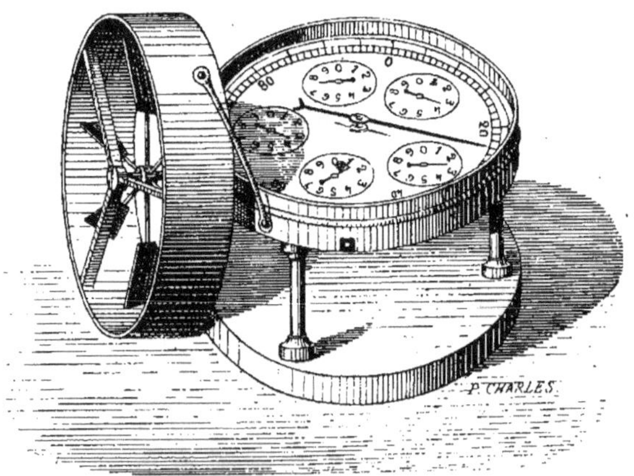

Fig. 53. — *Anémomètre de Casella.*

petits, portant dix divisions, indiquent les centaines, les mille, les dizaines de mille. L'instrument, numéroté et exactement contrôlé, évite à peu près tout calcul ; il suffit de chercher, par les dimensions de l'orifice exploré, la surface de la colonne d'air qui a une vitesse de tant de centimètres, ou de mètres, par seconde. Cet anémomètre (fig. 53) est assez sensible pour traduire des vitesses de 5 à 6 centimètres par seconde, tandis que la plupart des autres se déplacent à peine dans un courant d'air de 10 centimètres.

Bibliographie. — Pettenkofer : *Ueber den Luftwechsel in Wohngebaüden*, Münich, 1858. — Du même : *Ueber eine Methode die Kohlensaüre in der atmosphärischen Luft zubestimmen* (Bayer. Akademie, 1858). — Morin : *Manuel pratique du chauffage et de la ventilation*, Paris, 1864. — Hesse : *Bestimmung der Kohlensaüre in der Luft* (Zeitschr. f. biol., 1877). — Hudelo : *Des orifices d'accès et de sortie de l'air dans la ventilation* (Rev. d'Hyg., I, 1879). — Ch. Herscher : *Sur les coefficients d'aération* (Ibid., III, 1881). — Vallin : *Contrôle expérimental du théorème de Donkin sur les coefficients de ventilation* (Ibid., V, 1883). — Wolpert ; *Die Prüfung und Verbesserung der Luft in Wohn- und Versammlungs-Raümen in Bezug auf Temperatur, relative Feuchtigkeit und Reinheit* (Centralbl. f. a. Gesundheitspfl., IV, 1885). — E. Trélat : *L'aérage et le chauffage des habitations* (Rev. d'Hyg., VIII, 1886). — E. Wallon : *Expériences sur l'aération des locaux scolaires par le verre perforé* (Ibid., IX et X, 1887 et 1888). — Brown-Séquard et d'Arsonval : *Toxicité de l'air expiré* (C. R. Acad. des Sc., 1888). — Cornet : *Die Verbreitung der Tuberculose ausserhalb des Körpers* (Zeitschr. f. Hyg., V, 1888). — E. Trélat et Somasco ; *Chauffage et aération des habitations* (Congrès d'hyg. de Paris, 1889). — Brown-Séquard et d'Arsonval : *Nouvelles recherches démontrant que la toxicité de l'air expiré ne dépend pas de* CO_2 (C. R. Acad. d. Sc., 1889). — Stern : *Ueber den Einfluss der Ventilation auf in den Luft suspendirté Mikroorganismen* (Zeitschr. f. Hyg., VII, 1889). — H. Rietschel : *Ueber die Bestimmung und die Grenzen des Luftwechsels in geschlossenen von Menschen benutzen Raümen* (D. V. f. ö. Gesundheitspfl, XXII, 1890). — E. Richard : *Viciation de l'air et moyens propres à y remédier* (Encyclopédie d'Hygiène de Rochard, III, 1891). — Castaing : *Nouveau dispositif d'aération par l'emploi de deux vitres à ouvertures contrariées* (Arch. de méd. milit., XXI, 1891). — S. Merkel : *Neue Untersuchungen uber die Giftigkeit der Expirationsluft* (Arch. f. Hyg., XV, 1892). — J. Beu : *Untersuchungen uber die Giftigkeit der Expirationsluft* (Zeitschr. f. hyg., XIV, 1893). — Wolffhügel : *Zur Lehre vom Luftwechsel* (Archiv. f. Hyg., XVIII, 1893). — Max Teich : *Die Methode von Petterson und Palmquist zur Bestimmung der Kohlensaure in der Luft* (Arch. f. Hyg., XIX, 1893). — Sanfelice : *Sull'aria di alcuni ambienti habitati* (Annali dell'Istit. d'Igiene di Roma, III, 1893). — H. Rietschel : *Leitfaden zur Berechnen und Entwerfen von Heizungs und Luftungs-Anlagen*, Berlin, 1894). — Emmerich et Recknagel : *Die Wohnung* (Handbuch der Hyg. de Pettenkofer et Ziemssen, Leipsig, 1894). — H. Rietschel : *Der Stand der wissenchaftlichen und praktischen Wohnungs-Hygiene in Beziehung zur Luft* (Gesundheits-Ingenieur, 1894). — Uffelmann : *Versuche über die Widerstandsfähigkeit des Typhusbacillen gegen Trocknung und über die Möglichkeit ihrer Verschleppung durch die Luft* (Centralbl. f. Bakter., XV, 1894). — G. Wollfhugel : *Die Wahrung der eingeleiteten Luft und die Assanierung der Luft bei Central-ventilation* (Gesundh.-Ingenieur, 1895). — K. Schmidt : *Nothwendigkeit der Luftung in den Aufenthaltsraumen der Menschen* (Ibid., 1895). — C. Reyes : *Sulla vitalita del bacillo della difterite fuori dell'organismo* (Annai. dell'Istit. d'Igiene di Roma, V, 1895). — Serafini : *Sui vetri perforati di Appert come mezzo di ventilazione* (Ibid., V, 1895). — K. Schmidt , *Heizung und Ventilation* (Handbuch der Hyg. de Weyl) Iena, 1896. — Billings, Weir Mitchell et Ringey : *The supposed poisonous organic matter in expired air* (Brit. med. Journal, 1897). — E. Germano : *Die Uebertragung des Typhus durch die Luft* (Zeitsch. f. Hyg., XXIV, 1897). — Flügge : *Ueber Luft-Infection* (Ibid., XXIV, 1897). — Kelsch et Simonin : *Note sur le rôle pathogénique des poussières* (Revue d'Hyg., XIX, 1897). — Germano : *Die Uebertragung der Difterie durch die Luft* (Zeitschr. f. Hyg., XXV, 1897). — Du même : *Die Uebertragung von Infectionskrankheiten durch die Luft* (Ibid., XXVI, 1897). — Dankwarth et K. Schmidt : *Ueber Zugluftung* (Gesundheits-Ingen., XX, 1897). — Flugge : *Ueber die nächsten Aufgaben zur Erforschung der Verbreitungsweise der Phtisie* (Deutsche med. Woch., 1897). — Cornet : *Danger des crachats tubercu-

leux desséchés (Semaine médic., 1898). — M. Ficker : *Ueber Lebensdauer und Absterben von pathogenen Keimen* (Zeitschr. f. Hyg., XXIX, 1898). — D. Spataro : *Ventilation naturelle des locaux. Théorie de Recknagel* (traduit de l'italien) (Revue d'Hyg., XXI, 1899). — Flügge : *Die Verbreitung der Phtisie durch staubformiges und durch bei Husten verspritzte Tropfchen* (Zeitschr. f. Hyg., XXX, 1899). — Netter : *La souillure de l'atmosphère par les tuberculeux* (Revue d'Hyg., XXI, 1899). — Ch. Nussbaum : *Die Bedeutung des Wasserdampfgehaltes der Luft für die Gesundheit der in geschlossenen Raum sich aufhaltenden Menschen* (Gesundheits-Ingen., XXII, 1899). — Spolverini : *Sulla resistenza del virus pneumonico negli sputi* (Annali d'igiene sperim., 1899). — Castaing : *Aération des habitations par les vitres parallèles à ouvertures contrariées* (Annales d'Hyg., XLI, 1899). — Hoc : *Notes sur les pavillons d'hôpitaux (construction, chauffage, ventilation)* (Revue du Génie milit., XVIII, 1899). — K.-B. Lehmann : *Der Kohlensaüregehalt der Inspirations-Luft im Freien und im Zimmer* (Archiv. f. Hyg., XXXIV, 1899). — H. Wolpert : *Ueber die Grösse der Selbstlüftungs-Cœfficienten kleiner Wohnraüme* (Ibid., XXXVI, 1899).

3° THERMALITÉ DES HABITATIONS

Les parois de nos demeures absorbent, conduisent, rayonnent, réfléchissent nécessairement du calorique, comme tous les corps ; c'est-à-dire qu'elles tendent à se mettre en équilibre avec la température extérieure et à nous en laisser éprouver les effets dans les locaux d'habitation. Il est tout d'abord à désirer que ce phénomène ne se manifeste pas trop aisément, comme il arrive avec des murailles de façade trop peu épaisses et, par suite, insuffisamment isolantes au point de vue thermique : s'il est nécessaire on les doublera à l'intérieur, suivant le conseil de E. Trélat, de Nussbaum, d'une couche de matériaux mauvais conducteurs de la chaleur (terre d'infusoires, agglomérés de liège, mortier d'amiante) ainsi que nous l'avons déjà recommandé (page 211), afin de mieux se garantir contre les températures extrêmes de l'hiver et surtout de l'été. Mais, d'autre part, l'atmosphère des habitations a des communications obligées avec l'air du dehors ; la ventilation, qui vient d'être étudiée, n'a même pas d'autre but que d'assurer ces communications. Le milieu habité se trouve donc finalement associé aux oscillations thermiques extérieures dont les occupants des locaux peuvent dès lors ressentir l'influence ; il est, en conséquence, nécessaire d'avoir recours soit au *chauffage*, soit à la *réfrigération* pour élever ou pour abaisser artificiellement, suivant le cas, la thermalité des habitations afin qu'elle n'agisse pas défavorablement sur les économies.

Dans nos contrées, il ne s'agit guère que de remédier à l'abaissement de température du milieu ; par suite, c'est presque exclusivement du chauffage, des moyens de le produire, de ses divers modes d'application et des systèmes qui les réalisent qu'il sera question ici.

La défense contre l'échauffement d'origine extérieure se réduit à l'emploi de murailles assez épaisses et conduisant mal la chaleur : pour la réfrigération proprement dite on compte presque uniquement dans les habitations sur la ventilation, que l'on rend au besoin sensible de manière à accroître autant que possible la perte de chaleur par convection, l'air utilisé étant d'ailleurs refroidi par humectation, en général à l'aide d'eau pulvérisée.

Production et emploi du calorique.

Combustion et combustibles. — On produit ordinairement la chaleur par la combustion de certains corps ; ce phénomène est le résultat de la combinaison de ces corps, dits combustibles, essentiellement composés de carbone et d'hydrogène, avec un corps comburant, l'oxygène, qui se trouve dans l'air. La valeur d'un combustible dépend de la quantité de chaleur, évaluée en calories, qu'il peut dégager : une calorie représentant la chaleur nécessaire pour élever de 1 degré centigrade la température de 1 kilogr. d'eau. La puissance calorifique d'un combustible est le nombre de calories produites par la combustion complète de 1 kilogr. de ce corps.

Pour déterminer cette combustion complète dont le résidu doit être de la vapeur d'eau et de l'acide carbonique, il faut fournir au combustible une certaine quantité d'oxygène : sans quoi la combustion est incomplète, il y a formation de beaucoup de fumée et d'oxyde de carbone, gaz dangereux et combustible dont le dégagement aboutit à une perte de calorique, à moins que l'on ne brûle ensuite CO en le transformant en CO^2. Connaissant la quantité d'oxygène nécessaire à transformer l'hydrogène en vapeur d'eau et le carbone en acide carbonique, on calcule aisément quelle quantité théorique d'air il faut pour obtenir la combustion complète d'un combustible quelconque. Dans la pratique, pour obtenir une aération convenable de la masse de combustible que l'on veut faire brûler, les volumes d'air indiqués par la théorie doivent être dépassés. Toutefois un excès d'air prend et entraîne au dehors une partie de la chaleur produite en même temps qu'il abaisse la température de la combustion, autre circonstance fâcheuse. L'expérience a montré que l'on ne devait pas dépasser une fois et demi à deux fois le volume d'air théoriquement nécessaire à la combustion. Le tableau ci-après emprunté à Rubner montre les différences de proportions relatives des gaz issus de la combustion d'une même quantité de houille suivant qu'on lui fournit plus ou moins d'air :

	Avec un apport d'air abondant	Avec un apport d'air normal	Avec un apport d'air insuffisant
Acide carbonique. . . .	3,95	8,73	16,45
Oxyde de carbone. . . .	0,06	0,10	1,94
Hydrogène	—	—	1,45
Oxygène	16,41	11,85	1,52
Azote	79,58	79,32	78,64

L'eau hygrométrique ou de constitution des corps combustibles a sur la chaleur dégagée finalement par la combustion une notable influence ; d'abord parce qu'elle diminue la quantité de matière combustible réellement contenue dans un poids donné du corps en question ; en second lieu parce qu'elle absorbe pour se vaporiser une partie de la chaleur produite par la matière combustible.

Les principaux combustibles usuels sont le bois et la houille ; on se sert encore, mais d'une façon bien plus restreinte, de certains agglomérés de houille, du coke, du gaz, du charbon de bois, de la tourbe, etc.

Le *bois* contient jusqu'à 45 ou 50 0/0 d'eau s'il est vert, 20 à 25 0/0 après séchage naturel prolongé ; dans ces conditions, sa puissance calorifique est de 2,500 à 3,000 calories au plus. Son usage est aussi sain qu'agréable.

La *tourbe* séchée renferme encore 30 à 40 0/0 d'eau : sa puissance calorifique est de 3,000 à 3,500 calories, c'est-à-dire plus élevée que celle du bois, en raison de sa teneur plus considérable en carbone et hydrogène libre. Mais la tourbe brûle avec une odeur très désagréable qui en restreint les applications.

Le *charbon de bois* provenant de la combustion incomplète du bois vers 400° ou 500° brûle très facilement et possède une puissance calorifique moyenne de 7,000 calories ; mais il donne très aisément lieu à une importante production de CO, car il brûle même avec une très médiocre arrivée d'air.

Le *charbon de Paris* est surtout du poussier de charbon de bois aggloméré avec du goudron et distillé en vase clos à haute température ; sa combustion est lente et s'entretient toute seule.

La *houille* offre un assez grand nombre de variétés dont les meilleures pour les grilles des foyers de chauffage sont : les houilles maigres à longue flamme, qui s'allument facilement, donnent un coke léger et peu abondant, 10 à 12 0/0 de cendres et 7,000 à 7,500 calories ; les houilles demi-grasses (type la houille de Charleroi), donnant beaucoup de coke et de 8,000 à 8,500 calories ; les houilles maigres à courte flamme, assez difficiles à allumer, mais convenant encore sur les grilles, à condition de s'y trouver en masses assez considérables, comme par exemple dans les foyers à combustion lente ; leur puissance calorifique est de 8,000 calories. — Les houilles très grasses qui, à la chaleur, fondent, s'agglutinent, puis se boursouflent, ont besoin d'être souvent remuées, donnent beaucoup de fumée et par suite ne conviennent pas pour le chauffage. Du reste, on ne peut bien juger une houille qu'en l'essayant.

L'*anthracite* qui contient 94 0/0 de carbone et dégage environ 8,000 calories, demande un tirage actif, s'allume difficilement et brûle lentement. Elle s'emploie dans les foyers à combustion lente.

Les *agglomérés de houille*, mélanges de poussiers de houille (ou *menus*) et de brai, moulés sous forme de briquettes, ont la même puissance calorifique que la houille.

Le *coke*, résidu de la houille distillée en vase clos pour la fabrication du gaz d'éclairage, donne 7,000 à 7,500 calories quand il est sec.

Le *gaz d'éclairage*, selon sa composition assez variable et sur laquelle nous reviendrons, donne 10,000 à 11,000 calories (soit environ 5,000 à 6,000 calories par m. c.).

Le *pétrole* donne 10,500 à 11,000 calories.

Foyers et conduits de fumée. Fumivorité. — Le combustible doit brûler dans une capacité spéciale, le *foyer*, en maçonnerie ou en métal, dont le fond, sauf pour les foyers à bois, est une grille facilitant l'accès de l'air dans la masse en combustion qui, d'ailleurs, ne doit pas offrir une trop grande épaisseur. Au-dessous de la grille se trouve un espace s'ouvrant en dehors, le cendrier, qui reçoit les cendres et sert en outre d'orifice d'admission pour l'air. Les gaz développés par la combustion dans le foyer s'échappent par la *cheminée* qui le surmonte et livre aussi passage à l'air en excès et au carbone pulvérulent formant le noir de fumée. Dans la cheminée s'opère le tirage, grâce auquel l'air est appelé dans le foyer à travers la grille pour entretenir la combustion. L'épaisseur de la couche de combustible que l'on peut brûler sur une grille dépend de la nature de ce combustible et aussi de l'énergie du tirage dont on dispose. Il en résulte que dans un foyer on ne peut, sur une surface déterminée de grille, brûler qu'une certaine quantité de combustible, et que les dimensions de la grille devront être calculées, en conséquence, d'après la quantité de chaleur qu'il faudra produire au moment des plus grands froids.

Voici, d'après Scheurer-Kestner, quelle est la composition des produits de la houille ordinaire brûlant avec 14 k. d'air pour 1 k. de houille :

	Volume dans 1 m³.	Poids dans 1 m³.
Acide carbonique	0,110	0,21747
Oxygène	0,060	0,08580
Oxyde de carbone	0,003	0,00374
Hydrogène	0,005	0,00048
Hydrogènes carburés	0,003	0,00216
Azote	0,745	0,93572
Vapeur d'eau	0,074	0,05920

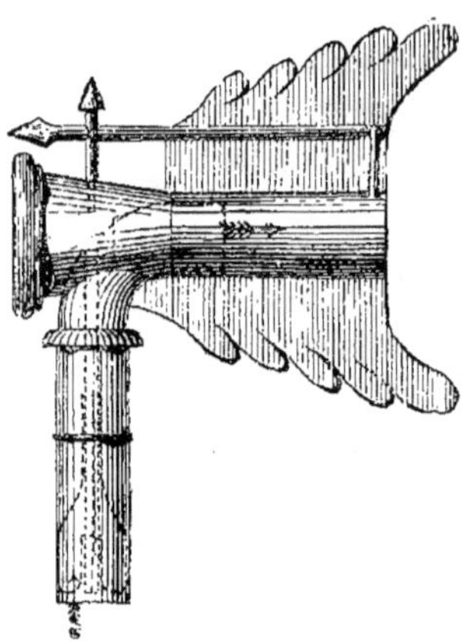

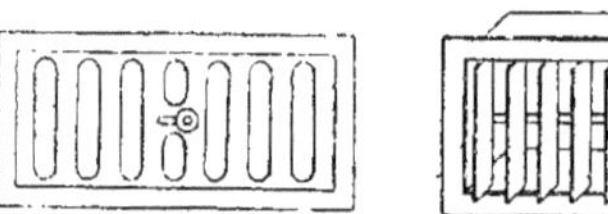

Dans les mêmes conditions de température et de pression, la densité de 1 m. c. de ces produits est égale à celle de 1 m. c. d'air. Par suite, l'ascension des dits produits dans le tuyau de fumée ou cheminée, ascension qui est la cause de l'appel d'air dans le foyer, est donc seulement déterminée par l'excès de leur température sur celle de l'air. La vitesse en mètres par seconde du courant ascensionnel est proportionnelle à la racine carrée de la hauteur H de la cheminée et de l'excès de température des gaz chauds (T) sur l'air extérieur (t) :

$$v = \sqrt{\frac{2gH(T-t)}{273 + t}}$$

D'autre part, le poids de gaz (Q) qui s'écoule alors par seconde et qui exprime la valeur du tirage de la cheminée est proportionnel à la section S de cette cheminée et à la racine carrée de sa hauteur : $Q = RS\sqrt{(T-t)H}$ où R est le coefficient de résistance propre à chaque conduit. Il résulte de ceci que pratiquement au delà de 15 à 20 m. la hauteur de la cheminée n'influe plus sur son débit : on ne dépassera donc ces limites que si les formes du terrain ou la hauteur des constructions avoisinantes et dominant l'orifice de la cheminée y obligent pour éviter les vents plongeants dans le conduit de fumée. En théorie, l'influence sur le débit d'une cheminée d'un vent dirigé horizontalement est négligeable ; en réalité, il n'en est ainsi que si la vitesse des gaz chauds à l'orifice de sortie est au moins de 2 m. par seconde, ce qui n'arrive pas toujours pour les cheminées des habitations privées.

Dans ce dernier cas, la température des gaz chauds étant volontiers médiocre en raison de la grande quantité d'air mélangé à la fumée, il faut donner au conduit une large section. $0^m,22 \times 0^m.25$ au minimum pour obtenir un tirage suffisant. Toutefois on ne dépassera pas $0^m,30 \times 0^m.30$. car il se produit dans les conduits plus larges des remous et des courants descendants qui ramènent la fumée dans les pièces. Du reste. il est à désirer que les gaz chauds qui sortent d'un foyer offrent environ 100° (E. v. Esmarch).

Pour certains foyers à grille donnant une fumée très chaude. mais qui circule dans de longs conduits où se produisent beaucoup de frottements. il faut encore des sections assez grandes : en général 1 dm² par kilogr. de houille brûlé en 1 heure. Avec les foyers des grands chauffages centraux, dotés de cheminées spéciales, isolées des bâtiments, le décimètre carré de conduit de fumée correspond à 2 ou 3 kilogr. de charbon brûlés à l'heure.

Tout foyer doit avoir son conduit de fumée exclusif, qui ne sera en communication avec aucun autre, afin d'éviter des échanges gazeux dangereux, par exemple d'une pièce chauffée à une pièce voisine non chauffée. D'autre part les conduits de fumée doivent être construits de telle sorte que la chaleur ne puisse déterminer aisément dans leurs parois des crevasses et des fissures susceptibles de laisser des gaz provenant de la combustion gagner des locaux habités. Voici quelles sont, à ces divers points de vue. les dispositions réglementaires à Paris, d'après la nouvelle *Ordonnance de police sur les précautions contre l'incendie* (1897) :

ART. 6. — Tout conduit de fumée montant situé à l'intérieur d'une habitation ne devra desservir qu'un seul foyer..... Sa section transversale devra être égale et régulière dans toute la hauteur.

ART. 7. — Tous les conduits de fumée faisant partie de la construction devront être en briques, en briquettes ou terre cuite de très bonne qualité et ayant subi une cuisson parfaite Les éléments qui les composent devront être reliés entre eux et à la maçonnerie, de façon à s'opposer efficacement au passage de la fumée et des gaz. Les tuyaux employés pour constituer les conduits adossés aux murs devront se relier entre eux par des joints ou des emboîtements efficaces.

ART. 9. — Les conduits de section circulaire ne devront être construits qu'en briques ayant au moins 5 centimètres d'épaisseur. Les wagons et les boisseaux en terre cuite devront avoir aussi 5 centimètres d'épaisseur ; les conduits de fumée en brique ou en terre cuite devront être recouverts d'un enduit au plâtre d'au moins 2 centimètres d'épaisseur ou de toute autre matière incombustible et mauvaise conductrice de la chaleur, et, en tous cas, d'une épaisseur suffisante pour qu'il n'en résulte aucun danger d'incendie ou aucune incommodité grave pour les habitants.

ART. 21. — Tout conduit brisé ou crevassé doit être de suite réparé ou refait.

Dans la pratique, soit à cause d'une mauvaise disposition des foyers, soit en raison du manque de savoir faire des chauffeurs, il arrive souvent que la température ne s'élève pas assez, que l'aération est insuffisante, et surtout que l'air est mal distribué dans le combustible : par suite, celui-ci brûle d'une façon incomplète et les gaz chauds qui s'en dégagent entraînent avec eux une quantité plus ou moins considérable de carbone, d'où des fumées dont le déversement au sein de l'atmosphère libre finit par ne pas être sans inconvénient pour le voisinage. La *fumivorité* a pour but la suppression de ces fumées, chose indispensable dans les grandes villes vis-à-vis des foyers industriels importants, mais désirable aussi vis-à-vis des foyers des habitations, surtout si le chauffage central est fréquemment installé. On obtient déjà un certain résultat, d'après Denfer, avec les foyers horizontaux où les gaz produits par le combustible neuf déposé sur la partie antérieure de la grille se brûlent bien en traversant la zone postérieure où le combustible, en pleine ignition, reçoit un excès d'air ; de même encore avec les foyers, aujourd'hui de plus en plus répandus, dont le chargement s'opère par le centre et le haut à l'aide d'une trémie, et où les gaz issus du combustible neuf passent en grande partie sur celui qui est complètement allumé. L'essentiel étant d'assurer un contact aussi parfait que possible entre l'air et les particules du combustible, on a songé à diviser finement celui-ci et même à l'employer sous forme pulvérulente ; des dispositifs spéciaux ont été imaginés pour assurer la distribution régulière de ce poussier de charbon dans les foyers industriels ou ceux qui servent à de grands chauffages. Les résultats obtenus ont été assez favorables pour que l'on ait estimé naguère en Allemagne que l'autorité pouvait proscrire le déversement de fumées épaisses dans l'atmosphère des villes : pareille mesure a déjà été prise à Londres, à Paris, mais jusqu'à présent sans grand succès. On peut affirmer cependant qu'aujourd'hui les moyens matériels d'assurer la fumivorité ne font pas défaut et qu'ils sont peu coûteux, car leur usage amène aisément une réduction de 15 0/0 dans la quantité de combustible dépensée.

Les procédés dont il vient d'être question ne paraissent guère pouvoir s'appliquer qu'aux foyers industriels. En ce qui concerne les foyers des habitations on conseille volontiers de recourir à des combustibles donnant naturellement une faible quantité de fumée : l'anthracite, la houille de lignite, en briquettes de préférence, le coke, et surtout le gaz. Mais on oublie peut-être un peu trop que la question du choix d'un combustible est absolument subordonnée, dans l'immense majorité des cas, au prix de revient des différents combustibles, et que dans chaque localité on donnera toujours la préférence au moins coûteux.

Quantité de chaleur nécessaire. — Lorsqu'un local se trouve offrir la température que l'on désire lui voir présenter d'une façon constante, la quantité de chaleur nécessaire pour maintenir cette température se calcule sans peine d'après les pertes de calorique que subit le milieu en question et qu'il s'agit tout simplement de contrebalancer. Ces pertes comprennent d'une part la chaleur transmise à travers les diverses parois de l'enceinte et d'autre part la chaleur absorbée par l'air de ventilation.

La quantité de chaleur transmise à travers les parois est proportionnelle à la différence de température $(t-\theta)$ entre la face interne et la face externe de ces parois, c'est-à-dire entre le dedans et le dehors ; elle dépend en outre de la nature et des dimensions des parois, d'où la formule $N = SQ\,(t-\theta)$ qui donne le nombre de calories transmises en 1 h. par une paroi ; S est la surface de paroi en mètres carrés, Q son coefficient moyen de transmission. Ce coefficient est variable notamment avec la conductibilité de chaque paroi, qui joue d'ailleurs dans la transmission de la chaleur le rôle le plus important. La quantité de chaleur N qui, par conductibilité, passe d'une face à l'autre d'une paroi, est proportionnelle à la surface de transmission S (en m²), à la différence de température $(t-\theta)$ des deux faces, au temps Z pendant lequel se fait la transmission, et en raison inverse de l'épaisseur e de la paroi : $N = Sc\dfrac{t-\theta}{e}$ formule dans laquelle c est une constante spéciale aux matériaux constituant la paroi. En outre de la transmission de chaleur par conductibilité il faut tenir compte de celle qui a lieu par rayonnement et par convection entre l'atmosphère intérieure et la face interne de la paroi d'une part, entre l'atmosphère extérieure et la face externe de la paroi d'autre part. D'où la formule générale de Péclet permettant de calculer dans tous les cas le nombre N de calories qui traversent les murs, par mètre carré et par heure :

$$N = \frac{C\,(K+K')\,(t-\theta)}{2C\,(K+K')\,e}$$

où C est le coefficient de conductibilité, e l'épaisseur, K et K' le coefficient de rayonnement dépendant de la nature de la surface et le coefficient de convection dépendant de la forme du corps. Encore pour tenir compte de l'agitation de l'air extérieur doit-on multiplier le résultat par 1,2. On trouve du reste dans les ouvrages techniques sur le chauffage, l'indication des valeurs principales de N pour les diverses parois usuelles. Nous citerons, d'après Recknagel, les exemples ci-après donnant la transmission de chaleur par heure et par mètre carré de surface pour une différence de température de 1° entre l'enceinte chauffée et le dehors (c'est-à-dire la valeur de N).

	Calories
Mur en briques de 0ᵐ,25 d'épaisseur	1,65
— — de 0ᵐ,38 —	1,30
Mur en pierres de 0ᵐ,50 —	1,75
— — de 0ᵐ,60 —	1,70
Croisée (vitres ordinaires)	3,75
Porte (de 2 à 4 centim. d'épaisseur)	2,00
Sols des pièces (selon leur constitution) . .	0,50 à 1,00

Pratiquement, il va sans dire que les pertes de chaleur par les murs extérieurs sont bien supérieures à celles qui ont lieu par les cloisons ou murs de refend qui séparent l'enceinte chauffée d'autres locaux ; il n'y a pas de pertes si ces locaux sont également chauffés ; même s'ils ne le sont pas, mais à condition qu'ils soient simplement fermés, on peut admettre que les pertes n'atteindront guère que la moitié de ce qu'elles seraient si les parois de séparation étaient exposées à l'air libre. D'après Denfer les pertes par les plafonds et les planchers ordinaires sont assimilables, si les locaux sus et sous-jacents ne sont pas chauffés, à la moitié des pertes qu'occasionnerait un mur en briques de 0^m22 exposé à l'air extérieur.

Quant à la quantité de chaleur qu'il est nécessaire de fournir à l'air de ventilation qui passe dans le local, on la trouve aisément au moyen de la formule $N^1 = VSc\,(t - \theta)$ où V représente le volume d'air dont il s'agit (en mètres cubes), S, sa densité, c, sa chaleur spécifique.

Les pertes de chaleur variant, comme nous venons de le voir, avec l'étendue relative des murs et des vitrages, leur épaisseur, la nature des matériaux composants, l'exposition au vent, l'importance du renouvellement d'air intérieur, on ne saurait jamais évaluer avec exactitude le calorique à fournir d'après le cube de l'enceinte à chauffer. Si pourtant on se base quelquefois sur cette donnée, c'est en supposant des conditions moyennes pour ce qui concerne les parois et la ventilation du local.

Il faut avoir soin d'évaluer N par rapport à la température la plus basse que l'atmosphère extérieure pourra offrir durant l'hiver, ce qui permet de calculer le maximum horaire de consommation du combustible d'après le pouvoir calorifique de ce dernier et le rendement des appareils, d'où l'on déduit la surface de grille des foyers, la section et la hauteur des cheminées, la surface des chaudières, etc. Bien entendu N représente la quantité de calories qui doivent réellement arriver dans l'enceinte à chauffer : on devra en général en faire développer beaucoup plus dans les foyers par suite des déperditions de toute nature qui sont à prévoir. Par contre, on pourra quelquefois faire cas de la chaleur qu'émettent les occupants des locaux (60 à 70 calories par individu et par heure).

Les données précédentes suffisent pour déterminer la puissance des appareils destinés à opérer un chauffage continu, qui ne subit aucune interruption pendant toute la saison froide. Mais quand il s'agit d'établir des appareils en vue d'un chauffage intermittent, il faut tenir le plus grand compte de la période de début du chauffage, que nous avons négligée jusqu'ici, et durant laquelle la température de l'enceinte, d'abord froide, doit s'élever progressivement jusqu'au degré que l'on se propose d'entretenir d'une façon constante. Pour atteindre à ce résultat, la chaleur fournie n'a pas seulement à contrebalancer les pertes dues à la transmission à travers les parois et au renouvellement de l'atmosphère intérieure ; une grande partie est en outre employée à élever la température des parois du local (accessoirement des objets qu'il renferme), et sa dispersion au dehors dépend surtout du rapport de la conductibilité à la capacité calorifique de ces parois. Quand enfin celles-ci n'absorbent plus de chaleur, on dit que le *régime est établi*. Il y a alors égalité entre la chaleur fournie à l'enceinte et les pertes faites à l'extérieur, d'où une température constante : on rentre à ce moment dans la situation précédemment étudiée. Plus on veut y arriver rapidement après l'allumage des foyers, et par conséquent diminuer la durée de la période nécessaire à l'établissement du régime, plus il faut augmenter la puissance des appareils de chauffage. Selon Ser, Carette et Herscher, cette augmentation doit être de 50 à 80 0/0 de la puissance reconnue nécessaire pour maintenir la température constante d'après le calcul fait dans l'hypothèse du régime établi.

Mode d'emploi du calorique et théorie hygiénique du chauffage. — Le chauffage des enceintes habitées, comme l'a dit très justement E. Trélat, n'est pas un simple problème de physique, tel que l'envisageait Péclet, et dont la solution consisterait à produire ou à amener d'une manière quelconque au sein des locaux la quantité de calories voulue pour compenser les déperditions de chaleur qui s'effectuent à travers les parois. Ce n'est point assez de porter et de maintenir à une température donnée le milieu habité. Il faut encore que l'état thermique ainsi réalisé soit parfaitement salubre, ce qui suppose l'observation pour l'emploi du calorique de certains principes que nous allons exposer.

On peut partir de ce fait que, dans les circonstances normales, le corps humain offre une température constante, naturellement entretenue par les combustions qui s'accomplissent sans cesse dans l'intimité de l'organisme et qui suffisent à satisfaire à l'émission ordinaire du calorique par toute la surface cutanée. La sensation de froid apparaît quand les conditions de milieu ambiant dont dépend cette émission se modifient de manière à en accroître l'intensité dans une certaine mesure. Il s'ensuit que le rôle du chauffage doit consister bien moins à exercer sur les individus une action directement échauffante qu'à empêcher, selon l'opinion de H. Fischer, le refroidissement du corps humain en atténuant les causes d'une déperdition exagérée de calorique vital. D'où l'indication, à laquelle s'est si bien conformé Trélat, d'analyser ces causes dans l'habitation, d'établir l'importance relative de chacune d'entre elles, et enfin d'utiliser le calorique dont il sera possible de disposer en se basant sur les renseignements ainsi obtenus, de façon à s'opposer à la manifestation des influences par trop réfrigérantes précisément là où elles sont susceptibles de prendre naissance.

Or, au dehors (abstraction faite du rayonnement solaire, qui du reste est intermittent), c'est la température de l'air qui exerce vis-à-vis des individus une influence thermique prédominante, en raison surtout du déplacement continuel et relativement rapide de ce fluide autour de nous (plusieurs mètres par seconde alors que l'atmosphère paraît cependant tout à fait calme), et malgré sa faible conductibilité. Mais au contraire l'observation démontre qu'à l'intérieur d'une habitation le corps humain est surtout impressionné par la température des surfaces solides qui l'environnent de tous côtés et auxquelles il cède *par radiation* une quantité de chaleur d'autant plus considérable que la température de ces parois diffère davantage de celle de l'organisme. En revanche l'action thermique de l'air est dans les mêmes circonstances des plus restreintes, car l'atmosphère des locaux ne devant pas offrir de courants sensibles, le volume d'air qui vient à passer au contact de notre corps est trop peu considérable pour nous dépouiller *par convection* d'une quantité importante de calories.

Dès lors le principe fondamental de la solution hygiénique du chauffage est de fournir aux diverses parois de l'habitation un nombre de calories tel que les actions rayonnantes réciproques entre ces parois et les occupants du local ne nous impressionnent pas désagréablement et surtout ne soient pas de nature à nuire à la santé. Quant à l'air de ventilation, on ne cherchera pas à le chauffer : il n'offrira que les 12° environ nécessaires pour l'empêcher d'être trop froid, sans qu'il cesse pour cela d'être frais, par suite agréable et sain à respirer ; loin de contribuer à nous réchauffer il occasionnera même un léger refroidissement dont on contrebalancera d'autre part aisément l'effet en réglant en conséquence les phénomènes de rayonnement entre le corps et les parois de l'enceinte habitée.

Telle est la théorie rationnelle du chauffage formulée par E. Trélat, d'après lequel l'état thermique salubre d'une habitation doit être uniquement fonction de la température des parois qui enclosent l'habitant. L'entretien de cette température à un degré convenable (16° ou 17° environ, selon Trélat) pendant la saison froide constitue donc, à proprement parler, le but exclusif du chauffage des habitations. Cette remarquable conception a été adoptée par la plupart des hygiénistes ; des techniciens comme Douglas Galton et Siemens ont reconnu sa supériorité au point de vue sanitaire.

Dans la pratique la théorie de Trélat conduit, en général, à réaliser ce désideratum capital de l'hygiène, la complète indépendance respective du chauffage et de la ventilation, chose d'ailleurs si logique *a priori* puisque le besoin d'air et celui de calorique ne sauraient varier parallèlement. On ne peut guère songer en effet à porter durant la présence des habitants la température des parois des locaux à un degré convenable au moyen d'air chaud répandu dans l'enceinte habitée ; cet air serait presque irrespirable s'il était assez chaud pour produire le résultat en question ; du moment où il n'y atteint pas, les parois continuent à soustraire par radiation une trop grande quantité de calories aux personnes, cependant que celles-ci respirent péniblement dans une atmosphère tiède, nauséeuse, voire quelque peu étouffante : « On éprouve le besoin d'ouvrir son gilet et d'aller chercher son paletot » (E. Trélat). Toutefois le chauffage des parois par l'air à haute température est admissible pour les locaux occupés d'une façon intermittente lorsque ceux-ci sont vacants ; on suspend le chauffage à l'arrivée des personnes et on introduit en même temps de l'air frais. En dehors de ce cas il faut renoncer à répandre librement de l'air chaud dans l'atmosphère des habitations et à distribuer à celles-ci, par convection, le calorique qui leur est nécessaire. On aura au contraire recours dans ce but à la radiation, qu'elle provienne soit de foyers en activité à l'intérieur des enceintes à chauffer elles-mêmes, soit plutôt d'une canalisation permettant la circulation d'un fluide vecteur de calories développées à l'aide d'un foyer extérieur. Ce mode d'emploi du calorique se prête d'ailleurs particulièrement bien à une distribution de chaleur le long des parois, calquée sur les pertes respectives de chacune de celles-ci ou de leurs diverses portions. La température de l'air ne se modifiera qu'assez peu, et plutôt avantageusement, au contact des surfaces de chauffe utilisées. Ces dernières, tout en rayonnant surtout utilement vers les parois dont elles seront voisines, pourront d'ailleurs réchauffer directement en quelques instants les individus qui s'approcheront dans ce but des dites surfaces de chauffe, encore que le rayonnement produit ne soit pas assez intense pour être gênant à quelque distance.

Mentionnons aussi la possibilité d'introduire directement dans l'épaisseur même des parois de l'habitation où un vide aurait été ménagé à cet effet, soit de l'air chaud, soit une canalisation de vapeur ou d'eau chaude ; cette méthode de chauffage paraît s'approcher bien près de l'idéal au point de vue de la salubrité thermique du milieu habité ; malheureusement, son application est très coûteuse et ne va pas sans inconvénients divers.

E. Trélat observe finalement que si le mode de chauffage qu'il préconise n'intervient plus dans le renouvellement de l'air des locaux, qui doit être assuré à part, l'entretien de la température des parois au degré voulu par la salubrité thermique du milieu habité constitue toutefois une circonstance des plus favorables à l'introduction en abondance de l'air frais indispensable à la salubrité de l'atmosphère intérieure.

Règles générales du chauffage. — Non seulement le chauffage doit être conforme aux principes exposés dans le précédent paragraphe ; il faut de plus qu'il satisfasse aux deux grandes règles générales ci-après.

1° *Procurer le degré de température le plus favorable à la santé et répartir le calorique aussi également que possible dans le temps et dans l'espace.* — Nous avons vu comment on calculait la puissance à donner aux appareils de chauffage pour maintenir les locaux à certaine température ; mais il est d'ailleurs assez difficile de fixer quel doit être le degré de cette dernière car elle dépend du genre de locaux dont il s'agit, de l'état des occupants, et dans une notable mesure de leurs habitudes. En Allemagne, on demande couramment 18° là où en France on se contente de 16°. Nous croyons qu'il convient de se méfier du surchauffement des habitations ; il rend plus pénible à supporter le froid extérieur qu'il faut pourtant bien affronter de temps à autre. Il est d'expérience vulgaire que le séjour dans une chambre très chaude rend frileux. On chauffera un peu moins les locaux où l'on couche que ceux qui sont occupés pendant le jour (excepté si l'on s'y livre à un travail physique même modéré).

L'égalité de température dans le temps, du moment où l'on dispose d'une puissance calorifique suffisante, relève de la facilité de réglage que présente le fonctionnement du chauffage. En effet, les pertes de chaleur variant dans d'importantes proportions suivant les oscillations de la température extérieure, il faut être en mesure d'apporter très rapidement des modifications parallèles à la quantité de chaleur fournie aux locaux. Toutefois des murailles offrant une haute capacité calorifique en raison soit de la nature des matériaux qui les constituent soit de leur épaisseur, peuvent constituer de véritables *volants* conservateurs de calories, selon l'expression de Trélat, et facilitent le maintien d'une température constante.

Il est encore plus délicat d'obtenir une température sensiblement uniforme dans les diverses parties d'une pièce par suite des différences dans la transmission de la chaleur à travers les parois selon leur nature et selon qu'elles séparent l'enceinte habitée tantôt de l'atmosphère extérieure, tantôt d'un local chauffé ou non. D'un autre côté, l'air de ventilation amené directement du dehors s'échauffant toujours quelque peu dans les locaux, ne serait-ce qu'au contact des habitants, tend à s'élever, et cela d'autant plus que s'il est fourni du calorique aux parois des pièces on évite alors le refroidissement de l'air par elles et la formation de contre-courants d'air froid descendant le long des murailles et des fenêtres : il en résulte que la température d'une pièce a naturellement des chances pour offrir au voisinage du plafond quelques degrés de plus qu'au niveau du plancher. Or c'est plutôt le contraire qui serait désirable afin d'avoir, suivant le vieil adage, les pieds plus chauds que la tête.

On donnera donc la préférence aux systèmes de chauffage qui permettront le mieux de faire dégager dans chacun des divers points de l'enceinte à chauffer la quantité de chaleur qui y sera jugée utile, et que l'on déterminera précisément d'après les pertes effectuées dans chacun de ces points. A cet égard il faut reconnaître la supériorité des surfaces rayonnantes formées par des canalisations de vapeur ou d'eau chaude, que l'on place à volonté et que l'on développe dans chaque emplacement en proportion de l'intensité du chauffage nécessaire en ce lieu. Ces surfaces seront d'ailleurs distribuées à la base des parois verticales des pièces, de manière à agir surtout vis-à-vis de la zone inférieure de l'enceinte, celle où se trouvent les habitants et où pénètre d'abord l'air frais du dehors qui pourra ainsi, le cas échéant, se réchauffer légèrement au contact des radiateurs avant d'arriver aux individus.

Le chauffage par convection, c'est-à-dire par l'air chaud, se prête au contraire fort mal à une distribution rationnelle du calorique : quelle que soit la situation des bouches d'admission dans l'enceinte à chauffer, cet air se porte naturellement contre le plafond d'où il descend peu à peu à mesure qu'il se refroidit le long des parois latérales. Il s'ensuit que la température du local décroît de haut en bas et que ses occupants se trouvent avoir la tête soumise à une plus grande chaleur que les pieds.

2° *Respecter l'intégrité des qualités naturelles de l'air de renouvellement des enceintes habitées.* — En ce qui concerne d'abord la température de l'air, rien n'est plus aisé que d'observer cette règle si l'on a recours au chauffage des parois de l'habitation par rayonnement, procédé qui permet de laisser arriver aux poumons des habitants l'air frais qu'il est agréable et sain de respirer. Comme nous l'avons déjà dit, l'air nouveau introduit dans la zone inférieure de l'enceinte chauffée absorbe bien une petite quantité du calorique rayonné et s'échauffe très légèrement en passant au contact des surfaces rayonnantes ; mais, celles-ci étant d'ailleurs à une température relativement peu élevée, la température de l'air ne se trouve ainsi modifiée que dans une mesure agréable, de manière à ce qu'il ne donne plus une impression de froid. En même temps, ce léger échauffement favorise son ascension régulière, mais lente, vers le haut des pièces et les orifices d'évacuation qui y sont situés.

On proscrira par contre, au nom de l'hygiène, toute méthode de chauffage reposant sur l'emploi de l'air de ventilation comme véhicule de calorique dans les locaux habités. Pour acquérir la température élevée nécessaire au chauffage, mais qui le rend étouffant à respirer, cet air a généralement été mis en contact intime avec des surfaces très chaudes, et il est alors souillé par les divers produits du grillage des poussières qu'il charriait auparavant ou qui se trouvaient déposées sur les surfaces de chauffe. On ne peut, d'autre part, le faire déboucher dans les locaux au voisinage du plancher pour qu'il s'élève de là vers des orifices de sortie situés près du plafond, car à cause de sa chaleur il se précipiterait bien trop vite vers ces bouches d'évacuation et s'échapperait au dehors sans avoir eu le temps de céder son calorique à l'enceinte habitée ; force est donc de l'introduire dans la région supérieure des pièces d'où il descend à mesure qu'il se refroidit pour sortir enfin par des bouches percées à la base des murs : c'est là la ventilation renversée dont nous avons déjà dit l'insalubrité résultant surtout de ce fait que la zone de l'atmosphère intérieure où se tiennent les individus devient précisément celle où l'air est le plus altéré.

L'accord est à peu près fait aujourd'hui pour mettre au compte de la présence de produits de grillage des poussières, et notamment de cendres, dans l'air chaud la sensation pénible et l'irritation des voies respiratoires supérieures qu'il détermine quand on le respire, inconvénients que l'on attribuait autrefois au défaut d'humidité relative. De fait, ainsi que l'a remarqué A. Vogt, il serait bizarre que la siccité de l'air chauffé artificiellement fût mal supportée, alors qu'à l'air libre on se trouve au contraire très bien dans une atmosphère sèche, chaude ou froide. Au surplus, on admet maintenant que l'humidité relative de l'air des habitations peut osciller entre 30 et 60 0/0 sans que cela tire à conséquence : d'après E. Voit et d'après Rubner nous ne saurions nous rendre naturellement compte par nos sensations des changements qui surviennent dans ces limites.

Il est à désirer que le chargement des foyers, leur nettoyage, la conduite du feu, c'est-à-dire toutes les circonstances qui nécessitent une manipulation du combustible ou de ses résidus, ne donnent pas lieu à souillure de l'atmosphère des locaux par des poussières abondantes. Nous verrons que l'on peut supprimer cette importante cause de malpropreté grâce à l'emploi soit d'un combustible spécial, le gaz, soit d'un système de chauffage *central*, ou chauffage à distance, comportant un foyer situé en dehors des pièces à chauffer.

Enfin, on ne tolérera jamais que le chauffage puisse exposer à l'introduction au sein des atmosphères habitées de quelqu'un des gaz développés par la combustion dans les foyers et entre autres de l'oxyde de carbone et de l'acide carbonique. C'est affaire d'imperméabilité parfaite des foyers et des conduits de fumée, et plus encore de tirage suffisant dans ces derniers : on assure ainsi l'évacuation complète et active au dehors de tous les gaz de la combustion.

Recherche de l'oxyde de carbone — L'oxyde de carbone, qui se fixe sur les globules du sang et les empêche dès lors d'absorber de l'oxygène, est susceptible de déterminer promptement la mort. Selon Gréhant, il tue la moitié des globules sanguins en une demi-heure, à la dose de 1/799 ; le quart, à la dose de 1 p. 1449. D'après W. Vogel, l'air commence à avoir un effet toxique lorsque CO se trouve dans la proportion de 5 pour 1000, mais l'effet toxique est d'autant plus prononcé que la quantité d'O est plus réduite, ce dernier gaz pouvant en quelque sorte empêcher le passage de CO dans le sang. Pour J. Uffelmann, Hempel, la toxicité est bien plus forte. D'après M. Gruber la limite de cette toxicité pour les animaux et pour l'homme est entre 2 et 5 pour 10,000. Il y a lieu d'ailleurs de faire intervenir dans les intoxications par l'oxyde de carbone un autre facteur que la quantité de ce gaz mêlée à l'atmosphère : c'est la durée de l'inhalation. Les globules sanguins ont une telle affinité pour CO qu'un animal ou un homme *nettoie* peu à peu une atmosphère de la totalité de l'oxyde de carbone qu'elle contient, et lors même qu'elle n'en renfermerait que 1 p. 2000 ou même 1 p. 7000, finit par s'intoxiquer si on lui en laisse le temps (Gréhant).

Pour reconnaître la présence de petites quantités d'oxyde de carbone dans l'air, de La Harpe et Reverdin font passer l'air filtré au moyen de coton de verre d'abord sur de l'acide iodique pur et sec chauffé à 150°, puis ensuite dans de l'empois d'amidon. L'oxyde de carbone se transforme en CO^2 aux dépens de l'oxygène de l'acide iodique, et une quantité d'iode correspondante est mise en liberté et colore l'amidon en bleu. Le procédé serait assez sensible.

Mais, en général, il vaut mieux utiliser la remarquable propriété fixatrice du sang vis-à-vis de CO. Vogel recommande la méthode suivante : on agite le mélange suspect avec une goutte de sang diluée dans 2 ou 3 c. c. d'eau ; on ajoute quelques gouttes d'ammonium, et en observant le liquide au spectroscope on reconnaît facilement l'oxyde de carbone à ses bandes d'absorption caractéristiques. On pourrait ainsi déceler la présence de CO même dans la proportion de 3 à 4 dix millièmes dans l'air.

Pour le dosage de CO on a renoncé généralement à la méthode chimique toujours assez incertaine de Fodor, où l'on prétendait faire absorber le gaz toxique par une solution de chlorure de palladium ; on titrait ensuite par l'iodure de potassium le précipité de palladium redissous dans l'eau régale. A. Gautier oxyde CO mélangé à l'air par l'acide iodique anhydre à la température de 150° ; il y a formation de CO^2 et l'iode est mis en liberté en quantité correspondante ; la réaction a lieu même quand CO est dilué au vingt millième ; mais certains hydrocarbures, et notamment l'acétylène (qui se forme dans les foyers où l'air est en médiocre proportion), réduisent aussi l'acide iodique.

La méthode physiologique imaginée par Gréhant donne des résultats infiniment plus sûrs. Elle est basée sur la loi ci-après d'absorption de CO : lorsqu'un animal respire pendant un temps donné un mélange d'air et d'oxyde de carbone, la quantité de ce dernier fixée par le sang est proportionnelle à la teneur du mélange en gaz toxique. Les gaz extraits du sang de l'animal réactif sont soumis dans un grisoumètre spécial à la combustion produite par l'étincelle électrique qui amène une certaine réduction de volume ; connaissant la réduction que subit, dans les mêmes conditions, un mélange en proportions déterminées d'air et de CO, la quantité de ce dernier qui se trouvait dans l'air respiré par l'animal réactif peut être déduite de la réduction observée, les réductions étant proportionnelles aux volumes de CO.

Le chauffage local.

Le chauffage est *local* lorsque le foyer où brûle le combustible générateur du calorique est placé dans l'enceinte même à chauffer. Cet état de choses entraîne déjà une assez sérieuse infériorité pour les systèmes de chauffage qui le réalisent : car l'enceinte habitée se trouve ainsi forcément exposée aux poussières résultant de l'apport du combustible, de l'entretien du feu, de l'enlèvement des cendres. La multiplication des foyers, dont il faut alimenter et souvent surveiller chacun, ne laisse pas que d'amener une assez grande complication dans l'entretien du chauffage. A vrai dire on a imaginé des appareils à magasin de combustible qui réduisent ces inconvénients : on peut même avoir recours au gaz qui les fait complètement disparaître et, à ce titre, permet de réaliser la forme peut-être la plus acceptable du chauffage local, hygiéniquement parlant.

Mais d'ailleurs le chauffage local reste encore passible de bien des critiques générales. Les appareils peuvent sans doute agir par radiation — et agissent en effet naturellement ainsi ; mais comme ils sont d'ordinaire de volume relativement restreint pour ne pas encombrer les pièces, ils doivent être portés à haute température, ce qui détermine un rayonnement volontiers excessif, et par là même insupportable aux personnes qui y sont soumises ; leur faible volume est encore cause qu'ils n'emmagasinent que très peu de chaleur et que, par suite, l'émission de calorique est directement influencée par toutes les oscillations qui se produisent dans la marche de la combustion ; enfin la répartition du calorique dans l'espace est très défectueuse parce que la chaleur ne rayonne en somme que d'un seul point de l'enceinte, et l'on sait que l'intensité du rayonnement diminue proportionnellement au carré de la distance. Tous ces défauts ont conduit, surtout en Allemagne, pays plus froid que la France ou l'Angleterre, à faire repousser l'emploi d'appareils de chauffage local agissant par rayonnement, pour rechercher au contraire ceux qui, grâce à un dispositif spécial, visent essentiellement à chauffer un grand volume d'air venant à leur contact. Nous n'avons pas besoin de redire combien cette solution, qui mène d'ailleurs à adopter la ventilation renversée, est mauvaise : le chauffage n'en est guère amélioré, mais en revanche la salubrité de l'atmosphère des locaux y perd beaucoup.

Les hygiénistes ont souvent professé quelque sympathie pour le chauffage local parce qu'ils y voyaient un moyen naturel de ventilation, une certaine quantité d'air étant appelée dans le foyer et évacuée au dehors par le conduit de fumée après avoir servi à entretenir la combustion. Évidemment cela vaut mieux que rien pour renouveler l'air des enceintes habitées ; mais cette évacuation d'air dans la zone inférieure de l'atmosphère des locaux, provoquant des rentrées par les joints des portes et des fenêtres et déterminant à la surface du plancher des courants froids qui se précipitent des joints en question vers l'entrée du foyer, est un détestable procédé qui ne saurait jamais assurer le renouvellement d'air dans la totalité d'une pièce et ne peut que troubler l'effet des dispositions rationnelles susceptibles d'être adoptées pour obtenir ce renouvellement d'une façon méthodique. Au surplus nous verrons que dans un but d'économie, pour éviter une combustion trop active de la part d'appareils dont le rendement calorifique était d'ailleurs très médiocre, on s'est ingénié à construire des foyers où l'on n'admet que très peu d'air : le prétendu bénéfice d'une ventilation naturelle est ainsi à peu près complètement perdu.

Ce n'est pas à dire cependant que dans certaines conditions on ne doive se décider pour le chauffage local et qu'une telle installation ne puisse offrir certains avantages : quelques appareils de chauffage local sont même doués de qualités vraiment précieuses sous le rapport soit de l'agrément et du confort, soit de l'économie. Il faut aussi reconnaître que dans la plupart des cas le chauffage local coûte peu à établir ; mais le prix de revient de son fonctionnement est souvent élevé.

Cheminées ordinaires. — La cheminée telle que nous l'entendons ici est essentiellement un foyer large ouvert, à feu visible, adossé à l'une des parois de la pièce à chauffer, délimité par un encadrement en maçonnerie et surmonté d'un tuyau de fumée. C'est le premier et le plus simple des appareils de chauffage local dont elle réunit les qualités et les défauts les plus caractéristiques. Inventée, dit-on, en 1714 par Gauger, elle se construit aujourd'hui, d'après les principes de Rumford (fig. 54), avec un âtre trapézoïdal, dont le fond est le tiers seulement de l'ouverture et dont les côtés forment généralement un angle de 45° avec les bases. Le combustible placé sur des chenets ou une grille en F de 0ᵐ,37 à 0ᵐ,50 au-dessous de la partie inférieure du manteau NM ne doit pas dépasser en avant la verticale MA ; dans le plan de celle-ci se meut d'ordinaire un rideau en tôle que l'on abaisse pour assurer au besoin le passage de l'air seulement sur le combustible et activer le feu.

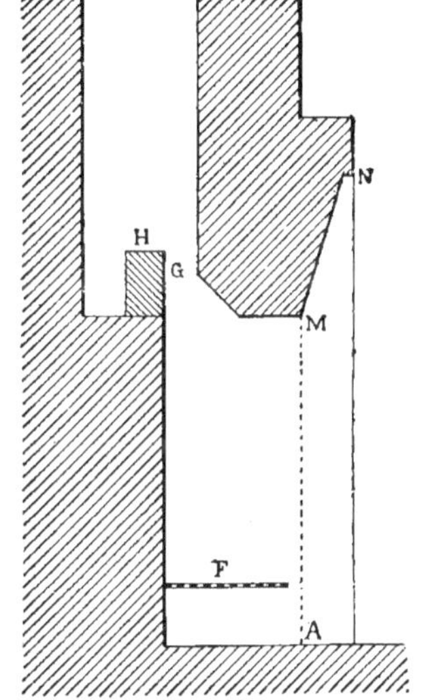

Fig. 54. — *Cheminée ordinaire (coupe verticale).*

Avec la cheminée le calorique est transmis d'abord et surtout par rayonnement direct et lumineux du combustible en ignition ; puis par réflexion provenant du fond et des parois latérales du foyer ; enfin à un très faible degré par échauffement de l'air au contact. Les habitants de la pièce ont la vue si réjouissante du feu et, le cas échéant, l'agréable sensation d'une chaleur vive sur telle partie du corps qu'il suffit d'approcher du foyer à la distance et pendant le temps que l'on veut. L'atmosphère ambiante n'en reste pas moins fort saine à respirer, une grande masse d'air étant incessamment évacuée par la cheminée. « Est-il rien de comparable au bien-être, à l'agrément, à la gaîté, qui rayonnent avec la chaleur autour d'un brillant feu découvert dans une vaste pièce ? L'espace ne manque pas ; on s'approche ou l'on s'éloigne à volonté du foyer, partout on respire sainement ; à distance, les lambris et les meubles attiédis maintiennent le corps dans un parfait équilibre thermique ; au foyer, les flammes joyeuses provoquent toutes les fantaisies d'un voisinage réconfortant, et l'on en vient tour à tour chercher les radiations excitantes au bénéfice alterné de toutes les parties du corps. Mais ces bienfaits ne sont réalisables qu'au milieu d'un grand luxe : luxe d'espace, fournissant de grandes pièces ; luxe de combustible autorisant les vastes foyers en travail continu et ne permettant qu'au bois d'y entrer ; luxe de domesticité corrigeant le dégagement des poussières par des soins minutieux » (Trélat).

Par ailleurs, la cheminée gaspille le combustible, car elle n'utilise guère plus de 10 0/0 du calorique produit, le reste s'en allant par le tuyau de fumée ; elle chauffe très inégalement dans le temps, le rayonnement étant très actif (parfois trop) quand le combustible est en pleine ignition, que le feu flambe, presque nul lorsque l'on vient de réapprovisionner le foyer et de couvrir le feu avec du combustible nouveau ; le chauffage n'est pas moins inégal dans l'espace, la chaleur décroissant très vite avec la distance et les individus immobilisés n'étant guère chauffés que d'un seul côté de leur corps, ou, du moins, bien plus d'un côté que de l'autre. Tandis que 90 0/0 du calorique sont perdus, la cheminée attire sous forme de filets et de lames une grande quantité d'air froid qui pénètre par tous les joints des portes et des fenêtres, d'où la formation sur le plancher où reposent les pieds des occupants d'un courant glacial en nappe. Tout ceci peut justifier cette description humoristique que Joly donne des cheminées : « de petites boîtes carrées en métal et en poterie avec deux ouvertures, l'une placée en avant pour y déposer du combustible, l'autre placée en haut, pour diriger sur le toit, par une cheminée qui fume, 95 pour 100 de ce combustible. Elles ont pour effet d'envoyer à l'extérieur l'air chaud de l'appartement et d'attirer à sa place, sous la forme la plus perfide, c'est-à-dire par des fentes et des courants resserrés, une grande quantité d'air froid, qui nous arrive de la manière la plus fâcheuse, par les pieds. Pour compléter l'appareil, nos pères y avaient ajouté un paravent pour gêner la circulation dans l'appartement. »

Pour atténuer le gros inconvénient de l'introduction dans la pièce d'air froid en lames par les joints, et aussi pour assurer l'arrivée dans le foyer d'une quantité suffisante d'air (de manière à satisfaire au tirage), il faut ouvrir à celui-ci des voies spéciales d'entrée ; pour éviter aux occupants du local de se trouver sur le passage de colonnes d'air attirées vers la cheminée, on ménage souvent à la base du foyer lui-même des ventouses spéciales de communication avec le dehors ; à vrai dire l'action du foyer sur l'atmosphère intérieure se trouve du même coup très restreinte. Du moins aura-t-on de la sorte favorisé le tirage, c'est-à-dire le bon fonctionnement de la cheminée, sans nuire aux personnes qui en font usage.

Au surplus, on se rappellera qu'il existe d'autres causes auxquelles on peut facilement remédier et qui font que les cheminées tirent mal et « fument » dans les pièces habitées : ou bien l'air froid arrive en surabondance dans le conduit de fumée (cet air passant à côté ou au-dessus du foyer sans assez s'échauffer quand l'ouverture de la cheminée est trop vaste ; il faut rétrécir celle-ci latéralement et par en haut pour obliger l'air à entrer en contact avec le combustible) ; ou bien la hauteur du conduit de fumée est trop faible, absolument parlant, ou encore son orifice supérieur est dominé par des bâtisses voisines, ce qui rend le vent plongeant dans le conduit ; d'autres fois les cheminées de deux pièces communiquant entre elles et insuffisamment aérées font appel l'une sur l'autre par l'intermédiaire des dites pièces.

Afin d'obtenir un meilleur rendement calorique du combustible brûlé dans les cheminées on s'est efforcé d'augmenter la réflexion et le rayonnement de la chaleur par les parois du foyer. A cet effet Joly conseille d'arrondir les angles du foyer, d'incliner en avant la paroi du fond, de l'encadrer par des surfaces polies (faïence, céramique). Les cheminées « à la prussienne » ou autres appareils du même genre, sortes de poêles à foyer très ouvert, un peu avancés dans les pièces au lieu d'être adossés à un mur, qui peuvent combiner ainsi le rayonnement sombre de toutes leurs parois au rayonnement lumineux du feu, donnent encore des résultats relativement favorables. Mais c'est surtout par les cheminées ventilatrices que l'on a tenté de tirer un profit plus avantageux du combustible dépensé.

Cheminées ventilatrices. — Ces appareils représentent une modification des cheminées ordinaires telle que le calorique au lieu d'être transmis à peu près exclusivement par radiation soit aussi déversé dans l'enceinte habitée par l'intermédiaire de l'air servant à la ventilation, lequel est amené à cet effet en contact aussi intime que possible avec le foyer et le conduit de fumée afin de s'échauffer avant d'être répandu dans la pièce où il doit agir par convection. En raison même de sa température, cet air est introduit dans la région supérieure de l'atmosphère des locaux ; il descend peu à peu de là en perdant de son calorique en faveur des parois de l'enceinte, et enfin il est évacué par des orifices situés auprès du plancher : ainsi, non seulement on fournit aux individus un air chaud à respirer, mais encore on est contraint d'adopter la ventilation renversée. D'autre part la température de la pièce décroît de haut en bas. D'où une situation atmosphérique finalement peu salubre. C'est payer bien cher un bénéfice d'ailleurs assez mince dans l'utilisation du calorique produit.

La cheminée ventilatrice pour ainsi dire classique est celle de Douglas-Galton, perfectionnée par le général Morin, et qui n'était déjà qu'une cheminée de Péclet rendue plus facile à ramoner et par là plus pratique. La figure ci-contre fait aisément comprendre la disposition de cet appareil qui se compose : d'un foyer ouvert, à feu nu, exclusivement alimenté par l'air de la pièce ; en arrière, par un canal horizontal ordinairement placé sous le plancher, arrive l'air du dehors qui chemine dans une gaine verticale enveloppant le foyer et le conduit de fumée à peu près jusqu'à la hauteur du plafond ; là l'air nouveau échauffé par contact avec les parois du foyer et du conduit de fumée est enfin déversé dans la pièce. Il ne faut pas se dissimuler que le nettoyage de la gaine enveloppante où passe l'air est à peu près impossible.

Mentionnons la cheminée Joly, plus facile à installer et à nettoyer, avec une surface de chauffe à nervures destinées à augmenter cette surface, ainsi qu'à l'empêcher de rougir, et une sorte de chambre de chauffe au-dessus du foyer.

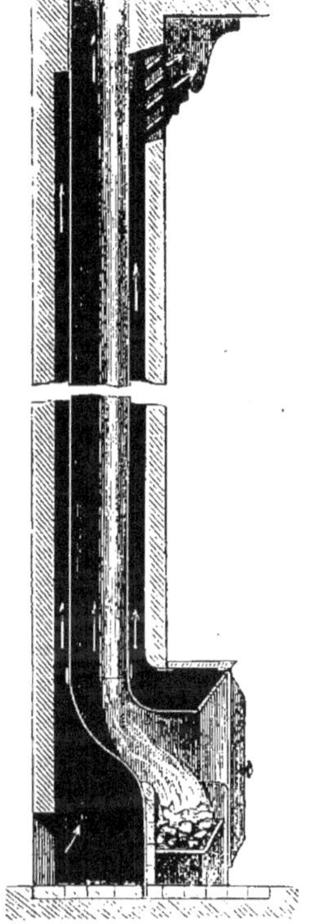

Fig 55. — *Cheminée ventilatrice de Douglas Galton, perfectionnée par Morin.*

La cheminée Fondet (fig. 56) a eu, à Paris du moins, une certaine vogue. On y trouve dans la partie postérieure du foyer des rangées de tubes creux entre lesquels circule la flamme et qui sont parcourus intérieurement par de l'air amené du dehors d'abord sous la plaque inférieure du foyer, puis dans le coffre métallique A, pour gagner ensuite à la sortie des tubes le cylindre B, aux extrémités duquel des bouches placées dans les côtés de la cheminée permettent enfin à l'air de se répandre dans la pièce à chauffer. Le dispositif des tuyaux a été quelque peu perfectionné par Cordier qui a cherché à permettre le nettoyage de la cheminée en organisant l'ensemble des tuyaux et du cylindre B de manière à ce qu'il pût s'incliner en arrière et dégager ainsi l'entrée du conduit de fumée.

Le général Morin a constaté que la cheminée primitive de Fondet donnait (comme la cheminée Douglas-Galton) un rendement de 30 à 35 0/0 ; d'après

Laveran on aurait obtenu 60 0/0, avec la cheminée améliorée par Cordier; on peut se demander si ce dernier résultat est bien exact, d'autant plus que l'air chaud offrait 52° seulement dans les expériences auxquelles Laveran fait allusion, alors qu'il atteignait 132° dans celles du général Morin. Au reste, on a précisément reproché à l'appareil de soumettre l'air à une température bien trop élevée et de carboniser ses poussières dans les tubes surchauffés.

Peut-être la cheminée thermhydrique de Saxon-Snell où l'air, passant derrière le foyer, vient seulement en contact avec les parois d'un réservoir d'eau séparant ledit foyer de la gaine d'aération, n'offre-t-elle pas le même inconvénient. Cette cheminée est assez répandue en Angleterre.

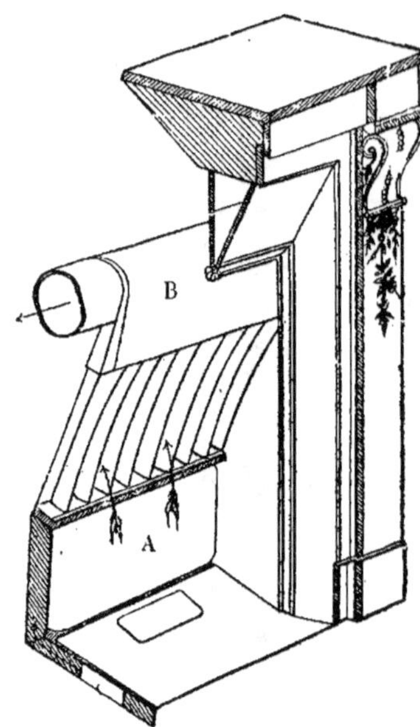

Fig. 56. — *Cheminée Fondet.*

Poêles simples. — Le poêle est un foyer fermé, susceptible d'être placé à quelque distance des murailles dans l'enceinte à chauffer, de telle manière qu'il puisse rayonner de la chaleur tout autour de lui ; c'est du reste l'enveloppe du foyer, en métal, terre cuite, faïence, etc., qui rayonne, et non plus le combustible en ignition que l'on ne voit pas. Théoriquement on ne devrait donc plus avoir affaire ici au rayonnement lumineux, mais au seul rayonnement sombre, moins intense ; toutefois dans la pratique, les parois métalliques atteignent souvent de hautes températures, altérant dès lors gravement l'air venant à leur contact ; ou même elles sont portées au rouge, ce qui occasionne un rayonnement insupportable. En moyenne, les poêles à parois métalliques lisses émettent de 1500 à 3000 calories par mètre carré et par heure, l'air ambiant étant à 20° (v. Esmarch). De plus, selon Sainte-Claire Deville et Troost, Morin, etc., la fonte rougie deviendrait perméable à l'oxyde de carbone ; Gréhant qui partageait cette opinion ayant cherché à la vérifier expérimentalement croit, à vrai dire, avoir constaté une formation de CO par décomposition de CO^2 de l'air ambiant au contact de la fonte rougie. En tous cas il faudrait donc absolument éviter dans les locaux habités des poêles à parois métalliques susceptibles d'être portées au rouge. Les parois de terre cuite moins conductrices, n'émettant guère que 1000 calories par m^2 et par heure, sont malheureusement sujettes à se disjoindre, à se fissurer sous l'action de la chaleur et peuvent ainsi, elles aussi, laisser passer dans l'atmosphère des locaux des gaz provenant du foyer.

Les poêles utilisent en général 70 à 75 0/0 de la chaleur dégagée par le combustible ; et comme ils coûtent peu d'installation, ce sont en somme des appareils économiques. Ils doivent surtout cette qualité à la faible quantité d'air qui s'engage dans le foyer pour entretenir la combustion, soit 10 à 20 mètres cubes au plus par kilogramme de charbon brûlé : par suite, il ne faut pas compter évacuer beaucoup d'air par cette voie.

Enfin le poêle est un appareil assez encombrant, donnant un chauffage sans gaieté, puisqu'on ne voit pas le feu, alors que l'on est pourtant obligé de subir tous les inconvénients qu'amène l'alimentation en combustible d'un foyer au milieu d'une pièce. L'émission de la chaleur est fort irrégulière, à moins d'avoir un poêle à parois épaisses, en terre cuite, susceptibles d'emmagasiner une certaine quantité de calorique. En tous cas, on ne doit jamais chercher à agir sur l'activité de la combustion au moyen d'une clef commandant l'évacuation par le tuyau de fumée, la fermeture intempestive de celui-ci pouvant amener de graves accidents d'asphyxie ou d'intoxication consécutifs au déversement de gaz irrespirables ou toxiques dans l'enceinte habitée ; on se bornera, pour augmenter ou modérer le feu, à faire varier l'entrée de l'air dans le foyer.

Le poêle simple tout à fait rudimentaire, en fonte, est le poêle dit « de corps de garde » ou « lyonnais ». Il se compose seulement d'une cloche séparée en deux par une grille. Son fonctionnement réunit tous les inconvénients : inégalité de température, surchauffement de la cloche dont les parois rougies donnent lieu à une radiation insupportable, exposent à l'incendie, carbonisent les poussières de l'air qui prend une mauvaise odeur et acquiert une température trop élevée ; il faut joindre à cela un très médiocre rendement, excepté dans les cas où le tuyau de fumée offre un grand développement dans la pièce.

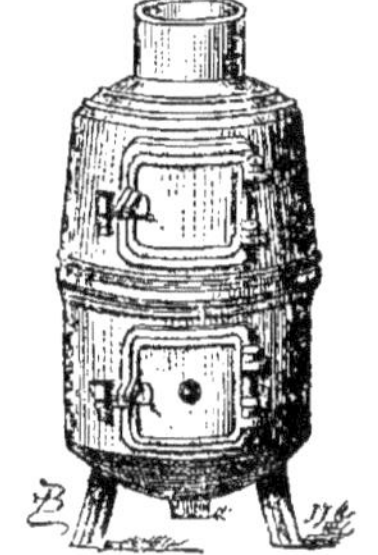

Fig. 57. — *Poêle lyonnais.*

Le poêle-fourneau de cuisine que l'on rencontre dans un si grand nombre de logements ouvriers ne vaut pas mieux, d'autant plus que son tirage se règle par le tuyau de fumée.

On améliore les poêles de fonte en restreignant la facilité d'échauffement de leurs parois, ce qui s'obtient d'une part avec une garniture de l'intérieur du foyer en terre réfractaire, et d'autre part en munissant la face externe de la paroi de fonte d'ailettes saillantes convenablement espacées : du même coup on modère l'intensité du rayonnement qui reste entre 1000 et 2000 calories par m² et par heure, et on augmente l'étendue de la surface par laquelle il s'effectue. Enfin, autour de cette première enveloppe du foyer, on peut en disposer une seconde, soit en métal, soit plutôt en faïence ou en céramique, pour prévenir avec certitude tout excès de rayonnement. Le type du poêle ainsi construit (et qui a été le premier de ce genre) est le poêle *Phénix* de Walker, dont le centre, au-dessus du foyer, est en outre occupé par une trémie de chargement faisant office de magasin de combustible et permettant aussi d'emmagasiner du calorique ; les gaz chauds circulent entre la trémie et l'enveloppe extérieure avant de gagner le tuyau de fumée.

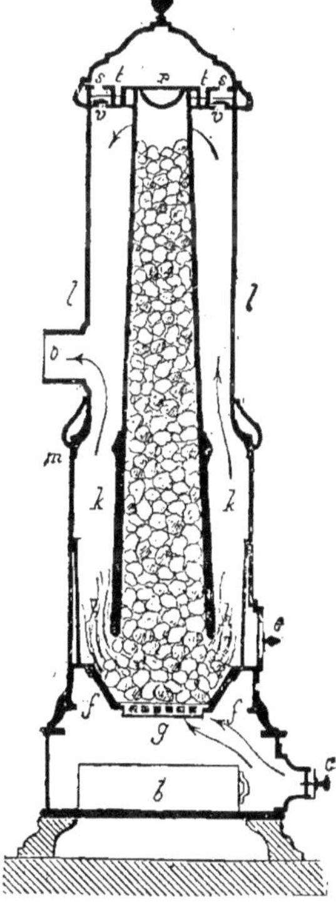

Fig. 58. — *Poêle Phénix.*

Les poêles en faïence présentent certains avantages sur les poêles de fonte : en raison de la moindre conductibilité des parois et de leur capacité pour le calorique, le chauffage est plus stable, le surchauffement des parois impossible, l'altération de l'air très limitée. En revanche la période de début du chauffage, avant que le régime soit établi, est longue, et la faible conductibilité de la terre cuite laisse perdre par la cheminée une grande partie de la chaleur dégagée par le combustible. D'un autre autre côté ces appareils d'un volume encombrant, à cause de leur faible pouvoir de transmission, sont toujours exposés à se fissurer et à se disloquer sous l'action du feu, d'où la possibilité du passage des gaz de la combustion dans l'atmosphère du local.

Peut-être serait-il préférable d'avoir recours à des poêles dont l'enveloppe extérieure seulement serait en céramique, le foyer central, avec magasin de combustible, étant en métal.

Poêles mobiles ou économiques. — On désigne sous ce nom toute une série d'appareils montés sur roulettes, ce qui permet de les transférer aisément d'une pièce dans l'autre, et chez lesquels on s'est efforcé d'obtenir une combustion très lente par la réduction du tirage, ainsi qu'une utilisation très grande de la chaleur dégagée (80 à 90 0/0), en obligeant les gaz de la combustion à parcourir un assez long circuit avant de se perdre dans la cheminée. Ces appareils qui visent surtout à épargner du combustible se sont beaucoup répandus dans ces dernières années, précisément en raison de l'incontestable économie qu'ils présentent et de la simplicité de leur fonctionnement ; mais leurs dangers ont suscité contre eux la réprobation de tous les hygiénistes. Ce sont des engins meurtriers, ayant déjà fait de nombreuses victimes, ainsi qu'il résulte des communications de Le Roy de Méricourt, Lagneau, E.-R. Perrin, Mathelin, à la Société de médecine publique, de la discussion provoquée à l'Académie de médecine, en 1889, par Lancereaux, etc. Michel Lévy fils, s'appuyant sur les statistiques, estimait à 15 ou 20 par an, en France, le nombre des décès dus à l'emploi de ces appareils ; dans ces chiffres ne sont pas compris les nombreux cas d'intoxication n'ayant pas entraîné la mort immédiate des victimes. Or les empoisonnements lents, dont souvent on ne soupçonne même pas l'origine, sont certainement bien plus fréquents. Il est bon d'y songer chez des individus qui, sans mal apparent, se plaignent de céphalalgie, de vertiges, d'abattement, de tendance au sommeil.

Les poêles mobiles, jadis introduits en France sous le nom de *poêles américains*, sont actuellement très nombreux : citons le poêle Choubersky, l'Alsacien, l'Irlandais, l'Elégant, le Richelieu, le calorifère Vallée, le Denoyelle, les cheminées la Salamandre, l'Orientale, la Française, la Sénégalienne, le Pluton, etc. Ces prétendues cheminées ne diffèrent des poêles que par leur forme qui permet de les adapter plus facilement aux cheminées ordinaires. D'une façon générale ces poêles ou cheminées consistent en un cylindre à double enveloppe, dont la partie intérieure est remplie de coke ou d'anthracite en fragments qui tombent peu à peu sur une grille où se fait la combustion. Les gaz de la combustion circulent entre la double enveloppe avant de rejoindre un court tuyau qui les évacue dans la cheminée devant laquelle est placé l'appareil. Le cylindre central se charge de combustible par le haut. L'ensemble du poêle reçoit un couvercle dont les bords s'engagent dans une rainure circulaire pleine de sable, mode de fermeture assez suspect d'ailleurs. Pour réduire la consommation autant que possible, on ne laisse arriver au foyer, à la base du cylindre central, que la quantité d'air strictement indispensable à la combustion, soit d'après Vallin 4 m³ d'air par kilogr. de coke, alors que cette quantité de combustible exige au moins 9 m³ pour que tout le carbone soit transformé en CO_2.

Comme Moissan l'a fait remarquer, ces dispositions rappellent justement celles dont on fait usage dans les laboratoires pour produire de l'oxyde de carbone : elles se résument en effet en un long tube contenant du combustible en partie incandescent, qui transforme en oxyde de carbone l'acide carbonique produit à sa base par l'arrivée très lente de l'oxygène de l'air. Nous empruntons au même auteur les analyses suivantes des gaz dans le tuyau d'un poêle mobile :

| | POÈLE MOBILE | | | | |
	Grande marche		Petite marche		
Acide carbonique.	14,18	13,51	10,52	11,49	12,18
Oxyde de carbone.	6,01	5,40	15,78	9,19	15,85
Oxygène.	0,05	0,00	0,00	0,00	0,00
Résidu, azote, etc.	79,80	81,92	73,50	79,53	79,85

Le principal danger de cette production abondante d'oxyde de carbone, résultant de la combustion lente effectuée par les poêles économiques, réside dans ce fait qu'à quelques mètres de l'issue du tuyau de fumée, les gaz évacués sont à peu près complètement refroidis ; il n'y a donc qu'un très faible tirage dans la cheminée, et il ne faut que bien peu de chose, un léger coup de vent, pour refouler dans les chambres des gaz éminemment toxiques. D'autre part ces gaz pénètrent dans les fissures du conduit de fumée et peuvent parfois gagner ainsi, par des cheminées voisines, des pièces situées à un étage différent de celui où l'on fait du feu et qui ne sont pas elles-mêmes chauffées : d'où des accidents à distance dont il est extrêmement difficile de découvrir la cause. Moissan a du reste montré expérimentalement que, malgré sa pesanteur spécifique moins grande que celle de l'air, CO pouvait parfaitement retomber en contre-bas par suite de son mélange avec CO^2, gaz lourd, qui l'entraîne vers les points bas.

La mobilité des appareils en question fait naître encore une occasion pour l'oxyde de carbone de pénétrer dans les appartements : quand on vient de placer le poêle dans une cheminée nouvelle, l'air contenu dans la gaine de celle-ci restant encore pendant un certain temps plus froid que l'atmosphère de la chambre, l'appel se fait vers cette dernière ou vers une autre pièce où se précipitent alors les gaz déversés dans la cheminée par le tuyau du poêle.

Dans le poêle Cadé on a cherché à éviter la production d'oxyde de carbone en assurant à l'air une plus large entrée dans le foyer ; c'est donc un appareil à combustion plus vive ; l'évacuation des gaz du foyer dans le tuyau de fumée est directe ; en outre, le foyer est visible.

Pour éviter les refoulements possibles dans l'air de la pièce, le Dr Godefroy (de Versailles) a proposé de puiser dans la cheminée elle-même, à l'aide d'un tube spécial, l'air nécessaire à l'alimentation des poêles économiques. Cette disposition ne paraît point devoir pallier à beaucoup de dangers, et ne s'est pas répandue ; d'ailleurs elle mettrait les poêles constamment en *grande marche*, c'est-à-dire les ferait rougir et diminuerait l'économie de combustible qui est leur unique mérite.

L'Académie de médecine a appelé l'attention des pouvoirs publics sur les dangers des poêles mobiles à combustion lente, et a émis le vœu que leur emploi fut proscrit dans les établissements tels que les crèches, écoles, lycées, etc. En ce qui concerne l'usage de ces appareils par les particuliers, l'Académie a recommandé de rejeter tous ceux de ces poêles qui présenteraient des bouches de chaleur, et s'est associée au surplus aux conseils formulés par le Conseil d'hygiène du département de la Seine dans son *Instruction sur le chauffage des habitations* (29 mars 1889) reproduite ci-après :

1° Les combustibles destinés au chauffage et à la cuisson des aliments ne doivent être brûlés que dans des cheminées, poêles et fourneaux qui ont une communication directe avec l'air extérieur, même lorsque le combustible ne donne pas de fumée. Le coke, la braise et les diverses sortes de charbon qui se trouvent dans ce dernier cas sont considérés à tort, par beaucoup de personnes, comme pouvant être brûlés impunément à découvert, dans une chambre abritée. C'est là un préjugé des plus fâcheux; il donne lieu, tous les jours, aux accidents les plus graves, quelquefois même il devient cause de mort. Aussi doit-on proscrire l'usage des braseros, des poêles et des calorifères portatifs de tout genre, qui n'ont pas de tuyaux d'échappement au dehors. Les gaz qui sont produits, pendant la combustion, par ces moyens de chauffage, et qui se répandent dans l'appartement, sont beaucoup plus nuisibles que la fumée de bois.

2° On ne saurait trop s'élever contre la pratique dangereuse de fermer complètement la clef du poêle, ou la trappe intérieure d'une cheminée qui contient encore de la braise allumée. C'est là une des causes d'asphyxie les plus communes. On conserve, il est vrai, la chaleur dans la chambre; mais c'est aux dépens de la santé et quelquefois de la vie.

3° Il y a lieu de proscrire l'emploi des appareils et poêles économiques à faible tirage, dits poêles mobiles, dans les chambres à coucher et dans les pièces adjacentes.

4° L'emploi de ces appareils est dangereux dans toutes les pièces dans lesquelles des personnes se tiennent d'une façon permanente et dont la ventilation n'est pas largement assurée par des orifices constamment et directement ouverts à l'air libre.

5° Dans tous les cas, le tirage doit être convenablement garanti par des tuyaux ou cheminées présentant une section et une hauteur suffisantes, complètement étanches, ne présentant aucune fissure ou communication avec les appartements contigus et débouchant au-dessus des fenêtres voisines. Il est indispensable, à cet effet, avant de faire fonctionner le poêle mobile, de vérifier l'isolement absolu des tuyaux ou cheminées qui les desservent.

6° Il ne suffit pas que les poêles portatifs soient munis d'un bout de tuyau destiné à être simplement engagé sous la cheminée de la pièce à chauffer, il faut que cette cheminée ait un tirage convenable.

7° Il importe, pour l'emploi de semblables appareils, de vérifier préalablement l'état de ce tirage, par exemple à l'aide de papier enflammé. Si l'ouverture momentanée d'une communication avec l'extérieur ne lui donne pas l'activité nécessaire, on fera directement un peu de feu dans la cheminée, avant d'y adapter le poêle, ou au moins avant d'abandonner ce poêle à lui-même. Il est bon d'ailleurs, dans le même cas, de tenir le poêle un certain temps en grande marche (avec la grande ouverture du régulateur).

8° On prendra scrupuleusement ces précautions chaque fois que l'on déplacera un poêle mobile.

9° On se tiendra en garde, principalement dans le cas où le poêle est en petite marche, contre les perturbations atmosphériques qui pourraient venir paralyser le tirage et même déterminer un refoulement des gaz à l'intérieur de la pièce. Il est utile, à cet effet, que les cheminées ou tuyaux qui desservent le poêle soient munis d'appareils sensibles indiquant que le tirage s'effectue dans le sens normal.

10° Les orifices de chargement doivent être clos d'une façon hermétique, et il est nécessaire de ventiler largement le local chaque fois qu'il vient d'être procédé à un chargement de combustible.

Les poêles ventilateurs. — Ce sont en général des poêles à double enveloppe; entre les deux enveloppes, distantes de 15 à 20 centimètres, on fait passer de bas en haut de l'air venant de l'extérieur qui s'échauffe ainsi au contact de l'appareil et se dégage par sa partie supérieure dans la pièce. Les personnes n'ont plus à souffrir d'une trop grande intensité du rayonnement et il y a une bonne utilisation apparente du calorique. Mais on a cru que l'on obtenait en même temps une solution convenable de la répartition de ce calorique et de la ventilation des locaux. Or c'est là une idée parfaitement erronée d'après ce que nous avons déjà dit à propos de tout système de chauffage basé sur l'emploi de l'air comme véhicule de chaleur. La température du local est surtout élevée près du plafond, on altère l'air entrant qui circule dans des conduits malpropres et au contact de parois surchauffées émettant de 1,500 à 2,000 calories et plus par mètre carré et par heure, et finalement comme il faut adopter la ventilation renversée, on place les individus dans les couches d'air les plus impures de la pièce. Nous ne saurions donc approuver l'emploi d'aucun poêle ventilateur.

On peut citer comme exemple de poêle ventilateur actuellement employé en France l'appareil figuré ci-contre, construit par la Cie Parisienne du Gaz, et désigné par elle sous le nom de poêle calorifère en fonte et tôle. C'est un poêle en fonte spécialement établi pour brûler du coke ; le cylindre central, en 2 pièces, est surmonté du conduit de fumée et présente une porte de chargement latérale ; autour de ce cylindre central se trouve une enveloppe en tôle ; l'air amené du dehors sous le socle du poêle passe entre le cylindre central et son enveloppe, s'é-chauffe, et se dégage par une galerie à jour ménagée à la partie supérieure de l'enveloppe. Peut-être l'entrée de l'air dans le foyer de l'appareil est-elle un peu trop restreinte dans le but d'éviter une combustion trop vive.

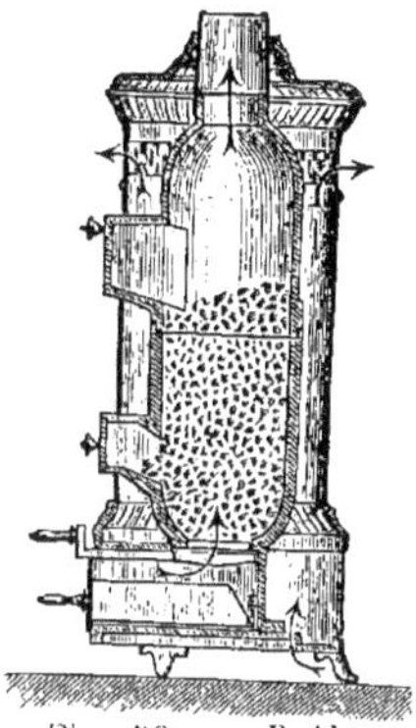

Citons encore le poêle Besson, ou poêle tubulaire, avec un cylindre central en fonte E qui reçoit le combustible brûlant sur la grille G ; les gaz de la combustion pas-sent en D dans l'espace ménagé entre le cylindre de char-gement et l'enveloppe externe du poêle, d'où ils sortent par le tuyau de fumée F. Dans le même espace se ren-contre une série de gros tubes B que parcourt l'air de ventilation arrivé par le socle de l'appareil et qui sort chaud par le haut. Les tubes n'étant point directement chauffés par le foyer ne brûlent pas trop l'air. Le poêle doit être approvisionné en anthracite ; il utiliserait, dit-on, environ 80 0 0 du calorique produit. En enveloppant la partie verticale du tuyau de fumée d'une gaine A on obtient à la partie infé-rieure ouverte de celle-ci une bouche d'évacuation pour l'air vicié de la pièce. Laveran qui se loue de cet ap-pareil reconnaît toutefois que le mode de fermeture supérieure du cylindre central, par un couvercle dont le bord s'enfonce dans une rainure pleine de sable, offre peu de sécuri-té : on a signalé un certain nombre d'accidents résultant du dégagement des gaz de la combustion dans les pièces par suite des défectuosités de cette obturation.

Le poêle ventilateur à double en-veloppe classique en Allemagne, où les appareils de ce genre sont très répandus, est le poêle de Meidinger dont l'inventeur, au surplus, cherche aujourd'hui encore à défendre de son mieux le chauffage par l'air chaud. Le poêle en question se com-pose d'un cylindre central en fonte,

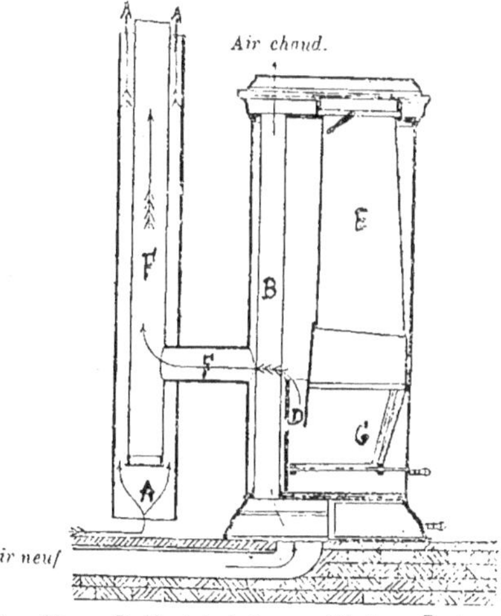

Fig. 59. — *Poêle-ca-lorifère en fonte et tôle. Type C. de la Cie pari-sienne du Gaz.*

Fig. 60.— *Poêle tubulaire ventilateur Besson.*

à nervures, servant de magasin de combustible ; au-dessous se trouve le cen-

drier; à la partie supérieure le tuyau de fumée *f* et, d'autre part, une gaine
latérale de chargement qui peut, du reste, être prolongée de manière à traverser
un mur et à présenter son orifice C en dehors du local habité, dans un corridor

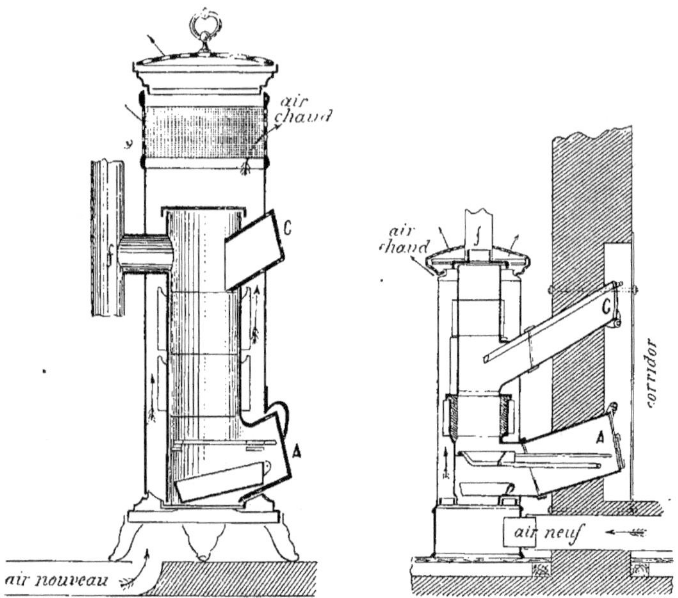

Fig. 64. — *Poêle ventilateur de Meidinger.*

par exemple, où l'on place de la même manière l'orifice A donnant accès au
foyer et au cendrier : on évite de la sorte, au point de vue de la propreté, bien
des inconvénients du chauffage local aux enceintes habitées puisque le combustible n'y entre pas et que le nettoyage du foyer s'opère par l'extérieur. L'air de
ventilation arrivant par un conduit ménagé sous le plancher s'engage entre le
cylindre central en fonte et l'enveloppe externe en tôle pour sortir chaud par le
haut de l'appareil. Pour assurer, d'autre part, une évacuation d'air plus importante que celle qui peut avoir lieu par le foyer, on enveloppe parfois la partie
verticale du tuyau de fumée d'une gaine que l'on prolonge jusqu'au niveau du
plancher où elle s'ouvre par une bouche qui fait alors appel sur l'atmosphère
de la pièce.

Bien entendu quand les appareils que nous venons de décrire, ou leurs similaires, servent à chauffer non plus de l'air venu du dehors mais seulement de
l'air puisé dans l'enceinte même, qui circule entre les deux enveloppes des
poêles, la situation est encore plus fâcheuse que précédemment si le renouvellement de l'atmosphère du local n'est pas assuré d'autre part d'une façon convenable.

Appareils de chauffage au gaz. — Le chauffage par le gaz offre, au point
de vue de la propreté des locaux, un précieux avantage : il n'y a pas de manipulation de combustible, pas de transport de cendres, et même, lorsque la combustion s'opère comme elle le doit, il n'y a ni suie ni fumée formées. Ce n'est

pas à dire d'ailleurs que cette combustion ne donne pas naissance à des produits qui doivent être évacués avec soin : 1 m. c. de gaz de houille de densité moyenne 0,42, pesant 540 gr., renfermant 400 gr. de carbone et 140 gr. d'hydrogène, produit théoriquement 1,470 gr. de CO^2 (0^{m3},74) et 1,260 gr. de vapeur d'eau (1^{m3},56) en brûlant complètement dans cinq fois et demi son volume d'air (K. Schmidt). D'où la nécessité de munir les appareils d'une bonne cheminée tirant bien et de leur fournir une quantité d'air assez notable. Toutefois, il ne faut pas exagérer à cet égard si l'on ne veut pas nuire à l'effet calorifique utile qui, dans les appareils couramment employés, varie de 60 à 80 0/0 de la chaleur dégagée. Il est vrai qu'on a la ressource d'élever préalablement la température de l'air servant à la combustion en utilisant à cet effet la chaleur des gaz que l'on évacue : c'est le système de la régénération, qui est susceptible d'amener de bons résultats.

Parmi les avantages du gaz nous mentionnerons encore que la combustion peut être portée instantanément à son maximum dès l'allumage, qu'on n'a pas besoin de s'en occuper pendant tout le temps de son fonctionnement, et qu'il suffit de tourner un robinet pour la faire cesser. Par suite, ce mode de chauffage s'appliquera bien à des circonstances spéciales, dans les locaux occupés d'une façon très intermittente, où il s'agit de développer rapidement et pendant peu de temps de la chaleur : on obtiendra ce résultat sans avoir besoin de recourir à aucune main-d'œuvre. Mais si le chauffage doit être prolongé, il faut alors considérer le prix élevé du gaz (20 à 30 centimes le m. c.) qui en fait un combustible très coûteux ; on avait pu croire un instant que ce prix s'abaisserait beaucoup à cause de la concurrence que l'électricité paraissait devoir faire au gaz dans le domaine de l'éclairage, mais c'est là une idée à abandonner, le gaz, grâce à l'emploi de l'incandescence, revenant encore moins cher que l'électricité pour l'éclairage.

D'autre part on ne saurait perdre de vue qu'en introduisant le gaz dans une maison on s'expose à certains dangers d'explosion ou même d'intoxication, quoique ce dernier cas soit plus rare en raison de l'odeur à laquelle donne lieu une fuite ; toutefois, cette odeur peut avoir disparu si le gaz a filtré au travers du sol après s'être échappé de sa canalisation. On se rappellera que le mélange de 1 volume de gaz avec 8 à 10 volumes d'air est explosif et que le gaz contient moyennement 80 litres d'oxyde de carbone par m. c.

Enfin les appareils ne réalisent pas un mode de distribution ni une répartition du calorique qui l'emportent sur ce qui se passe avec les autres systèmes de chauffage local. Ils chauffent surtout par l'air, qu'ils mettent souvent en contact avec des surfaces métalliques brûlantes, et assez peu par rayonnement, comme nous allons le montrer ; leur marche est bien plus difficile à régler qu'on ne pourrait le croire (K. Schmidt) ; ils sont volontiers élégants, peu encombrants, pas très chers, mais ils s'usent assez promptement sous l'influence de la corrosion exercée par la vapeur d'eau produite dans leur intérieur.

Cette même production oblige à imperméabiliser les parois des cheminées et à installer à leur base un récipient pour le liquide condensé. Meidinger recommande au surplus d'avoir des appareils dont l'espace creux intérieur soit de faibles dimensions pour éviter absolument les fortes explosions ; dans le même but il y aura au-dessous des brûleurs de larges orifices pour l'arrivée de l'air qu'on ne devra modérer par aucun dispositif ; enfin les flammes ne devront jamais toucher les parois de l'appareil, car cela donnerait lieu à un dépôt de suie ainsi qu'à un dégagement de mauvaise odeur, et même de CO, résultant d'une combustion incomplète.

On peut diviser les appareils de chauffage au gaz en appareils agissant exclusivement par circulation d'air, et en appareils mixtes, qui chauffent à la fois par convection et par rayonnement.

Appareils a circulation d'air. — Ce sont en réalité des poêles à double enveloppe dont le type est le poêle à gaz de Meidinger, dit aussi poêle des écoles de Carlsruhe parce qu'il est effectivement en usage dans toutes les écoles de cette ville ; dans le socle brûle une rampe circulaire de flammes éclairantes (c), au-dessous d'un cylindre en tôle à double paroi ; les produits de la combustion passent dans l'étroit espace annulaire qui sépare ces deux parois et où s'ouvre à la partie supérieure de l'appareil un tuyau de fumée (d) ; l'air de ventilation provenant du dehors monte d'une part dans le cylindre central x, et aussi dans l'intervalle y qui existe entre la double paroi de ce cylindre et un manchon extérieur f ; de sorte qu'il y a une double circulation d'air.

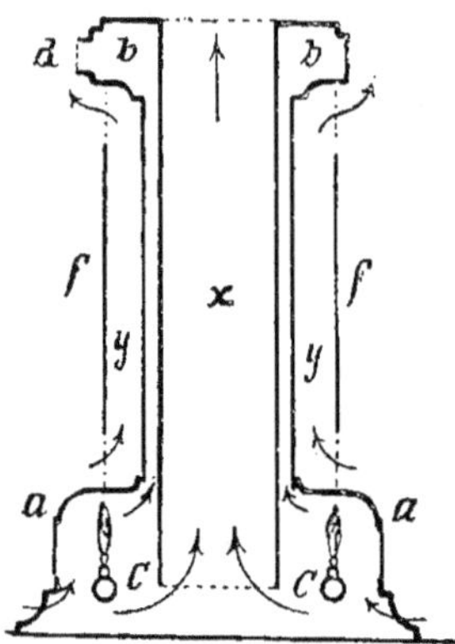

Fig. 62. — *Poêle à gaz de Meidinger.*

Le poêle français à gaz de Potain est tout à fait analogue au précédent, sauf qu'il ne possède que deux cylindres concentriques et que par suite la circulation d'air se fait seulement par le centre.

Quoi que Meidinger ait pu dire en faveur du chauffage par l'air chaud pour défendre les appareils dont il est l'inventeur, on peut constater d'après ses propres résultats qu'entre autres phénomènes fâcheux son poêle à gaz détermine une différence d'au moins 10° entre la température qui règne près du plafond et celle que l'on observe près du plancher de l'enceinte chauffée ; l'air, à la hauteur de la tête des individus, présente donc dans les cas les plus favorables 6° de plus que celui qui enveloppe leurs pieds. Meidinger prétend que l'excès de température au plafond n'est pas perdu, qu'il en résulte un rayonnement vers le plancher tel que cette surface est plus chaude que la couche d'air à son contact : c'est possible, mais alors ce rayonnement du plafond s'exerce à plus forte raison sur la tête des occupants du local, ce qui est à coup sûr tout à fait regrettable.

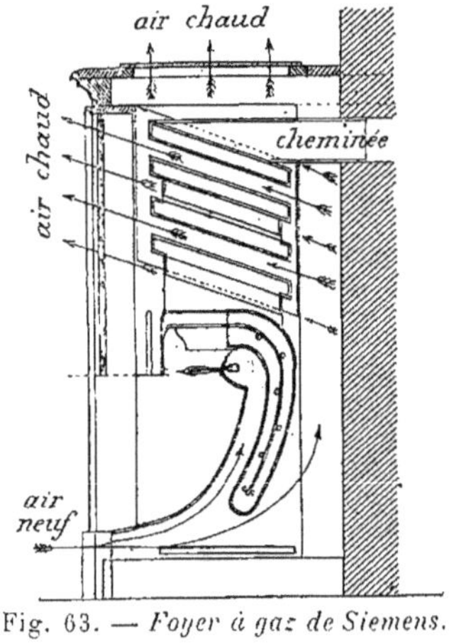

Appareils mixtes. — Ils dérivent pour la plupart de la cheminée française de Jacquet qui se composait essentiellement d'une rampe de flammes éclairantes brûlant devant une surface métallique concave réfléchissant la chaleur vers le plancher de la pièce à chauffer. Aujourd'hui on emploie dans la rampe des becs à récupération (pour lesquel l'air nécessaire à la combustion est préalablement porté à assez haute température par les gaz chauds issus de la combustion elle-même) qui donnent une flamme plus éclairante et plus chaude dont

Fig. 63. — *Foyer à gaz de Siemens.*

le rayonnement est plus intense. En outre les gaz de la combustion, avant de s'échapper définitivement par le conduit de fumée, passent soit dans une sorte de boîte métallique soit dans des tuyaux autour desquels circule de l'air, qui se chauffe ainsi par contact avec des surfaces métalliques pour se répandre ensuite dans le local. On obtient de cette manière un bon rendement ; mais du même coup on tombe dans tous les inconvénients du chauffage par l'air chaud, car Meidinger aurait constaté que les appareils mixtes de Siemens (fig. 63), de Schäffer et Walcker, qui sont en Allemagne les principaux types du genre, ne chauffent pas beaucoup plus le plancher, malgré leur rayonnement, et pas beaucoup moins le plafond, grâce à l'échauffement de l'air, que le poêle à circulation des écoles de

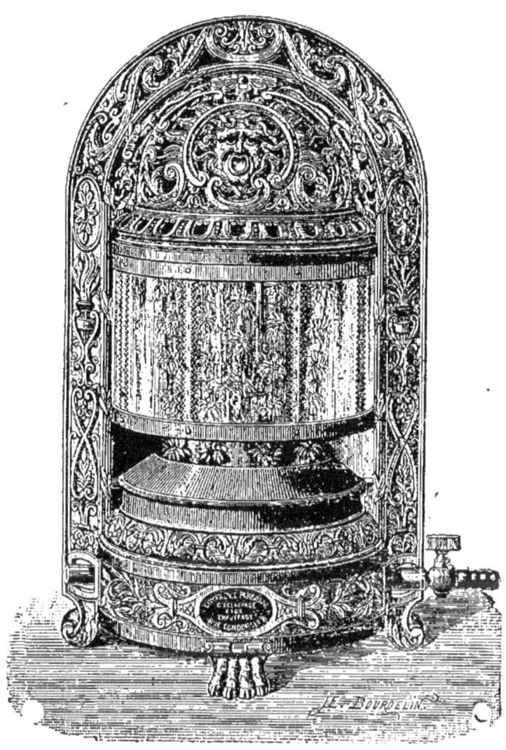

Fig. 64. — *Foyer rayonnant à gaz de la Cie Parisienne d'Eclairage et de chauffage par le gaz.*

Carlsruhe. En revanche, toujours d'après Meidinger, les appareils munis de réflecteurs seraient beaucoup plus suspects que les poêles à simple circulation d'air d'évacuer incomplètement les produits de la combustion. Leur seule supériorité bien positive est de procurer dès l'allumage une agréable sensation de chaleur à une personne placée devant l'ouverture du réflecteur : on les emploiera donc avec succès dans des pièces où l'on n'aura que quelques instants à passer, ou bien lorsque venant du dehors on voudra se réchauffer immédiatement.

Peut-être, d'ailleurs, devra-t-on préférer aux appareils à réflecteurs que nous venons de décrire les foyers rayonnants construits par la Cie parisienne du gaz (fig. 64) et qui sont constitués de plaques de terre réfractaire garnies de houppes d'amiante que porte à l'incandescense une nappe de flammes produites par des brûleurs Bunsen placés à la base des plaques. Il y a bien ici en outre une boîte de chaleur autour de laquelle s'échauffe l'air, mais il nous semble que le rayonnement doit jouer un rôle des plus importants dans le fonctionnement des appareils de cette sorte qui sont au surplus d'aspect très gai puisque le feu y est parfaitement visible.

Mentionnons encore comme satisfaisants au point de vue sanitaire des appareils à gaz formés de batteries de tubes placés comme ceux des radiateurs de vapeur devant les orifices d'entrée de l'air neuf pratiqués au travers des murs près du plancher; au bas de chaque tube se trouve un brûleur; les gaz chauds après avoir circulé dans le tube sont évacués par une gaîne renfermée dans le socle. Mais c'est là un système de chauffage très coûteux.

Le chauffage central.

Dans le chauffage *central* le foyer producteur de calorique se trouve en dehors de l'enceinte à chauffer : il n'existe alors en général qu'un foyer pour plusieurs locaux, c'est-à-dire un centre d'où la chaleur doit être transportée jusqu'aux pièces qui en ont besoin. Nous distinguerons quatre méthodes de chauffage central suivant le véhicule employé à cet effet : la vapeur, l'eau, l'air ou l'électricité. Il faut y ajouter un certain nombre de méthodes mixtes dans lesquelles la chaleur est transmise par plusieurs intermédiaires. Mais en somme, au point de vue de l'hygiène, c'est le mode d'émission final dans l'enceinte habitée qui importe surtout ici comme à propos du chauffage local : toute méthode aboutissant à échauffer l'air destiné à être ensuite respiré par les individus sera considérée comme insalubre, tandis que l'on jugera favorablement toute méthode qui aura pour résultat de fournir par radiation le nombre de calories voulu, étant donné d'ailleurs que ces calories pourront être réparties d'une manière rationnelle, soit précisément d'après les pertes de chaleur effectuées à travers les diverses parois de l'habitation. Nous verrons du reste que les méthodes de chauffage central qui agissent par radiation réussissent particulièrement bien à remplir ces dernières conditions, en raison de la facilité avec laquelle on peut placer et développer à volonté les surfaces rayonnantes qu'échauffent directement les fluides employés et de la circulation desquels on est complètement maître.

En outre de la supériorité notable à cet égard de certaines méthodes de chauffage central par rapport aux différents systèmes de chauffage local (dans lesquels les surfaces de rayonnement de calorique sont toujours relativement trop restreintes et trop concentrées en un point des pièces), le chauffage central en vertu de son principe même offre un autre et sérieux avantage sur le chauffage local : c'est que l'enceinte habitée ne renfermant plus le foyer de combustion, une cause permanente de souillure pour l'atmosphère des locaux se trouve supprimée. D'autre part il y a *à priori* moins de chances d'introduction des produits de la combustion dans l'habitation, et en conséquence de la réduction numérique des foyers, moins de chances d'incendie en même temps qu'une grande économie de main-d'œuvre.

Non seulement le chauffage central doit satisfaire aux principes et aux règles générales que nous avons fait connaître au début de ce chapitre; il est de plus indispensable qu'il ne crée aucune espèce de dépendance thermique ou autre entre les divers locaux qui peuvent être alimentés par un même foyer.

Chauffage à la vapeur. — La vapeur résulte de l'échauffement de l'eau dans une chaudière dont les parois sont exposées directement à l'action du foyer et des gaz chauds ; dans les bons appareils on arrive à produire par kilogr. de houille 7 à 8 kilogr. de vapeur. Or ce fluide présente au point de vue du chauffage une incontestable supériorité grâce à sa capacité calorifique et à la propriété qu'il possède de se condenser sous l'influence du refroidissement en abandonnant la totalité de sa chaleur. Ainsi 1 kil. de vapeur en repassant à l'état liquide dégage à peu près 500 calories, tandis que 1 kil. d'air à 100° n'en renferme que 24. Comme d'autre part la vapeur est très mobile, qu'elle circule avec vitesse même sous faible pression, on voit qu'il est possible grâce à elle d'envoyer facilement à distance une assez grande quantité de chaleur sous un petit volume, par conséquent au moyen d'une canalisation en métal de calibre médiocre, peu encombrante et ne donnant pas lieu à beaucoup de pertes de chaleur sur son parcours.

Les surfaces de chauffe auxquelles cette canalisation aboutit dans les locaux et où se condense la vapeur ont été d'abord des tuyaux à lames transversales ou ailettes en forme de disques, dispositif dont la propreté extérieure était difficile

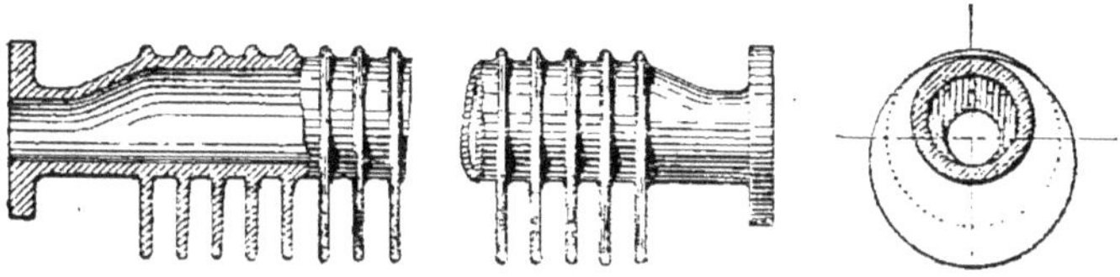

Fig. 65. — *Surface de chauffe a disques excentrés.*

à entretenir, même avec des disques excentrés. On préfère aujourd'hui les *radiateurs*, formés d'une série plus ou moins considérable de tubes verticaux de vapeur, en U renversé, vissés sur un collecteur horizontal masqué par un socle, et ordinairement coiffés d'une corniche. Divers modèles de ces appareils sont très ornementés ; cela ne les rend pas notablement plus élégants mais en revanche cela complique l'entretien de leur surface en état de propreté rigoureuse ; en dehors des habitations particulières on n'adoptera que des radiateurs extrêmement simples, à surface à peu près complètement lisse, dans le genre de ceux figurés ci-contre (fig. 66). On tâchera d'avoir le moins possible de surface horizontale sur laquelle pourrait se déposer la poussière.

Ces radiateurs, dont on admet que le pouvoir émissif soit sensiblement proportionnel à la différence de température entre chacune de leurs faces, interne

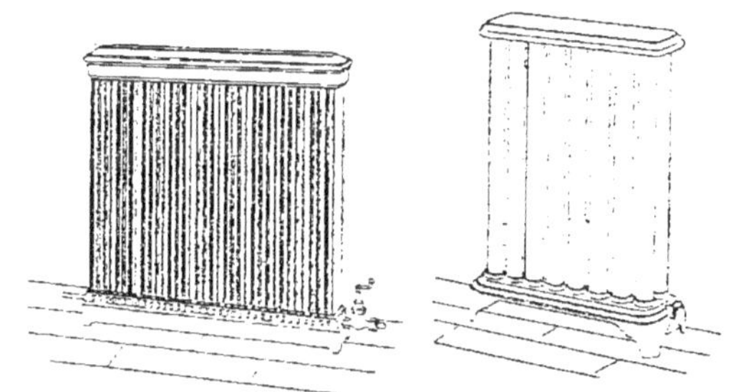

Fig. 66. — *Radiateurs.*

et externe, sont répartis le long de la base des murs des pièces, et de préférence devant les fenêtres, points des parois de l'enceinte où se produisent les pertes de chaleur les plus importantes : on évite ainsi la formation de courants d'air froid descendant contre les murailles et surtout contre les croisées ; en même temps les radiateurs sont placés devant les orifices d'admission de l'air frais, lequel en entrant croise les tubes de vapeur, cesse d'être froid et acquiert la température nécessaire d'une part pour ne pas impressionner désagréablement les personnes et d'autre part pour présenter une tendance ascensionnelle suffisante à lui faire prendre doucement la direction de la partie supérieure des pièces. Les radiateurs ne doivent pas être distants de plus de 0^m,10 du mur, d'après Rietschel, et même de 0^m,06 d'après Wieprecht qui prétend qu'avec un plus grand intervalle on utilise moins bien la chaleur rayonnée. Il n'est donc pas bon de mettre au milieu des pièces, comme il en existe quelques exemples, des radiateurs de forme circulaire : d'autant plus que l'on s'est alors arrangé pour faire déboucher au centre de ces appareils l'air neuf amené du dehors par une gaîne logée sous le plancher, et qu'il est toujours fâcheux de faire ainsi cheminer l'air de ventilation dans de longs conduits bien difficiles à nettoyer. On a tenté d'autre part de rendre mobiles autour d'une de leurs extrémités les radiateurs installés près des murs, afin de pouvoir nettoyer sans peine l'espace compris entre eux et la paroi de l'enceinte ; ce perfectionnement ne va pas toutefois sans une forte augmentation du prix d'installation des appareils. En revanche on renonce de plus en plus, et avec infiniment de raison, à enfermer les surfaces de chauffe dans des coffrages en tôle ajourée qui diminuaient le rayonnement vers le centre des pièces et donnaient asile à toutes les poussières, attendu qu'on ne les ouvrait guère pour les nettoyer, malgré leur prétendue amovibilité, toujours insuffisante d'ailleurs.

La condensation de vapeur dans les surfaces de chauffe sera du reste calculée de manière à ne jamais communiquer à celles-ci une température susceptible d'entraîner le grillage des poussières déposées à leur surface, d'occasionner un rayonnement gênant, ou de déterminer la moindre brûlure chez les personnes qui viendraient à toucher les appareils. Actuellement on condense au maximum 2 kilogr. de vapeur par mètre carré de surface de chauffe extérieure, et dans les procédés où cette vapeur est complètement détendue, la température des surfaces de chauffe ne peut en aucun cas atteindre 100°.

L'ensemble du fonctionnement du chauffage à vapeur est arrivé comme nous allons le voir à être très simple, à se faire sans bruit, et avec la plus parfaite sécurité grâce à l'emploi de certains systèmes de foyer et de générateurs et à l'utilisation dans les locaux de la vapeur sous très faible pression. Le débit de la chaleur avait toujours pu commencer ou cesser dès qu'on le voulait ; on est en outre arrivé à le rendre très aisément réglable pour chaque radiateur en particulier.

Malheureusement l'installation d'un chauffage à la vapeur reste d'un prix fort élevé ; à vrai dire on trouve une certaine compensation dans les économies que l'exploitation permet généralement de réaliser, surtout si avec le système adopté la production de vapeur est régulièrement proportionnée à la consommation réelle qui en est faite dans les surfaces de chauffe suivant les besoins du moment. Au surplus l'avantage sanitaire obtenu est tel qu'il nous paraît justifier un certain sacrifice pécuniaire.

Nous allons décrire maintenant, d'après Ph. Picard et d'après Basquin entre autres, les principaux systèmes de chauffage à vapeur, lesquels peuvent se diviser en deux catégories suivant que la vapeur est utilisée sous une pression relativement élevée ou sous une pression très basse.

Chauffages à vapeur à haute pression. — On se propose lorsque l'on a recours à ce genre de chauffage à vapeur d'envoyer le calorique à une distance aussi grande que possible de son lieu de production, de le distribuer par exemple depuis un générateur central ou un groupe de générateurs réunis jusqu'à divers bâtiments convenablement espacés les uns des autres. A cet effet on emploie presque exclusivement des chaudières multitubulaires (types Belleville, Niclausse, de Nayer) dites inexplosibles : la vérité est que le faible volume d'eau qu'elles renferment rend les explosions moins dangereuses tout en permettant une vaporisation plus rapide ; mais malgré leur foyer à chargement continu et leur régulateur automatique d'alimentation d'eau, elles exigent cependant pour les conduire un personnel expérimenté ; elles sont du reste soumises aux règlements administratifs concernant les appareils à vapeur. Pour calculer approximativement leur puissance, on divise par 500 le nombre de calories que perdent en 1 h. les enceintes chauffées ; le résultat donne en kilog. le poids de vapeur à fournir par heure ; il faut augmenter ce chiffre d'environ un tiers pour avoir la vapeur nécessaire à amener l'enceinte froide jusqu'à la température de régime après chaque interruption du chauffage ; le chiffre des kilogr. de vapeur à fournir en 1 heure divisé par 8 donne le poids de charbon à brûler dans ce même temps ; et ce poids divisé par 75 indique en mètres carrés la surface de grille voulue.

On obtient ainsi de la vapeur à la pression de 2 à 5 kilogr., pouvant être envoyée jusqu'à 500 m. ou 600 m. de distance, et même davantage. A vrai dire cela nécessite une longue canalisation parfaitement étanche, garnie d'enveloppes mauvaises conductrices, enfermée dans une galerie souterraine en maçonnerie pour gagner les divers bâtiments : encore tout cela n'empêche-t-il pas des déperditions de chaleur considérables, qui doivent être évaluées au moins à 20 0/0. Il faut aussi mettre en tête de la canalisation de chaque bâtiment un détendeur ou régulateur de pression afin que la vapeur introduite dans les locaux n'offre pas une pression supérieure à 1 k. 1/2 ou 2 kil. et qu'en tout cas cette pression soit constante dans les diverses surfaces de chauffe quelque différente que puisse être leur distance à la chaudière et quelles que soient les variations de pression qui surviennent dans cette dernière. Or ces détendeurs, dont le rôle est si important, car le bon fonctionnement d'une installation de chauffage à vapeur sous pression dépend surtout, dit Basquin, du parfait réglage de cette pression dans les conduites de distribution, sont des appareils délicats et d'ailleurs fort coûteux.

La vapeur se condensant dans toute l'étendue de la canalisation, celle-ci renferme donc de l'eau en outre de la vapeur sous pression ; pour éviter les chocs et les claquements insupportables que produirait la rencontre de ces deux fluides, c'est un principe absolu de faire circuler cette eau et cette vapeur toujours dans le même sens. D'où la nécessité de conduire d'abord tout droit la vapeur au plus haut point de son parcours pour la faire cheminer ensuite continuellement dans des conduites en pente descendante, sans aucune contre-pente.

Il existe deux systèmes de distribution aux surfaces de chauffe, selon que la vapeur leur est fournie avec ou sans pression.

1° *Distribution avec pression dans les surfaces de chauffe.* — Dans ce système, qui a été beaucoup employé autrefois par Geneste-Herscher, l'intensité du chauffage est réglée par la pression plus ou moins grande au niveau des surfaces de chauffe qui débitent alors 850 à 950 calories par heure et par m² de tuyau lisse ; toutefois un robinet placé à l'entrée de chaque surface permet de l'alimenter incomplètement, de manière à donner un peu plus d'élasticité au chauffage. A la partie supérieure de la surface de chauffe, vers l'extrémité opposée à celle où arrive la vapeur, se trouve un robinet de purge pour laisser sortir au début du chauffage l'air qui remplit l'appareil. Enfin celui-ci doit être muni d'un purgeur d'eau (Geneste-Herscher mettaient un purgeur automatique d'air et d'eau) destiné à ne laisser passer dans la canalisation de retour à la chaudière que l'eau de condensation, et à retenir la vapeur dans la surface de chauffe ; on emploie communément des purgeurs à dilatation, appareils très délicats et qui sont loin de donner toujours satisfaction. Les conduites de retour doivent être établies comme

les conduites de distribution sans aucune contre-pente, de façon à éviter les
claquements inquiétants. L'eau de condensation est finalement recueillie dans

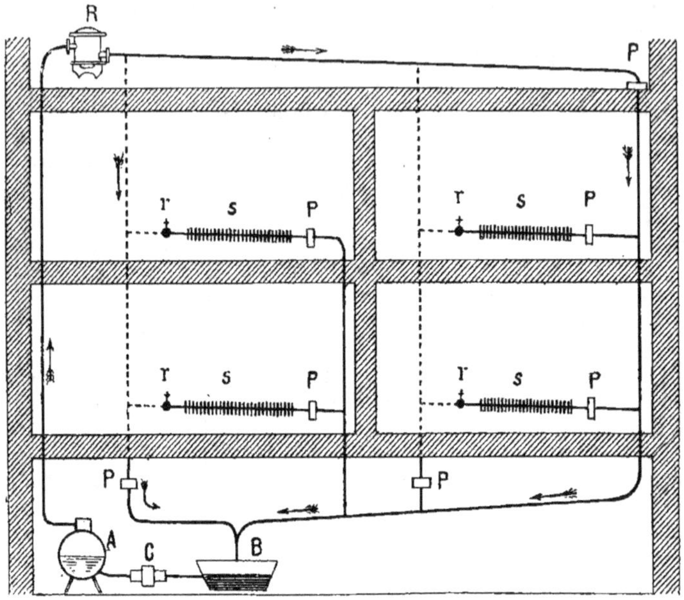

Fig. 67. — *Chauffage à vapeur à haute pression (système à purgeurs).*

A, chaudière ; R, régulateur, de pression ; P, purgeur d'eau et d'air ; S, surfaces de chauffe, r,
robinets de réglage ; B, bâche d'alimentation ; C, pompe d'alimentation.

une bâche d'où elle est réintroduite dans la chaudière à l'aide d'une pompe ou
bouteille d'alimentation.

2° *Distribution sans pression dans les surfaces de chauffe.* — C'est le système adopté par Grouvelle et Arquembourg ; il a l'avantage de ne pas comporter
de purgeurs. Les canalisations secondaires qui font suite aux détendeurs alimentent chaque surface de chauffe en vapeur par un orifice réduit, dit *jauge*,
calculé de manière à ne laisser passer sous la pression maxima (ordinairement
2 kilogr.) que juste la quantité de vapeur pouvant être condensée par les plus
grands froids dans les surfaces de chauffe. Cette quantité devenant moindre quand
le froid diminue, on modère alors l'arrivée de la vapeur soit en rétrécissant
l'orifice d'admission (au besoin jusqu'à obturation complète) à l'aide d'un robinet à pointeau qui accompagne la jauge, soit en abaissant la pression de la vapeur
dans les canalisations, ce qui peut se faire en agissant depuis les générateurs
sur tous les détendeurs à la fois au moyen d'un appareil dit servo-régulateur de
pression auprès duquel on centralise les indications des thermomètres des divers locaux qui sont transmises électriquement. Dès lors il n'y a jamais de pression sensible dans les surfaces de chauffe (lesquelles émettent 700 à 800 calories
par heure et par m² de tuyau lisse) puisque toute la vapeur qu'on leur fournit
y est à très peu près entièrement condensée à mesure de son arrivée ; par suite
il ne peut pas non plus passer de vapeur dans la canalisation de retour, et les
surfaces de chauffe peuvent communiquer directement avec elle pour y écouler
leur eau de condensation sans intermédiaire de purgeur. Cette eau est renvoyée
à la chaudière comme dans le système précédent.

Chauffages à vapeur à basse pression. — Il ne faut plus songer ici à envoyer le calorique depuis une chaufferie centrale jusqu'à divers bâtiments relativement éloignés ; il ne saurait être question que du chauffage du bâtiment même dans lequel est installé le générateur, soit une habitation particulière, soit un pavillon d'un établissement collectif. Mais la multiplication des foyers et des générateurs est bien compensée par la simplicité de leur fonctionnement qui est presque complètement automatique et n'exige ni personnel spécial, ni surveillance, tout en ne comportant cependant pas d'appareil compliqué et délicat. On emploie à cet effet des chaudières à tubes verticaux, à foyer intérieur, peu encombrantes et à mise en route très prompte, qui sont munies comme soupape de sûreté d'un tube de 2 m. de haut, ouvert à son extrémité supérieure et rempli d'eau ; celle-ci fait équilibre à une pression *maxima* de vapeur égale à 0 kil., 3, ou 1/5 d'atmosphère, mais la plupart du temps on ne marche qu'avec 1/15 ou même 1/20 d'atmosphère ; il s'ensuit que les chaudières de ce genre n'offrant aucune possibilité d'explosion ne sont même pas soumises à la surveillance administrative. Placées à un niveau inférieur à l'ensemble de la canalisation, en général dans un sous-sol spécial, elles sont alimentées d'une façon continue : d'abord par l'eau de condensation des surfaces de chauffe dont la rentrée s'opère directement, par un simple clapet de retenue, étant donnée la faiblesse de la pression dans le générateur ; en second lieu par un alimentateur automatique à flotteur.

Les foyers sont eux aussi à alimentation continue automatique, grâce à une trémie que l'on charge seulement de combustible une ou deux fois par 24 h. Enfin la combustion est réglée par l'entrée de l'air dans le foyer, et cette entrée est elle-même sous la dépendance d'un régulateur actionné par la pression de la vapeur dans la chaudière, de telle sorte que si cette pression baisse la porte d'entrée de l'air sous la grille du foyer s'ouvre davantage, et qu'elle se ferme au contraire progressivement quand la pression s'élève. Les régulateurs à membrane dont il est fait usage dans les installations de chauffage de la maison Hamelle ont le mérite de la simplicité ; les régulateurs à mercure basés sur le principe des vases communiquants, qu'emploient Grouvelle et Arquembourg, fonctionnent peut-être avec plus de précision. En tous cas ces dispositifs aboutissent à ce résultat si avantageux, la proportionnalité de la consommation de charbon à la quantité de vapeur condensée, c'est-à-dire au chauffage réellement effectué. Car d'autre part les déperditions de chaleur permanentes ou accidentelles dues aux longues conduites et aux détendeurs se trouvent naturellement supprimées. Ainsi, d'après des chiffres cités par Hoc, l'exploitation du chauffage à la vapeur à basse pression, non compris la dépense d'installation que Hoc évalue en moyenne à 3 fr. 50 par m³ chauffé, reviendrait-elle à un prix sensiblement inférieur à celui du chauffage cependant peu dispendieux des poêles ; avec ces derniers, dans des conditions moyennes, on dépenserait environ 0 fr. 40 par 100 m³ chauffés et par jour ; avec la vapeur à basse pression 0 fr. 20 et même moins. Au contraire dans ces derniers temps on a constaté que le fonctionnement de certaines installations de chauffage à haute pression par station centrale était extraordinairement onéreux ; il est vrai que les bâtiments qu'il s'agissait de chauffer offraient, à notre avis, en raison de leur construction, les conditions les plus défavorables au point de vue thermique.

Les divers modes d'installation de chauffage à vapeur à basse pression, dont le rayon d'action, il ne faut pas l'oublier, est au maximum de 100 m., peuvent se ramener généralement à l'un des deux types ci-après qui sont caractérisés par l'existence ou l'absence d'une canalisation spéciale de retour. L'un et l'autre

de ces types comptent d'ailleurs aujourd'hui de très nombreuses réalisations qui
ont donné les résultats de tous points les plus satisfaisants tant dans les maisons particulières que dans les bâtiments des établissements collectifs.

1° *Distribution avec tuyau de retour distinct.* — Ce système, qui permet
l'emploi d'une canalisation de faible diamètre, a été adopté par la maison
Grouvelle et Arquembourg ; il y a, comme dans les chauffages à haute pression,
un tuyau d'amenée de la vapeur aux surfaces de chauffe et un tuyau de retour.

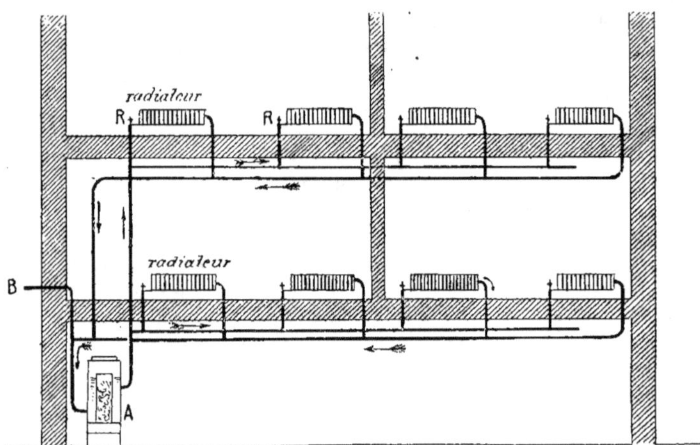

Fig. 68. — *Chauffage à vapeur à basse pression (installation Grouvelle).*

A, chaudière ; B, tube mano-métrique ouvert ; R, jauge et robinet de réglage.

On obtient le réglage du chauffage par un robinet jauge placé à l'entrée de chaque radiateur ; la jauge est calibrée de manière à ne laisser passer dans le radiateur que la quantité de vapeur maxima qui peut y être condensée ; le robinet
permet de diminuer cette quantité. Il n'y a donc naturellement pas de vapeur
dans les retours où l'eau de condensation s'écoule sans bruit et grâce à une pente
convenable regagne la chaudière où elle rentre par le tube que nous avons vu
assurer la communication du générateur avec l'atmosphère.

En Allemagne on a généralement adopté aussi les distributions avec tuyau
de retour distinct ; quant au réglage on l'obtient en rétrécissant plus ou moins
l'orifice d'introduction de la vapeur dans chaque surface de chauffe au moyen
d'un robinet : la pression de la vapeur diminuant alors dans l'appareil celui-ci
est plus ou moins envahi soit par de l'air, soit par de l'eau, ce qui diminue
d'autant l'étendue de la surface effectivement chauffante. Körting emploie tantôt
l'eau, qui provient d'un réservoir spécial placé à un niveau légèrement supérieur
à celui des appareils de chauffage, tantôt l'air sous faible pression, méthode qui
est aussi utilisée par Kaüffer ; dans les installations de Rietschel et Henneberg, de
Köferle, de Kelling, l'air arrive par la conduite de retour qui à cet effet communique tout simplement avec l'atmosphère extérieure. On dit toutefois que la
présence d'air et d'eau dans les tuyaux les fait rouiller et détériore sérieusement
l'installation au bout de quelque temps.

2° *Distribution par tuyau unique.* — Ce système qui est installé par Hamelle
ne comporte pas de tuyau de retour distinct ; la distribution de la vapeur et
l'évacuation de l'eau condensée s'effectuent par un seul et même tuyau à rampe
continue dont le diamètre relativement considérable (5 à 7 centimètres) doit être
calculé en conséquence. Ce tuyau en partant de la chaudière s'élèvera d'abord
directement jusqu'au radiateur le plus élevé à desservir, puis de là s'abaissera

toujours en présentant des pentes assez fortes pour aboutir finalement à la chaudière après avoir passé par toutes les autres surfaces de chauffe. Celles-ci sont munies à leur partie supérieure de robinets pour la purge de l'air qu'elles contiennent au début du chauffage ; en ne laissant sortir qu'une partie plus ou moins importante de cet air, on fait varier le nombre de tubes du radiateur que la

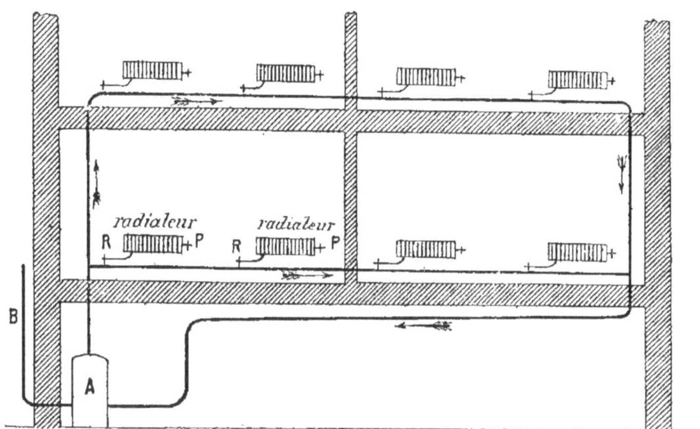

Fig. 69. — *Chauffage à vapeur à basse pression (installation Hamelle).*

A, chaudière ; B, tube manométrique ouvert ; R, robinet d'arrêt ; P, robinet de purge et de réglage.

vapeur peut remplir, et par conséquent l'étendue de la surface rayonnante émettant 700 à 800 calories à l'heure par m² de tuyau lisse : d'où un réglage du chauffage. D'ailleurs un robinet placé à l'entrée de chaque radiateur permet d'y suspendre complètement l'arrivée de la vapeur.

Chauffage à l'eau. — Ce mode de chauffage auquel on a eu parfois recours lorsqu'on croyait ne pouvoir se servir de la vapeur que sous pression relativement élevée est aujourd'hui de plus en plus abandonné. Comme la vapeur, l'eau, qui à 100° renferme 100 calories par kilogr., est parfaitement susceptible de donner dans les locaux habités un chauffage par rayonnement très salubre. Mais le fonctionnement du système ne va pas sans inconvénients.

Le chauffage à l'eau comprend toujours : une chaudière à eau située au point le plus bas du bâtiment à chauffer ; un ou plusieurs circuits de tuyaux partant de la partie supérieure de la chaudière, se portant au niveau le plus élevé qui doive être atteint, puis redescendant en alimentant les surfaces de chauffe, qui sont les mêmes qu'avec le chauffage à vapeur, pour rentrer enfin dans la chaudière par sa partie inférieure ; un vase d'expansion placé au sommet de la canalisation et destiné à satisfaire à l'accroissement de volume offert par l'eau sous l'influence de l'échauffement. Le mouvement de circulation dans les conduites est produit par la différence de poids entre la colonne liquide montante et la colonne descendante, cette dernière étant moins chaude que la première.

Selon que le vase d'expansion est ouvert à l'air libre ou fermé plus ou moins par des soupapes, le chauffage est sans pression ou avec pression plus ou moins élevée, c'est-à-dire s'effectue à l'aide d'eau à 100° ou au-dessus.

Dans le premier cas, étant donnée la lenteur de mouvement de l'eau (par suite de la faible différence de température entre les colonnes montante et descen-

dante), et le peu de chaleur qu'elle cède (35 à 40 calories par kilogr. d'eau, puisqu'on ne peut avoir moins de 60° comme température des surfaces de chauffe),
on est obligé d'employer des quantités de liquide considérables pour obtenir un chauffage convenable : d'où le nom de *chauffage à grand volume* donné
aux installations de ce genre. On y a renoncé parce qu'elles sont encombrantes
soit en raison du calibre des tuyaux, soit à cause du développement nécessaire
à la canalisation pour réaliser une vitesse de circulation suffisante et une répartition assez régulière de la chaleur ; d'autre part le système n'a aucune élasticité, la mise en train, l'arrêt, ou une modification quelconque de l'émission de
chaleur ne pouvant s'effectuer qu'avec une grande lenteur.

Le chauffage à eau à haute pression (20 atmosphères) réalisé autrefois par
Perkins et qui fonctionne avec un *petit volume* d'eau à 250°, n'a pas les défauts
précédemment énumérés, mais constitue dans les habitations un danger permanent et redoutable de par son principe. D'ailleurs la température à laquelle

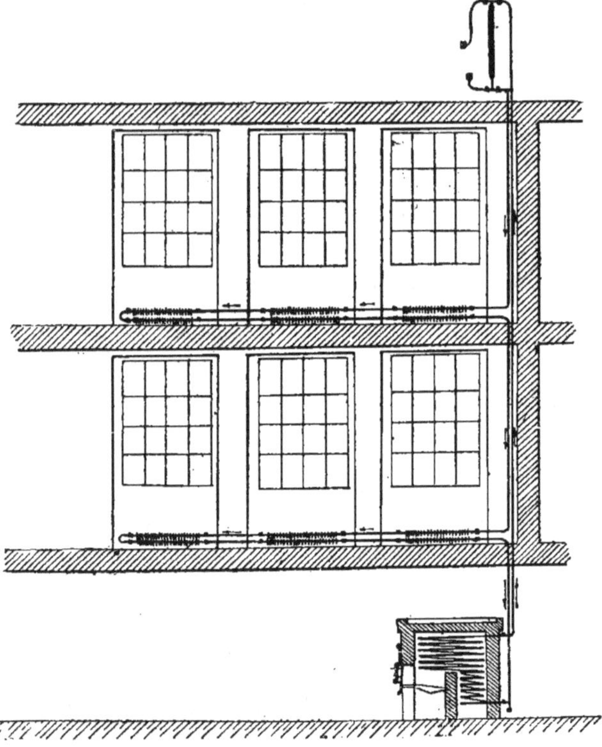

Fig. 70. — *Chauffage par le microsiphon.*

il porte les surfaces de chauffe est une source d'altérations pour l'air ambiant.
Ce système lui aussi est donc à rejeter.

Le procédé de chauffage à l'eau le plus avantageux dérive de celui de Perkins ;
c'est le chauffage *à moyen volume* dont on faisait naguère des applications qui
fonctionnent encore actuellement d'une manière assez satisfaisante. La pression

ne dépasse pas 6 à 8 atmosphères, ce qui donne de l'eau entre 150° et 160° circulant dans des tuyaux de 25 à 30 millimètres de calibre intérieur. La température des surfaces de chauffe n'excède généralement pas beaucoup 100°. La mise en train du chauffage et les modifications qu'on désire apporter à l'émission de la chaleur s'obtiennent assez rapidement, car 100 m. de tuyaux ne contiennent guère que 100 litres d'eau. Mais l'exécution des divers éléments d'une telle installation doit être extrêmement soignée en raison de la pression relativement élevée qu'il faut prévoir; les tuyaux et leurs joints ont besoin d'être parfaits : il en résulte un surcroît important de dépense et encore la sécurité reste-t-elle encore évidemment moindre qu'avec un chauffage à vapeur à basse pression. Le réglage est d'ailleurs plus difficile, la température des surfaces de chauffe parfois exagérée. Enfin des incrustations peuvent se produire dans les tuyaux, ou encore, pendant une interruption du chauffage, il arrive que l'eau se congèle dans la canalisation et y amène des ruptures : on ne saurait, pour prévenir cette dernière sorte d'accident, vider les tuyaux, car ce serait alors les exposer à la rouille.

Le chauffage par le microsiphon, de Geneste-Herscher (voir fig. 70), est le type de système à moyen volume d'eau qui a eu le plus de succès. Il se compose d'un certain nombre de circulations dont l'ensemble forme un cycle continu, avec un seul vase d'expansion par conséquent, chaque circulation ayant en guise de chaudière un serpentin dans un foyer commun d'où peuvent partir jusqu'à 8 circulations. Une circulation ne présente pas plus de 100 m. de longueur; après avoir parcouru cette distance, l'eau revient à la base du serpentin de la circulation suivante dans laquelle elle est alors envoyée, et ainsi de suite. Pour peu que l'on ait affaire à des locaux assez différents comme destination et où le chauffage ne saurait offrir une marche identique, les surfaces de chauffe doivent être montées en dérivation sur la circulation (et non en série comme dans la figure 70) ; ces surfaces ont été d'abord des tuyaux à lames verticales, puis des poêles à ailettes (formés de 2 cylindres concentriques en métal entre lesquels l'eau circule), et enfin des radiateurs analogues à ceux qui sont employés dans les chauffages à vapeur.

Mentionnons encore les installations de chauffage à l'eau à moyen volume de Duvoir-Leblanc, qui ont eu leur vogue.

Mais avec les perfectionnements du chauffage à vapeur, le chauffage à l'eau est appelé à disparaître, sauf peut-être dans des cas très spéciaux où il se trouve que l'on dispose en abondance d'eau suffisamment chaude comme à Amélie-les-Bains, à Chaudesaigues, où l'on rencontre effectivement des exemples d'utilisation d'eaux de sources chaudes naturelles au chauffage.

Chauffage mixte à l'eau chauffée par la vapeur. — Dans ce système on a une circulation de vapeur aboutissant à des surfaces de chauffe remplies d'eau qui absorbe le calorique de la vapeur pour le rayonner ensuite à travers les parois des appareils. Le but essentiel de ce dispositif semble avoir été de donner au chauffage à la vapeur une certaine stabilité à une époque où l'on arrivait difficilement à le régler. En effet, si l'on est obligé d'interrompre l'introduction de la vapeur dans un radiateur ordinaire, celui-ci n'ayant qu'une très faible capacité pour la chaleur se refroidit très vite complètement. Si ce radiateur renfermait de l'eau que la vapeur eût chauffée, cette eau ayant emmagasiné une quantité notable de calorique le restituerait peu à peu après l'arrêt de la vapeur : ce qui permet par exemple de couvrir le feu sous les chaudières pendant la nuit, d'où une certaine économie et une grande commodité quand le chauffage doit être permanent.

Toutefois si les surfaces de chauffe contiennent beaucoup d'eau le chauffage perd de sa souplesse, sa mise en train après un arrêt prolongé devient lente, et enfin il est difficile de modifier rapidement la quantité de chaleur émise. Si au contraire le volume d'eau emmagasiné est médiocre, le refroidissement des appareils succède trop vite à l'arrêt de la vapeur, et on ne gagne rien à la complexité du système. On a cherché à éviter ce double écueil en construisant des appareils dans lesquels il fût possible de faire varier selon les besoins la quantité d'eau chauffée ; mais leur fonctionnement n'a pas donné de très bons résultats, en sorte qu'aujourd'hui, soit en France, soit à l'étranger, le chauffage mixte à l'eau et à la vapeur est peu usité.

Chauffage à l'air chaud. — Nous avons déjà indiqué à plusieurs reprises au cours de ce chapitre combien il était fâcheux de chercher à élever la température d'une enceinte habitée en échauffant l'air qui y circule : celui-ci offre dès lors des altérations qui le rendent peu salubre pour ceux qui sont appelés à le respirer et d'un autre côté l'état thermique du local n'est nullement satisfaisant au point de vue sanitaire. Les graves défauts d'une telle méthode ne sont peut-être jamais si frappants que lorsque le chauffage à l'air chaud est employé comme chauffage central.

Ce système pourtant très répandu comporte d'une façon générale une certaine étendue de surfaces chauffantes recevant leur calorique soit directement d'un foyer et des gaz de la combustion soit indirectement par l'intermédiaire de l'eau et de la vapeur et le transmettant à l'air amené du dehors qui circule à leur contact dans une chambre de chauffe. De là cet air ayant acquis une température assez élevée est dirigé vers les locaux habités par des conduits spéciaux.

Or l'air ayant une très faible capacité calorifique (24 calories par kilogr. d'air à 100°) on est obligé de le porter à une très haute température au contact des surfaces de chauffe pour qu'il soit capable de dégager le nombre de calories voulues dans les enceintes à chauffer. Comme il ne faut pas faire entrer cet air dans les locaux avec une grande vitesse, il s'ensuit qu'il ne peut circuler qu'assez lentement dans ses conduites de distribution et dès lors celles-ci doivent offrir des sections considérables pour que l'air pénètre dans l'enceinte à chauffer en quantité suffisante. Les conduites d'air chaud sont donc encombrantes et de plus, en raison de l'étendue de leurs surfaces, elles causent une déperdition de calorique très importante. En pratique on ne peut envoyer de l'air bien chaud à plus de 15 m. de distance dans le sens horizontal, à moins de recourir à la propulsion mécanique d'un ventilateur. Aussi bien la chose est-elle nécessaire pour soustraire l'introduction de l'air chaud dans les locaux à l'influence des mouvements atmosphériques extérieurs dont l'action peut être telle que le chauffage de certaines parties de bâtiments isolés soit à la merci des vents.

La répartition régulière et rationnelle de la chaleur dans les locaux ne peut être obtenue avec l'air chaud et cela d'autant moins que sa température est plus élevée. En effet si on le fait entrer au niveau du plancher, en raison de sa faible densité il s'élève rapidement et sans diffuser dans l'atmosphère de la pièce dont il va échauffer presque uniquement la zone supérieure en s'étalant contre le plafond ; au cas où les orifices d'évacuation se trouvent là il s'échappe au dehors après avoir produit le minimum d'effet utile. Pour éviter ce dernier inconvénient on recommande de placer au contraire les bouches d'admission de l'air chaud à une certaine hauteur, non loin du plafond, et les orifices d'évacuation près du plancher ; mais la partie supérieure de l'atmosphère des locaux n'en est pas moins encore la plus chaude, l'air se refroidissant à mesure qu'il descend vers le plancher : Rietschel, Voit, ont constaté qu'une différence de 2° et 3° par mètre de hauteur n'était point rare en pareil cas, et par conséquent les personnes ont la tête dans une zone notablement plus chaude que celle où se trouvent leurs pieds ; par surcroît le plafond très chaud rayonne du calorique (Meidinger) et naturellement échauffe ainsi beaucoup plus la tête que les pieds d'un occupant du local. Au reste les parois latérales de la pièce demeurent à une température plus basse que l'atmosphère de l'enceinte : elles empruntent en conséquence aux individus beaucoup trop de calorique par rayonnement, et l'air se refroidissant vite à leur contact des courants froids descendants extrêmement pénibles à ressentir s'établissent le long des murs et des croisées.

Voilà pour le point de vue thermique proprement dit. Mais d'un autre côté, en ce qui concerne les qualités générales de l'atmosphère au milieu de laquelle les personnes sont appelées à vivre, la situation n'est pas moins mauvaise. Non seulement l'air respirable est chaud, ce qui est déjà très regrettable, mais encore cet air a par ailleurs toutes les chances d'être singulièrement impur. Lorsqu'il a été chauffé au moyen de calorifères métalliques à foyer, les poussières organiques qu'il contient naturellement sont d'ordinaire brûlées au contact des parois à température trop élevée des surfaces de chauffe. Il en résulte d'abord une odeur spéciale désagréable ; puis les cendres impalpables des poussières carbonisées sont entraînées par l'air et vont irriter les voies respiratoires supérieures des habitants des locaux chez lesquels elles déterminent une sensation particulière de sécheresse que l'on attribuait autrefois, vraisemblablement à tort, au défaut d'humidité de l'air chaud. On s'efforçait donc de le charger de vapeur d'eau à l'aide de dispositifs spéciaux. On réagit aujourd'hui contre cette manière de faire en Allemagne où le chauffage par l'air chaud est très en honneur. En somme l'homme se trouve d'autant moins à son aise dans une atmosphère échauffée que l'air renferme plus de vapeur d'eau, et cela est encore plus vrai dans les habitations où l'air est très calme qu'au dehors où, grâce à la convection due à la circulation bien plus active de l'air, il est possible de perdre une quantité plus grande de calorique vital (Wolpert) ; d'autre part l'humectation de l'air chaud avait pour conséquence, à mesure que le refroidissement survenait, d'engendrer des condensations qui entretenaient une fâcheuse humidité sur les parois des conduits et celles des locaux habités.

L'emploi de calorifères céramiques (terre cuite) évite le grillage des poussières ; mais de l'avis même de nombreux techniciens, parmi lesquels Denfer, toute maçonnerie chauffée est constamment suspecte de se fissurer et de se disloquer en quelque point sous l'action des alternatives de chauffage et de refroidissement ; il faut donc redouter avec les calorifères céramiques que des gaz de la combustion ne passent dans l'air envoyé aux locaux. Le fait peut s'observer aussi, mais plus rarement, avec des calorifères métalliques dont les joints se fissurent. Gréhant a pu constater jusqu'à $\frac{1}{2200}$ de CO dans l'air puisé au niveau des bouches de chaleur d'un calorifère à foyer dont, à vrai dire, il n'indique pas le genre ; cela suffisait pour produire des accidents ; il y avait en outre $\frac{54}{10,000}$ de CO^2 dans ce même air. Les calorifères à eau ou à vapeur n'exposent pas à ce grave danger et la température relativement modérée de leurs surfaces chauffantes n'altère pas trop l'air.

En revanche cet air, quel que soit le genre de calorifère usité, n'arrive aux locaux qu'après avoir parcouru une suite de galeries, de chambres de chauffe ou de mélange, enfin de conduits, dont la propreté rigoureuse est pratiquement impossible à obtenir et où s'accumulent peu à peu bien des poussières banales ou microbiennes. Polotebnoff s'est assuré directement de la présence d'un grand nombre de germes de toute nature dans l'air de chauffage pris à sa sortie des conduites par les bouches de chaleur.

Ajoutons qu'en introduisant l'air chaud par le haut des pièces, tandis qu'on l'extrait au niveau du plancher, on aboutit à la ventilation renversée ; les couches les plus impures de l'atmosphère intérieure, qui contiennent notamment la plus forte proportion CO_2, se trouvent être justement celles au milieu desquelles vivent les individus.

Enfin l'aération, c'est-à-dire la dilution si imparfaite de l'air confiné que l'on peut espérer obtenir par cette méthode, est encore subordonnée, sous le rapport de l'abondance, aux variations d'intensité que les modifications de la température extérieure font nécessairement apporter dans le chauffage.

Si nous venons d'insister sur les défauts du chauffage à l'air chaud, c'est, comme nous l'avons dit, qu'il a été à une époque le seul mode de chauffage central et qu'il est encore extraordinairement répandu. Cela tient pour une bonne part au prix relativement peu élevé de son installation ; son fonctionnement entraîne pourtant volontiers des frais assez considérables tout en comportant les défectuosités si sérieuses que nous venons de signaler. Mais tantôt on ne s'en rend pas compte, tantôt on pense avoir réussi à y porter remède. Les constructeurs se sont donnés beaucoup de mal dans ce but. Mais, en somme, il n'existe peut-être pas une seule installation de chauffage à l'air chaud où l'hygiéniste ne puisse relever quelque vice capital.

Il convient toutefois de distinguer le *chauffage par calorifères à foyer*, le plus défectueux et qui a fini par perdre un peu de terrain devant les attaques dont il a été l'objet, et les *chauffages mixtes* où l'air est porté à la température voulue par la *vapeur* ou par l'*eau*. Ces derniers procédés comptent aujourd'hui d'assez nombreux partisans, surtout en Allemagne, où l'on a toujours beaucoup de sympathies pour le chauffage de l'air des enceintes habitées.

Chauffage par calorifères à foyer. — Voici, d'après les renseignements que nous empruntons à Denfer et à Picard, quelles sont les principales conditions d'établissement de ce genre de chauffage dont on ne peut, encore une fois, songer qu'à atténuer dans une assez faible mesure l'inéluctable insalubrité.

Les calorifères doivent être placés à un niveau inférieur aux enceintes à chauffer, dans un local pourvu de parois construites de manière à laisser perdre le moins de chaleur possible. Les appareils en métal sont formés d'une *cloche* de fonte ordinairement en plusieurs parties dont les joints à emboîtements et garnis de mastics plastiques seront l'objet d'une attention constante, car ils finissent toujours par se dégrader sous l'influence des dilatations et des contractions successives qu'amènent les échauffements et les refroidissements. Intérieurement la cloche est garnie de terre réfractaire, extérieurement de nervures pour ne pas rougir trop aisément. Au sortir de la cloche les gaz chauds passent dans un *utilisateur* représenté par des coffres ou des tuyaux autour desquels circule l'air à chauffer (en sens inverse des gaz chauds pour obtenir le meilleur effet utile) ; on s'efforce de rendre verticales toutes les surfaces de l'utilisateur pour qu'elles recueillent le moins de poussières possible à l'extérieur et peu de suie à l'intérieur, de façon à sauvegarder la propreté de l'air et à assurer une bonne transmission. Au surplus, le nettoyage de ces surfaces et la surveillance de leurs joints doivent être faciles.

La cloche et l'utilisateur sont entourés d'une enveloppe de maçonnerie ; l'espace laissé entre elle et les surfaces de chauffe constitue la *chambre de chaleur* dans laquelle passe l'air à chauffer. Au-dessus de cette chambre se trouve un *réservoir d'air chaud* qui se transforme dans certaines installations en *chambre de mélange* où l'on obtient par l'introduction d'une certaine quantité d'air frais un air à température mitigée déterminée. L'orifice d'arrivée de l'air chaud et celui d'arrivée de l'air frais dans la chambre de mélange sont situés au-dessus l'un de l'autre et munis de registres actionnés par une tige unique, de manière à ce qu'une des deux ouvertures se ferme toujours de la même quantité que l'autre s'ouvre.

L'air extérieur arrive au bas de la chambre de chauffe par un conduit (carneau) en briques ou en poteries cimentées ; sa section doit surpasser de 1/4 celle de la totalité des conduits d'air chaud ; son ouverture au dehors, ou *prise d'air*, doit être au-dessous du niveau des pièces à chauffer, orientée de manière à ce que les vents n'agissent pas sur elle (il est même bon d'avoir deux ouvertures dans des directions différentes), à l'abri du soleil, de l'humidité, des odeurs, des poussières, et fermée par une grille assez serrée. Parfois on place des filtres en molleton sur le passage de l'air neuf ; plus souvent on le fait déboucher dans des *chambres de sédimentation* où une partie de ses poussières se déposent spontanément.

Les *conduits d'air chaud* partent du réservoir de chaleur (ou chambre de mélange) ; sur une longueur qui n'excédera pas 12 à 15 m. ces conduits seront horizontaux, avec une pente minima de 0^m,04 par mètre, établis en grosses

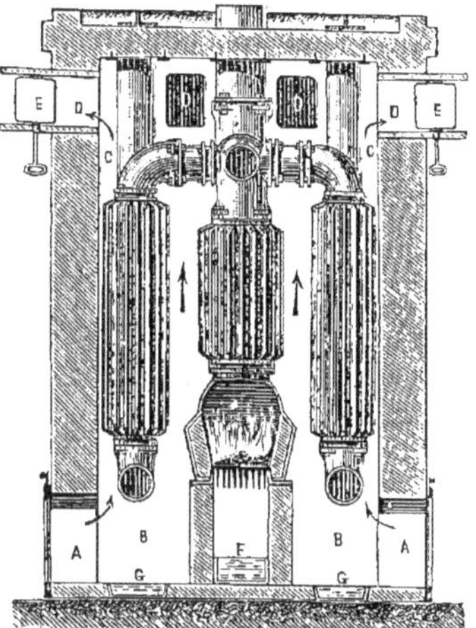

Fig. 71. — *Calorifère en métal de Grouvelle.*

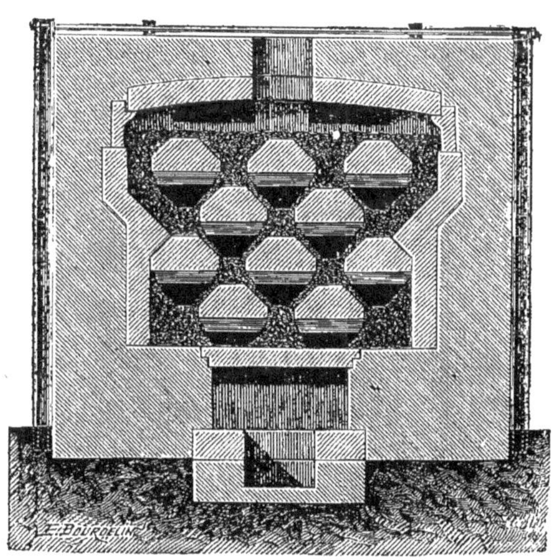

Fig. 72. — *Foyer Michel Perret.*

poteries hourdées extérieurement en plâtre pour atténuer les déperditions de chaleur. A l'entrée de chaque conduit se place une valve de réglage. La section des conduits est fonction de la quantité d'air chaud à fournir, étant données la vitesse du courant (1 m. par seconde) et les résistances qu'il rencontre. Les conduits se raccordent à des gaines verticales ménagées dans les murs de refend, à raison d'une gaine au moins pour chaque local, et qui se terminent aux bouches d'admission de l'air chaud dans les enceintes habitées. Ces bouches seront verticales, de section telle que l'air n'ait pas une vitesse supérieure à $0^m,50$ par seconde ; leur ouverture pourra être modifiée au moyen d'un registre démontable pour le nettoyage.

Les calorifères métalliques les moins mauvais paraissent être celui de Grouvelle (fig. 71), à tubes verticaux, et celui de Geneste-Herscher.

Les calorifères céramiques, comme nous l'avons dit, sont encore plus suspects de se fissurer que les appareils de fonte et leur réparation est à peu près impossible. Parmi eux, il faut mentionner le calorifère Michel Perret (fig. 72) combiné pour brûler des menus ou des combustibles médiocres qui sont versés sur des dalles perforées ou des rangées de prismes en terre réfractaire dans les intervalles alternés desquels les susdits combustibles s'écoulent peu à peu d'eux-mêmes, tout en étant ainsi très aérés. Le foyer est donc une grosse masse de maçonnerie ; des fissures y seraient d'autant plus redoutables que la combustion effectuée est lente, et produit par suite beaucoup d'oxyde de carbone. Le fonctionnement de l'appareil est d'ailleurs économique.

Chauffage par calorifères à eau ou à vapeur. — C'est un chauffage mixte où l'élévation de température de l'air destiné à agir en fin de compte dans les enceintes habitées est obtenue à l'aide soit de l'eau chaude, soit de la vapeur circulant dans des appareils de chauffe. La méthode offre deux avantages : le premier, de n'exiger si on le désire qu'un seul foyer avec chaudière d'où l'eau ou la vapeur sont envoyées à distance, là où cela est nécessaire pour produire le chauffage de l'air ; le second, d'empêcher que l'air ne soit mis en contact avec des surfaces trop chaudes ou souillé par les gaz de la combustion.

Tantôt les surfaces de chauffe sont concentrées dans les sous-sols et enfermées dans une enveloppe de maçonnerie qui constitue véritablement une chambre de chauffe où l'air frais arrive et d'où l'air chaud part exactement comme avec les calorifères à foyer ; il y a aussi une chambre de mélange permettant de régler les proportions d'air chaud et d'air frais lancées dans les conduits de distribution, de telle sorte que les modifications apportées au chauffage ne retentissent pas trop directement sur la ventilation. Il faut d'ailleurs disposer d'un appareil propulseur pour assurer la progression régulière de l'air dans ses conduits. Ce système a été fréquemment utilisé depuis quelques années pour le chauffage des grands édifices, et particulièrement des grandes salles de réunion (amphithéâtres, etc.). On lui reproche parfois d'assurer infiniment mieux le chauffage des sous-sols que celui des locaux sus-jacents où l'on désire entretenir une thermalité donnée.

Tantôt on fait passer le long des parois des locaux les conduites d'eau chaude ou de vapeur dans des gaines servant d'ailleurs à l'amenée de l'air ; on installe même des surfaces de chauffe plus ou moins développées en certains points de ces gaines, de préférence au niveau des planchers des locaux. Les gaines s'ouvrent ensuite dans les locaux par des bouches situées non loin du plafond. Ces dispositions réduisent beaucoup les pertes de calorique ; mais les canalisations et les appareils ainsi placés dans des gaines échappent presque à toute surveillance, et les réparations nécessaires sont difficiles à exécuter.

On voit dans la figure 73 une combinaison des deux types de chauffage mixte à l'air par calorifère à vapeur et par surfaces chauffantes dans des gaines que nous venons de décrire sommairement. Ni l'une ni l'autre de ces installations n'apporte, cela va sans dire, une solution satisfaisante au problème de la répartition uniforme du calorique par l'air chaud dans les salles ni à celui de l'association d'une ventilation rationnelle avec ce mode de chauffage. En sorte que ces procédés mixtes ne nous paraissent pas encore réaliser un progrès suffisant pour que l'hygiène puisse les approuver sans réserve. Il restent très inférieurs de par leur caractère essentiel, l'échauffement de l'air des enceintes habitées. aux chauffages à l'eau ou à la vapeur agissant directement par radiation sur les

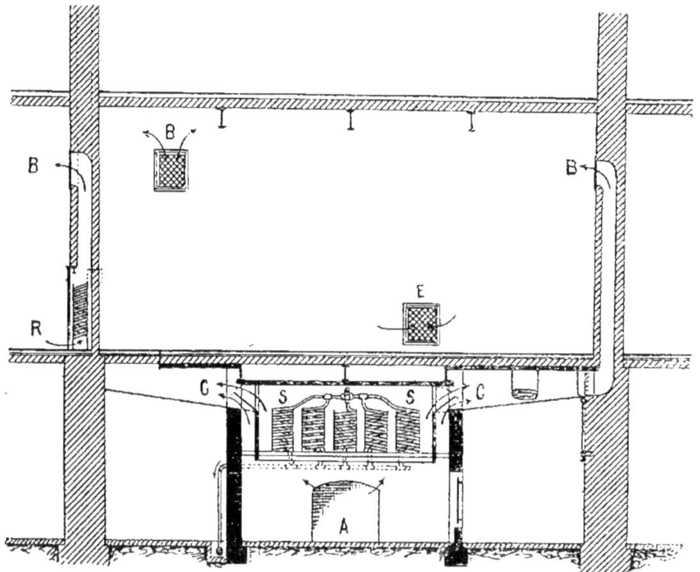

Fig. 73. — *Chauffage mixte à l'air chauffé par calorifère a vapeur.*

A, entrée de l'air extérieur ; S. surfaces de chauffe a vapeur : C. conduit d'air mitigé, partie provenant directement de A, partie ayant été au contact de S ; en R se voit une surface de chauffe dans une gaine ; B, bouches de chaleur : E, bouche et gaine d'évacuation de l'air vicié.

parois des pièces et sur leurs habitants au moyen de surfaces rayonnantes disposées dans les locaux.

Chauffage des enceintes exclusivement par leurs parois. — S'il est insalubre d'envoyer de l'air chaud dans les enceintes habitées. rien ne s'oppose toutefois à ce qu'on y introduise, pendant qu'elles ne sont pas occupées. de l'air à très haute température. capable de céder beaucoup de chaleur aux parois des locaux qui emmagasineront alors une assez grande quantité de calorique ; l'arrivée de l'air chaud est suspendue un instant avant la réoccupation des locaux ; on ventile alors d'une façon rationnelle avec de l'air frais, et lorsque les individus sont présents, ils se trouvent jouir d'une situation thermique très satisfaisante puisque les parois qui les entourent émettent par rayonnement de la chaleur dans l'enceinte au lieu d'en emprunter. Cette méthode conseillée par Trélat convient à de grandes salles de réunion. à des amphithéâtres de vastes dimensions. qui ne sont occupés que par intermittence. Il en existe des applications satisfaisantes. Mais on ne voit pas qu'on puisse essayer de faire de même dans d'autres locaux. Au reste. il faut que les parois de l'enceinte soient assez épaisses pour emmagasiner une réserve de chaleur qui puisse suffire pendant toute la durée de l'occupation ; et, en outre, des appareils de chauffage complé-

mentaires sont nécessaires pour « décrudir » l'air froid de ventilation à son
entrée dans les pièces.

D'autres fois on a fait circuler l'air surchauffé soit dans l'intérieur de murs
creux (doubles murs), soit sous des planchers ; le plus souvent le calorique est
distribué par des conduites d'eau chaude ou de vapeur parcourant les vides
ménagés dans les parois de l'habitation. En France, il y a une douzaine d'années, l'ingénieur Somasco avait réalisé ce système de chauffage pour sa maison ;
en Allemagne on a chauffé de même les sols en mosaïque ou en carrelages de
quelques pavillons d'hôpitaux ; plus récemment ont eu lieu chez nous des essais
du même genre dans des constructions formées de doubles parois en sidéro-
ciment.

Bien qu'on ait souvent fait grand éloge de ces dernières installations nous ne
croyons pas qu'elles constituent des exemples à suivre. Nous avons exposé déjà
pour quelles raisons la présence de vides dans les parois latérales ou horizontales des habitations était chose peu favorable à la salubrité du milieu. On prépare là des réceptacles à l'humidité et à la malpropreté. D'autre part, une tuyau-
terie logée dans ces espaces ne peut être surveillée et se répare très difficilement.
Quant au chauffage il manque singulièrement de souplesse si l'on a affaire à
des parois assez épaisses ; en revanche, il devient très coûteux pour peu qu'elles
soient minces. Enfin, comme tout à l'heure, on ne peut guère se passer de
quelques surfaces de chauffe complémentaires aux bouches d'admission de l'air
froid extérieur dans les locaux.

Chauffage par l'électricité. — Ce paragraphe ne saurait guère renfermer
autre chose qu'une simple indication. Non seulement l'application de l'électricité au chauffage est de date récente, mais encore il ne paraît pas probable que
la méthode se développe beaucoup en raison du prix de revient généralement
trop élevé de l'électricité. Toutefois quand on disposera d'une force motrice naturelle, il est possible que le chauffage électrique devienne vraiment pratique.

Ses avantages sont d'ailleurs évidents. Il s'opère au moyen de plaques de
fonte jouant le rôle de surfaces de chauffe contre lesquelles on applique le fil
conducteur du courant. Ce fil pour ne pas brûler est noyé dans un émail de
composition spéciale, adhérent à la plaque de fonte. Lorsque le courant est
établi la chaleur dégagée par le fil est transmise par conductibilité à la plaque
de fonte. Rien de plus facile que donner à celle-ci la forme que l'on désire et
tout le développement convenable. La déperdition d'électricité ne serait pas supérieure à 3 1/2 pour 100 d'après Herzberg. Les manipulations nécessaires
à la mise en marche, à l'arrêt, au réglage du chauffage sont de la plus grande
simplicité.

Bibliographie. — Péclet et Hudelo : *Traité de la chaleur considérée dans ses applications.* Paris, 1878. — Geneste, Herscher et Somasco : *Sur la condition de l'air qu'il convient
d'introduire dans les habitations chauffées et ventilées artificiellement* (Congrès d'Hygiène.
Paris, 1878). — Vallin : *La distribution du chauffage* (Rev. d'Hyg., II, 1880). — Du même :
Le danger des poêles mobiles (Ibid., II, 1880. — Du même : *Autour d'un poêle. Recherches
anémométriques* (Ibid., VI, 1884). — Somasco : *Une maison à doubles parois avec chauffage de l'intérieur des murailles* (Rev. d'Hyg., VII, 1885). — Wazon : *Chauffage et ventilation des édifices publics et privés.* Paris, 1885. — F. et E. Putzeys : *L'hygiène dans
la construction des habitations privées.* Paris, 1885. — Rietschel : *Lüftung und Heizung
von Schulen.* Berlin, 1886. — Trélat : *L'aérage et le chauffage des habitations* (Rev.
d'Hyg., VIII, 1886). — Du même : *Régime de la température et de l'air dans la maison*
(Congrès d'Hyg. La Haye, 1886). — Vogt : *Ueber die physiologischen Bedingungen der*

Heizung von Wohnraümlichkeiten (Gesundh. Ingenieur, IX, 1886). — Wolpert : *Theorie und Praxis der Ventilation und Heizung.* Braunschweig, 4ᵉ Ed., 1887. — Gréhant : *Poêles sans tuyaux* (Bull. de l'Acad. de méd., 1887). — Lancereaux : *Sur l'empoisonnement oxycarboné par les poêles mobiles* (Bull. de l'Acad. de méd., 1889). — Michel Lévy : *Revision de l'instruction sur le chauffage des habitations* (Rapport au Conseil d'hygiène de la Seine, 1889). — Vallin : *Les poêles mobiles et à combustion lente* (Rev. d'Hyg., XI, 1889). — E. Trélat : *Théorie du chauffage des habitations* (Ibid., XIII, 1891). — E. v. Esmarch : *Versuche über Ofenheizung* (Zeitschrift f. Hyg., X, 1891). — Ser, Carette et Herscher : *Traité de physique industrielle,* t. II. Paris, 1892. — Ostmann : *Ueber Centralheizung in Schulen und Krankenhaüsern vom Standtpunkt der Gesundheitspolizei* (V. f. gericht. Med. u. ö. Sanitätswesen, III, 1892). — Kori (H.) : *Die Zulässigkeit der geripten Heizflachen und der Chamotte Ausmauerung bei eisernen Ofen* (Gesundheits-Ingenieur, n° 17, 15 sept. 1892). — E. Voit : *Hygienische Anforderungen an Heizanlagen in Schulhaüsern* (Zeitschrift f. Schulgesundheitspflege, 1893). — J. Lefèvre : *Le chauffage.* Paris, 1893. — C. Terni : *Recherche de l'oxyde de carbone dans l'air des lieux chauffés* (Revue d'hyg., XV, 1893). — Moissan : *Sur les empoisonnements par l'oxyde de carbone* (Bull. Acad. de Méd., 1894). — H. Rietschel : *Leitfaden zum Berechnen und Entwerfen von Lüftungs- und Heizungsanlagen.* Berlin, 1894. — E. Trélat : *Chauffage central des logements* (Congrès d'Hyg. de Buda-Pesth, 1894). — K. Schmidt : *Gasheizung und Gasöfen* (Gesundh Ingenieur, 1895). — E. Voit : *Ofenheizung* (Anal. in Hyg. Rundschau, 1895). — Polotebnoff : *Contamination de l'air des bouches de chaleur dans le système de chauffage central à air* (Thèse de Saint-Pétersbourg. Anal. in Rev. d'Hyg., XVII, 1895). — R. Stoermer : *Ueber die Kohlenoxydvergiftung vom medicinal und Sanitatspolizeilichen Standpunkte* (V. f. gerichtl. Med. u. ö. Sanitätswesen, IX, 1895). — Meidinger : *Gasheizung im Vergleich zu anderen Einzelheizsystem* (D. V. f. ö. Gesundheitspflege, XXVIII, 1896). — E. Richard : *Chauffage des habitations au gaz* (Rev. d'Hyg , XVIII, 1896). — K. Schmidt : *Heizung und Ventilation* (Handbuch der Hygiene de Th. Weyl). Iena, 1896. — Denfer : *Fumisterie, chauffage et ventilation.* Paris, 1896. — E. Richard : *Le chauffage et la ventilation par l'électricité* (Revue d'Hyg., XVIII, 1896). — Ph. Picard : *Traité pratique du chauffage et de la ventilation.* Paris, 1897. — Gréhant : *Sur les accidents que peuvent produire les calorifères de cave* (C. R. Acad. des Sc., CXXIV, 1897). — P. Basquin : *Chauffage et ventilation des édifices* (La Construction moderne, XI et XII, 1895-1897). — P. Schroeter : *Ueber Luftheizung* (Gesundh. Ingenieur, XX, 1897). — Meidinger : *Die Heizung von Wohnraümen* (D. V. f. ö. Gesundheitspflege, XXX, 1898). — Ch. Nussbaum : *Die Bauart der Wände und Decken in ihren Einfluss auf die Heizung* (Gesundh. Ingenieur, XXII, 1899). — Du même : *Die Bedeutung des Wasserdampfgehaltes der Luft für die Gesundheit der in geschlossenen Raum sich aufhaltenden Menschen* (Ibid.). — Willy Sachs : *Unter welchen Verhältnissen tritt Kohlenoxyd in die Luft bewohnter Raüme ein und durch welche Maasregeln wird diese Gefahr beseitigt.* (D. V. f. ö. Gesundheitspflege, XXXI, 1899). — Hoc : *Notes sur les pavillons d'hôpitaux. Construction, ventilation, chauffage* (Revue du Génie milit., XVIII, 1899).

4° ÉCLAIRAGE

Parmi les propriétés de l'atmosphère extérieure dont nous avons besoin de continuer à jouir au sein de nos demeures se trouve la luminosité, la lumière naturelle devant nous être généreusement distribuée soit en raison de l'heureuse influence qu'elle exerce directement ou indirectement, comme nous l'avons déjà exposé (Chap. III, p. 172), vis-à-vis de la vitalité des humains, soit parce qu'elle est indispensable à l'accomplissement des occupations multiples et des travaux volontiers fort délicats auxquels nous nous livrons dans les divers locaux où nous séjournons. D'autre part, l'activité humaine a nécessité la production dans l'habitation, et même autour d'elle, de lumière artificielle qui nous permette de poursuivre durant la nuit tout ce que nous faisons pendant le jour. Il appartient à l'hygiène d'examiner quelles conditions cet éclairage tantôt naturel tantôt artificiel doit remplir pour être entièrement favorable à l'exercice de la vision, sans que par ailleurs, lorsqu'il s'agit d'éclairage artificiel, le fonctionnement des foyers lumineux puisse porter une atteinte sensible à la salubrité générale du milieu éclairé.

Éclairement et éclairage naturel.

Nous exposerons ici les données qui importent à l'hygiéniste touchant la lumière en général, sa mesure, et surtout son effet essentiel, c'est-à-dire l'*éclairement*. Nous traiterons aussitôt après de l'*éclairage naturel* à propos duquel ces questions de mesure et d'effet à obtenir au point de vue de l'hygiène de la vision interviennent seules, en dehors de toutes considérations sanitaires se rattachant au mode de production de la lumière, qui caractériseront au contraire l'éclairage artificiel.

Grandeurs et unités photométriques. — On ne saurait s'occuper pour ainsi dire d'aucune des questions touchant à l'éclairage si l'on ne possédait d'abord quelques notions sur la mesure de la lumière, les grandeurs considérées en cette matière et les unités qui leur sont affectées ; c'est seulement ainsi que l'on saura quelle est la signification exacte d'un certain nombre de termes qu'il faut absolument employer pour parler un langage parfaitement clair et précis. Ces notions quoique très simples étant peu répandues nous croyons utile d'en donner ici un aperçu, d'autant plus qu'il a été quelque peu innové à cet égard durant ces dernières années, notamment sous l'impulsion des travaux de A. Blondel.

L'œil est en réalité le seul instrument de mesure des radiations lumineuses, et bien qu'il soit désirable de définir l'intensité lumineuse par l'énergie du mouvement oscillatoire qui lui donne naissance, force nous est d'apprécier la différence ou l'égalité d'éclat apparent des surfaces lumineuses par la comparaison des sensations physiologiques qu'elles engendrent. Aussi la photométrie pratique a-t-elle essentiellement pour but de définir les conditions dans lesquelles une source lumineuse et un étalon de lumière déterminé donnent à l'œil une impression de même nature au même degré. Mais il ne faut pas oublier que l'œil jouit de propriétés complexes et que les conditions en question pourront être modifiées suivant celle de ces propriétés qui sera mise en jeu, surtout si les lumières considérées sont hétérochromes. En ce qui concerne l'éclairage des locaux, la propriété de l'œil dont il convient de se préoccuper le plus est évidemment l'acuité visuelle ; elle augmente avec l'éclat de l'objet regardé, toutefois seulement jusqu'à un certain degré d'éclat au delà duquel il y a une très prompte fatigue de l'œil ; mais l'acuité visuelle varie surtout avec la couleur de la lumière et la comparaison de lumières de coloration différente ne donne pas du tout les mêmes résultats selon qu'on opère en égalisant les teintes de deux surfaces éclairées uniformément (méthode d'égale clarté), ou en égalisant les détails d'un objet éclairé par l'une ou l'autre source examinée, c'est-à-dire en égalisant les acuités visuelles dans les diverses sortes de lumière (méthode d'égale acuité). C'est à cette dernière méthode que l'on donnera la préférence pour photométrer entre autres la lumière très réfrangible de l'arc électrique en fonction d'un étalon de teinte plus ou moins jaune tels que ceux dont on fait usage d'ordinaire.

La grandeur photométrique fondamentale aujourd'hui adoptée est l'*intensité lumineuse* (ou puissance lumineuse, en allemand *Lichtstärke*). L'intensité lumineuse d'une source punctiforme dans une direction donnée est le rapport du débit (ou flux) de lumière émise dans un angle solide ayant pour axe cette direction à la valeur de cet angle, soit $I = \dfrac{\Phi}{\omega}$. L'intensité d'une source lumineuse varie en effet dans des proportions considérables suivant la direction considérée, fait naturellement très important pour l'utilisation de la lumière. On appellera intensité d'une source volumineuse l'intensité d'une source ponctiforme équivalente, c'est-à-dire produisant le même éclairement à la même distance. L'unité théorique d'intensité est le *Violle* : c'est l'intensité mesurée suivant la normale de la source lumineuse constituée par un centimètre carré de platine au moment de sa solidification. Mais pour la pratique on a adopté une unité secondaire, la *bougie décimale* (qui n'est d'ailleurs la dixième partie exacte de rien) égale à la vingtième partie du violle. Provisoirement, il a été convenu que la bougie décimale pourrait être représentée par l'intensité lumineuse horizontale de la lampe Hefner à l'acétate d'amyle, bien qu'il n'y ait pas égalité entre ces étalons comme le montre le tableau ci-après emprunté à un travail récent de Laporte et où l'on trouvera en outre la comparaison entre ces étalons nouveaux et la carcel (usitée en France) ainsi que la bougie de paraffine (employée naguère en Allemagne).

Intensités relatives des divers étalons lumineux

ÉTALONS	BOUGIE DÉCIMALE	CARCEL	HEFNER (H.L.)	BOUGIE DE PARAFFINE (allemande)
Bougie décimale.	1	0,104	1,13	0,955
Carcel.	9,6	1	10,9	9,20
Hefner (H. L)	0,885	0,92	1	0,815
Bougie de paraffine. . . .	1,05	0,109	1,23	1

Le *flux lumineux* (en allemand *Lichtstrom*), que l'on a souvent désigné improprement par les expressions de « quantité de lumière » ou de « volume d'éclairement », est l'énergie propagée par le faisceau lumineux pendant l'unité de temps ; son expression sera $\Phi = \dfrac{Q}{T}$. L'unité pratique de cette grandeur sera le flux produit dans un angle solide égal à l'unité par une source ponctiforme d'intensité égale à une bougie décimale. (En d'autres termes c'est le flux reçu par une surface de 1 m² uniformément éclairée par une source de 1 bougie décimale placée à 1 m.). Cette unité a reçu le nom de *lumen*. Si l'on évalue le flux émis par une source dans toutes les directions, c'est-à-dire dans un angle égal à $4\,\pi$, il suffit de diviser ce flux par la valeur $4\,\pi$ pour avoir ce qu'on a appelé l'intensité sphérique moyenne, soit une intensité fictive qu'aurait une source d'intensité différente de celle considérée, mais équivalente, et constante dans toutes les directions. Pratiquement l'intensité moyenne sphérique est bien moins intéressante à connaître que le flux au-dessus ou au-dessous de l'horizon, ou même un flux plus limité encore. Le flux se mesure facilement au moyen d'un appareil spécial, le *lumen-mètre* de A. Blondel.

L'*éclairement* (en allemand *Beleuchtung*) d'une surface placée en un point du faisceau lumineux, grandeur d'un intérêt capital, est le rapport du flux reçu par la surface à l'aire de cette surface ; autrement dit c'est le flux par unité de surface, soit $E = \dfrac{\Phi}{S}$. L'unité d'éclairement, jadis désignée sous l'appellation de « bougie-mètre », porte maintenant le nom de *lux* ; c'est l'éclairement produit par une source ponctiforme d'intensité égale à une bougie décimale dans la direction considérée sur une surface placée à la distance de 1 m. normalement au faisceau lumineux — ou, ce qui revient au même, l'éclairement produit sur une surface de 1 m² par un flux uniforme de 1 lumen. Inversement on peut dire que 1 lumen est le flux lumineux capable d'amener 1 m² à l'éclairement de 1 lux. Le produit d'un certain nombre de lux par une surface exprimée en m² donnera donc un nombre de lumens représentant le flux total reçu par cette surface. — Rappelons que l'éclairement d'une surface par une source est en raison inverse du carré de la distance de cette surface à la source lumineuse, loi souvent mise à profit en photométrie où l'on compare toujours des éclairements (ou plus exactement des éclats apparents, mais proportionnels aux éclairements). D'autre part, l'éclairement varie proportionnellement au cosinus de l'angle que les rayons lumineux tombant sur la surface éclairée font avec la normale à celle-ci : l'éclairement est donc maximum quand les rayons frappent normalement la surface.

Le *rayonnement intrinsèque* d'une surface lumineuse est le flux lumineux total émis par unité de surface. Si l'on convient de ne pas faire de différence entre un flux émis et un flux reçu, le rayonnement intrinsèque se confond avec l'éclairement ; c'est l'éclairement intrinsèque de la source. Son expression est $E \dfrac{\Phi}{m^2}$.

L'*éclat intrinsèque* d'une surface lumineuse suivant une direction donnée est le rapport de l'intensité lumineuse d'un élément infiniment petit de cette surface dans la direction considérée à l'aire de la projection de cette surface normalement au rayon ; autrement dit intensité lumineuse par unité de surface apparente. Son expression est $i = \dfrac{I}{S \cos a}$ (a étant l'angle d'émission des rayons par rapport à la normale). L'unité est ici l'éclat d'une surface rayonnante produisant l'unité d'intensité par unité de surface apparente, soit la bougie décimale par m².

Quant à la *quantité de lumière* (ou *éclairage*), que l'on se gardera maintenant de confondre avec le flux, c'est une grandeur représentant l'effet produit sur l'œil par l'énergie de la radiation, effet proportionnel à cette énergie. Ce sera le produit du flux de lumière par la durée de l'éclairage, soit $Q = \Phi T =$ lumen-heure.

Photomètres. — Les diverses grandeurs que nous venons de passer en revue se mesurent au moyen de *photomètres*. Il existe un grand nombre de ces instruments ; nous n'en décrirons que deux qui nous semblent particulièrement recommandables pour la mesure des éclairements : c'est en effet à ce genre d'opération, d'ailleurs relativement simple, qu'on se livrera le plus souvent dans les recherches faites au point de vue de l'hygiène, car, en somme, les sources lumineuses nous intéressent surtout en raison de ce qu'elles éclairent et nous permettent de voir les corps non lumineux ; et au surplus, en pratique, la connaissance de l'intensité des sources lumineuses et de leurs distances aux surfaces éclairées ne suffit pas à déterminer l'éclairement réel de celles-ci, influencé par diverses actions secondaires, telles que la diffusion par les surfaces voisines, etc.

Le photomètre de Weber (fig. 74) usité surtout en Allemagne se compose

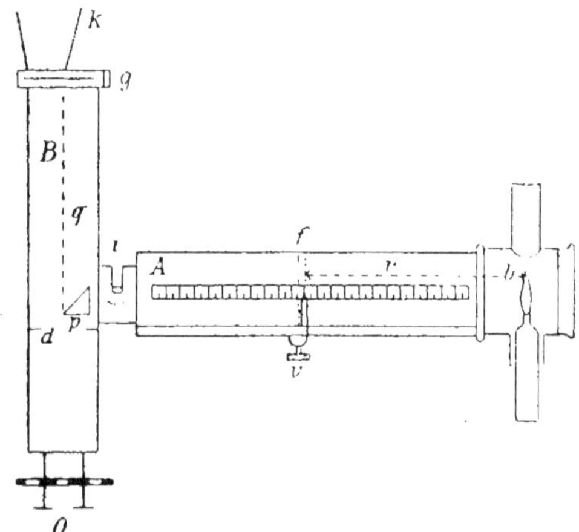

Fig. 74. — *Photomètre de Weber.*

d'un tube horizontal A et d'un autre B mobile dans un plan perpendiculaire à l'axe du précédent. Le principe de l'appareil consiste à éclairer une moitié de l'écran d par une lumière b, et l'autre moitié par la lumière à mesurer. Un diffuseur opale f pouvant se déplacer le long d'une échelle graduée sert à régler l'éclairement produit par b. Pour prendre une mesure on dirige l'ouverture K du tube B vers une surface d'éclairement prise pour unité, et on cherche la position à donner à l'écran f pour avoir l'égalité d'éclairement des deux moitiés de D; on répète la même opération en dirigeant K vers la surface d'éclairement inconnu. Le rapport d'éclairement des deux surfaces est égal au rapport des carrés des distances de b à l'écran f.

Le photomètre universel (fig. 75) récemment imaginé par Blondel et Broca

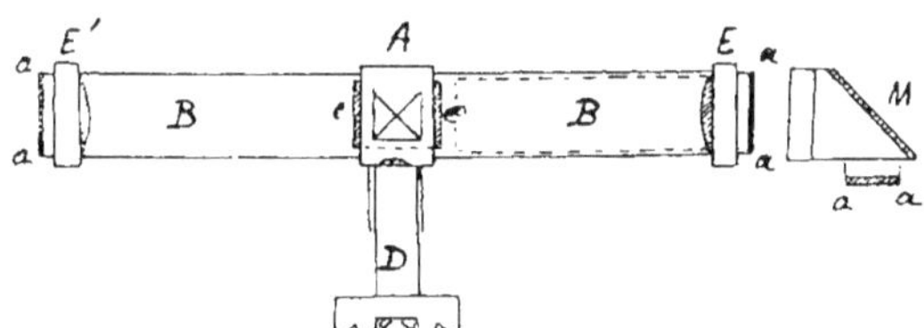

Fig. 75. — *Photomètre universel de Blondel et Broca.*

comprend : 1° une boîte centrale A contenant deux doubles prismes, et une lunette à vision binoculaire D, le tout permettant de voir avec les deux yeux simultanément les écrans en verre dépoli e, e; 2° deux tubes amovibles B, B (dont l'un est à tirage pour la mise au point des objets éloignés), munis de lentilles semblables placées derrière des boîtes à diaphragmes E, E', dont chacune offre un œil de chat à ouverture variable ; en avant des lentilles se trouvent des écrans a, a en albatrine dont l'un est éclairé par l'étalon lumineux, l'autre par la lumière à mesurer ; on peut y substituer des bonnettes à miroir M et plaquettes d'albatrine a' ; ces bonnettes sont susceptibles de tourner à frottement autour de l'axe du tube B afin de pouvoir mesurer un éclairement suivant diverses inclinaisons. Cet appareil peut être employé aux usages les plus variés et en particulier à la mesure des grandeurs photométriques fondamentales, intensité, éclat, éclairement, flux. Il permet la comparaison de sources et la mesure de l'éclairement au point de vue de l'acuité visuelle par l'introduction dans la boîte A, en avant des prismes, du cliché photographique d'une échelle typographique d'acuité visuelle.

Voici comme exemple comment on mesure, d'après Blondel et Broca, l'éclairement apparent d'une surface. On fait implicitement l'hypothèse que le pouvoir émissif de la surface observée est proportionnel au flux lumineux qu'elle reçoit, c'est-à-dire à son éclairement ; on compare alors l'éclat apparent de cette surface à celui d'une surface type recevant un éclairement connu : ce sera un buvard blanc mat éclairé par l'unité de lumière à l'unité de distance. On vise cette surface type au moyen d'une bonnette à miroir placée au bout du tube B à tirage, les écrans d'albatrine étant enlevés, sauf celui de l'autre tube B qui est éclairé par une petite lampe portative ; on met au point en tirant plus ou moins le tube B de façon à avoir une image nette de la surface visée sur l'écran e ; d'où une distance p entre cet écran et la lentille E ; on égalise les plages du champ de la lunette en modifiant l'ouverture de l'œil de chat de E' ; soit σ l'ouverture voulue. On répète les mêmes opérations en plaçant cette fois le buvard blanc sur la surface dont il s'agit de déterminer l'éclairement, et de telle sorte qu'il soit bien éclairé comme elle : on a une nouvelle longueur de tirage p' et une nouvelle ouverture σ'. L'éclairement que l'on veut connaître E (ou éclat apparent) est donné par la relation $E \dfrac{\sigma\, p^2}{\sigma'\, p'^2}$.

Conditions de l'hygiène de la vision.

— L'hygiène de la vision exige que tout éclairage, naturel ou artificiel, réalise d'abord un éclairement d'une valeur suffisante pour assurer dans de bonnes conditions le fonctionnement de l'acuité visuelle ; il faut en outre que cet éclairement soit constant, c'est-à-dire que l'intensité des sources lumineuses qui le produisent ne subisse pas de brusques variations ; ces sources, d'autre part, doivent être situées par rapport aux personnes de telle sorte qu'elles ne puissent éblouir les regards par leur éclat ; enfin, dans les locaux où un groupe de quelque importance se livre à des travaux délicats, il est nécessaire que la lumière soit répartie de manière à donner un éclairement aussi uniforme que possible, sans ombres trop accentuées.

Éclairement nécessaire.

— La valeur de l'éclairement à obtenir dans les divers locaux peut varier assez notablement de l'un à l'autre suivant la destination de chacun de ces locaux, c'est-à-dire surtout selon les dimensions des plus petits des objets que l'on y regarde d'ordinaire et que des personnes douées d'une acuité visuelle normale doivent être en mesure de voir nettement à la distance conforme à la règle. Il est hors de doute qu'un éclairement trop faible pour produire ce résultat fatigue la vue ; il conduit à rapprocher beaucoup des yeux les objets que l'on regarde, et d'après des recherches très nombreuses parmi lesquelles nous citerons seulement celles de Cohn et de Javal, il favorise ainsi par son insuffisance le développement de la myopie chez les jeunes sujets qui lisent et écrivent habituellement dans ces conditions.

H. Cohn a essayé, il y a 15 ans, de fixer le minimum d'éclairement admissible en pratique pour la lecture ou l'écriture. Il constatait qu'à 1 m. de distance on lisait en moyenne en une minute 16 à 17 lignes en caractères d'imprimerie d'un type déterminé avec un éclairement fourni par une bonne lumière diffuse naturelle et correspondant à 300 bougies-mètres. (Cohn mesurait la lumière du jour en lumière rouge et se servait de la bougie de spermaceti dont l'intensité est un peu supérieure à celle de l'unité Hefner). La vitesse de lecture ne se modifiait pas tandis que l'on réduisait l'éclairement jusqu'à 50 bougies-mètres de lumière fournie par le gaz d'éclairage, ce qui correspondait à 22 bougies-mètres pour la lumière du jour mesurée en lumière rouge, soit à peu près 50 bougies-mètres de lumière blanche naturelle. On aurait pu croire que ce chiffre de 50 bougies-mètres (nous dirions aujourd'hui 50 lux) serait considéré comme le minimum d'éclairement nécessaire, puisque au-dessous de lui la rapidité de la lecture diminue. Mais Cohn, nous ne savons pourquoi, a jugé que la limite inférieure admissible, tant pour l'éclairage artificiel que pour l'éclairage naturel, pouvait être fixée à 10 bougies-mètres seulement; toutefois, il doit être bien entendu qu'en ce qui concerne l'éclairage naturel la mesure est donnée en lumière rouge et qu'alors les 10 bougies-mètres correspondent à un éclairement de 23 bougies-mètres en lumière blanche (C. Huth, L. Weber); en somme, avec l'unité Hefner, les chiffres limites de l'éclairement seraient d'après Cohn environ 11 lux pour l'éclairage artificiel au moyen de lumière riche en rayons rouges, comme c'est le cas ordinaire, et 25 lux avec la lumière blanche du jour.

Nº 0.50 (Caractères de 0mm,75)

2 5 6 9 0 6 3 4 7 9 8 1 4 7 0 5 3 9 1 3 6 2 5 8 0 7 2 5 1 4 9 6 3 0 5 7 1 6 3 0 8 4 2 9 7 0 3 2 8 5

Nº 1,50 (Caractères de 1mm 1/4.)

3 2 5 4 6 7 6 4 9 1 0 3 1 6 2 7 8 5 4 2 3 6 8 0 9 3

Nº 2 (Caractères de 3mm.)

5 7 3 9 2 0 8 1 6 4 6 3 2 4 3 9

Fig. 76. — *Echelle de Galezowski pour mesurer l'acuité visuelle.*

(Le numéro des caractères indique la distance métrique à laquelle ils doivent être lus par un œil dont l'acuité visuelle est normale).

Cette différence assez singulière entre les deux sortes d'éclairage se justifie pour Erismann par ce fait que nous avons contracté l'habitude d'un éclairement bien plus faible avec la lumière artificielle qu'avec la lumière du jour. D'après de Nerville, même en dehors de l'action directe du soleil, l'éclairement ordinaire par la lumière du jour qui se rencontrerait dans une pièce, à 1 m. de la fenêtre, serait, il est vrai, de 100 à 200 lux au moins ; les sources de lumière artificielle sont loin de pouvoir atteindre à de pareils effets. Quoi qu'il en soit Erismann est cependant d'avis de réduire notablement l'écart admis par Cohn entre les deux espèces d'éclairement : on demanderait pour lire ou écrire un minimum de 25 lux avec la lumière naturelle, et un minimum de 12 à 15 avec la lumière artificielle, cette dernière valeur permettant encore de lire près de 16 lignes à la minute dans l'expérience de Cohn relatée plus haut ; mais pour des travaux plus minutieux que la lecture ou l'écriture, pour le dessin par exemple, l'éclairement artificiel devrait être porté à 20 lux au minimum. Erismann estime d'ailleurs qu'il n'est pas pratiquement très difficile de satisfaire à ces exigences.

Ce qui vient d'être dit de l'énorme supériorité habituelle de l'éclairement par la lumière du jour sur l'éclairement par la lumière artificielle nous semble justifier dans un sens la formule de Javal « il n'y a jamais trop, il n'y a jamais assez de lumière artificielle », à condition que cela s'applique expressément et uniquement à l'éclairement des objets qu'il s'agit de regarder, tandis que l'éclat des sources éclairantes serait soustrait à nos regards ; par contre, nous ne croyons pas devoir craindre, comme Gariel, que l'augmentation d'éclairement que l'on tend à réclamer sans cesse de la part de l'éclairage artificiel et que l'on a déjà réalisée dans une sérieuse proportion puisse conduire à une certaine fatigue des yeux ; car la valeur absolue de l'éclairement par la lumière artificielle ne sera jamais en effet qu'une assez minime fraction de la valeur de l'éclairement par la lumière moyenne du jour, même indépendamment de toute action directe des rayons solaires. Ceux-ci pourraient produire un éclairement de quelques 50,000 lux sans que cela eût rien de très extraordinaire ; on évitera donc de laisser éclairer par la lumière solaire directe les objets que l'on se propose de faire regarder : leur éclat apparent serait alors très réellement susceptible de troubler la vision et de fatiguer la vue. Quant à l'éclairement par la lumière artificielle il est à souhaiter qu'il soit aussi généreux que possible si, du reste, l'éclairage est installé conformément aux indications qui vont suivre et qui ont pour but, toute question d'intensité à part, de le rendre absolument inoffensif pour la vision.

Constance de l'éclairement. — Il importe que l'éclairement offre une valeur constante, des variations brusques et nombreuses de l'éclat apparent des surfaces que l'on regarde entraînant bientôt une grande fatigue de la vue puisque l'œil est obligé de s'accommoder à tous les changements d'intensité de la lumière qu'il reçoit. La constance de l'éclairement relève d'ailleurs de la fixité et de la constance d'intensité des foyers lumineux : nous verrons que l'on a réussi à donner ces qualités à tous ceux qu'on emploie aujourd'hui dans l'éclairage artificiel régulier.

Nous ne pouvons régler l'intensité de l'éclairement produit par l'action directe des rayons solaires, cette action étant sujette à présenter d'un instant à l'autre des variations énormes, par exemple du fait de l'interposition de nuages entre nous et le soleil : c'est là une première raison pour éviter d'éclairer directement par le soleil les objets à regarder. Le même motif fera repousser aussi le recours aux rayons solaires réfléchis par une surface quelconque.

On a quelquefois conseillé pour soustraire certains locaux aux variations d'intensité non seulement de la lumière solaire directe mais même de celle qui provient des régions de la voûte céleste voisines du soleil, de tourner vers le Nord les fenêtres de ces locaux. L'éclairement ainsi obtenu serait très constant, mais aussi assez faible, il ne faut pas l'oublier. On le réservera à des cas tout à fait spéciaux.

Soustraction des foyers lumineux aux regards. — Si l'éclairement des surfaces que l'on regarde doit être considérable et même, avec l'éclairage artificiel, aussi élevé que possible, en revanche il importe que les yeux ne reçoivent pas de lumière directe des sources productrices de cet éclairement, autrement dit qu'ils ne voient pas ces foyers lumineux dont l'*éclat* causerait, suivant son intensité, une impression désagréable, des troubles visuels passagers connus sous le nom d'éblouissement, ou même exceptionnellement des troubles d'une durée notable. A cet égard les rayons violets et ultra-violets seraient particulièrement actifs ; c'est pourquoi l'éclat des sources de lumière électrique, en outre de son intensité, a été considéré comme le plus à craindre dans l'éclairage artificiel, la lumière de l'arc électrique étant après la lumière solaire celle qui offre la proportion la plus élevée de rayons violets et ultra-violets. Mais, en somme, les accidents sont bien rares et surviennent dans des circonstances très spéciales. Au contraire, la gêne de la vision, la fatigue de la vue résultant de la présence habituelle de foyers lumineux dans le champ du regard, s'observent communément.

D'un autre côté le fait d'apercevoir les foyers lumineux en même temps que les objets éclairés engendre un fâcheux phénomène de contraste en vertu duquel ces objets comparés à l'éclat des foyers de lumière nous paraissent proportionnellement plus obscurs qu'ils ne le sont en réalité, et d'autant plus que les sources éclairantes ont plus d'éclat. La valeur relative de l'éclairement apparent s'en trouve notablement modifiée.

Une orientation convenable ou bien encore des persiennes, des rideaux, nous dérobent l'insoutenable éclat du soleil. Quant aux foyers de l'éclairage artificiel, lorsqu'ils sont placés sensiblement à notre hauteur, nous interposons entre eux et nos yeux, sur la ligne habituelle du regard, un abat-jour qui, au surplus, réfléchit dans la direction du sol ceux des rayons lumineux dont la direction serait sans cela horizontale, ou à peu près. Ce système convient pour l'éclairage individuel. Mais quand il s'agit d'obtenir l'éclairement général d'une salle dans laquelle se meut ou travaille un groupe de personnes assez nombreux, il faut élever les foyers lumineux de manière à les placer en dehors du champ visuel d'un œil regardant dans une direction horizontale. Si l'intensité de ces foyers est très grande, comme c'est le cas pour l'arc électrique, on les enveloppe d'un globe d'une transparence convenable à travers lequel la lumière se diffuse ; ce globe offre ainsi aux regards un corps lumineux dont l'éclat est très inférieur à celui de la source véritable ; toutefois ce procédé affaiblit beaucoup l'intensité de la lumière finalement émise.

L'adoption de l'éclairage indirect, dont nous allons parler tout à l'heure, résout au mieux la question de la soustraction des foyers lumineux aux regards, ces foyers étant alors disposés de façon à n'envoyer vers la partie inférieure des locaux aucun rayon direct, et se trouvant par suite littéralement invisibles pour une personne placée dans cette région d'une salle.

Répartition de la lumière. — Au moins en ce qui concerne l'éclairage artificiel, on n'a commencé à s'occuper avec soin que depuis une époque assez récente de cette question qui offre cependant la plus grande importance dans tous les locaux où l'on se propose d'éclairer avec un petit nombre de baies ou de sources lumineuses les objets placés devant chacune des personnes d'un groupe relativement nombreux : c'est surtout le cas d'une salle d'école, d'une salle de lecture, de certains ateliers où il est nécessaire que les diverses places susceptibles d'être occupées soient dotées d'un éclairage également bon. La réalisation de cette condition, qui suppose notamment sinon la suppression du moins l'atténuation des ombres dans des proportions très considérables, ne laisse pas que d'être fort délicate à obtenir soit avec la lumière du jour, dont la distribution doit se faire dans une direction bien déterminée par rapport aux travailleurs, soit avec la lumière artificielle, dont l'uniformité de répartition est un problème d'autant plus compliqué à résoudre que ses sources productrices émettent, comme il a déjà été dit, un flux lumineux variable suivant la direction considérée. Il faut du reste tenir compte pour l'un et l'autre éclairage de la diminution de l'éclairement proportionnellement au carré de la distance de l'objet éclairé à la source lumineuse.

La première disposition à prendre pour éviter dans la mesure du possible de donner naissance à des ombres gênantes est de situer les sources d'éclairage de telle manière qu'aucune partie du corps des personnes ne projette son ombre sur les objets qui ont besoin d'être éclairés — cela sans oublier que les sources lumineuses ne doivent pas se trouver dans la direction habituelle des regards. Au point de vue le plus souvent envisagé des personnes qui écrivent, il ne faut pas que la tête ou la main qui tient la plume fassent ombre sur le papier ; il ne faut pas non plus qu'une personne soit gênée par l'ombre d'une partie quelconque du corps de ses voisins. A cet effet, le mieux paraît être de s'éclairer de jour au moyen de fenêtres aussi hautes que possible, situées à la gauche et un peu en avant de l'ensemble des personnes assises dans des locaux destinés à l'étude ; c'est ce que l'on appelle l'éclairage unilatéral gauche, très généralement adopté dans les écoles françaises et étrangères, et que préconisent la plupart des hygiénistes. Il a été surtout défendu chez nous par Trélat qui le regarde comme particulièrement favorable à la mise en valeur de la forme des objets : c'est évidemment par rapport à l'éclairage bilatéral que se manifeste cette supériorité.

De fait, l'éclairage bilatéral, défendu par Javal et par Gariel en raison de l'éclairement plus généreux et surtout plus égal qu'il produit dans les différentes parties des pièces, ne saurait être admis que là où il ne s'agit que de *voir* les objets, de les distinguer quelque peu *grosso modo*, mais non pas dans les locaux d'enseignement où il faut *regarder* attentivement les objets, en apprécier les détails ; car l'arrivée de la lumière par deux côtés opposés engendre naturellement un entrecroisement de rayons lumineux et d'ombres fatigant pour la vue et peu propre à permettre au regard de prendre une connaissance précise des formes. L'éclairage bilatéral différentiel, dans lequel on fait arriver par un côté plus de lumière que par l'autre, atténue peut-être le défaut que nous venons de signaler mais ne le supprime pas : la répartition et la valeur relative des ombres et des lumières contrariées est seulement modifiée.

L'admission de la lumière naturelle par la partie supérieure des locaux, envisagée au seul point de vue de l'éclairement, paraît très louable ; on rencontre cette disposition dans la plupart des ateliers d'artiste et elle est d'un usage habituel pour les salles de dessin. On y a eu également recours pour un certain nombre d'ateliers, et l'on s'en est bien trouvé. Mais nous verrons que dans la pratique son extension est assez difficile et aboutirait peut-être à quelques inconvénients.

Quoi que l'on fasse, on n'arrive cependant pas en général à réaliser l'éclairage artificiel d'un groupe sans donner naissance à des ombres. L'essentiel est de les rendre aussi peu obscures, aussi peu tranchées que possible, et d'avoir plutôt des pénombres qui préviendront les effets de contraste et réduiront la diminution apparente ou absolue de l'éclairement : sans quoi celle-ci serait en moyenne de 20 0 0 selon Pelzer et pourrait atteindre jusqu'à 50 ou même 75 0 0 d'après les recherches de Boubnoff et d'Ostroglasoff, précisément dans les points qui ont le plus besoin de lumière.

On sait que les dimensions des pénombres croissent avec celles des corps éclairants ; d'où l'indication de chercher à éclairer par de vastes surfaces plutôt que par des foyers lumineux restreints. C'est ce qui se réalise spontanément dans l'éclairage naturel. On obtient un avantage dans ce sens lorsqu'on entoure de globes diffuseurs les sources lumineuses artificielles ; la lumière étant en somme dès lors émise par toute la surface du globe c'est celui-ci qui devient le corps lumineux, les dimensions de la source véritable n'intervenant plus.

Mais la manière la plus efficace d'atténuer les ombres est d'avoir un bon éclairement général du milieu où elles se produisent, en d'autres termes, de s'arranger pour leur envoyer de la lumière, résultat auquel permettent de parvenir soit la multiplication des sources, soit plutôt l'emploi de l'éclairage indirect, par la lumière diffuse.

Il est évident que dans l'éclairage naturel en multipliant les fenêtres, et surtout dans l'éclairage artificiel en multipliant les foyers lumineux, on éclaire jusqu'à un certain point par les sources voisines les ombres auxquelles donne lieu chaque source en particulier. Cependant la lumière n'est pas encore ainsi répandue d'une façon très uniforme. Dans une salle d'école dotée de 9 foyers Erismann constatait que l'éclairement variait selon les places de 9 à 30 lux, les élèves étant absents, dans une autre de 25 à 55 lux ; la présence des élèves réduisait l'éclairement de certaines places de 28 0 0 dans la première salle, de près de 50 0/0 dans la seconde. Des essais multiples ont d'ailleurs démontré qu'il était inutile d'attendre beaucoup mieux de tout éclairage artificiel basé sur l'utilisation de la *lumière directe*, quelle que fût la répartition des foyers lumineux, à moins d'en arriver à l'installation d'une petite source individuelle à la gauche de chaque personne, ce qui est bien compliqué et très dispendieux.

Quant au *plafond lumineux* constitué par un vitrage s'étendant au-dessus de toute une salle et à travers lequel de nombreux foyers envoient une lumière un peu diffusée, il faut reconnaître que c'est un dispositif encore plus difficile à réaliser que le précédent ; au reste, il fait perdre beaucoup de lumière sans amener d'ailleurs un éclairement bien remarquable.

Le problème de l'égalisation de l'éclairement comporte une autre solution, beaucoup plus avantageuse. Elle consiste à avoir recours exclusivement à la *lumière diffuse* produite par la réflexion dans toutes les directions, vers le premier milieu, des rayons lumineux qui viennent tomber sur les divers points de la surface non polie d'un corps opaque : en sorte que chacun de ces points semble émettre de la lumière d'une façon sensiblement égale dans toutes les directions. L'intensité de cette lumière dépend d'abord de celle de la véritable source lumineuse, puis de la nature et surtout de la couleur des surfaces diffusantes, les plus claires diffusant le plus de lumière parce qu'elles en absorbent le moins ; en tous cas, la diffusion entraîne toujours un amoindrissement de l'intensité de la lumière émise par la source originale.

Le type de la lumière diffuse est celle que nous recevons pendant le jour de la voûte céleste lorsque le soleil n'y est pas visible : c'est la lumière de cet astre diffusée par l'air, par la vapeur d'eau en suspension, etc. On sait qu'elle ne donne lieu qu'à des ombres à peine sensibles, puisqu'elle arrive par tous les côtés à la fois avec une intensité à peu près uniforme ; comme elle accompagne ordinairement la lumière solaire directe il en résulte que cette dernière malgré son intensité ne produit pas les ombres si dures qui sont au contraire volontiers engendrées par les foyers de lumière artificielle suffisamment intenses, à moins que ceux-ci, comme le soleil lui-même, n'envoient sur des surfaces diffusantes voisines assez de rayons lumineux pour déterminer un éclairement général susceptible d'apporter quelque lumière dans les points où se projettent des ombres. Il va sans dire d'ailleurs que l'importance de l'éclairement général ainsi obtenu dépend de l'étendue des surfaces diffusantes qui peuvent entrer en ligne de compte.

On s'efforcera donc de constituer de telles surfaces, d'aussi grandes dimensions que possible, dans les locaux où l'on a besoin d'un éclairement très uniforme, soit avec l'éclairage naturel, soit avec l'éclairage artificiel. A cet effet, le plafond et les parois latérales des locaux devront être de couleurs claires de manière à pouvoir réfléchir en la diffusant la plus grande partie de la lumière qui leur arrive. D'après Sumpner, un plafond uni bien blanc en réfléchirait environ 80 0/0 ; du papier blanc de journal, 70 à 50 0/0 ; du bois de sapin lisse, 50 à 40 0/0 ; du papier de tenture jaune, 40 0/0 ; du papier de tenture bleu, 25 0/0 ; du papier à dessin (gris-bleu), 22 0/0 ; du papier de tenture brun, 13 0/0. Le même auteur estime que la moyenne de la lumière réfléchie par l'ensemble des parois ordinaires de nos locaux d'habitation représente 25 à 50 0/0 de celle qui tombe sur lesdites parois. De ces divers chiffres on peut conclure que l'intensité lumineuse nécessaire pour produire dans un local un éclairement général de valeur déterminée variera du simple au quadruple selon que les teintes des parois enveloppantes seront claires ou foncées.

Dans le cas de l'éclairage naturel, celui-ci devant s'effectuer au moyen de la lumière déjà diffusée de la voûte céleste, il ne faut pas se contenter dans les locaux de l'éclairement dû à une seconde diffusion de cette lumière par les parois : l'intensité lumineuse finale serait beaucoup trop faible. On ne comptera sur la diffusion par les parois que pour égaliser l'éclairement.

Il peut n'en être pas de même avec l'éclairage artificiel dont les sources, d'intensité constante, envoient de la lumière directe sur les parois des locaux. De fait, en présence des difficultés que l'on éprouvait, comme nous l'avons exposé plus haut, à réaliser au moyen de la lumière directe un éclairement de tous points satisfaisant et notamment d'une certaine uniformité dans les diverses parties d'une salle, on s'est adressé pour atteindre à ce résultat à la lumière indirecte diffusée par les parois qui reçoivent seules les rayons lumineux directement émanés des foyers d'éclairage. Cette méthode vraisemblablement imaginée par Jaspar (de Liège), et dont on vit la première application à Paris en 1881, n'a sérieusement attiré l'attention que dans ces dernières années : mais elle paraît maintenant appelée au plus grand succès.

Elle consiste essentiellement à projeter sur le plafond et la partie supérieure des murs des locaux la totalité des rayons lumineux émis par les foyers en usage ; dans ce but ceux-ci sont placés à une faible distance (1ᵐ,25 à 1ᵐ,50) du plafond, uni et bien blanc ; au-dessous de ces foyers se trouvent des réflecteurs dont l'ouverture est tournée vers le haut, de manière à réfléchir sur le plafond tous les rayons primitivement dirigés vers le sol ; grâce à cette disposition les foyers lumineux ne sont plus visibles pour les occupants du local, circonstance déjà très heureuse ; en même temps le plafond tout entier devient la source apparente de l'éclairage, et cette vaste surface diffusante aboutit à doter le local d'un éclairement général relativement très homogène, avec une lumière d'une douceur fort agréable et des ombres aussi atténuées que possible. Ces avantages ont d'abord été signalés par Erismann et Boubnoff, puis par Renk et Menning et par Pelzer. D'après ce dernier, la diminution de l'éclairement moyen du fait de l'ombre au lieu d'atteindre 20 à 25 0/0 comme avec la lumière directe ne serait guère que de 12 0/0 avec l'éclairage indirect.

Les résultats ne sont peut-être pas toujours aussi bons, quoique encore très satisfaisants, comme l'ont prouvé les recherches plus récentes d'Erismann et d'Ostroglasoff ainsi que celles de Bayr. L'éclairage indirect par le plafond fonctionne avec succès depuis 1889 dans les études de l'école militaire de Saint-Cyr ; il est employé depuis plus longtemps encore dans plusieurs établissements d'enseignement de Liège ; nous l'avons vu en essai (1897) au lycée Jeanson de Sailly à Paris où l'on en était très partisan ; Dargelos l'a installé au lycée d'Aix-en-Provence et on l'introduit actuellement dans quelques établissements d'instruction à Paris. Il existe depuis peu dans certaines écoles de Vienne, de Magdebourg, de Stuttgart, de Nüremberg. Enfin on le rencontre dans divers ateliers français ou étrangers. Tout le monde est d'accord pour reconnaître qu'il réalise un très grand progrès. Il produit au premier abord une impression d'étrangeté : mais on s'y habitue très vite, et un séjour de quelques instants dans une salle éclairée de la sorte suffit à faire reconnaître à chacun combien l'éclairement obtenu est agréable, soit pour lire ou écrire, soit pour suivre une démonstration au tableau, regarder une carte, un dessin, suspendus aux murs.

Le seul inconvénient de cet éclairage paraît être d'exiger la production de plus de lumière que l'éclairage ordinaire (environ 40 0/0 d'après Bayr), en raison des pertes éprouvées du fait de la diffusion. Mais, comme le dit Erismann, on n'est plus embarrassé aujourd'hui pour se procurer sans grands frais des sources lumineuses très intenses qui conviennent parfaitement, à condition d'être cependant suffisamment réparties dans les salles de quelque étendue.

On avait essayé pour obtenir un éclairement plus intense d'employer sous les foyers lumineux des réflecteurs demi-transparents laissant filtrer vers la région inférieure des locaux une certaine quantité de lumière directe (Renk et Menning, Pelzer, Kermauner et Prausnitz) ; mais la répartition de la lumière est moins bonne, les ombres sont plus fortes, en sorte qu'il n'y a rien à gagner à cette modification (Ostroglasoff, Bayr, Erismann). On emploiera donc des réflecteurs métalliques, dont la face supérieure sera communément du fer-blanc ; nous conseillons de peindre la face inférieure en blanc pour que l'appareil, dont l'aspect est peu élégant, ne ressorte pas trop sur la couleur du plafond.

Éclairage naturel. — Le foyer lumineux véritable est ici le soleil, dont la lumière nous parvient à travers l'atmosphère soit sous la forme directe, soit sous la forme diffuse : dans ce dernier cas, c'est seulement la voûte céleste qui nous éclaire. Nous avons exposé précédemment (voir chap. III, p. 172) quelles étaient les propriétés biologiques de la lumière solaire, et en particulier de ses rayons directs. Il en résulte qu'il importe de pouvoir soumettre à un large ensoleillement l'intérieur de nos habitations ; c'est là une condition fondamentale de leur salubrité. Mais d'autre part il vient d'être dit que la lumière solaire directe était peu favorable à l'exercice de la vue. On devra donc faire en sorte qu'elle ne pénètre guère dans les locaux spécialement destinés au travail de bureau, à la lecture, à l'enseignement, à certains travaux qui exigent avant tout un excellent éclairage, qu'aux heures où ces locaux sont inoccupés. C'est affaire d'exposition des fenêtres de ces locaux : toutefois, l'exposition rigoureusement au Nord devra être généralement évitée, tant à cause de la suppression de tout ensoleillement qu'elle amène qu'en raison du peu d'intensité de la lumière dont elle permet de jouir.

L'éclairage par la voûte céleste, c'est-à-dire par la lumière solaire diffusée sur les couches atmosphériques, doit en effet être toujours aussi généreux que possible. Au point de vue de la salubrité générale, à défaut des rayons du soleil, cette lumière diffuse a encore une sérieuse valeur soit par son action directement favorable à l'organisme humain, soit parce qu'elle contribue à faire obstacle à la souillure banale ou spécifique des locaux. C'est en effet un facteur incontestable de la propreté, tandis que l'obscurité est particulièrement propice à la malpropreté. « Un local sombre est presque toujours mal tenu, et dans une chambre les coins où la lumière ne pénètre pas librement sont moins bien nettoyés, se transforment en réceptacles de poussières et deviennent une source d'altération pour l'air » (Putzeÿs). Au surplus, la lumière diffuse est encore susceptible d'atténuer ou de détruire dans une certaine mesure les germes soumis à son influence.

Mais surtout la lumière diffusée de la voûte céleste se trouve être, pour des raisons précédemment indiquées, la meilleure pour l'éclairement destiné à nous procurer une vision nette des objets. Il faut donc qu'elle parvienne directement dans les locaux, et autant que possible on s'efforcera de jouir de celle qui vient de la région du ciel où elle est la plus intense. On n'acceptera jamais d'être seulement éclairé par la lumière du jour que réfléchiraient les murailles de constructions élevées en face des fenêtres des locaux, et qui est tout à fait insuffisante.

La question est de déterminer l'étendue et même la région de la voûte céleste dont on a besoin de recevoir la lumière, c'est-à-dire que l'on doit voir depuis la place qu'il s'agit d'éclairer. Sans doute, on pourrait répondre que toute solution qui aboutira finalement à fournir un éclairement minimum de 25 lux (voir p. 319) sera bonne. Mais on a voulu fournir aux architectes des indications sur lesquelles ils puissent se guider plus facilement et qui évitent des mesures photométriques.

Dans ce but on a d'abord cherché à fixer le rapport qui devait exister entre la surface vitrée donnant accès à la lumière et l'étendue des locaux. Cohn a demandé que cette surface vitrée atteignît dans les salles d'étude au minimum 1/5 de la surface du plancher ; nous croyons désirable de porter plutôt à 1/4 la valeur de ce rapport ; mais pour des locaux ordinaires d'habitation on peut tolérer qu'il s'abaisse à 1/6 : c'est à peu près ce à quoi l'on arrive défalcation faite de la menuiserie des croisées (laquelle occupe du quart au tiers de la baie et qu'il faut s'efforcer de réduire au strict minimum nécessaire) avec des baies dont la surface totale d'ouverture libre correspond à environ 1/5 de l'étendue du local à éclairer, soit justement le rapport considéré par nous comme le minimum admissible au point de vue de la ventilation.

D'un autre côté on a déterminé quelle étendue de voûte céleste devait au moins apercevoir une personne assise en un point quelconque d'une salle d'étude. En France, pour les écoles, cette étendue est de 0^m,30 de hauteur à partir du bord supérieur de la fenêtre ; en Allemagne, il est entendu que l'angle sous lequel un œil placé au niveau d'une table embrasse le ciel doit atteindre au moins 5° (Förster). Enfin, l'angle d'incidence que formera avec la surface d'une table le rayon de lumière diffuse le plus incliné ne sera pas inférieur à 28° (E. v. Esmarch) : c'est que si la lumière qui vient de l'horizon pénètre profondément dans les locaux, en revanche elle est relativement faible ; au contraire, la lumière qui provient de la région zénithale du ciel est la plus intense, mais ses rayons suivant une direction voisine de la verticale ne sauraient pénétrer bien avant dans les pièces ; aussi Trélat recommande-t-il avec raison de rechercher surtout les rayons de la zone intermédiaire susceptibles d'atteindre les planchers sous un angle de 30° à 60°.

Ces données conduisent à élever autant que possible le linteau des fenêtres dont les baies se termineront pour ainsi dire contre le plafond ; d'ailleurs la hauteur des pièces ne devra pas être sensiblement inférieure aux 2/3 de leur profondeur si ces pièces n'ont de fenêtres que sur une seule de leurs parois (Trélat, E. v. Esmarch) ; s'il y a des fenêtres montant jusqu'au plafond sur deux parois opposées, l'intervalle entre ces deux parois pourra atteindre 2 fois 1/2 la hauteur de la salle. Enfin pour recevoir dans les locaux situés aux différents étages d'un bâtiment la lumière diffuse du ciel sous un angle de 30°, il faut que les constructions élevées en face des fenêtres en soient éloignées d'une distance égale au moins à 1 fois 1/2 la hauteur de ces constructions.

En Allemagne on fait volontiers usage, pour prendre une mesure relative de

la portion du ciel qui intervient dans l'éclairement d'un point, de l'instrument
de L. Weber appelé « *Raumwinkelmesser* », ce que l'on peut traduire par « me-
sureur de l'angle solide » ou d'un mot par « stéréogoniomètre » (Narbel) ; cet
instrument est bien moins coûteux et plus facile à manier qu'un photomètre.
L'ensemble des rayons partis de l'étendue de ciel visible et aboutissant en un
point d'une table sont compris dans un angle solide ; cet angle embrasse une

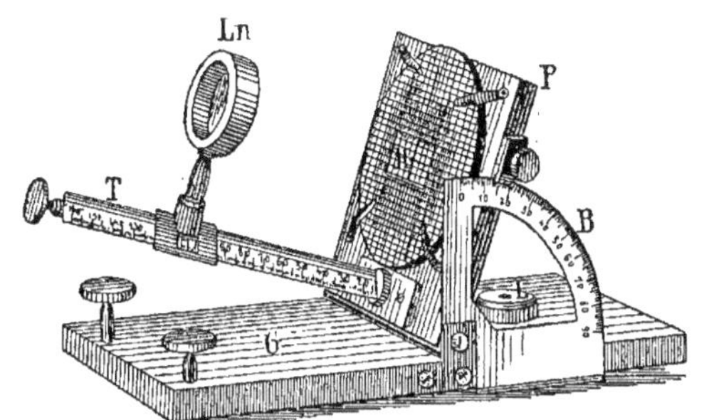

Fig. 77. — *Stéréogoniomètre (Raumwinkelmesser) de Weber.*

portion de la surface d'une sphère qui aurait pour centre le point considéré ; la
surface de cette sphère étant divisée en un certain nombre de carrés (41,000),
il est convenu que chacun d'eux correspond à un angle solide dit « degré-carré »
servant d'unité de mesure. On exprime dès lors en degrés-carrés la valeur de
l'angle solide embrassant la portion de ciel qui est vue d'un point, et qui envoie par suite directement à ce point de la lumière diffusée par l'atmosphère.
L'appareil de Weber est destiné à fournir directement cette évaluation de l'angle
de l'espace en degrés carrés. Une lentille convexe L est dirigée de manière à
donner une image H de la portion de ciel visible sur une feuille divisée en
carrés de 2 millimètres de côté ; on compte combien l'image couvre de carrés et
le chiffre trouvé donne la mesure en degrés carrés de l'angle de l'espace O. Il
faut encore multiplier O par le sinus d'un angle moyen α que forme avec l'horizon le rayon lumineux aboutissant au milieu de l'image et dont la valeur est
donnée par une simple lecture sur le cercle gradué de l'appareil. On obtient
ainsi ce que Weber appelle « l'angle réduit de l'espace », O. sin α, qui sert
finalement à apprécier l'éclairage d'une place. L'expérience a montré que cet

angle O. sin α ne devait pas être inférieur à 50 degrés carrés (soit $O = \dfrac{50}{\sin \alpha}$)

pour que l'éclairement de la place, même par une journée sombre, atteignît le
minimum fixé par Cohn, quelle que fût d'ailleurs l'absorption ou la diffusion de
la lumière par les surfaces qui l'environnent, car on ne tient pas compte de ces
phénomènes, mais seulement de l'intensité lumineuse de la portion de ciel visible. Remarquons que par suite l'appareil de Weber ne mesure pas du tout
l'éclairement réel d'une place, lequel peut être, en somme, assez supérieur à
25 lux (mais non inférieur) pour un angle minimum de 50 degrés carrés.

Nous n'insisterons pas ici sur la direction dans laquelle doivent se trouver
les surfaces vitrées par rapport aux personnes occupées à un travail dans la
salle, puisque cette question a déjà été examinée à propos de la répartition de
la lumière. Bornons-nous à rappeler qu'il faut éviter de prendre le jour en face
des travailleurs et que l'éclairage unilatéral gauche paraît réunir l'approbation
de presque tout le monde en ce qui concerne les salles d'étude ; mais l'éclairage
par un plafond vitré, quand on peut l'installer sans difficulté, présente aussi de

très grands avantages. Dans ces conditions, pour éviter les rayons directs du soleil on a souvent recours aux toitures en dents de scie qui permettent de tourner vers le nord les vitrages dont est garni le côté vertical de chaque dent ; c'est une disposition adoptée par beaucoup d'ateliers : il faut d'ailleurs avoir soin de ménager alors dans les parois latérales des locaux des baies spéciales d'aération.

Quant à l'éclairage bilatéral, s'il ne convient pas pour les pièces à destination spéciale où les qualités de l'éclairement prennent une importance de premier ordre, il ne nous paraît pas devoir donner lieu à la moindre objection en ce qui concerne tous les autres locaux.

Il faut souvent être en mesure de s'opposer momentanément à l'arrivée excessive des rayons solaires directs dans un local occupé, qu'il s'agisse soit d'une pièce d'habitation ordinaire, soit d'une salle d'étude dont on n'aurait pas été libre de choisir l'exposition. Presque tous les moyens, persiennes, jalousies, stores, rideaux de diverse nature sont acceptables dans le premier cas. Il n'en est plus de même pour les locaux où, en raison des travaux délicats qui s'y exécutent, la valeur de l'éclairement ne saurait sans inconvénient descendre au-dessous de la limite encore relativement élevée que nous avons fixée et dont il vaut même mieux ne pas trop s'approcher.

A cet égard, les *marquises* non vitrées, en saillie extérieure sur les murs, prennent trop de lumière ; il en est de même des *volets* et parfois des *jalousies*, ces dernières ayant d'ailleurs le très gros inconvénient de se replier, lorsqu'elles ne servent pas, sous le linteau de la baie dont l'ouverture se trouve ainsi réduite précisément dans sa partie la plus utile. Les *rideaux* et les *stores*, comme l'a fait remarquer Trélat, sont malheureusement disposés de manière à masquer d'abord cette même partie supérieure des baies d'éclairage par où pénètre le meilleur de la lumière ; on a fait toutefois çà et là en Allemagne quelques essais de stores fixés au bas des fenêtres et qui se déroulent par conséquent de bas en haut. Mais la grosse difficulté est de trouver des étoffes qui, tout en interceptant convenablement les rayons solaires directs, laissent encore passer assez de lumière diffuse. A ce point de vue Cohn a classé les étoffes en trois groupes :

1° Les étoffes *assez bonnes* qui laissent passer 44 à 56 0/0 de la lumière rouge et 21 à 45 0/0 de la lumière verte du jour ; tels sont le shirting blanc, fin (toile de coton non apprêtée), et certains tissus de coton croisés (sergés) de couleur blanche.

2° Les étoffes *médiocres* ne laissant passer que 6 à 24 0/0 de lumière rouge, et 4 à 15 0/0 de lumière verte ; telles les toiles de lin écrues avec raies, blanches ou grises.

3° Les étoffes *mauvaises*, malheureusement les plus employées, ne laissant passer que 2 à 4 0/0 de lumière rouge, 1 à 5 0/0 de lumière verte : ce sont les toiles de lin ou de chanvre un peu grossières, grises, toiles de doublure, treillis ; il faut encore citer les toiles teintes en vert ou en bleu (lustrines) qui ne laissent pas passer plus de 1 0/0 de lumière rouge, moins encore de lumière verte et sont par suite les plus détestables de toutes.

Éclairage artificiel.

Lorsqu'on est obligé de cesser d'emprunter au dehors, c'est-à-dire aux rayons solaires diffusés par la voûte céleste, la lumière nécessaire à éclairer les locaux habités, force est de produire artificiellement cette lumière au sein même de l'habitation. Rien n'est alors changé en ce qui concerne l'hygiène de la vue ; la valeur de l'éclairement, la distribution de la lumière, doivent être réglées d'après les principes que nous avons exposés dans les pages précédentes et qui s'appliquent comme il a été dit, avec de simples modifications de détail, à tout éclairage naturel ou artificiel. Mais, par ailleurs, il y a lieu de s'inquiéter de la nature des foyers lumineux artificiels employés et de l'influence que peuvent exercer d'une façon générale sur la salubrité du milieu habité soit certaines propriétés des substances à l'aide desquelles on produit la lumière, soit cette production de lumière elle-même, en dehors de ses effets d'éclairement, mais parallèlement à eux.

Nous passerons donc tout d'abord en revue les divers procédés et appareils d'éclairage artificiel, les matières éclairantes usuelles, et nous indiquerons pour chacune la quantité qu'il en faut consommer, selon le mode d'emploi adopté, pour atteindre à une intensité lumineuse donnée. Après quoi nous nous occuperons des phénomènes qui accompagnent la production de lumière ainsi obtenue et dont les conséquences sanitaires décident en somme, au point de vue hygiénique général, de la supériorité ou de l'infériorité relative des différents systèmes utilisables.

Éclairage à la bougie et éclairage à l'huile végétale. — Ce sont là des procédés qui pratiquement ne comptent pour ainsi dire plus, en raison surtout de la très faible intensité lumineuse que les foyers utilisables sont susceptibles de développer.

Les *bougies* ordinaires, qui ont remplacé les *chandelles* de suif, sont formées d'un mélange d'acide stéarique et d'acide margarique extraits des graisses animales ; cette matière brûle sans mauvaise odeur en montant par capillarité dans une mèche de coton imprégnée d'acide borique, de manière à ce qu'elle se consume complètement. La lumière d'une bougie ordinaire qui perd en brûlant environ 10 gr. de son poids par heure représente à peu près 1/8 de carcel. Elle est d'une couleur agréable. Mais naturellement la flamme qui lui donne naissance n'offre ni régularité ni fixité ; elle vacille au moindre souffle, circonstance des plus défavorables pour la vue, ainsi que nous l'avons dit.

Les *huiles végétales* ou huiles grasses encore employées, mais de moins en moins, à l'éclairage sont celles de colza, de navette et d'œillette. Leur densité, qui varie suivant leur origine, est d'environ 0,940 pour l'huile de colza et 0,975 pour celle de navette. Les lampes dans lesquelles on brûle l'huile se composent essentiellement d'un réservoir et d'un bec où a lieu la combustion. Après la lampe datant de l'antiquité, à bec plat, dont la mèche rubannée sort du réservoir par une simple gaine métallique munie d'un pignon, s'alimente seulement grâce à la capillarité, et donne une flamme rougeâtre, fuligineuse, qui vacille dans une lanterne, on eut à partir de la fin du siècle dernier les lampes à bec rond à double courant d'air d'Argand où la mèche, annulaire, est introduite entre deux cylindres concentriques, de telle sorte qu'au milieu de la flamme passe un courant qui active la combustion ; d'autre part, le bec est entouré et surmonté d'un tube en verre faisant office de cheminée pour augmenter le tirage et donner de la fixité à la flamme. Pour assurer une arrivée d'huile suffisamment abondante au bec, on créa les lampes à réservoir latéral où le niveau de l'huile est maintenu à la hauteur même de la flamme, et les lampes à réservoir supérieur, en couronne au-dessus du bec. On use encore quelquefois aujourd'hui comme appareil de bureau d'une lampe à réservoir latéral, susceptible de glisser le long d'une tige verticale et alimentée au moyen d'une sorte de bouteille renversée d'où l'huile s'écoule quand l'air pénètre ; les wagons de chemins de fer sont généralement munis de lampes à réservoir annulaire supérieur fonctionnant d'une façon analogue à l'appareil précédent.

Les réservoirs latéraux ou supérieurs étant en général peu pratiques pour l'éclairage ordinaire dans les locaux d'habitation, l'invention des lampes où l'huile s'élève d'un réservoir inférieur jusqu'au bec à l'aide d'un mécanisme spécial constitua un grand progrès. La première lampe mécanique est due à Carcel (1800) ; un mouvement d'horlogerie y commande une petite pompe à double effet qui aspire l'huile du réservoir et la refoule vers le bec rond à double courant d'air de 22^{mm},6 de diamètre ; cette lampe, assez coûteuse, constitue en France l'étalon secondaire d'intensité lumineuse en usage jusqu'ici : la consommation horaire doit être de 42 gr. d'huile de colza avec une hauteur de 10 mm. de mèche au-dessus du bec.

Vint ensuite la lampe modérateur de Franchot (1837) avec, d'une part, un ressort à boudin, tendu par une crémaillère, pressant sur l'huile au moyen d'un piston, et d'autre part, un dispositif ingénieux, le modérateur, qui régularise l'ascension de l'huile vers le bec en diminuant la résistance à son mouvement à mesure que le ressort du piston détendu détermine une pression moins forte : ce modérateur est simplement une tige métallique un peu conique qui obstrue plus ou moins le tube par lequel l'huile monte jusqu'au bec. La lampe modérateur à bec de 24^{mm},8 (11 lignes) brûle 29^{gr},33 d'huile à l'heure et offre une intensité de 0,764 carcel ; avec le bec de 29^{mm},4 (13 lignes) on brûle 37 gr. d'huile et on arrive à 0,948 carcel.

Éclairage aux huiles minérales. — Les huiles minérales, ou *pétroles*, sont extraites du sol surtout aux États-Unis (Pensylvanie, Ohio) et au Caucase (région de Bakou) ; aux États-Unis on a affaire à un liquide plus volatil (huile de naphte) qu'en Russie. D'après l'hypothèse généralement admise aujourd'hui le pétrole serait en résumé le résultat de la décomposition de l'eau par les carbures métalliques donnant des hydrogènes carburés et des oxydes ; le pétrole renferme moyennement en centièmes 83,5 à 85 de carbone, 12 à 14 d'hydrogène, et un peu d'oxygène. Le pétrole brut pour servir à l'éclairage doit être raffiné, c'est-à-dire fractionné par distillation ; cette opération donne les *essences* (ou benzines) produits volatils par excellence dont la densité va de 0,700 à 0,740, l'huile *lampante* avec une densité de 0,780 à 0,810 (et même 0,825 pour le pétrole russe), enfin les huiles *lourdes* dont une faible partie seulement est susceptible d'être utilisée à l'éclairage et dont on extrait la paraffine et la vaseline. La proportion relative de ces trois groupes de produits est très variable suivant la provenance du pétrole brut ; celui d'Amérique renferme 8 à 20 0/0 d'essences et 70 à 78 0/0 d'huile lampante, tandis que celui de Russie ne contient que 3 0.0 d'essences et 35 0/0 d'huile lampante. Après la distillation les essences et le pétrole ordinaire ont encore besoin d'être épurées par l'acide sulfurique et la soude, sans quoi la flamme obtenue serait fumeuse et dégagerait une odeur forte très désagréable.

L'essence minérale est un liquide très inflammable par les vapeurs qu'elle émet à la température ordinaire ; le produit que l'on trouve dans le commerce ne doit pas en donner qui soient inflammables à une température inférieure à 25° ; encore ne faut-il jamais le manipuler au voisinage d'une flamme ou d'un corps incandescent quelconque.

Le pétrole proprement dit ne doit pas émettre de vapeurs susceptibles de s'enflammer au contact d'un corps en ignition au-dessous de la température 35° ; c'est ce qu'on appelle le point d'inflammabilité ou *point d'éclair* que l'on détermine en France au moyen de l'appareil Granier, et en Allemagne (où l'on se contente de 21° comme limite inférieure du point d'éclair) au moyen de l'appareil d'Abel. Le degré d'inflammabilité moyen des pétroles du commerce français bien rectifiés est voisin de 45° ; plusieurs pétroles de luxe provenant du cœur de la distillation ne s'enflamment même que vers 55°.

L'essence minérale s'emploie dans des lampes spéciales dont le réservoir contient une matière spongieuse (feutre, bourre, coton) qui est simplement imbibée de liquide ; une mèche cylindrique pleine en coton descend au fond du récipient et remplit, d'autre part, le tube métallique formant bec qui surmonte le réservoir ; l'alimentation se fait par simple contact de la substance imbibée d'essence avec la mèche : il ne doit pas y avoir de liquide libre dans l'appareil. Le type de ces lampes est la lampe *Pigeon*, à flamme nue et de faible intensité. On peut obtenir un éclairage plus sérieux en faisant servir les vapeurs d'essence enflammées à porter à l'incandescence un corps solide, tel que le manchon utilisé dans les appareils d'éclairage à incandescence par le gaz ; la lampe comporte alors deux mèches enfermées chacune dans un tube ; les deux tubes se réunissent au-dessus du réservoir en un seul dans lequel se dégagent les vapeurs amenées par les mèches et qui sont alors chauffées par la flamme d'une veilleuse s'alimentant d'autre part directement au réservoir ; le jet de vapeur passe en entraînant de l'air dans un brûleur Bunsen au-dessus duquel on enflamme le mélange au contact d'un manchon qui est alors porté à l'incandescence. Nous possédons peu de renseignements sur les appareils de ce genre. D'après Galine et Saint-Paul, ils donnent de bons résultats au point de vue de l'intensité lumineuse, la consommation horaire étant de 47^{gr},5 d'essence pour 4,57 carcel, soit 10^{gr},4 d'essence par carcel : on peut donc penser que les produits de combustion sont peu abondants et la chaleur dégagée médiocre.

Les lampes à pétrole, qui sont sans doute aujourd'hui les appareils d'éclairage les plus répandus, ont toutes un réservoir plus large que profond pour faciliter l'imprégnation par capillarité de la mèche et peuvent se classer d'après le genre de bec dont elles sont munies en deux catégories :

1° Lampes à bec plat où la mèche rubannée glisse dans une gaine métallique à section rectangulaire au moyen de 2 pignons mus par une roue à molette extérieure; cette mèche débouche dans une capsule métallique formant chambre de combustion et qui reçoit de l'air par des trous ménagés à sa base; on assure de cette manière la combustion des hydrocarbures gazeux très riches du pétrole portés à une haute température dans la capsule d'où sort par une fente du dôme une flamme étalée en papillon, blanche, très éclairante, ne donnant ni fumée ni odeur, assez constante, que l'on enveloppe d'ailleurs d'un verre faisant office de cheminée. Un bec de 7 lignes (15^{mm},8) donne entre 0,6 et 0,5 carcel pour une consommation horaire de 22 gr. de pétrole. La lampe Hinks ou Duplex à 2 becs plats parallèles dans la même capsule atteint à 2,15 carcel et consomme 36^{gr},4 de pétrole par carcel et par heure.

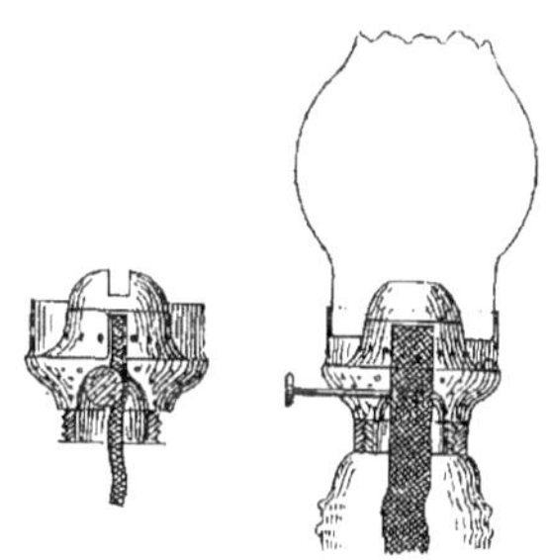

Fig. 78. — *Lampe à pétrole; bec plat.*

2° Lampes à bec rond, infiniment plus usitées que les précédentes, et offrant un rendement meilleur. La plupart de ces lampes sont munies du bec allemand, ou Cosmos, formé par deux troncs de cône concentriques; la mèche plate s'engage entre eux, mais comme sa largeur n'égale que la circonférence supérieure du cône interne, c'est en ce point seulement que ses bords se rejoignent et qu'elle prend l'apparence d'une mèche ronde; plus bas ces mêmes bords séparés découvrent une ouverture triangulaire O des deux troncs de cône qui permet l'introduction au centre du bec de l'air nécessaire à une bonne combustion dans la flamme annulaire produite. Un bec de ce genre de 14 lignes (31^{mm},6), très peu coûteux par lui-même, use d'après Oberdieck 40 à 42 gr. de pétrole à l'heure pour une intensité de 11 bougies allemandes (ou 1 carcel, 19), soit en moyenne 3^{gr},7 par bougie (ou 34 gr. par carcel).

Certaines autres lampes à courant d'air central pénétrant par un bec rond traversant entièrement le réservoir donnent des résultats non moins favorables

au point de vue de l'économie du fonctionnement. Les becs de calibre assez
considérable sont volontiers surmontés d'un disque métallique horizontal (cham-
pignon) qui rejette le courant d'air central perpendiculairement sur la flamme et force celle-ci à s'éta-
ler.

Enfin on a tenté d'appliquer l'incandescence aux
lampes à pétrole; on est arrivé ainsi dans la lampe
Auer-Ditmar à produire la carcel avec une consommation horaire de 15 gr. de pétrole; mais le fonctionnement de l'appareil est irrégulier (Galine et
Saint-Paul).

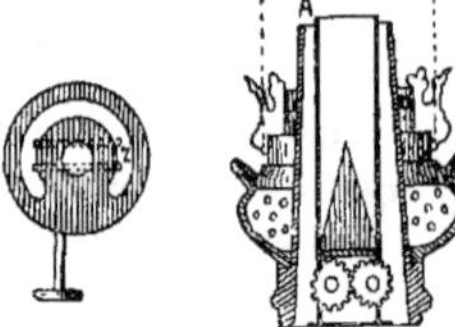

Fig. 79. — *Lampe à pétrole;
bec rond Cosmos.*

Toutes les lampes à pétrole suintent, sont rarement très propres; le pétrole, malgré le raffinage,
est toujours un corps susceptible de s'enflammer
avec une facilité relative et que l'on ne doit pas manier sans précautions.

Eclairage au gaz de houille. — Le gaz d'éclairage vulgairement employé
s'extrait par distillation des houilles grasses et demi-grasses chauffées en vase
clos, dans des cornues. A sa sortie des cornues, le gaz renferme une proportion
énorme d'impuretés (acide carbonique, hydrogène sulfuré, sulfure de carbone,
oxyde de carbone, ammoniaque, cyanogène) peu ou point éclairantes, mais en
revanche fort dangereuses, dont il faut le débarrasser par une double épuration
physique et chimique s'adressant surtout aux carbures lourds (goudron), à
l'ammoniaque, à l'hydrogène sulfuré, et qui l'amène en fin de compte à la composition moyenne suivante :

<pre>
Hydrogène 50,40
Gaz des marais, azote 35,03
Oxyde de carbone   8,20
Acide carbonique   1,72
Benzine.   1,06
Carbures (benzol, toluène, étylène, propylène) . . 3,88
</pre>

Les hydrocarbures qui représentent la partie réellement éclairante sont encore,
on le voit, en très faible proportion dans le mélange; cette proportion est d'ailleurs très variable, d'où les différences dans le pouvoir éclairant du gaz d'une
usine à l'autre. (Au reste, d'après Lewes, les hydrocarbures que nous venons
de citer se transformeraient en acétylène au point où la flamme devient très
éclairante et c'est ce dernier corps qui jouerait un rôle prédominant dans le phénomène de l'éclat, dû principalement à la localisation de la chaleur de décomposition de l'acétylène sur les produits mêmes de cette décomposition, l'hydrogène et le carbone; la rapidité de dissociation de l'acétylène, dépendant de son
degré de dilution et de la température de la flamme, déciderait finalement de
l'éclat de cette dernière). A Paris, le gaz brûlant dans un bec Beugel à 30 trous
doit donner 1 carcel pour une consommation horaire de 105 litres.

Au sortir du gazomètre dans lequel il est emmagasiné, le gaz traverse un
régulateur d'émission destiné à rendre la pression indépendante de la consommation, puis passe dans un réseau de conduits souterrains soit en fonte, soit en
tôle bitumée (tuyaux Chameroy), assemblés de préférence par des joints à brides
(systèmes Petit, Lavril, Somzée); sur cette canalisation générale se branchent
les conduites secondaires en fonte ou (quand le diamètre est inférieur à 0^m,08)
en plomb, qui pénètrent dans les habitations. Il est bon, dans un certain nombre
de circonstances, de drainer le trajet souterrain des conduits pour éviter que

des fuites (il s'échappe toujours ainsi 7 à 8 % du gaz sorti des gazomètres) n'engendrent peu à peu une certaine accumulation de gaz au sein du sol ; la chose est surtout nécessaire si la surface de celui-ci a reçu un revêtement très imperméable ; on entoure alors les gros conduits de sable de rivière et à 0m,10 au-dessus d'eux, on dispose une ligne de tuyaux en poterie de 0m08 de diamètre placés bout à bout sans joints et qui, de distance en distance, communiquent avec l'atmosphère par une ramification verticale ; le drainage des branchements est assuré en faisant passer ceux-ci dans une conduite en poterie.

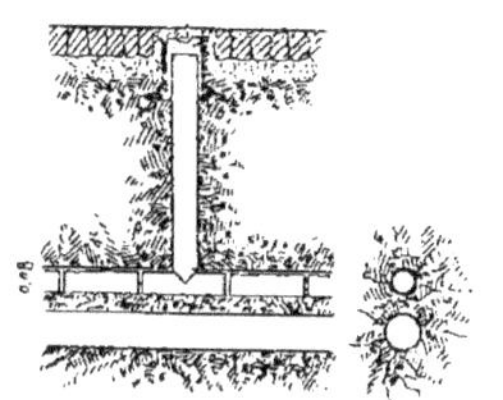

Fig. 80. — *Conduite de gaz avec drain en poterie au-dessus d'elle.*

A l'intérieur des habitations, les conduites de gaz doivent être partout apparentes et d'ailleurs bien étanches. On s'assure de leur étanchéité en mettant un manomètre à la place d'un brûleur ; le gaz étant introduit dans la canalisation et tous les robinets des becs étant fermés, on ferme alors aussi le robinet placé sur le compteur placé à l'entrée du gaz dans l'habitation : il faut que la pression indiquée par le manomètre se maintienne ensuite. Au reste, on est généralement averti de l'existence d'une fuite par l'odeur du gaz. Notons cependant qu'il peut ne pas en être ainsi lorsque le gaz a filtré à travers une certaine épaisseur de terrain : parfois il perd à peu près complètement dans ces conditions son odeur caractéristique et sa présence n'est reconnue qu'après qu'il a déterminé des accidents d'intoxication. Or étant donnée la composition moyenne du gaz, il suffit qu'il en existe 3 % dans l'air pour avoir un mélange très toxique, offrant 2 à 3 p. 1000 d'oxyde de carbone.

Le gaz diffusant à travers le sol peut aller assez loin dans le sens horizontal ; Biefel et Poleck ont observé des accidents mortels dans des habitations situées à 10m,75 en ligne droite de l'endroit où la conduite était rompue ; une autre fois, il y avait 35 mètres de distance ; dans un cas relaté par Sudakoff, on sentait l'odeur du gaz à 54 mètres. La cause capitale de ce cheminement paraît être la dépression, l'appel qui s'exerce sur l'air du sol par les habitations chauffées et plongeant dans le sol par des parois perméables et surtout par des caves mal ventilées. Les expériences de Welitschkowsky et de Sudakoff ont mis hors de doute ce fait, signalé par Pettenkofer. Aussi la majorité des accidents se présentent-ils en hiver. Sur 20 cas d'empoisonnement par le gaz, notés à Munich, Pettenkofer en observa 5 en octobre, 2 en décembre, 3 en janvier, 8 en février, 2 en avril. Les autres circonstances invoquées sont d'ordre secondaire ; ainsi, la plus grande abondance du gaz fabriqué (Layet), la diminution de perméabilité superficielle du sol gelé, le blindage des chaussées à l'asphalte, l'extrême perméabilité du sous-sol des villes, constamment remué, et les canalisations de toute espèce le long desquelles s'effectue un vrai drainage qui dirige justement le gaz vers les habitations ; toutes conditions qui ne sont pas sans valeur cependant et qu'ont effectivement invoquées les chimistes (Wagner, Bunte) des Compagnies de gaz, lorsque celles-ci ont été inquiétées au sujet des accidents dus à leur produit. En été ou en hiver, on conçoit ainsi que le gaz entre dans une maison qui n'est même pas reliée à la distribution de ce moyen d'éclairage.

Le gaz offre une densité de 0,300 à 0,400 selon sa teneur en hydrocarbures. Il forme avec l'air des mélanges détonants notamment quand les proportions du mélange sont voisines de 1 vol. de gaz pour 11 volumes d'air (soit 10 à 15 % de gaz dans l'air).

Les brûleurs dans lesquels on emploie le gaz sont assez nombreux et donnent des résultats très différents quant à l'intensité lumineuse développée par rapport à la quantité de gaz consommée.

Nous distinguerons en premier lieu les brûleurs ou becs à flamme nue, par conséquent vacillante et ne donnant pas un éclairage constant. C'est d'abord le *bec bougie* constitué par un bouton sphérique percé d'un trou circulaire de 2 mm. de diamètre, donnant une flamme fusiforme, irrégulière, d'à peu près $0^m,10$ de haut; pour obtenir 1 carcel, il faut consommer 161 litres de gaz à l'heure. Le *bec papillon* est formé par un bouton sphérique creux percé d'une fente par où le gaz s'échappe en donnant une flamme plate, en éventail; celui qui fournit le meilleur rendement est le bec dont le bouton a 7 mm. de diamètre et la fente 7/10 de millimètre; on obtient la carcel avec 119 litres de gaz à l'heure. Dans le *bec Manchester*, le gaz s'échappe par 2 trous inclinés l'un sur l'autre presque à angle droit; au point de rencontre des deux veines gazeuses et perpendiculairement à leur direction, on obtient une flamme aplatie, plus constante comme largeur que celle du bec papillon, mais variable comme hauteur. Un brûleur de $1^{mm},7$ donne la carcel avec 126 litres de gaz à l'heure. — En somme tous ces brûleurs ont un médiocre rendement et éclairent mal. Ils doivent être rejetés pour l'éclairage des habitations.

Le fonctionnement des *becs ronds*, constitués par une couronne cylindrique percée de nombreux trous à sa partie supérieure et admettant à son centre un courant d'air, est bien meilleur; on obtient ainsi une flamme annulaire que l'on entoure aisément d'une cheminée de verre pour lui donner une fixité convenable. Les becs de ce type les plus connus sont en France le *bec Bengel* à 30 ou 40 trous qui donne la carcel pour une consommation horaire de 105 litres, en Allemagne, le *bec Argand* qui paraît donner la carcel pour une consommation horaire de 109 litres; l'intensité lumineuse moyenne atteinte par ces becs est de 1 carcel et 1/2 à 2 carcel.

Il faut citer ensuite les *becs à récupération* où pour augmenter la température de combustion de la flamme, on échauffe préalablement, à l'aide du brûleur lui-même, l'air qui va alimenter cette flamme : en le portant à 500°, on double l'intensité lumineuse de la flamme. Ce principe est appliqué dans les brûleurs allemands à flamme renversée de *Siemens* dont le plus usité consomme environ 600 litres de gaz à l'heure pour une intensité de 13 à 15 carcels (soit 40 à 45 litres de gaz par carcel et par heure); il en est de même dans la *lampe Wenham*, également à flamme renversée, qui a été assez répandue chez nous et avec laquelle, en prolongeant sa cheminée jusqu'à l'extérieur, on peut obtenir une évacuation assez active de l'air du local où l'appareil fonctionne : l'intensité verticale de la lampe Wenham n° 3 brûlant 433 litres de gaz à l'heure est de 13 carcel, 90 (soit 31 litres, 10 par carcel).

Tous les brûleurs que nous venons de passer en revue ont été quelque peu relégués au second plan par les *becs à incandescence*, essentiellement constitués par un brûleur Bunsen à flamme très chaude mais peu éclairante au milieu de laquelle est placé un corps solide qui porté à une certaine température devient incandescent et émet des radiations lumineuses. Plusieurs substances sont capables de jouer ce dernier rôle. Mais dans la pratique les meilleurs résultats ont été fournis par les oxydes de terres rares, oxydes de thorium et de cérium en particulier que Auer a eu le premier l'idée d'employer. Le *bec Auer* est un brûleur Bunsen où chaque volume de gaz se mélange à 4 ou 5 fois son volume d'air et qui est coiffé d'un manchon tronconique de coton ou de fil tissé imprégné d'oxyde de thorium additionné d'oxyde de cérium dans la proportion de 0,5 à 2 0/0 ; l'état de division extrême de ces substances ainsi disposées en un fin réseau favorise sans doute la production de l'incandescence sous l'action de la chaleur en permettant à celle-ci de s'exercer sur une plus grande surface;

mais à vrai dire le pouvoir éclairant des manchons incandescents d'Auer n'a pas
encore reçu d'explication très satisfaisante. Lewes attribue ce pouvoir à une
transformation des substances composant le manchon et à leur passage à l'état
cristallin ; Drossbach pense que l'on a affaire à une vibration particulière des
oxydes rares correspondant à la formation
d'ondes lumineuses ; enfin selon Bunte seule
la température très élevée à laquelle sont
portés les manchons serait l'origine de leur
intensité lumineuse : l'oxyde de thorium
jouerait le rôle de corps isolant empêchant
les particules de cérium de perdre de leur
chaleur qui alors monterait à quelques 2000
degrés, d'où la lumière éclatante que l'on
connaît, les 4 milligr. de cérium d'un manchon représentant environ 40 fois le poids
de carbone d'une flamme ordinaire. Le
pouvoir éclairant du bec Auer varie d'ailleurs d'un manchon à un autre (parfois dans
la proportion de 30 0/0) et avec un même
manchon suivant le temps depuis lequel il
est en service : l'intensité lumineuse peut
avoir diminué d'un tiers au bout de 800
à 1000 heures d'usage du manchon.

Quoi qu'il en soit le bec Auer en bon
état est susceptible de fournir, selon sa
dimension, la carcel avec une consommation horaire de 16 à 20 litres de gaz.

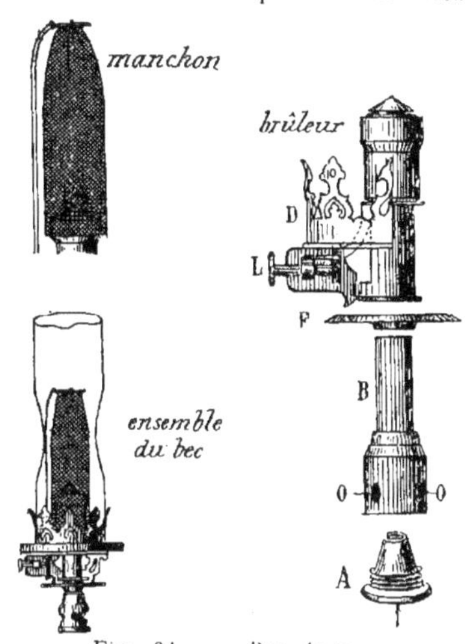

Fig. 81. — *Bec Auer.*

A dé pour l'introduction du gaz; B. cheminée avec ouvertures O pour introduction
de l'air ; L, vis de serrage de la potence
soutenant le manchon.

Nous citerons d'après Galine et Saint-Paul le type BB récemment créé qui donne
3 carc., 2 pour une consommation horaire de 39,4 litres de gaz sous la pression
de 40 millim. d'eau et qui convient particulièrement pour l'éclairage des locaux
ordinaires d'habitation. Le type n° 2 donne environ 6 carc., 5 pour une consommation moyenne de 115 litres.

Il ne faut pas oublier que le manchon, pièce fragile et qui ne saurait en général servir pendant plus de 1500 heures, occasionne des frais qui sont à
ajouter à la dépense de gaz. Cependant l'usage du bec Auer s'est extraordinairement répandu pour des raisons d'économie ; mais nous verrons que l'hygiène
ne peut qu'applaudir à l'adoption de cet appareil d'éclairage dont le fonctionnement, en dehors de la question d'éclairement, est à peu près aussi salubre que
celui des foyers électriques.

Le bec Auer a été employé avec succès, dans des locaux spéciaux, à l'éclairage indirect par la lumière diffusée sur le plafond (voir HYGIÈNE SCOLAIRE).

Eclairage aux gaz spéciaux. — Nous citerons ici un certain nombre de gaz
dont l'emploi au surplus est assez restreint.

Le *gaz riche* est extrait en principe de charbons spéciaux, le boghead et le
cannel coal, et pratiquement d'une foule de résidus huileux ou de goudrons ;
ce gaz qui contient une proportion très élevée d'hydrocarbures, sert généralement à améliorer le gaz ordinaire quand le pouvoir éclairant de celui-ci paraît
trop faible.

Le *gaz d'huile* retiré de résidus d'huiles végétales ou minérales et dont le pouvoir éclairant est triple du gaz de houille n'est guère employé que comprimé pour éclairer les wagons de chemin de fer.

Le *gaz à l'air* est simplement de l'air que l'on charge de carbures empruntés à une essence de pétrole, la gazoline ; ce mélange très inflammable, explosif, est fort dangereux.

Le *gaz à l'eau* ou « gaz bleu », est un mélange à volumes à peu près égaux d'hydrogène et d'oxyde de carbone obtenu à très bas prix par l'action de la vapeur d'eau sur du charbon incandescent ; tel quel ce gaz n'a pas d'odeur notable et brûle avec une flamme bleue très chaude mais peu éclairante. Jusqu'ici quand on voulait l'employer à l'éclairage, comme cela se fait volontiers en Amérique, on le carburait au moyen de vapeurs de pétrole qui lui communiquaient aussi une odeur assez analogue à celle du gaz de houille ordinaire. Mais d'autre part on a proposé d'utiliser le gaz à l'eau non carburé soit au chauffage, soit à l'éclairage par incandescence : de fait il donne avec le bec Auer une très belle lumière, la moins coûteuse de toutes et dont la production offrirait d'ailleurs un certain nombre d'autres avantages (H. Strache). Au point de vue de l'hygiène la composition du gaz à l'eau, qui ne renferme pas moins de 30 0/0 d'oxyde de carbone, paraît toutefois constituer un obstacle capital à son introduction dans l'habitation : ce gaz est en effet effroyablement toxique. On a proposé de l'additionner d'une certaine quantité de carbylamine ou plutôt de mercaptan (Schattenfroh) pour lui communiquer une odeur intense qui révélât immédiatement sa présence en cas de fuite. Ce n'est pas encore là une garantie suffisante vis-à-vis d'un produit si dangereux.

Eclairage à l'acétylène. — L'acétylène (C^2H^2) résulte de la décomposition du carbure de calcium par l'eau à la température ordinaire ; le carbure de calcium lui-même est le produit de la combinaison par fusion de la chaux et du charbon sous l'influence du courant électrique. 1 kilog. de carbure de calcium donne théoriquement 342 litres d'acétylène, en réalité 300 litres seulement. Dans la plupart des générateurs employés on obtient l'acétylène en faisant arriver peu à peu de l'eau au contact du carbure ; plus rarement le carbure est projeté dans l'eau, méthode cependant bien préférable en ce qui concerne la régularité de la production ; le gaz dégagé est généralement emmagasiné sous pression variable dans un gazomètre ; la question délicate est de régler la production dans le générateur de manière à prévenir le développement de pressions considérables.

L'acétylène est un gaz incolore, d'odeur fortement alliacée, de densité 0,92, renfermant en poids 92 0/0 de carbone et 7,5 d'hydrogène. Comme tous les carbures gazeux il forme avec l'air des mélanges détonants, surtout dans la proportion de 1 vol. de gaz pour 9 à 12 vol. d'air. Comprimé à plus de 2 atmosphères et surtout liquéfié l'acétylène est susceptible de détoner sous un choc ou au contact d'une étincelle ; son emploi sous l'une de ces formes est donc assez dangereux. La toxicité d'après Gréhant, Rosemann, est notablement inférieure à celle du gaz ordinaire : il faudrait au moins 40 0/0 d'acétylène dans l'air pour produire des accidents toxiques.

L'acétylène brûle en donnant une flamme blanche très éclairante, car ce gaz est le carbure d'hydrogène le plus riche en carbone, à condition que toutes les particules de carbone soient bien en contact avec l'air ; sinon la flamme est fuligineuse. Aussi les brûleurs doivent-ils débiter l'acétylène sous une faible épaisseur, et d'autre part sous forte pression pour lui donner malgré son poids une vitesse d'écoulement suffisante. On emploie en général des becs fendus ou des becs genre Manchester : les premiers doivent avoir une fente étroite, les seconds des trous très fins, à moins que par un dispositif spécial on n'assure en proportions convenables (50 0/0) le mélange de l'air à l'acétylène immédiatement avant le point où celui-ci est enflammé (becs Bullier). D'après des observations diverses ces brûleurs à air libre donnent la carcel avec une consommation horaire de 7 à 8 litres de gaz ; d'où un faible prix de revient de la lumière produite et en outre, au point de vue hygiénique, une série d'avantages dont il sera question plus loin. Il existe des becs ronds système Bullier où la flamme peut être entourée d'une cheminée de verre qui lui donne une fixité parfaite.

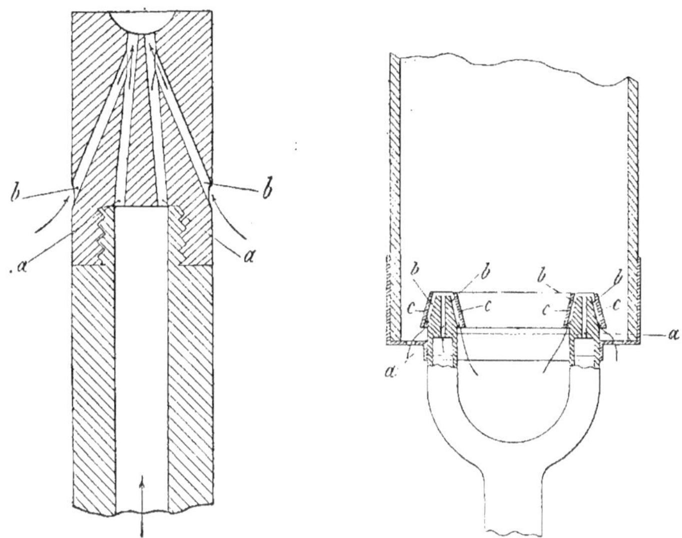

Fig. 84. — *Bec Bullier à acétylène.*

Remarquons que chaque bec ne saurait bien fonctionner qu'avec un débit donné qui ne doit pas être modifié. D'autre part les brûleurs connus jusqu'ici ne donnent pas toute satisfaction ; ils se détériorent, s'obstruent aisément. Enfin les lampes portatives à acétylène qui ont été proposées ne paraissent pas très pratiques. On peut penser que malgré certains avantages l'acétylène ne remplacera pas le gaz là où celui-ci est déjà employé ; il ne saurait d'ailleurs être préféré à l'éclairage par l'électricité pour les installations de quelque importance. Mais on pourra y recourir dans les habitations isolées en prenant quelques précautions vis-à-vis des générateurs qui devront être placés dans des locaux un peu séparés, en large communication avec l'atmosphère extérieure.

Eclairage à l'alcool. — On a fait naguère quelque bruit autour des essais d'éclairage par l'alcool dénaturé qui ont eu lieu chez nous et surtout en Allemagne. La flamme de l'alcool étant naturellement dépourvue de pouvoir éclairant, on a cherché soit à l'employer pour porter à l'incandescence un manchon Auer, soit à carburer l'alcool. On est bien arrivé à construire des lampes fonctionnant d'une manière satisfaisante, mais il est acquis d'autre part que ce mode d'éclairage ne saurait lutter au point de vue économique avec le pétrole, comme il fallait du reste s'y attendre, étant donné que tandis que le pétrole renferme 84 0/0 de carbone, 15 0/0 d'hydrogène et dégage en brûlant 11.000 calories, l'alcool ne contient que 41 0/0 de carbone, 13 0/0 d'hydrogène, et ne dégage lorsqu'il est dénaturé que 5.800 calories. Pour une même intensité lumineuse la consommation d'alcool est environ double de celle du pétrole, et la dépense aussi. D'ailleurs il ne faut pas oublier que l'alcool est un liquide d'un maniement beaucoup plus dangereux que le pétrole, car il s'enflamme à toute température et donne très facilement lieu à des explosions.

Éclairage à l'électricité. — Contrairement à ce qui se passe dans tous les modes d'éclairage examinés jusqu'ici, la lumière utilisée dans l'éclairage par l'électricité n'est pas produite plus ou moins directement par une flamme, une combustion. Elle n'est due qu'à la température élevée que prennent certains corps sous l'influence du passage du courant électrique et n'a même pas besoin pour se manifester du contact de l'air. Nous verrons qu'il en résulte de très grands avantages au point de vue de l'hygiène.

L'éclairage électrique peut être réalisé au moyen de deux sortes d'appareils.

1° Les *lampes à régulateurs* ou lampes *à arc* qui offrent comme source lumineuse l'arc voltaïque jaillissant entre deux charbons reliés au pôle d'un générateur. Les charbons, ou crayons, sont des poudres de charbons agglomérées au moyen de goudron et moulées sous forme de baguettes d'une homogénéité convenable ; avec 11 à 15 mm. de diamètre elles offrent une résistance de 0,45 à 0,60 ohm par mètre ; le rendement lumineux est en raison inverse du diamètre des crayons, mais la réduction de leur section est limitée par la nécessité d'éviter une usure trop rapide ; car en même temps que l'arc jaillit entre les deux charbons écartés de 4 à 5 millimètres, ces baguettes sont portées au rouge et se consument à raison de 2 à 3 centimètres à l'heure. On pourrait empêcher cette combustion en plaçant les crayons dans le vide, mais c'est une complication à laquelle on a renoncé.

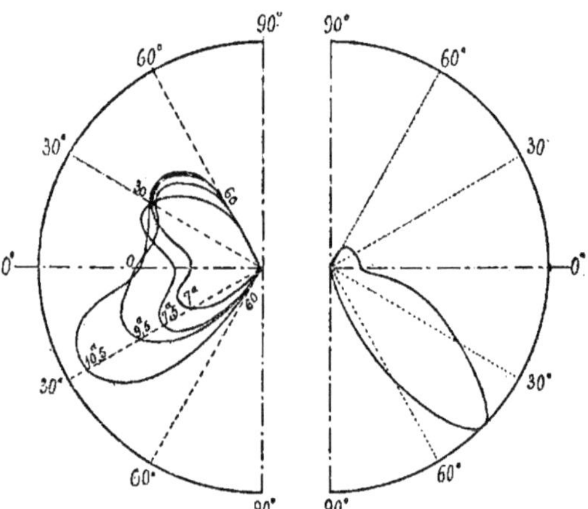

Fig. 82. — *Courbes d'intensité lumineuse de l'arc voltaïque.*
(d'après Galine et Saint-Paul).

La lumière obtenue est fournie d'une part par l'arc lui-même, d'autre part par une sorte de flamme qui l'entoure, enfin par l'incandescence des deux charbons. De ce mélange résulte que la lumière en question nous paraît violacée. Elle peut être produite soit au moyen de courants continus, soit au moyen de courants alternatifs dont la fréquence doit être de 40 au moins à la seconde. Avec les premiers la force électromotrice atteindra 40 à 50 volts; avec les seconds 60 volts; elle est d'autant moins élevée par arc qu'il y a un plus grand nombre de foyers sur le circuit.

En raison de l'usure des charbons il est nécessaire pour prévenir l'extinction de l'arc de les rapprocher à chaque instant. C'est à quoi l'on arrive au moyen du régulateur. On a imaginé un grand nombre d'appareils de ce genre dont beaucoup fonctionnent avec une régularité très satisfaisante; les plus répandus sont ceux où l'écart des crayons est obtenu par l'action d'un solénoïde, le rapprochement étant opéré par la pesanteur. On a abandonné pour les régulateurs les bougies électriques, où les charbons étaient placés parallèlement, et dont le rendement lumineux est plus faible et la fixité de la lumière moins grande.

Pas plus que pour les autres sources d'éclairage (comme le montre par exemple pour le bec Auer la fig. 83) l'intensité des lampes à arc n'est la même dans toutes les directions; avec les courants continus elle atteint son maximum entre 40° et 45° au-dessous du plan horizontal (partie droite de la fig. 82); avec les courants alternatifs l'uniformité de répartition est encore moindre : il y a deux maximum, l'un au-dessus de l'horizontale, l'autre (le plus considérable) au-dessous, tous deux entre 20° et 40° (partie gauche de la fig. 82). D'ailleurs le rendement de l'arc alterné est inférieur à celui de l'arc continu; avec le premier l'énergie consommée varie de 4, 5 à 8 watts par heure et par carcel; avec le second il faut de 9 à 14 watts. Les plus grandes intensités donnent comme toujours les meilleurs rendements.

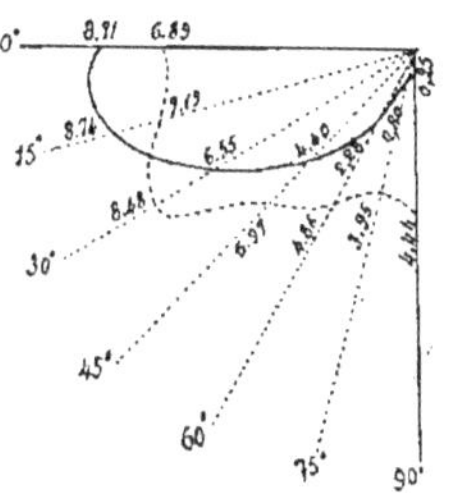

Fig. 83. — *Courbe photométrique d'un bec Auer n° 2 (avec et sans globe holophane)*

L'arc voltaïque a besoin d'être entouré d'un globe destiné à atténuer le trop grand éclat de la source lumineuse et qui en même temps uniformise un peu la répartition de la lumière : cela ne va pas sans une certaine déperdition d'intensité, très faible à vrai dire (15 0 0) avec les globes holophanes qui d'ailleurs peuvent être à la fois diffuseurs et distributeurs; mais ces globes à cannelures sont difficiles à tenir bien propres.

2° Les *lampes à incandescence* qui consistent essentiellement en un filament de section assez faible pour que la chaleur produite par le passage du courant le porte à l'incandescence; ce filament pour ne pas se consumer doit être enfermé dans une ampoule de verre où l'on a fait le vide. On obtient ainsi une lumière d'une couleur jaune rappelant la lumière du gaz. L'alimentation de la lampe peut aussi bien se faire à courants continus qu'à courants alternatifs; il suffit dans ce dernier cas qu'il y ait au moins 30 alternances par seconde pour que l'œil ne perçoive pas l'effet de ce phénomène. Les lampes des divers fabricants se distinguent surtout par la nature du filament, qui est en général formé de fibres de cellulose. Ces filaments sont plus ou moins longs suivant l'intensité lumineuse que doit produire la lampe.

La lampe à incandescence est un appareil de fonctionnement très régulier, d'entretien fort simple; sa durée varie de 800 à 1200 heures; son peu de volume rend son placement des plus faciles. En principe cette lampe n'est pas faite pour fournir de grandes intensités lumineuses à un même foyer comme les lampes à arc; les types les plus usités sont ceux de 8, 10, 16 ou 20 bougies; la consommation horaire moyenne est de 3,5 watts par bougie; il s'ensuit naturellement que dans l'éclairage électrique le prix de revient de la lumière est beaucoup plus élevé avec l'incandescence qu'avec l'arc.

Nernst, de Göttingue, a imaginé récemment de faire porter à l'incandescence par le courant électrique un bâtonnet formé d'un mélange d'oxydes terreux analogues à ceux qui sont employés dans le manchon Auer, mais où domine la magnésie. Tandis que la consommation horaire d'une lampe à incandescence ordinaire atteint à peu près 3,5 watts par bougie, celle d'une lampe Nernst ne dépasserait pas 1,75 watt pour la même intensité lumineuse. Le bâtonnet, qui est à l'air libre, peut servir pendant 300 heures. La lumière obtenue est celle qui se rapproche le plus de la lumière solaire par sa composition, car elle ne présente ni l'excès de rayons rouges du pétrole, du gaz ou de l'incandescence électrique, ni la prédominance de rayons violets de l'arc, ni la richesse en rayons verts du bec Auer. Ce nouveau genre de foyers lumineux, encore à peine connu, paraît devoir mériter la plus grande attention.

Il faut remarquer que l'éclairage électrique diminue beaucoup les chances d'incendie que l'on court avec les autres procédés d'éclairage ; il supprime tout danger d'explosion ou d'intoxication. En revanche les gros conducteurs des réseaux de distribution d'électricité exposent à des accidents mortels déterminés par le passage d'un courant à haut potentiel à travers le corps humain : d'où la nécessité d'une réglementation exacte de la pose et de l'exploitation des conducteurs électriques qui devront autant que possible se trouver hors de la portée des personnes ou bien être parfaitement isolés. Nous reviendrons sur cette question à propos de l'HYGIÈNE URBAINE.

Effets des sources d'éclairage artificiel sur la salubrité des locaux. — Les diverses sources de lumière artificielle résultent soit de la combustion avec flamme d'un certain nombre de carbures d'hydrogène, soit de l'incandescence de certains corps portés à une haute température. Peut-être, comme l'a remarqué Gariel, cette distinction n'est-elle pas très fondée au moins en théorie, si l'on admet avec Davy que la lumière d'une flamme reconnaît pour cause immédiate l'échauffement jusqu'à l'incandescence de particules solides (de carbone ordinairement) en suspension dans l'hydrocarbure à l'état gazeux qui brûle. Frankland il est vrai ne regarde pas ce phénomène comme nécessaire et estime que les radiations lumineuses peuvent émaner directement de vapeurs assez denses d'hydrocarbures qui seraient mêlées à la flamme. Mais en tous cas, dans la pratique, et particulièrement au point de vue de l'hygiène, il y a une énorme différence entre les sources lumineuses avec flamme et celles qui n'en comportent pas, ou même simplement qui sont essentiellement constituées par un corps solide qu'une flamme porte à l'incandescence. En effet, si tous les foyers d'éclairage usités développent en même temps que des radiations lumineuses une proportion très considérable de radiations calorifiques (car nous ne savons pas produire de lumière sans produire encore plus de chaleur), ceux qui éclairent surtout grâce à leur flamme dégagent infiniment plus de ces dernières radiations que les foyers lumineux proprement basés sur l'incandescence. De plus les flammes résultant de la décomposition des hydrocarbures sous l'action d'une haute température en présence de l'oxygène de l'air donnent naissance à divers produits de combustion (c'est-à-dire d'oxydation) plus ou moins complète, notamment de l'acide carbonique, de la vapeur d'eau, parfois de l'oxyde de carbone, de l'acide sulfureux, voire même du carbone non brûlé qui va former la suie : le tout est susceptible d'engendrer dans l'atmosphère des locaux une souillure qui fait au contraire à peu près complètement défaut quand la lumière ne provient pas d'une flamme, ou qui du moins est extrêmement atténuée lorsque la flamme n'a plus d'autre but que d'échauffer un corps solide d'où émaneront les rayons lumineux comme dans les foyers dits « à incandescence » par le gaz.

Effets calorifiques. — D'après Gariel on peut admettre que la combustion de 1 gr. de bougie développe à peu près 10 calories ; celle de 1 gr. d'huile 9,8 calories ; celle de 1 gr. de pétrole 10,8 calories ; celle de 1 litre de gaz en moyenne 5,5 calories ; ajoutons que 1 litre d'acétylène paraît produire 12 à 13 calories. Les différents auteurs ne sont pas entièrement d'accord à propos de ces chiffres. Selon Cramer 1 gr. de bougie stéarique donnerait 8,5 calories, 1 gr. de pétrole 10,3 calories, 1 litre de gaz 11,3 calories. La chaleur développée par le pétrole est notamment l'objet d'évaluations assez variées.

Voici d'après Fischer quelle serait, pour produire une intensité lumineuse égale à 100 bougies (allemandes), la chaleur développée par un certain nombre de sources dont la consommation est bien déterminée :

NATURE DE LA SOURCE	CONSOMMATION HORAIRE Pour une intensité lumineuse de 100 bougies	CALORIES développées
Bougie de stéarine	0 k. 920 gr. de bougie.	8100
Lampe carcel	0 k. 430 gr. d'huile. . ., . . .	3780
Pétrole : bec plat (de 4 bougies).	0 k. 600 gr. de pétrole	6240
Pétrole : bec rond (de 25 bougies).	0 k. 200 gr. de pétrole	3120
Gaz : bec fendu (10 bougies). . .	1500 litres de gaz	7950
Gaz : bec Argand (20 bougies). .	1000 —	5300
Gaz : brûleur Siemens (136 b). .	500 —	2650
Gaz : lampe Wenham (144 b.) . .	380 —	2010

Plus récemment Wedding admettant que 1 k. de pétrole est susceptible de produire 11000 calories, 1 m³ de gaz 5000, 1 k. d'alcool 7000, et 1 k. d'acétylène 12000, a donné les chiffres ci-après :

NATURE DE LA SOURCE LUMINEUSE	INTENSITÉ LUMINEUSE produite (en Hefner)	CONSOMMATION TOTALE HORAIRE (en litres)	CALORIES	CONSOMMATION POUR 1 HEFNER (en litres)	CALORIES PAR HEFNER
Pétrole	30 (intens. horiz.)	0 lit. 107	960	0 lit. 00359	32
Gaz : bec Argand. . . .	20 id.	200 litres	1000	10	50
Gaz : lampe Wenham.	111 (intens moy.). .	408 —	2042	3,6	18,4
Gaz : bec Auer	50 (intens. horiz.).	100 —	500	2	10
Alcool : incandesc. . .	30 id.	0 lit. 057	318	0 lit. 0019	10,6
Acétylène.	34 id.	»	303	0 lit. 632	8,9
Electricité : incandesc.	16 (intens. moy.). .	48 wats.	44,4	3 watts.	2,59
Electricité : arc	1000 id.	»	259	0,3 watt.	0,259

En somme les foyers lumineux électriques présentent par la faible quantité de chaleur qu'ils dégagent une incontestable supériorité sanitaire sur tous les autres procédés d'éclairage artificiel ; l'acétylène vient ensuite, et très près de lui l'éclairage à l'incandescence par le gaz (bec Auer) ; au contraire les autres foyers à gaz et les lampes à pétrole produisent un échauffement considérable dans les locaux où ils sont employés. Nous n'avons pas de renseignements sur l'effet de l'éclairage à l'incandescence par le pétrole : mais en raison de la faible dépense de combustible à laquelle il donne lieu on peut supposer qu'il dégage fort peu de chaleur.

Il faut observer que la chaleur produite par les divers foyers lumineux se décompose d'une façon très inégale, et il importe à l'hygiène d'en connaître la répartition, en radiations lumineuses (la proportion de celles-ci étant extrêmement faible pour toutes les sources, comme nous l'avons déjà dit), en chaleur rayonnante obscure, en chaleur emportée par les gaz (air mélangé des produits de la combustion), et en chaleur latente qui se dégage sous forme de vapeur d'eau. Voici d'après Rubner pour quelques sources lumineuses la répartition de la chaleur dégagée par heure et par bougie.

NATURE DE LA SOURCE	GAZ CHAUDS	VAPEUR D'EAU	CHALEUR RAYONNÉE	
			OBSCURE	LUMINEUSE
Bougie.	59 cal. 8	8 cal. 74	10 cal. 4	0 cal. 35
Gaz : bec Argand	43 cal. 0	5 cal. 40	7,0	
Gaz : bec Auer.	6 cal. 53	0 cal. 90	1 cal. 3	0 cal. 08
Électricité : incandesc. .	1 cal. 03	0 cal.	2 cal. 27	0 cal 26
Pétrole.	28 cal. 90	2 cal. 6	10,5	

On notera qu'une proportion élevée de vapeur d'eau rend particulièrement pénible à supporter un apport de chaleur considérable sous forme de gaz chauds se répandant dans l'atmosphère des locaux : car l'air chaud est d'autant plus désagréable qu'il est plus humide, puisque l'évaporation à la surface de la peau est d'autant moindre que l'humidité ambiante est plus grande. A cet égard les bougies et les becs de gaz ronds genre Bengel ou Argand présentent une infériorité notable par rapport aux lampes à pétrole : mais celles-ci rayonnent beaucoup si elles échauffent relativement peu l'air. Bien entendu le bec Auer et l'électricité l'emportent ici encore de beaucoup au point de vue hygiénique.

Rubner a fait récemment une étude approfondie du rayonnement calorique des foyers lumineux qui peut devenir un inconvénient sérieux pour les personnes trop voisines de ces foyers : il en résulte en effet une sensation d'ardeur et de chaleur, de sécheresse oculaire, surtout si par ailleurs la température de l'air ambiant est élevée ; c'est l'échauffement d'une portion restreinte de la peau, notamment de celle du visage, qui est particulièrement désagréable ; des douleurs névralgiques, de la céphalalgie en sont parfois la conséquence. Rubner a constaté qu'à intensité lumineuse égale la lumière rouge rayonnait plus de chaleur que la lumière bleue ou verte, et que le rayonnement d'une source constituée par une flamme l'emportait toujours de beaucoup sur celui d'un foyer essentiellement dû à l'incandescence. Au surplus, comme on peut le voir d'après le tableau donné plus haut les différents procédés d'éclairage se rangent dans l'ordre croissant suivant lorsque l'on considère le rayonnement calorique : bec Auer, lampe à incandescence électrique, bec d'Argand, bougies et lampes à pétrole. Selon Reichenbach les lampes à incandescence par le pétrole se place-

raient à peu près sur le même rang que les lampes à incandescence électrique.
Mesurant en microcalories (quantité de chaleur élevant de 1° la température de
1 milligr. d'eau) la chaleur rayonnée par minute et par bougie sur 1 centimètre
carré d'une surface distante de 37,5 centimètres, Rubner obtient les chiffres que
voici :

Bougie	10,8 microcal.	Bec fendu (gaz). .	5,3 à 7,7 microcal.
Lampes à pétrole .	14,44 —	Lampe Edison. .	2,63 —
Bec d'Argand (gaz).	7,27 —	Bec Auer (gaz). .	1,25 —

Rubner considère comme parfaitement tolérable un rayonnement qui n'excéderait pas 0,05 calorie par minute et par centimètre carré. Sur cette base Reichenbach a recherché à quelle distance minimum des personnes il fallait placer
certaines sources de lumière et quel était l'éclairement (en bougies-mètre ou
lux) alors produit par ces sources sur une surface à la distance en question ;
nous reproduisons ci-dessous les résultats obtenus :

SOURCE LUMINEUSE	ÉLOIGNEMENT NÉCESSAIRE (en centimètres)	ÉCLAIREMENT PRODUIT (en lux)
Gaz : bec d'Argand.	100	26
Lampe à pétrole (20 lignes).	95	27
— (14 lignes).	73	28
Lampe à incandescence au pétrole. .	90	74
Bec Auer usagé.	60	124
— neuf	57	202
Lampe modérateur à huile. . . .	56	27

A vrai dire on peut diminuer d'environ moitié le rayonnement calorique au
moyen de globes : mais d'autre part ces appareils font perdre une assez grande
quantité de lumière. — Naturellement l'adoption de l'éclairage indirect par le
plafond enlève pratiquement toute importance à cette question du rayonnement
calorifique des foyers d'éclairage.

Souillure de l'atmosphère. — Nous avons dit que les matières utilisées pour
l'éclairage par des flammes étaient des carbures d'hydrogène dont la combustion au contact de l'air entraîne d'abord le dégagement d'une certaine quantité de
vapeur d'eau et d'acide carbonique formés aux dépens de l'oxygène de l'air; quand
la combustion n'est pas complète il peut se produire par surcroît de l'oxyde de
carbone ou des composés ternaires tels que l'acroléine ; enfin certaines impuretés
parfois mêlées aux hydrocarbures donnent naissance à des produits variés
(notamment de l'acide sulfureux et des produits d'oxydation de l'azote) dont la
présence au sein de l'atmosphère des locaux habités est en général des plus
fâcheuses. On ne peut sans doute en dire autant de la vapeur d'eau et de l'acide
carbonique (Rubner, Cramer ont pu sans difficulté faire vivre pendant quelque
temps des animaux dans les gaz de la combustion complète convenablement
refroidis), encore que l'on doive toujours regretter que ces produits de combustion complète viennent souiller l'air que nous respirons : c'est un gros inconvénient sinon un danger réel. La proportion de ces derniers produits qui est
dégagée par les différentes sources d'éclairage artificiel varie naturellement

suivant la quantité et la composition de la matière éclairante consommée ; la proportion des produits de combustion incomplète dépend du brûleur employé. Enfin il va sans dire que l'éclairage est d'autant moins une cause de souillure pour l'air ambiant que l'incandescence joue un rôle plus important dans la production de lumière : les foyers électriques sont à peu près complètement inoffensifs pour l'air des locaux.

Voici d'après Fischer la production d'eau et d'acide carbonique due à quelques foyers lumineux pour une consommation horaire de matières éclairantes suffisant à développer une intensité égale à 100 bougies (allemandes).

SOURCE LUMINEUSE	CONSOMMATION	ACIDE CARBONIQUE	EAU
Bougie de stéarine . . .	980 gr.	1 mc. 18	1 k. 04
Lampe Carcel (10 bougies)	430 gr.	0 mc. 61	0 k. 52
Pétrole : bec plat (4 boug.)	600 gr.	0 mc. 95	0 k. 80
Pétrole : bec rond 25 boug.)	200 gr	0 mc. 48	0 k. 40
Gaz : bec fendu (20 boug.)	1500 lit.	0 mc. 86	1 k. 61
Gaz : bec Argand (20 b.) .	1000 lit.	0 mc. 57	1 k. 07
Gaz : lampe Siemens, 136 b.	500 lit.	0 mc. 29	0 k. 54
— — Wenham, 144 b.	380 lit. .	0 mc. 22	0 k. 41

On remarquera surtout dans ce tableau l'énorme proportion d'eau que produit la combustion du gaz. Selon Dumont et Hubou 1^{m3} de gaz de houille de densité moyenne (0,42), pesant 540 gr., renferme 400 grammes de carbone et 140 gr. d'hydrogène ; il doit donc donner en brûlant 1470 gr. de CO^2 (soit 0^{m3},74) et 1260 gr. de vapeur d'eau (soit 1^{m3}, 56). Un bec Auer consommant 24 litres de gaz à l'heure par carcel produit :

$$\text{Acide carbonique} = 0^{m3},024 \times 0,74 = 18 \text{ litres.}$$
$$\text{Et vapeur d'eau} = 0^{m3},024 \times 1,56 = 37 \text{ litres.}$$

L'acétylène offrirait ici un avantage très marqué. 1^{m3} d'acétylène pèse 1189^{gr},5 ; il renferme 1098 gr. de carbone, et 91^{gr},5 d'hydrogène ; il doit donc donner en brûlant 4026 gr. de CO^2 (soit 2^{m3}) et 824 gr. de vapeur d'eau (soit 1^{m3}). Mais comme il ne faut par heure et par carcel que 7 litres,5 d'acétylène, on dégagerait pour cette intensité lumineuse seulement :

$$\text{Acide carbonique} = 0^{m3},0075 \times 1 = 7 \text{ litres,5.}$$
$$\text{Vapeur d'eau} = 0^{m3},0075 \times 2 = 15 \text{ litres.}$$

Le filament de la lampe électrique à incandescence fonctionnant dans le vide, ce foyer d'éclairage ne dégage pas de produit de combustion dans l'air ; quant à la lampe à arc, à s'en tenir aux chiffres que rapporte J. Lefèvre elle dégagerait par heure pour une intensité lumineuse d'environ 100 bougies 0^{m3},003 de CO^2, ce qui est insignifiant.

En ce qui concerne les *produits de combustion incomplète* de certains foyers d'éclairage, et notamment le plus redoutable de ces produits, l'oxyde de carbone, Gréhant avait d'abord déclaré que ce corps se trouvait parmi les gaz chauds issus du bec Auer dans la proportion de 1 pour 4300 tandis qu'avec un bec Argand on n'en trouvait que 1 pour 75000 ; mais plus tard le même auteur rapportait n'avoir trouvé dans une pièce de 51^{m3} où un bec Auer avait fonctionné pendant une demi-heure qu'une proportion pratiquement négligeable de $\dfrac{1}{36000}$ de CO : ce qui revient à reconnaître avec les observateurs allemands la parfaite salubrité de la combustion par le bec Auer.

Gréhant a aussi avancé que l'arc électrique donnerait naissance à une quantité d'oxyde de carbone suffisante pour occasionner des accidents graves dans des locaux exigus : mais la preuve directe de ce fait n'a pas été fournie, et d'ailleurs il ne viendra à l'esprit de personne d'employer l'arc électrique dans de petites pièces.

Enfin les recherches de Gréhant sur les produits de combustion d'un brûleur Manchester à acétylène ne lui ont pas permis d'y rencontrer la moindre trace de CO.

Il nous reste à dire un mot des *impuretés* qui existent parfois dans les matières éclairantes et qui font apparaître des composés dangereux au sein de l'atmosphère où l'on fait brûler ces matières. Ainsi le gaz donnerait de l'acide sulfureux et sulfurique, d'ailleurs normalement en proportions trop faibles pour inspirer des inquiétudes (Geelmuyden) ; il en serait de même des bougies (Cramer), et aussi quelquefois du pétrole à la suite de son traitement par l'acide sulfurique. D'autre part Cramer a constaté la présence d'acide nitreux dans les produits de combustion de bougies stéariques ; Bibra, Geelmuyden, ont fait la même observation avec le gaz de houille, mais le dernier de ces savants estime que la faible proportion habituelle de l'acide nitreux (0 milligr. 22 à 0 milligr. 40 dans 100 litres d'air mélangé aux produits de la combustion) ne peut exercer aucune action nuisible.

L'acétylène contient assez souvent paraît-il de l'hydrogène phosphoré et de l'hydrogène sulfuré susceptibles de passer dans l'air d'un local éclairé à l'aide de ce gaz : une épuration du carbure de calcium s'imposerait si la proportion d'hydrogène phosphoré dépassait 0,01 pour 100.

Comparaison générale des procédés d'éclairage artificiel. — Pour finir, nous croyons devoir résumer en un tableau permettant facilement la comparaison des caractéristiques principales au point de vue hygiénique des procédés les plus usuels d'éclairage artificiel. Nos chiffres, établis pour une intensité lumineuse d'environ 10 carcels, sont surtout théoriques et supposent une combustion complète des matières éclairantes.

Pour le gaz et l'acétylène par exemple, nous nous sommes basés sur les données reproduites plus haut d'après Dumont et Hubou. Les résultats précédemment cités des recherches de plusieurs observateurs ne coïncident pas exactement avec les chiffres qu'on va lire : du moins les différences entre les divers foyers lumineux dont il s'agit sont-elles à peu près équivalentes. Quant aux prix de la carcel-heure ils ont été établis d'après les prix de Paris, soit 1 fr. le kilowatt, 0 fr. 30 le mètre cube de gaz, 1 fr. 50 le mètre cube d'acétylène, 0 fr. 90 le kilogr. de pétrole : il est à remarquer qu'à l'étranger le litre de pétrole coûte au plus 0 fr. 35 le litre.

FOYERS LUMINEUX	CONSOMMATION HORAIRE	EAU	ACIDE CARBONIQUE	CALORIES	PRIX MOYEN DE LA CARCEL HEURE
Lampe électrique à arc. . .	60 watts	0	traces	60	0 fr. 006
Lampe électr. à incandes.	300 watts	0	0	300	0 fr. 030
Acétylène	80 litres	130 gr.	160 gr.	900	0 fr. 011
Gaz : bec Auer.	200 litres	250 gr.	300 gr.	1100	0 fr. 007
Gaz : bec d'Argand. . . .	900 litres	1125 gr.	1350 gr.	4900	0 fr. 031
Lampe à pétrole	320 gr.	640 gr.	1536 gr.	3200	0 fr. 025

Bibliographie. — A. Layet. *Des accidents causés par la pénétration souterraine du gaz d'éclairage dans les habitations* (Revue d'Hyg., II, 1880). — Fischer et Cohn. *Uber Künstliche Beleuchtung* (D. V. f. ö. Gesundheitspflege, XV, 1883). — A. Sudakoff. *Uber die Bewegung des Leuchtgases im Boden in der Richtung geheizter Wohnraüme* (Archiv f. Hyg., V, 1886). — E. Trélat. *De la fenêtre considérée comme source de lumière dans la maison* (Revue d'Hyg., VIII, 1886). — Hartmann. *Die Gefährlichkeit des Wassergases* (Gesundh. Ingenieur, 1888). — Pettenkofer. *Ueber Gazbeleuchtung und elektrische Beleuchtung vom hygienischen Standpunkte aus* (Münch. med. Woch., 1890). — E. Cramer. *Die Verbrennungswärme der gebraüchlisten Beleuchtungsmaterialien und über die Luftverunreinigung durch die Beleuchtung* (Arch. f. Hyg., X, 1890). — Gariel. *Eclairage des villes* (Encyclop. d'Hyg., de J. Rochard, III, 1892). — Cohn. *Hygiene des Auges.* Vienne et Leipsig, 1892. — Renk. *Gutachten über das Auerlicht.* Halle, 1892. — F. Menning. *Die indirecte Beleuchtung* (Gesundh. Ingenieur, 1892). — Gariel. *L'éclairage électrique dans ses rapports avec l'hygiène* (Revue d'hyg., XIV, 1892). — Gréhant. *Recherches comparatives sur les produits de combustion du gaz de l'éclairage fournis par un bec d'Argand et par un bec Auer* (C. R. Acad. des sc., CXVIII, 1894). — Du même. *L'emploi du bec Auer peut-il produire un empoisonnement partiel* (Ibid., CXIX, 1894). — Narbel. *Recherches sur l'éclairage naturel dans les écoles de Neufchâtel* (Thèse de Berne, 1894). — Renk. *Die neue Beleuchtung der Universitäts-Auditorium in Halle.* (Berlin, 1894). — H. Cohn. *Ueber Fenstervorhänge* Congrès d'hyg. de Buda-Pest, 1894). — Erismann. *Zur Frage der Schattenbildung bei directer und indirecter Beleuchtung der Schulzimmer* (Ibid., 1894). — Gréhant. *Sur les produits de combustion de l'arc électrique* (C. R. Acad. des sc., CXX, 1895). — Du même. *Sur la toxicité de l'acétylène* (Ibid., CXXI, 1895) — Geelmuyddn. *Ueber die Verbrennungsproducte der Leuchtgases und deren Einfluss auf die Gesundheit* (Archiv f. Hyg. XXII, 1895). — M. Rubner. *Die strahlende Wärme irdischer Lichtquellen in hygienischer Hinsicht* (Ibid., XXIII, 1895). — Hempel. *Das Acetylen ein neues Beleuchtungsmittel* (Gesundh. Ingenieur, 1895). — L. Weber. *Die Beleuchtung* (Handbuch der Hyg., de Weyl). Iena, 1895. — J. Lefèvre. *Eclairage* (Encyclop. des Aide-mémoire). Paris, 1896. — Dumont et Hubou. *L'acétylène* (Le Génie civil, XXIX, 1896). — A. Blondel. *Rapport sur les unités photométriques* (L'éclairage électrique, VIII, 1896). — Dargelos. *Eclairage artificiel des salles d'étude à l'aide de la lumière diffuse* (Annales d'Hyg., XXXVI, 1896). — Erismann. *Die Künstliche Beleuchtung der Schulzimmer* (Zeitschr. f. Schulgesund., 1897). — Motais. *L'éclairage artificiel* (Paris, 1897). — Blondel et Broca. *Photomètre universel à vision binoculaire* (L'éclairage électr., X, 1897). — Kermauner et Prausnitz. *Untersuchungen über indirecte (diffuse) Beleuchtung von Schulzimmern, Hörsalen und Werkstätten mit Auerschem Gasglühlicht* (Archiv f. Hyg. XXIX, 1897). — Oberdieck. *Ueber Beleuchtung mit Petroleum* (Ibid., XXXIII, 1898). — H. Reichenbach. *Ueber Wärmestrahlung von Leuchtflammen* (Ibid., XXXIII, 1898). — Bayr. *Ueber Beleuchtungversuche in Schulzimmern mit direkter und indireckter Beleuchtung* (Zeitschr. f. Schulgesundh., 1898). — J. Vertess. *Acetylen vom hygienischen Standpunkte* (Gesundh. Ingenieur, 1898. — Galine et Saint-Paul. *Eclairage* (Paris, 1898). — F. Erismann. *Die hygienische Beuhrtheilung der verschiedenen Arten Künstlicher Beleuchtung, mit besonderer Berücksichtigung der Lichtvertheilung* (D. V. f o. Gesundheitspflege, XXXII, 1900).

5° ELOIGNEMENT DES IMMONDICES

Les groupes humains, par le seul fait de la vie et des habitudes des individus dont ils se composent, donnent lieu à la production d'une certaine quantité de déchets très riches en matière organique et renferment un plus ou moins grand nombre de microbes ; il arrive parfois que quelques-uns de ceux-ci sont pathogènes. Quoi qu'il en soit, ces résidus tendent naturellement à s'accumuler peu à peu et à subir les différentes transformations auxquelles ils sont voués dans l'habitation elle-même ou dans son voisinage immédiat : d'où une souillure progressive, ordinairement banale mais à l'occasion spécifique, non seulement du milieu habité mais aussi, par son intermédiaire, de l'atmosphère ambiante, du sol, des eaux superficielles, voire des eaux souterraines quand les circonstances locales s'y prêtent.

Après avoir exposé quelle est la nature des résidus en question et quelles peuvent être pour la santé les conséquences de la malpropreté générale ou spéciale que leur présence engendre, nous verrons que l'hygiène commande de la façon la plus formelle l'éloignement complet et immédiat de ces immondices. Le chapitre actuel a pour principal objet l'étude des méthodes à l'aide desquelles on cherche à réaliser cette évacuation qui constitue la partie la plus délicate de l'entretien de la propreté du milieu habité. Nous nous préoccuperons en terminant de la destination finale à donner aux immondices évacués : autre problème qui ne le cède pas en importance au précédent dont il est en somme l'indispensable complément.

Les souillures domestiques. Leur rôle étiologique.

Variétés des souillures domestiques. — Les multiples souillures qui se rencontrent régulièrement dans nos demeures se groupent d'habitude comme suit :

1° *Les excrétions humaines.* — Ce sont essentiellement les *matières fécales* et l'*urine*, dont les quantités respectives varient surtout suivant l'âge et le sexe. Le tableau ci-dessous de Letheby indique ces différences en même temps que la constitution des matières excrémentitielles.

ÉLÉMENTS CONSTITUANTS	SEXE MASCULIN		SEXE FÉMININ	
	ENFANTS	ADULTES	ENFANTS	ADULTES
FÈCES				
État frais.	96 gr. 97	149 gr. 55	30 gr. 07	40 gr. 08
Matière sèche	24 92	31 52	7 99	10 66
— organique	21 50	26 62	6 92	9 21
Azote.	1 39	1 76	0 45	0 62
Matières minérales	3 32	4 90	1 08	1 44
Acide phosphorique . . .	1 10	1 76	0 37	0 51
Potasse.	0 39	0 65	0 11	0 17
URINE				
État frais	563 gr. 45	1372 gr. 70	478 gr. 58	902 gr. 28
Matière sèche	27 47	62 28	21 26	45 02
— organique.	19 19	48 76	16 26	34 47
Azote.	4 70	13 64	4 56	9 24
Matières minérales	8 28	13 52	4 99	10 55
Acide phosphorique . . .	0 99	1 95	0 68	1 39
Potasse.	1 13	2 21	0 77	1 55

Les chiffres de Wolff et Lehmann sont fort analogues. La moyenne journalière pour tous les âges serait d'après cela entre 80 et 90 gr. pour les matières fécales, 900 à 1100 gr. pour l'urine, soit en volume au plus 1 litre et 1/2 d'excrétions, et pour 100,000 habitants d'une ville quelque chose comme 9 mètres cubes de fèces et 120 mètres cubes d'urine. Cette fixation correspond approximativement aux chiffres ci-après de Pettenkofer généralement adoptés en Allemagne: 33 kilog. de matière fécale (37 kilog. d'après Vogel) et 430 kilog. d'urine par tête et par an, soit un volume total d'à peu près un demi-mètre cube. Notons du reste que l'urine renferme 95 0/0 d'eau, 0,5 0/0 de phosphate, 1,4 0/0 d'azote ; les matières fécales 75 0/0 d'eau et 22 0/0 de substance organique dont 3,5 de phosphate et 2,2 d'azote.

L'homme excrète donc chaque jour une quantité importante de substances putrescibles dont la décomposition est même déjà commencée au moment de l'excrétion en ce qui concerne les fèces, comme l'annonce leur odeur ; celle-ci se développe surtout en raison de l'action sur la matière organique des microbes saprophytes (parmi lesquels domine le B. coli) qui pullulent dans les fèces à leur issue même de l'intestin : 67,000 à 80,000 germes par milligramme selon Gilbert et Dominici. La présence d'une certaine proportion de liquide favorise naturellement le processus putréfactif qu'entrave au contraire la dessiccation, fût-elle assez superficielle ; d'où l'explication du pouvoir désodorisant vis-à-vis des matières fécales de simples absorbants, comme la terre sèche, la poudre de tourbe. De son côté l'urine abandonnée à l'air ne tarde pas à être envahie par la fermentation ammoniacale. Son mélange avec les fèces évolue encore plus rapidement vers une décomposition qui donne finalement naissance en outre des acides gras, de l'acide carbonique et de l'hydrogène, à de l'hydrogène sulfuré et à de l'hydrogène carboné, entre autres.

Les matières fécales peuvent ne pas renfermer seulement des saprophytes, mais aussi des microbes pathogènes provenant de l'intestin de l'homme malade : les selles des typhoïsants, des cholériques, des individus atteints de tuberculose intestinale sont dans ce cas; il en est vraisemblablement de même des selles des dysentériques, encore qu'ici le germe infectieux soit resté jusqu'à présent indéterminé. Toutefois nous croyons qu'il faut prendre garde de s'exagérer la persistance des microbes pathogènes au sein des matières fécales en raison notamment de la pullulation concurrente des saprophytes dans ce milieu. C'est ainsi que Uffelmann a constaté que le vibrion du choléra disparaissait d'autant plus promptement des selles cholériques que celles-ci étaient soumises à une température plus favorable au développement des germes saprophytes.

L'urine elle aussi peut servir chez les malades de véhicule à l'excrétion de divers microbes pathogènes ; d'après des observations assez récentes elle renfermerait de nombreux germes typhiques à une certaine période de la fièvre typhoïde.

Au même point de vue il faut tenir compte parmi les excrétions humaines des *crachats* qui représentent certainement un mode fréquent de dissémination de microbes pathogènes : au premier rang le bacille tuberculeux, et ensuite le pneumocoque, le bacille de la peste, celui de la lèpre. Le bacille tuberculeux reste longtemps virulent dans les crachats après que ceux-ci sont desséchés ; le pneumocoque lui-même vivrait dans ces conditions pendant plusieurs semaines.

2° *Les eaux ménagères.* — Cette classe d'immondices réunit les eaux de lavages de toutes espèces : eaux de lavages des cuisines ou eaux de vaisselle, eaux de toilette et de bains, eaux de nettoyage des locaux, des objets. du linge. Les premières sont manifestement riches en matières organiques. débris alimentaires, graisses, etc. Les eaux de toilette emportent les produits de l'excrétion cutanée, des fragments épidermiques, etc. Enfin les eaux de nettoyage véhiculent les souillures de toutes sortes disséminées dans l'habitation et sur les objets dont nous faisons usage, souillures ordinairement banales, parfois spécifiques, qui se trouvaient auparavant déposées la plupart du temps sous forme de poussières sur le sol des locaux, les diverses surfaces horizontales, etc.

D'après les recherches de Schorer (à Brême) ces eaux ménagères proprement dites pourraient ne représenter guère que 10 à 12 mètres cubes par tête et par an, soit quotidiennement 30 à 35 litres. Ce chiffre que l'on rencontrerait dans les localités privées de distribution d'eau est vraisemblablement le volume minimum de liquide souillé dans l'habitation auquel on puisse avoir affaire. D'ordinaire, comme nous le verrons, la masse à écouler est beaucoup plus considérable, et cela se comprend sans peine puisqu'il doit être et qu'il est généralement fourni aux individus une quantité d'eau pure très supérieure à ce qui vient d'être énoncé : or il faut bien que cette eau soit évacuée, après avoir plus ou moins servi. Il en résulte que les eaux ménagères offrent le plus souvent un volume double ou triple de celui observé par Schorer ; mais ce n'est certes point à dire que les souillures qu'elles contiennent s'accroissent dans la même proportion que le liquide. Il est même assez évident que la quantité de ces souillures, qui pour le moment nous importe seule, ne saurait comporter des variations aussi étendues. Et la preuve en est en effet que d'une manière générale plus les villes évacuent d'eau plus la teneur de celle-ci en impuretés est faible. D'où cette conclusion que la quantité si variable de l'eau évacuée ne représente guère que la dilution plus ou moins grande d'une quantité beaucoup plus constante de souillures.

Nous ne sommes d'ailleurs pas en mesure de donner une évaluation au sujet de la teneur des eaux ménagères en impuretés, précisément à cause des modifications profondes dont elles sont susceptibles, et aussi en raison de ce fait que les eaux dont on trouve l'énumération en tête du présent paragraphe sont volontiers additionnées dans l'habitation ou à sa sortie d'autres eaux qui ne sont point des *eaux ménagères* proprement dites : les eaux qui servent spécialement à véhiculer dès l'origine les excrétions humaines, quand il est fait usage de ce système d'évacuation, et surtout les eaux de pluie provenant des toitures, des cours, ou même des rues, et dont le volume est infiniment variable.

3° *Les ordures ménagères.* — On comprend sous ce titre les épluchures et débris de substances alimentaires quelconques provenant des cuisines, le produit du balayage des divers locaux de l'habitation, le résidu des foyers de chauffage qui y fonctionnent, etc. Cette masse très variable à tous égards selon les habitudes de chaque pays a été cependant évaluée par Brix à 0 kilog., 4 ou 0 k., 5 en moyenne par tête et par jour, soit 125 à 150 kilog., ou $0^{m3},25$ par tête et par an ; mais ces chiffres sont susceptibles d'offrir des variations en plus ou en moins atteignant jusqu'à 40 0/0 de leur valeur.

D'après Petermann et Richard (de Bruxelles), cités par E. Richter, une quantité d'ordures ménagères que l'on amènerait au poids de 1,000 kilog., par l'extraction préalable de 130 kilogr. d'eau contiendrait moyennement :

Matière inorganique : 730 kil.
Matière organique   : 270 kil.

Ces proportions elles aussi sont sujettes à se modifier singulièrement d'une localité à l'autre suivant les habitudes des populations. Toutefois la teneur en matière inorganique reste comparativement élevée, encore que la matière organique soit toujours assez abondante pour qu'à un moment donné sa putréfaction soit très capable d'inspirer de sérieuses inquiétudes. D'un autre côté il est possible que les ordures ménagères renferment des germes pathogènes apportés avec les produits du nettoyage de locaux habités par des malades qui auront plus ou moins semé autour d'eux les microbes en question. Il est vrai que si l'on met bien en pratique les préceptes de l'hygiène moderne au sujet du nettoyage de tous les locaux par voie humide, on restreint singulièrement l'infection des ordures ménagères, la plupart des germes recueillis avec les poussières des locaux étant alors entraînés avec les eaux ménagères : c'est un avantage fort appréciable, car de la sorte ces germes ont infiniment moins de chance de se répandre après dessiccation dans l'atmosphère des milieux habités que s'ils étaient mélangés aux ordures. En même temps le collectionnement provisoire desdites ordures, leur enlèvement et leur transport dans les rues, par des moyens ordinaires, n'offrent plus guère d'inconvénients sérieux.

Au moment de ces dernières opérations d'enlèvement et de transport les ordures ménagères sont souvent mélangées avec les ordures de la rue proprement dites, qui offrent des caractères analogues au point de vue de leur composition : c'est-à-dire qu'elles contiennent surtout des matières inorganiques, et à côté une quantité encore notable de matière organique.

A côté de ces trois grandes classes d'immondices il faut citer les *excrétions des animaux* et les *eaux résiduaires industrielles* qui si elles ne se produisent pas dans l'habitation peuvent du moins en souiller les alentours immédiats et par là influer sur sa salubrité. Un cheval par exemple donne par 24 heures 12 à 15 kilog. d'excréments (crottin et urine) contenant environ 0 k., 10 d'azote. Quant aux eaux industrielles on ne peut formuler aucune appréciation moyenne de leur quantité ni de leur qualité qui sont capables de varier du tout au tout d'un cas à l'autre.

Mentionnons enfin les *ordures des rues*, désignées chez nous sous le nom de *gadoues*, qui comprennent d'abord la poussière ou la boue provenant entre autres de l'usure du sol ou du revêtement des rues elles-mêmes, puis les excrétions que les animaux abandonnent sur leur passage, enfin les détritus très variés répandus par les humains. Selon Brix la proportion moyenne des gadoues urbaines atteindrait par an et par habitant 80 kilog., dont 25 kilog. de matière organique et 55 kilog. de matière inorganique.

Influence sanitaire des souillures. — Disséminées dans la maison (dont elles constituent ainsi la malpropreté), ou même collectionnées en certains points de nos demeures, les souillures influencent défavorablement l'économie humaine soit directement, par contact faisant pénétrer dans l'intimité des tissus certains éléments de la souillure, soit par l'intermédiaire des aliments ou des boissons, et spécialement de l'eau, soit enfin par l'intermédiaire de l'air. L'action nuisible qui s'exerce ainsi est tantôt banale, tantôt spécifique ; autrement dit il se peut que la vitalité des individus soit seulement amoindrie, que leur économie subisse telles modifications qui lui confèrent une certaine aptitude à servir de terrain à l'évolution d'un germe pathogène ; ou bien c'est le germe pathogène nécessaire lui-même que la souillure nous amène en quantité suffisante et doué de la virulence susceptible de vaincre la résistance normale de nos cellules. Bien des fois sans doute le germe pathogène et les circonstances qui favoriseront le développement de l'infection de l'organisme humain proviennent simultanément de la souillure du milieu habité. Mais non moins fréquemment, croyons-nous, la malpropreté n'est l'origine que des circonstances qui permettent à un moment donné à un germe vivant d'ailleurs à l'état latent en quelque point de l'organisme, et d'allures en apparence inoffensives, de proliférer et de déterminer l'infection de cet organisme dont les défenses se trouvent plus ou moins affaiblies.

Il n'est pas difficile de comprendre comment les germes pathogènes qui peuvent exister parmi les souillures domestiques, ainsi que nous l'avons dit tout à l'heure, arrivent à pénétrer dans l'organisme, apportés jusque-là par les contacts, par les aliments, l'eau de boisson, et même par l'air. On ne sait malheureusement pas d'une façon assez précise pendant combien de temps et à la faveur de quelles circonstances ces germes se conservent d'abord dans les souillures. Nous avons donné précédemment (p. 243) à ce sujet quelques indications concernant la conservation des germes pathogènes au sein des poussières sèches ; mais peut-être de semblables conditions doivent-elles être envisagées comme relativement favorables à la persistance de beaucoup de germes peu sensibles à la dessiccation et d'ailleurs protégés, tandis qu'elle s'opère, contre la concurrence des saprophytes, qui ne sauraient alors proliférer. Bien entendu le microbe pathogène est encore mieux à l'abri de toute cause de destruction quand il est enveloppé comme d'une gangue par la souillure desséchée autour de lui. Mais il en va sans doute tout autrement quand cette souillure contient une proportion d'eau suffisante pour devenir le théâtre de la prolifération d'espèces saprophytes qui bientôt modifient profondément et décomposent la matière organique qui leur sert de support : nous admettrons que d'ordinaire les microbes pathogènes ne survivent guère à l'apparition de ces phénomènes.

En attendant, il reste certain que nos doigts peuvent parfois emprunter à des surfaces malpropres des germes infectieux et les transporter par exemple jusqu'à notre bouche : d'autres fois ce seront nos aliments qui auront été contaminés, ou encore l'eau que nous ingérerons et jusqu'à laquelle seront parvenues des souillures contenant des microbes pathogènes. Finalement nous avons vu que ceux-ci sont capables d'être soulevés à l'occasion avec les poussières, de flotter quelque temps dans l'atmosphère des locaux, et de s'introduire avec l'air dans nos voies respiratoires ou digestives. Tels sont les faits indiscutables qui, au seul point de vue de la prophylaxie des infections microbiennes, rendent déjà indispensable l'éloignement des souillures du milieu habité.

D'autre part, on ne saurait perdre de vue les résultats expérimentaux de Flügge et de ses élèves d'après lesquels, par analogie avec des observations antérieures de Soyka, un courant d'air de 4 m. par seconde pourrait détacher d'une surface liquide et charrier à quelque distance des gouttelettes contenant des microbes ; des courants aériens même très énergiques n'arriveraient pas à un semblable résultat vis-à-vis de simples surfaces humides : en revanche, Zilgien prétend que la seule évaporation de telles surfaces serait susceptible d'amener la dissémination dans l'atmosphère, avec les vapeurs, d'une partie des germes présents. Les faits que nous venons de rapporter sont, il est vrai, d'observation fort délicate ; certains ont besoin d'être confirmés ; il faudra ensuite chercher à élucider l'importance de leur rôle dans la pratique ; jusque-là il est bon de rester un peu sur la réserve vis-à-vis de leurs conséquences étiologiques. Mais, du moins, doit-on avoir désormais présente à l'esprit la notion de leur possibilité. On en conclura à tenir les souillures sous forme plus ou moins liquide comme presque aussi suspectes qu'à l'état sec au point de vue d'une contamination spécifique des individus par l'intermédiaire de l'air ; d'où la nécessité rigoureuse de débarrasser sans délai la maison de ces souillures et, en outre, d'en obtenir la désinfection lorsqu'on est assuré de leur caractère infectieux, autrement dit quand elles proviennent de malades.

Une réflexion s'impose toutefois à ce propos. C'est que, conformément à une doctrine qui a été défendue entre autres par Kelsch, certains germes qui sont à un moment donné les agents d'un état morbide chez un ou plusieurs individus ne reconnaissent probablement pas toujours pour origine, même indirecte, un ou plusieurs cas pathologiques semblables. Ces germes offriraient en temps ordinaire toutes les allures de simples saprophytes vivant soit au sein de l'organisme humain, soit dans les milieux extérieurs banalement souillés. Mais, à la faveur de circonstances complexes, sur lesquelles nous ne sommes actuellement guère édifiés, influençant sans doute à la fois et l'homme et les microbes, ceux-ci acquéreraient éventuellement des propriétés pathogènes. Ou bien encore tels germes inoffensifs par eux-mêmes, isolément, pourraient former avec d'autres espèces dans l'économie humaine des associations particulièrement redoutables pour celle-ci. D'où finalement l'indication d'avoir à se méfier de toutes les matières qui, comme les immondices, sont riches en germes, ces microorganismes eussent-ils d'ailleurs tous les caractères de saprophytes. Leur présence dans l'habitation doit toujours être considérée comme une menace pour la salubrité et par conséquent il faut les en éloigner le plus tôt possible.

La malpropreté agit encore sur la santé des individus par un mode différent de celui que nous avons exposé jusqu'ici, lequel n'est, en somme, qu'un processus purement microbien. La question de la contamination par des germes de nature spécifique ou même banale mise à part, il convient en effet de reconnaître le rôle de l'élément fondamental des diverses souillures, à savoir la matière organique sous toutes ses formes, solide ou liquide, tantôt envahie par la putréfaction et donnant lieu au dégagement de produits de décomposition gazeux, tantôt desséchée et se pulvérisant dans l'air. Il est clair que, comme les microbes, cette matière organique peut souiller nos mains, les aliments, l'eau de boisson ou l'air que nous respirons et entrer ainsi en relations intimes avec l'organisme. Mais les conséquences de ces faits ne laissent point que d'être d'habitude assez difficiles à nettement déterminer, à moins qu'il ne s'agisse d'une espèce d'intoxication massive comme celle que connaissent tous ceux qui ont fréquenté les amphithéâtres d'anatomie, et qui se traduit par des accidents gastro-intestinaux évidemment dus à l'absorption de toxines volatiles.

On admettait volontiers autrefois un rapport direct de cause à effet entre la malpropreté banale des milieux habités et la genèse d'un certain nombre d'affections dont la nature microbienne ne saurait être mise en doute aujourd'hui : au premier rang le typhus, puis la fièvre typhoïde, diverses diarrhées, et même la tuberculose pulmonaire. Cette manière de voir n'est plus maintenant soutenable telle quelle. Mais, d'un autre côté, la part de l'organisme humain, c'est-à-dire du terrain, dans tout processus infectieux, nous semble désormais assez évidente pour que nous ne puissions hésiter à penser que si la souillure organique n'est pas la cause proprement dite d'une maladie infectieuse, du moins est-il fort vraisemblable qu'elle est très capable de préparer l'économie à la maladie en troublant les processus nutritifs, en affaiblissant peu à peu ses résistances normales par une sorte d'intoxication, ou tout simplement même en l'empêchant de jouir des conditions naturellement vivifiantes qui résulteraient pour elle de l'intégrité des milieux auxquels nous avons affaire. Des germes pathogènes ou susceptibles de le devenir à l'occasion, répandus soit dans ces milieux soit dans nos propres organes, donnent alors naissance à une véritable infection. On revient ainsi, en modifiant toutefois quelque peu son acception, à l'ancienne théorie de Murchison, d'après laquelle la fièvre typhoïde « peut naître indépendamment d'un cas antérieur par la fermentation des matières fécales et peut-être par la fermentation d'autres formes de matière organique ».

Il ne paraît pas exister grande différence, au point de vue de la dépression finale de notre vitalité, entre les diverses voies par lesquelles, selon la forme qu'ils revêtent, les détritus organiques plus ou moins décomposés ou leurs produits pénètrent dans l'économie. L'inhalation ou l'ingestion seraient dans l'espèce aussi inquiétantes l'une que l'autre, comme on peut s'en convaincre par une foule d'observations étiologiques concernant entre autres l'éclosion d'épidémies bien localisées de dysenterie, d'ictère catarrhal, de fièvre typhoïde. Parmi ces observations beaucoup semblent bien mettre hors de doute que dans certains cas les émanations de foyers putrides ont été la cause apparente de la maladie, en d'autres termes, ont conféré à l'organisme humain l'aptitude à l'infection par tel ou tel germe, absolument comme nous avons vu que cela se produisait (p. 240) lors de la souillure générale de l'air confiné par la présence au sein de cet air des habitants des locaux : encore convient-il de remarquer que dans ce cas il ne s'agit que des émanations provenant directement du corps humain, et non point de celles infiniment plus abondantes et offrant peut-être des qualités plus nocives qui prennent naissance dans les immondices accumulés.

On a invoqué, il est vrai, à l'encontre de cette opinion le cas des ouvriers de certaines industries qui respirent un air abondamment chargé d'effluves organiques sans pour cela se trouver plus souvent atteints d'infections. Peut-être y a-t-il ici un effet d'accoutumance. On objecte aussi les résultats négatifs d'expériences comportant l'inhalation prolongée d'émanations putrides, voire fécales, telles que celles de Stich. Mais cela prouve seulement, croyons-nous, que les phénomènes naturels sont volontiers d'une complexité dont nous nous faisons à peine une idée et dont nous ne savons guère reproduire artificiellement les modalités. Cependant Alessi a constaté que des animaux (rats, cobayes, lapins) respirant des gaz putrides deviennent plus susceptibles vis-à-vis du bacille typhique et succombent à l'inoculation qui leur en est faite plus vite que des animaux ayant vécu dans des conditions normales. On peut avancer que certaines expériences de Mattei et de Charrin témoignent dans le même sens que celles d'Alessi. Sans doute l'homme ne se trouve pas d'ordinaire dans des conditions aussi défavorables que les animaux sur lesquels Alessi recherchait l'action des émanations putrides : mais il est possible que nous soyons plus sensibles à ces émanations que lesdits animaux. Et l'on n'oubliera pas non plus que là où la malpropreté atteint à son plus haut degré l'hygiène est violée encore à bien d'autres points de vue, et que ces circonstances fâcheuses se renforcent en général réciproquement.

En résumé, il faut reconnaître que les souillures du support et des milieux par les immondices ont une importance énorme dans la propagation des maladies épidémiques et pour la préparation des individus ou des collectivités à l'infection. Il n'y a peut-être pas de *maladies de saleté*, dans le sens d'une étiologie rigoureuse. Néanmoins, il suffit que la malpropreté soit capable d'abriter souvent les germes des affections spécifiques et de constituer, à tout le moins, la préparation la plus favorable et la plus sûre aux épidémies, pour que l'hygiène ait le souci de détourner ces dangers évidents et ces altérations des milieux qui diminuent à coup sûr la vitalité des groupes, en attendant qu'elles deviennent indirectement cause de la mort d'un certain nombre d'individus. Les matériaux usés devront donc quitter la maison le plus complètement et le plus rapidement possible : les divers procédés d'évacuation ne vaudront que dans la mesure où ils satisferont plus ou moins à cette double exigence.

A. ÉVACUATION DES IMMONDICES SOLIDES

(ORDURES MÉNAGÈRES ET BALAYURES DES RUES)

Les *ordures ménagères*, dont nous avons indiqué plus haut la composition et la quantité approximative, sont collectionnées dans chaque habitation particulière dans un récipient spécial (obligatoire à Paris depuis 1884) qui devra être bien étanche et de préférence en métal pour que son nettoyage exact soit plus aisé. Les caisses ou tonnes de tôle galvanisée conviennent bien. Leur volume ne doit jamais les rendre difficiles à manier. Il est bon qu'elles soient munies d'un couvercle, mais celui-ci sera complètement amovible afin de ne pas constituer une gêne lorsqu'il s'agit de vider le récipient.

Autant que possible ces boîtes d'ordures seront déposées dans un lieu bien aéré, dans une cour par exemple : la chose est notamment à recommander pour le récipient commun d'une maison occupée par plusieurs ménages qui viennent tous les jours y vider chacun leur boîte particulière. Nous ne conseillons pas d'ailleurs de faire parvenir les ordures des divers appartements d'une maison jusqu'à ce récipient commun au moyen de gaines ou conduits spéciaux ; ce procédé assez usité en Angleterre et en Amérique n'offre pas de garantie suffisante en ce qui concerne le départ très exact des ordures : il en reste toujours le long des parois des conduits de chute qu'aucun courant d'eau ne vient laver.

Chaque matin, les récipients d'ordures sont portés hors de la maison et vidés dans des voitures qui transportent leur contenu hors des villes. On évitera soigneusement de jamais déposer les ordures sur la voie publique elle-même, car on favoriserait ainsi leur dispersion : il est à regretter que ce soit justement ce qui se passe encore dans un très grand nombre de villes. La propreté et même la désinfection des récipients d'ordures sera assurée par un badigeonnage périodique de leurs parois au lait de chaux ; en temps normal il suffit de renouveler cette opération tous les 3 mois.

Chez nous l'enlèvement des ordures est ordinairement un service municipal, ce qui lui assure une certaine régularité. Il s'exécute au moyen de tombereaux qui gagneraient à pouvoir être complètement fermés, comme le sont la plupart de ceux en usage dans les grandes villes allemandes : Paris va commencer à employer des voitures de ce genre.

Les *balayures des rues* sont chargées dans les mêmes véhicules que les ordures ménagères ; l'ensemble constitue ce que l'on appelle en France les *gadoues* dont nous verrons plus loin la destination finale.

B. ÉVACUATION DES IMMONDICES LIQUIDES

(EXCRÉTIONS HUMAINES, EAUX MÉNAGÈRES, ETC.)

Nous réunissons dans ce chapitre l'étude des procédés d'évacuation concernant les excrétions humaines et les eaux ménagères auxquelles se joignent le cas échéant les eaux pluviales qui ont ruisselé sur les toitures, à la surface des cours ou des chaussées, et les eaux résiduaires industrielles. Ces divers immondices sont en effet susceptibles d'être éloignées de l'habitation toutes ensemble et par les mêmes voies ; nous verrons que c'est même là la solution de choix à adopter très généralement et qui est réalisée par ce que l'on appelle le *système des égouts unitaires* ou du « tout à l'égout ». Toutefois, il arrive souvent que l'on sépare au contraire les immondices suivant leur nature ; tantôt on évacue par une canalisation les liquides proprement dits (eaux ménagères, pluviales, etc.), tandis que les matières fécales sont provisoirement recueillies dans des récipients dont on vidange et charrie de temps à autre le contenu ; c'est ce que nous désignerons sous le nom de *systèmes séparateurs avec vidange ;* — tantôt toutes les immondices sont bien évacuées par canalisation souterraine, mais avec une canalisation spéciale pour les excrétions humaines et tout ou partie des eaux ménagères, et une autre, distincte, pour les eaux pluviales et industrielles : ce sont les *systèmes séparateurs avec double canalisation.*

Il faut bien signaler aussi une manière de faire qui est en somme la négation de toute espèce de système régulier et aboutit fatalement à l'infection du milieu habité ; c'est celle usitée dans beaucoup de villages et dans un certain nombre de villes, qui consiste à jeter dans la rue et à laisser couler devant les maisons, dans une rigole plus ou moins mal empierrée, les eaux ménagères dont une partie s'infiltre nécessairement dans le sol ; il en est de même des excrétions humaines disséminées çà et là autour de l'habitation et dont l'élimination est abandonnée au hasard des circonstances météoriques et autres. On connaît le spectacle répugnant qu'offrent les villes sans égouts où les eaux ménagères croupissent le long des trottoirs dans un *ruisseau de rue* à pente insuffisante, répandant des odeurs putrides. Dans plusieurs quartiers de quelques villes de notre Midi, on pratique le jetage au ruisseau de rue de la totalité des immondices dont on veut débarrasser la maison. D'autres fois, on creuse à proximité, dans un jardinet par exemple, un trou de 2 m. de profondeur où l'on amoncelle des pierres et de gros cailloux, et l'on fait arriver là toutes les eaux ménagères : c'est ce que l'on appelle une *éponge.* Les villes du Nord conservent volontiers les *puits absorbants, puits perdus* ou *puisards* pour éliminer les liquides résiduaires ou même l'intégralité des matières excrémentitielles. Quand le terrain est perméable sur une grande épaisseur et que la nappe souterraine est assez éloignée, la matière organique est détruite pendant quelque temps dans le sol où elle s'infiltre ; mais à la longue la vase colmate les parois du *boit-tout* qui finissent par ne plus absorber : les liquides souillés refluent alors vers l'orifice et il faut creuser un autre puits. Quand la nappe souterraine est au niveau ou très près du fond du puisard, les souillures passent directement dans cette nappe et par suite disparaissent promptement ; mais l'eau souterraine se trouve tout à fait corrompue. Le Comité consultatif d'hygiène de France a depuis longtemps demandé l'interdiction d'installer des puisards pour les constructions neuves.

1° Systèmes séparateurs avec vidange.

Dans ces systèmes, avons-nous déjà dit, les eaux ménagères, pluviales ou industrielles sont évacuées tant bien que mal par une canalisation souterraine plus ou moins convenable, mais dont les conditions d'établissement ne devraient du reste en aucun cas s'écarter des règles que nous formulerons plus loin à l'égard de toute espèce de canalisation d'eaux résiduaires ; quant aux matières excrémentitielles on les collecte pendant un certain temps dans des récipients spéciaux du contenu desquels on opère par intervalle la *vidange,* puis le charroi à une certaine distance des habitations. C'est uniquement de ce qui concerne les différents procédés de collectionnement et de vidange de ces matières excrémentitielles qu'il sera question ici.

En principe l'hygiène ne peut prévoir la mise systématique en dépôt des immondices, car l'idéal à atteindre est le départ immédiat de l'habitation de toute souillure à mesure qu'elle se produit ; un procédé qui comporte un délai quelconque est par cela même imparfait et ne doit être toléré qu'en raison d'impossibilité matérielle de faire mieux. Le cas se présente d'ailleurs dans un certain nombre de situations où il ne reste plus qu'à tâcher de pallier quelque peu les défauts du procédé adopté.

Le collectionnement des matières excrémentitielles se fait essentiellement dans deux sortes de récipients, les *fosses fixes* et les *fosses mobiles* (ou tinettes), les premières de dimensions relativement considérables et vidangées sur place à intervalles assez éloignés, les secondes plus petites et que l'on emporte fréquemment pour en vider le contenu dans un endroit déterminé, loin des habitations.

Fosses fixes. — Les fosses fixes sont des excavations pratiquées dans le sol, au niveau des fondations de l'habitation, et dont les parois sont maçonnées. Afin d'éviter l'arrivée dans les locaux d'émanations infectes il faut s'efforcer d'écarter les fosses autant que possible de l'aire couverte par la bâtisse de la maison à laquelle elles sont annexées, tout en les maintenant sous les cabinets d'aisances d'où doivent leur arriver directement les matières excrémentitielles : par suite il faudrait installer régulièrement ces cabinets un peu en dehors des bâtiments habités. Les fosses fixes ne seront pas non plus trop rapprochées de la nappe souterraine ou des puits y aboutissant de crainte d'*infiltrations* qui ne sont malheureusement que trop communes. On donnera à ces fosses une forme générale cylindrique ou cubique en évitant des dimensions trop considérables qui permettraient de différer trop longtemps l'opération de la vidange ; à condition de ne pas jeter d'eau du tout dans les fosses, la vidange devra être exécutée deux fois par an si l'on dispose de 1/3 de mètre cube par habitant, quatre fois par an si l'on n'a que 1/6 de mètre cube : quand on se sert d'un peu d'eau dans les cabinets, il faut compter en plus par trimestre et par habitant environ un demi-mètre cube de fosse.

Malgré tous leurs inconvénients au point de vue de l'intégrité des milieux, et cela quelles que soient d'ailleurs les améliorations que l'on s'efforce de leur apporter, les fosses fixes persistent cependant presque en tous pays dans les petites villes, et en France dans la plupart des grandes elles-mêmes. Là où les efforts des hygiénistes ont fini par faire adopter en principe un autre système d'évacuation des matières excrémentitielles on n'arrive que bien lentement à vaincre les résistances de la plus détestable routine défendant avec opiniâtreté une méthode dont la parfaite insalubrité ne saurait faire aucun doute aux yeux des gens compétents.

Pour éviter les *infiltrations* on s'est ingénié à assurer aux fosses des parois imperméables, encore que bien souvent ceux qui ont à leur charge la vidange ne soient point fâchés des pertes que fait leur fosse puisqu'il en résulte une économie immédiate. Au reste les parois les mieux conditionnées lorsqu'elles sont neuves ne paraissent pas en général conserver longtemps l'imperméabilité requise, sauf peut-être les fosses métalliques, recommandées par Blasius et divers hygiénistes allemands, usitées à Saint-Pétersbourg, mais par ailleurs fort peu répandues. On rencontre plutôt des fosses en maçonnerie. Suivant les indications de Thorwirth il sera bon de leur donner une double paroi en briques très cuites hourdées au ciment hydraulique, avec entre les deux parois une couche épaisse d'argile ou d'asphalte. Certains constructeurs ont proposé d'employer pour le revêtement le plus interne des carreaux de grès vitrifié posés sur une couche d'asphalte ; en dehors de celle-ci se trouverait un bâti en briques reposant du côté du fond de la fosse sur un socle en béton, et doublé latéralement par une chape en ciment s'appuyant elle-même contre un épais corroi d'argile. Le fond de la fosse sera toujours concave et les angles internes de la fosse arrondis pour en faciliter le nettoyage.

Brouardel a constaté que, dans les fosses de Paris, la matière solide, qui ne devrait former que du huitième au sixième du contenu, en représentait réellement le tiers ou même plus par suite de l'infiltration du liquide au dehors. Fréquemment le sol environnant est souillé au point de répandre une odeur fécale évidente. Würtz examinant la terre recueillie près des fosses à Bicêtre et à la Salpêtrière obtenait les résultats suivants (rapportés à 1 kilog. de terre séchée à 120°).

PROVENANCE DE LA TERRE	PRISE D'ÉCHANTILLON	PERTE AU FEU	CARBONE DES MATIÈRES ORGANIQUES	AMMONIAQUE DES SELS AMMONIACAUX	AMMONIAQUE DES MATIÈRES AZOTÉES	ACIDE NITRIQUE calculé à l'état d'anhydrite
		gr.	gr.	gr.	gr.	gr.
Bicêtre	Autour de la fosse	117 00	8 11	»	0 0986	0 227
La Salpêtrière. {	Près de la fosse.	140 00	9 8	0 0127	0 0978	0 316
	Loin de la fosse.	40 00	1 05	0 0018	traces.	0 019

De son côté Wolfhügel a trouvé en grammes, par mètre cube de terre :

SOL	SUBSTANCES SOLUBLES					SUBSTANCES INSOLUBLES	
	QUANTITÉ TOTALE	PERTE AU ROUGE	MATIÈRES ORGANIQUES	CHLORURE	ACIDE NITRIQUE	PERTE AU ROUGE	AZOTE
Normal	211	52	118	10	12	1504	14
Moyenne de 8 fosses	603	185	1257	110	19	5461	60

Les *émanations* des fosses constituent un inconvénient au moins aussi difficile à combattre que les infiltrations. La couverture des fosses comporte bien une couche imperméable ; on peut d'autre part sceller au ciment la pierre qui ferme l'orifice assez large par lequel on opère la vidange de la fosse, quitte à refaire ce scellement à chaque opération ; mais la voie par laquelle les matières pénètrent dans la fosse, que ce soit un simple trou dans la paroi supérieure ou que ce trou se continue extérieurement par un tuyau de chute, reste toujours ouverte au dégagement des gaz développés par les matières. Ces gaz sont en quantité énorme. Erismann a déterminé, à l'aide de constatations précises et répétées, ce que 135 grammes d'excréments (fèces et urine ensemble, dans la proportion de 1 des premières et 3 de la seconde, comme cela se présente dans les fosses) peuvent abandonner à l'air, dans les conditions les plus habituelles, en vingt-quatre heures.

Il a trouvé (en milligrammes) :

Acide carbonique	83,6
Ammoniaque	15,3
Hydrogène sulfuré	0,2
Substances organiques (carbures d'hydrogène, acides gras, etc.).	56,4
	155,5

Le même auteur pour une fosse de 3 m² de surface, remplie jusqu'à la hauteur de 2 m., a constaté en 24 heures le dégagement de :

	Kilogrammes	Mètres cubes
Acide carbonique.	11,144	5,67
Ammoniaque	2,040	2,67
Hydrogène sulfuré.	0,033	0,02
Carbone.	7,464	10,43

Ces gaz tendent généralement à prendre une direction ascendante, d'autant plus que l'atmosphère extérieure offrira une température inférieure à celle qui règne dans la fosse ou que certains vents se feront sentir et détermineront un appel sur l'orifice de la fosse, c'est-à-dire sur l'orifice donnant d'ailleurs accès aux matières. D'après Erismann il sort la plupart du temps d'une fosse un courant tel qu'en 24 heures il peut s'échapper ainsi onze à douze cents mètres cubes de gaz fétides.

Comme il n'est guère possible d'arriver à doter d'une occlusion hermétique l'orifice par où les matières tombent dans la fosse non plus que le tuyau de chute qui surmonte cet orifice — car on ne saurait songer à une obturation hydraulique qui entraînerait le déversement dans la fosse d'une quantité d'eau relativement grande, d'où l'obligation de vidanger trop souvent, — on tâche d'ordinaire de faire dégager les gaz fétides au-dessus des habitations au moyen d'un *tuyau d'évent* qui débouche un peu plus haut que les toits ; tantôt ce tuyau prolonge le tuyau de chute, tantôt il part de la fosse même dans laquelle on espère alors que le tuyau de chute servira à laisser entrer de l'air (système d'Arcet). En tous cas il est difficile de maintenir un courant régulièrement ascendant dans le tuyau d'évent et de prévenir les refoulements vers l'orifice du tuyau de chute dans les latrines, c'est-à-dire au niveau des locaux habités ; on conseille à cet effet d'adosser le tuyau d'évent à la cheminée d'un foyer allumé en toute saison, celui d'une cuisine par exemple ; mieux encore on installera vers l'extrémité supérieure du tuyau d'évent un brûleur à gaz assurant un appel constant ou même déterminant la combustion d'une partie des produits émanés de la fosse, comme l'appareil de Page : il est d'ailleurs évident qu'une telle solution ne laisse pas que d'être assez sérieusement onéreuse.

Désodorisation des fosses fixes. — On confond souvent la désodorisation des fosses, ou plutôt des matières qu'elles contiennent, avec la désinfection ; nous ne nous occuperons pas ici de cette dernière pratique qui vise essentiellement la destruction des germes, et surtout des microbes pathogènes, susceptibles d'être présents dans les excrétions humaines ; on a d'ailleurs peu de chances d'obtenir à cet égard un résultat bien notable quand on opère sur une masse aussi considérable que celle qui est accumulée dans une fosse et que l'on n'arrive jamais à mélanger d'une façon suffisante avec le désinfectant : il faut désinfecter les matières au fur et à mesure de leur production, avant leur passage dans la fosse, lorsque l'on a de sérieuses raisons de prendre une telle précaution vis-à-vis d'elles, c'est-à-dire lorsqu'elles proviennent de malades. Nous verrons au chapitre DÉSINFECTION les moyens qu'il convient alors d'employer.

Encore qu'elle puisse parfois avoir recours à des procédés analogues à ceux de la désinfection — parce qu'on suspend les fermentations mal odorantes en détruisant les germes qui les engendrent — la désodorisation n'a d'autre but que de faire disparaître les mauvaises odeurs émanées des fosses, ce qui ne comporte pas du tout nécessairement la stérilisation même incomplète de leur contenu ; le plus souvent, en effet, on se borne à agir, pour les modifier, sur les gaz nauséabonds dégagés, notamment sur l'ammoniaque et l'hydrogène sulfuré ; la question de la désodorisation est donc très différente de celle de la désinfection et il est commun que les solutions qui conviennent à l'une ne s'appliquent pas à l'autre.

Les substances dont on peut conseiller l'usage pour la désodorisation sont les suivantes : le *chlorure de chaux*, qui, grâce au chlore lentement dégagé, décompose l'ammoniaque et l'hydrogène sulfuré ; le *chlorure de zinc*, un peu plus cher, donnant au contact de l'ammoniaque et de l'hydrogène sulfuré du sulfure de zinc et du chlorhydrate d'ammoniaque ; le *sulfate de fer*, très bon marché, mais peut-être moins efficace que les précédents, donnant dans les mêmes conditions du sulfure de fer et du sulfate d'ammoniaque ; l'*huile lourde de houille*, avec son odeur spéciale qui masque celle des matières fécales en même temps qu'une couche huileuse protège ces dernières contre le contact de l'air et restreint par suite singulièrement les fermentations ; le *crésyl* en solution à 5 0/0, recommandé par Vincent et par Laveran, et qui est, d'autre part, comme le chlorure de chaux, un désinfectant très efficace des matières fécales (Vincent).

Il faut citer en outre les substances pulvérulentes telles que la terre sèche, les cendres, le charbon de bois, la tourbe, qui agissent comme absorbants et préviennent à peu près tout dégagement gazeux ; mais de grandes quantités de ces substances sont nécessaires à cet effet, ce qui en rend d'habitude l'usage bien peu pratique, soit à cause des approvisionnements à constituer, soit à cause du prompt encombrement des fosses auquel on aboutit. Nous retrouverons toutefois cette méthode à propos des fosses mobiles. En principe, elle est très rationnelle et certainement supérieure au point de vue sanitaire à l'emploi des substances chimiques précédemment citées dont l'action n'est que très momentanée et seulement palliative vis-à-vis des odeurs développées par les matières fécales.

Vidange des fosses fixes. — À un moment donné les fosses fixes finissent par être remplies et force est de s'occuper d'en vidanger le contenu plus ou moins liquide ou pâteux selon la proportion d'urine et d'eau ajoutée aux matières fécales. Rappelons que non seulement l'eau a été la plupart du temps déversée en quantité aussi faible que possible dans les fosses, mais encore qu'une partie a d'ordinaire filtré hors des fosses incomplètement étanches.

Le procédé primitif de vidange consiste, après un certain brassage des matières, à les enlever « à la main », avec un seau ou une sorte de large cuillère emmanchée d'un long manche, pour en remplir des tonneaux qui sont ensuite charriés jusque dans la campagne environnante, chez les cultivateurs le plus souvent. C'est ce qui se passe dans nos départements du Nord et du Pas-de-Calais, voire dans des centres de premier ordre ; il n'y a pas plus de dix ans que Lille a renoncé à cette méthode barbare qui persiste d'ailleurs dans les faubourgs de la ville. Blasius nous apprend qu'un grand nombre de localités en font également usage en Allemagne. Rien n'est mieux fait qu'une pareille manipulation pour disséminer des matières autour de la fosse, dans une partie de l'habitation, et pour empester l'air que respirent les habitants, soit chez eux, soit dans les rues où circulent les nombreux chariots qui transportent les tonneaux de vidange.

D'un autre côté, les ouvriers qui vident les fosses comme il vient d'être dit sont exposés à deux sortes d'accidents, les uns relativement peu sérieux consistant en conjonctivite avec photophobie, et en coryza, sous l'influence de l'action irritante déterminée par les sels ammoniacaux ; les autres plus graves, susceptibles d'être même mortels, dus à une intoxication par l'acide sulfhydrique et le sulfhydrate d'ammoniaque se dégageant en masse : ces derniers accidents sont connus sous le nom de *plomb*. Ils peuvent se produire à l'ouverture d'une fosse au moment du brassage des matières, et surtout lorsque les ouvriers descendent dans la fosse pour en achever le curage ou vérifier l'état d'entretien de ses parois, choses qu'à vrai dire on néglige le plus souvent de faire.

Pour éviter tout accident et atténuer à tous égards les inconvénients de la vidange, celle-ci ne devrait s'opérer qu'à l'aide de machines qui, par aspiration, font passer à l'aide d'un tuyau bien étanche les matières de la fosse dans un récipient mobile. Ce système fonctionne d'ailleurs aujourd'hui dans presque toutes les grandes villes. Ordinairement une petite locomobile fait sur place l'aspiration dans une voiture-réservoir que constitue un gros cylindre métallique où aboutit le tuyau plongé d'autre part dans la fosse ; les gaz aspirés sont brûlés dans le foyer de la machine à vapeur. D'autres fois le vide est fait d'avance, à une usine, dans les grandes tonnes métalliques : il suffit de les mettre en communication par un tuyau avec la fosse pour que les matières se précipitent dans leur intérieur.

Avec ces systèmes modernes il n'y a guère d'odeur qu'au moment où l'on met en place les tuyaux et lorsqu'on les enlève. De plus, l'ensemble de l'opération ne dure que quelques minutes.

Mais ensuite on devrait toujours, comme les règlements de Paris le prescrivent, visiter la fosse avant qu'elle ne soit refermée, s'assurer qu'elle a été complètement vidée, que ses parois n'offrent pas de dégradations visibles : or, cette inspection ne laisse pas que de pouvoir être dangereuse pour ceux qui en sont chargés.

Le système diviseur appliqué aux fosses fixes. — Afin de permettre de jeter dans les cabinets une certaine quantité d'eau pour laver les cuvettes et les tuyaux de chute, ou même pour alimenter des obturations hydrauliques, et cela sans remplir très vite les fosses et obliger par suite à des frais de vidange élevés, on a imaginé des dispositifs qui prétendent assurer l'évacuation continue de cette eau par canalisation hors de la fosse, tandis que celle-ci conserverait seulement les matières solides ou pâteuses. C'est ce que l'on appelle le *système diviseur* dont le but est d'arriver à la division de ce que l'on envoie à la fosse en une partie liquide, abondante, qu'on laisserait s'écouler d'une façon permanente, et une partie solide, la matière fécale proprement dite, que l'on retirerait seulement de temps à autre de la fosse par l'un des procédés décrits plus haut.

L'une des premières réalisations de cette méthode a été le diviseur de Dugléré qui consistait en une fosse coupée inégalement en deux par une paroi verticale à jour ; la totalité des matières arrivant dans le plus grand des compartiments, les liquides seuls devaient traverser la cloison, passer dans le plus petit compartiment et de là s'écouler dans la canalisation ordinaire des eaux ménagères. En réalité, la presque totalité des matières excrémentitielles diluées étaient évacuées, car on n'était guère obligé de vidanger le premier compartiment qu'au bout de plusieurs années de fonctionnement : donc on envoyait à l'égout un liquide extrêmement riche en matières fécales, mais cependant on entretenait au voisinage immédiat de l'habitation un foyer putride donnant lieu à des infiltrations dans le sol, parfois à des dégagements gazeux, et qu'en fin de compte il fallait bien vidanger, si rarement que ce fût.

Les objections que nous venons de formuler valent également pour toutes les fosses fixes à système diviseur, telles par exemple que les fosses Goldner et les fosses Mouras qui sont les plus connues. Toutefois, l'évacuation du liquide se faisant ici par trop plein, le tuyau de chute plonge constamment dans ce liquide et par conséquent ne livre pas passage aux gaz infects.

Nous décrirons seulement la fosse Mouras qui est assez répandue dans le midi de la France, entre autres à Bordeaux. C'est une fosse étanche à deux compartiments inégaux, toujours maintenus pleins d'eau et communiquant entre eux au-dessus de la cloison de séparation à l'aide d'un siphon. Le tuyau

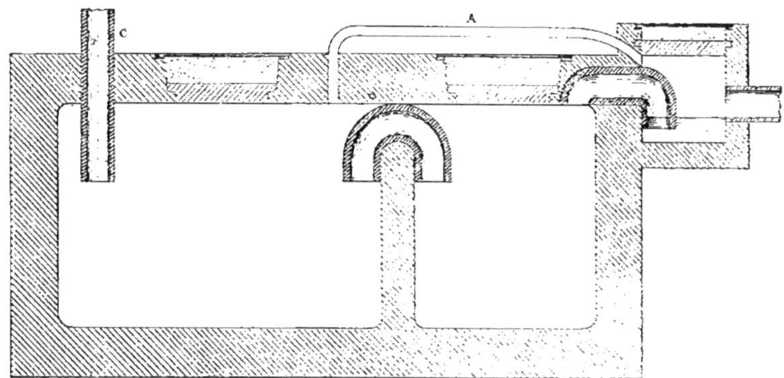

Fig. 84. — *Fosse Mouras.*

de chute *c* plonge dans le liquide du plus grand compartiment au fond duquel tombent les matières lourdes déplaçant une certaine quantité de liquide qui passe par le siphon dans le deuxième compartiment, lequel se vide à son tour par débordement au moyen d'un nouveau siphon dans un déversoir terminal. Il est certain que si la fosse est alimentée d'eau d'une manière suffisante, on finit par faire passer dans les égouts la presque totalité des matières excrémentitielles simplement diluées. On ne voit donc pas bien pourquoi on préférerait ce système à une évacuation totale, délibérée, et qui offrirait l'immense avantage d'être immédiate.

On l'a dit avec raison, le système diviseur est « l'hypocrisie du tout à l'égout. »

Pagliani, qui a proposé lui aussi un modèle de fosse à système diviseur éva-

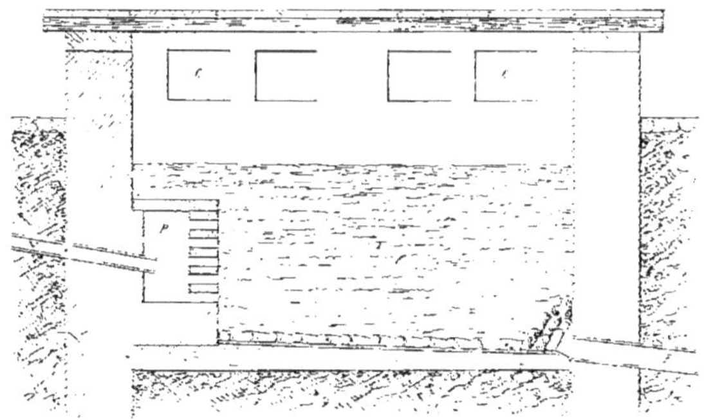

Fig. 85. — *Tranchée épuratrice de Pagliani.*

cuant comme la fosse Mouras par débordement, a imaginé de faire passer en outre les liquides issus de cette fosse par une « tranchée épuratrice » destinée à leur enlever tout caractère dangereux avant leur écoulement dans une canalisation. Nous reproduisons ci-contre la tranchée épuratrice en question qui est remplie de tourbe que traversent lentement les liquides arrivant par le conduit *r* pour s'éliminer définitivement par *e*; la tranchée, bien étanche, a 2 m. de long sur 1^m,40 de haut; elle est recouverte d'un toit, mais très largement aérée. Les liquides infects subissent une notable oxydation dans l'épaisseur de la tourbe qu'il suffit de remuer de temps en temps, de manière à ramener à la surface les couches profondes, pour qu'elle puisse servir durant une période de plusieurs mois.

Fosses mobiles (tinettes). — On désigne sous le nom de fosses mobiles ou de tinettes des récipients d'assez faibles dimensions pour qu'un ou deux hommes puissent les manipuler sans trop de difficultés et que l'on place au-dessous des sièges des cabinets d'aisances afin de recevoir le plus directement possible les matières excrémentitielles.

Ces tinettes sont emportées loin de la maison pour être vidées lorsqu'elles sont pleines, ce qui ne tarde guère si leurs dimensions sont assez restreintes par rapport au nombre des personnes qui fréquentent chaque cabinet. On voit tout de suite la supériorité de la méthode sur les fosses fixes : les matières séjournent bien moins longtemps dans la maison, et la vidange ne s'exécute pas sur place. Mais il y a encore collectionnement des matières, développement de mauvaises odeurs qui menacent l'atmosphère des locaux habités, parfois débordement des matières hors des tinettes ; l'entretien de la propreté dans les cabinets est difficile, l'usage de l'eau étant très restreint ou même impossible ; enfin manipulation et charroi incessant de ces récipients par les rues des villes. Toutefois, à condition que l'on observe certaines précautions que nous allons indiquer, un grand nombre d'hygiénistes regardent, avec raison selon nous, ce système comme le meilleur pour les localités qui n'ont pas une bonne canalisation ou qui ne disposent pas d'eau en quantité suffisante pour évacuer les matières excrémentitielles par flottaison.

Les tinettes doivent être en métal (tôle galvanisée généralement), bien imperméables, d'une contenance de 80 à 100 litres au plus, ce qui leur permet de suffire pour une dizaine de personnes pendant 8 jours (à condition de ne pas recevoir d'eau), tout en restant assez maniables.

Quand on emploie la tinette telle quelle, sans aucune substance absorbante, il est nécessaire que le tuyau de chute par lequel arrivent les matières, très court pour éviter la souillure d'une vaste surface de parois, joigne aussi exactement que possible au récipient ; et comme d'autre part on ne peut guère établir une obturation hydraulique de ce tuyau, car il en résulterait l'introduction d'une notable quantité d'eau dans les tinettes, on aura soin de le prolonger par un tuyau d'évent débouchant à l'air libre à hauteur convenable, tandis que les cabinets d'aisances, de même que dans le cas de fosses fixes, seront de leur côté en communication très large et permanente avec l'atmosphère extérieure.

Les tinettes seront déposées dans un local parfaitement clos, abrité du soleil, à parois lisses, imperméables, de manière à pouvoir supporter le débordement accidentel d'une tinette et être ensuite remises sans peine en état de propreté : le sol offrira une certaine pente pour l'écoulement des eaux de lavage ; ce local s'ouvrira d'ailleurs directement à l'extérieur de l'habitation pour rendre l'enlèvement des tinettes pleines et leur remplacement par des récipients vides aussi simple que possible. Pour la même raison le local en question sera situé au niveau du sol extérieur et jamais à un étage ; il en résulte que si l'on veut installer des cabinets aux différents étages d'une maison, il faut avoir des tuyaux de chute très longs dans lesquels, par suite de leur développement même, on ne saurait se dispenser de jeter une certaine quantité d'eau pour tenter de lutter contre la souillure progressive de leurs parois : cependant les tuyaux de chute en question sont la plupart du temps d'une révoltante malpropreté parce qu'on s'efforce de restreindre leur lavage afin de ne pas remplir trop vite les tinettes, d'éviter de les faire déborder, et en fin de compte de ne pas avoir à les manutentionner trop fréquemment. A vrai dire on n'échappe cependant pas tout à fait à ces divers inconvénients. A Heildelberg où le système fonctionne dans les conditions que nous venons de dire, on a été conduit à placer auprès de chaque tinette un récipient accessoire qui reçoit le trop plein du premier ; d'autres fois on a adopté des tinettes jaugeant plusieurs centaines de litres et qui sont placées en permanence sur roues de manière à en faciliter le déplacement lorsqu'il s'agit d'en opérer le changement.

Le transport des tinettes ne laisse pas que d'exposer les rues à être souillées par les matières qui s'échappent des récipients : il faut leur ajuster des couvercles hermétiques et les véhiculer dans des caissons bien fermés, ne serait-ce que pour ne pas trop offenser la vue et l'odorat des passants. D'ailleurs dans une grande ville la question du transport devient tellement compliquée que le système des tinettes est inadmissible.

Les tinettes une fois vidées ont besoin d'être nettoyées et même désinfectées avant de revenir dans l'habitation. Le plus simple est de les laver puis de les badigeonner intérieurement au lait de chaux.

Parmi les villes qui emploient la simple tinette que nous venons de décrire, il faut citer à l'étranger (en dehors de Heidelberg) Augsbourg, Weimar, Kiel, Greifswald, Groningue, Göteborg, Copenhague.

Application du système diviseur aux tinettes. — Dans le but de permettre un large emploi de l'eau dans les cabinets, comme moyen de lavage et comme moyen d'obturation, sans pour cela augmenter les dimensions des tinettes ou la fréquence de leurs manutentions, on a appliqué à ces récipients le système qui consiste à chercher à diviser l'ensemble de ce que l'on y déverse en une partie liquide, qu'on laisse s'écouler dans la canalisation des eaux ménagères, et une partie solide ou du moins peu fluide qui doit seule rester dans les tinettes. Cette division s'opère à l'aide d'une *tinette filtrante* (fig. 86) formée de deux récipients concentriques : l'un extérieur à parois pleines et muni à sa partie inférieure d'un orifice où vient s'ajuster le conduit de raccordement à l'égout ; l'autre intérieur, à parois percées de nombreux trous, de manière à ce que l'eau qu'il reçoit avec les matières par son orifice supérieur puisse passer dans le récipient précédent et s'écouler dans l'égout.

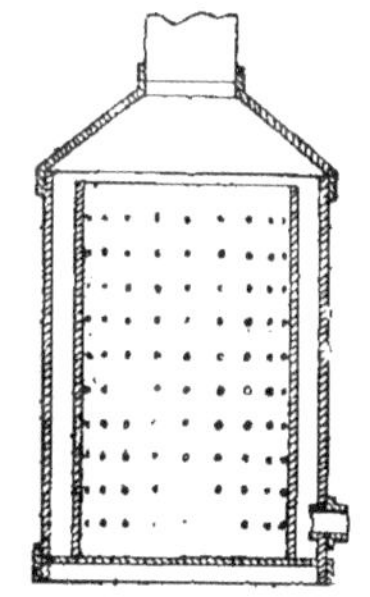

Fig. 86.
Tinette filtrante.

On a prétendu que l'on retardait la fermentation des matières fécales retenues dans le récipient le plus interne en les privant d'humidité. C'était une grande illusion. Si en effet la fermentation dans les tinettes filtrantes ne prend guère de proportions très inquiétantes, c'est qu'il ne reste autre chose dans les dites tinettes que du papier, des cheveux, des débris divers : quant aux matières fécales, peu à peu désagrégées et diluées par les liquides, elles sont évacuées finalement avec eux dans la canalisation. Ici comme avec les fosses fixes le système diviseur n'est que « l'hypocrisie du tout à l'égout ». Brouardel a constaté que l'on pouvait rester des années sans vider une tinette filtrante, et que la nécessité de cette opération était seulement la résultante de l'obstruction de tous les trous du cylindre interne de la tinette par des corps étrangers : fait dont on n'est d'ailleurs prévenu que par le débordement de la tinette.

Les tinettes filtrantes ont été cependant très répandues, notamment à Paris où on les plaçait dans le branchement particulier de chaque maison aboutissant à l'égout. On leur substitue aujourd'hui franchement le tout à l'égout.

Mentionnons ici la tinette-siphon du capitaine Augier, bien que son inventeur n'admette pas que cet appareil constitue une forme du système diviseur. Les matières, arrivant de latrines munies de chasses d'eau (fig. 87 et 88), tombent dans la tinette par un entonnoir E ; la partie consistante de ces matières gagne

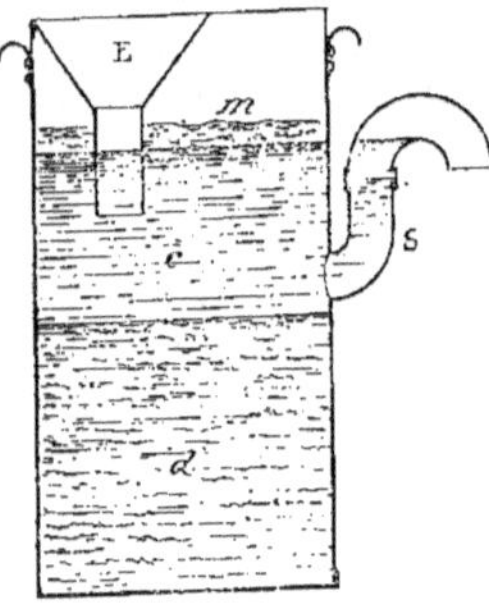

Fig. 87. — *Tinette-siphon du capitaine Augier.*

le fond du récipient tandis que le liquide est évacué par un déversoir recourbé en siphon S et s'écoule dans une sorte de chambre P, à parois imperméables, où est déposée la tinette ; la chambre P, en communication avec l'égout, peut d'ailleurs être balayée par des chasses d'eau provenant d'un réservoir spécial R au moyen d'un conduit ST. Dans l'esprit de l'inventeur ce dispositif serait employé en attendant qu'on pût recourir au tout à l'égout véritable : ce moment venu, il suffirait de supprimer la tinette siphon et de faire traverser la chambre P par un tuyau raccordant le collecteur des latrines à l'égout. Mais le fonctionnement de la tinette-siphon ne se prêtant guère plus à retenir les matières fécales que celui de la tinette filtrante elle-même, on ne voit pas très bien pourquoi on adopterait à titre provisoire la méthode du capitaine Augier plutôt que d'emblée le tout à l'égout complet.

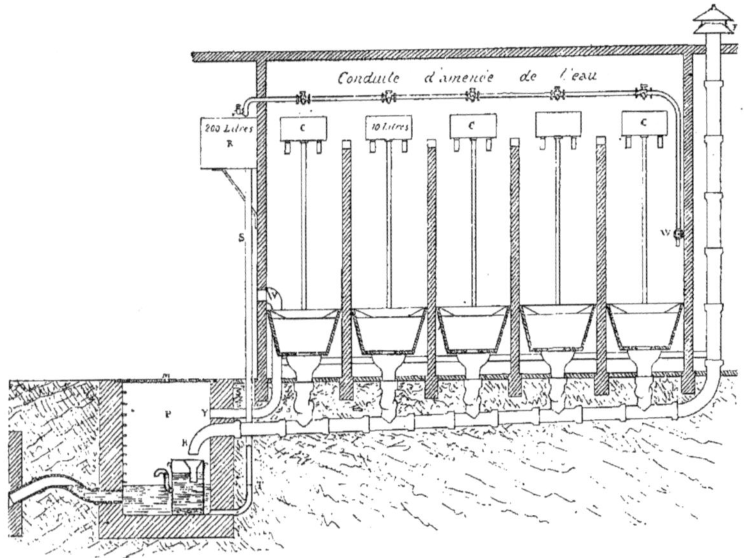

Fig. 88. — *Latrines à tinette-siphon* du capitaine Augier.

Tinettes avec substances absorbantes. — Nous avons parlé à propos des fosses fixes de la méthode qui consiste à additionner leur contenu de substances absorbantes pour entraver la fermentation des matières et prévenir le développement de mauvaises odeurs. Cette méthode a été surtout appliquée aux tinettes ou aux récipients presque quelconques qui en tiennent parfois lieu, précisément quand on a recours à la susdite manière de faire, qui est désignée sous le nom de « earth system » en Angleterre où elle a été vulgarisée il y a une trentaine d'années par H. Moule. Bien auparavant il est vrai, plusieurs agriculteurs avaient signalé les transformations subies par les matières fécales enrobées dans la terre sèche. On ne sait encore au juste quels sont les phénomènes qui s'accomplissent alors ; mais vraisemblablement, il y a plus qu'une simple absorption de liquides et de gaz ; sans doute il s'effectue aussi une nitrification par action microbienne. En tout cas, au bout de quelques semaines on ne peut plus distinguer dans le mélange les matières fécales de la terre.

Toute espèce de *terre*, sauf le sable, convient à cet usage pourvu qu'elle soit bien sèche et pulvérulente ; au besoin on la soumettrait à une dessiccation artificielle : la poussière des routes pourrait être utilisée ; toutefois la terre de jardin ferait mieux l'affaire. Dans plusieurs villes anglaises on se sert de *cendres*, mais leur pouvoir désodorisant est inférieur à celui de la terre. Il est très important que les matières fécales soient recouvertes de la substance sèche aussitôt après la défécation ; une fois les fermentations qui ont lieu à l'air libre commencées, on aura beaucoup plus de peine à obtenir un résultat satisfaisant. D'habitude on met un peu de terre au fond du récipient des matières, puis on en forme un tas à côté du siège des cabinets, et chacun y prend une pelletée qu'il jette sur le produit de son exonération. Dans l'earth-closet de Moule un déclanchement fait tomber sur chaque selle un peu de la terre sèche qui remplit un entonnoir placé au dessus du siège.

Le gros inconvénient de cette méthode est la quantité de substance sèche nécessaire : en moyenne, d'après Moule, 850 à 900 gr. de terre pour une évacuation complète, c'est-à-dire 150 gr. de fèces et 250 gr. d'urine. Mais Vallin, dans des expériences faites au Val-de-Grâce a dû employer 5 kilogr. de terre pour 1 kilogr. de matières excrémentitielles ; c'est aussi à peu près la proportion observée au camp de Wimbledon (Angleterre) où la méthode est en usage.

A vrai dire on peut, au lieu de terre sèche, avoir recours, comme on le fait à Manchester, à Glascow, aux cendres des foyers de chauffage dont il faudrait, sans cela, se débarrasser avec les ordures ménagères. D'autres fois, on cherche à séparer des matières fécales les urines qui à elles seules exigent pour être absorbées la majeure partie de la substance employée ; on pourrait dans ce cas, si les latrines dont il s'agit ne sont fréquentées que par des hommes, adopter certains dispositifs connus en Allemagne sous le nom de « closets suédois à air », reproduits en France par Bonnefin, qui font tomber les urines dans un vase distinct de celui où arrivent les matières fécales ; mais c'est là un système bien défectueux, car loin d'être un liquide négligeable au point de vue du développement des mauvaises odeurs que l'on cherche justement à prévenir. l'urine qui contient les neuf dixièmes de l'azote total excrété est au plus haut point fermentescible et les odeurs ammoniacales auxquelles elle donne naissance sont particulièrement pénétrantes et nauséabondes. L'absorption de l'urine par la terre sèche est donc aussi pressante que l'enrobement des fèces si l'on veut désodoriser d'une manière efficace.

Il en résulte naturellement que la méthode est bien difficile à appliquer à un centre de population de quelque importance où elle produirait un encombrement extraordinaire et qu'elle doit être réservée aux établissements isolés, aux villages ou aux petites villes. Dans ces conditions, Buchanan, Roth et Lex, etc., lui ont rendu bon témoignage.

Le terreau retiré des tinettes pourrait servir une seconde fois après avoir séché quelque temps sous un hangar, ce qui du reste s'accomplit sans odeur. Au bout d'un mois de séjour à l'air, la destruction de la matière organique par les saprophytes est complète dans la terre. Toutefois une telle pratique n'offre peut-être pas toute garantie quant à la destruction de germes pathogènes dont la présence est possible, et l'on jugera avec Vallin qu'il vaut mieux livrer à l'agriculture le terreau obtenu plutôt que de le ramener à l'habitation.

Au lieu de terre sèche ou de cendres, on a parfois préconisé le déversement de *tourbe* en poudre sur les matières fécales, avec la pensée d'obtenir une réelle désinfection en même temps que la désodorisation résultant de l'entrave apportée à la fermentation putride. Mais Stutzer et Burri, Fränkel et Klipstein, Gärtner, ont démontré qu'il ne fallait pas compter, en pareil cas, sur une action positivement bactéricide de la tourbe, d'abord parce que son mélange avec la matière fécale n'était pas assez intime, et en second lieu parce que la faible acidité de la tourbe disparaît promptement en présence de la fermentation alcaline de l'urine. Il est vrai qu'on peut recourir, comme Koiransky, à un dispositif analogue à celui que nous avons signalé plus haut et dans lequel l'urine est séparée des fèces qui seuls sont enrobés dans la tourbe pulvérisée. En tous cas cette tourbe désodorise au moins aussi efficacement que la terre sèche et absorbe facilement une grande quantité de liquide (8 à 9 fois son poids). Il ne faudrait pas plus de 200 gr. environ de tourbe pulvérisée par jour pour désodoriser les matières excrémentitielles d'une personne, soit 70 à 80 kilogr. par an, au lieu de 3 kilogr. de terre sèche par tête et par jour, soit 1100 kilogr. par an : on voit aussitôt quelle simplicité relative présenterait avec la tourbe pulvérisée la question de l'approvisionnement en substance sèche, et de la manutention de son mélange avec les matières fécales.

Aussi a-t-on proposé depuis quelques années bon nombre de « cabinets » à la tourbe, automatiques ou non, pour les habitations ou les ateliers qui manquent d'égouts ou ne disposent pas d'assez d'eau pour l'installation de water-closets. Nous citerons entre autres le cabinet automatique à tourbe de Dumay (fig. 89), dans lequel le visiteur en s'asseyant sur le siège détermine l'ouverture de la partie supérieure et le remplissage par la tourbe, d'un petit réservoir terminant une gaine elle-même pleine de tourbe ; quand le visiteur se lève du siège, la partie supérieure du petit réservoir se ferme, sa partie inférieure au contraire s'ouvre et laisse tomber dans la tinette environ 70 grammes de tourbe pulvérisée.

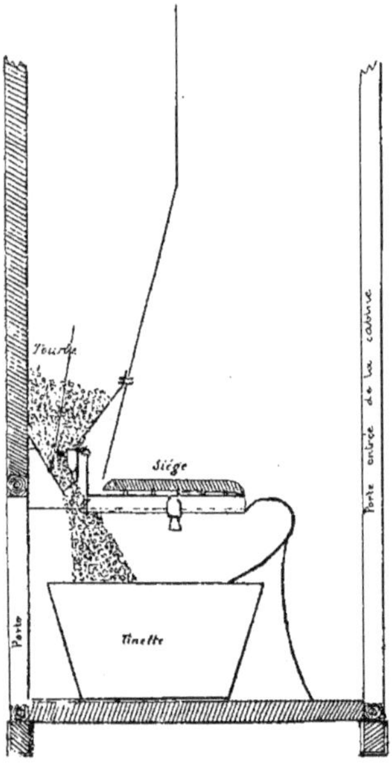

D'après Jünger, cité par Blasius, on rencontre un grand nombre de cabinets à tourbe dans les villes de Brunswick, Hannovre, Custrin, Stade, ainsi qu'à Gothenburg, Christiansund, etc.

En France, l'emploi de substances absorbantes dans les tinettes a été surtout réalisé par Goux et Thuasne de la manière suivante : une tinette métallique ordinaire est garnie intérieurement (fond et parois latérales) d'une couche de 10 à 12 cent. d'un mélange de poussières et balayures de magasins à fourrages, de paille hachée, de crottin sec, de boue sèche, etc. (fig. 90). Ce mélange (compost), un peu trop organique peut-être, est constitué plusieurs mois à l'avance

Fig. 89. — *Cabinet automatique à la tourbe de Dumay.*

et fermente avant d'être mis en service ; on l'introduit ensuite dans les tinettes et
on le foule contre leurs parois en le serrant entre elles et un moule qui occupe
le centre du récipient tant que celui-ci n'est pas mis en place. Lorsque le gar-
nissage des tinettes est fait avec soin, comme nous
venons de l'indiquer, la désodorisation des matières
excrémentitielles qui y sont reçues est très satisfaisante : on ne percevrait pas d'odeur dans les latrines
n'était que les parois du siège-récepteur et du tuyau
de chute sont souillées par les matières et ne sauraient
être nettoyées qu'à de longs intervalles puisque l'on
ne peut jeter d'eau dans les tinettes sans faire cesser
le pouvoir désodorisant du compost devenu trop humide. En raison de ce fait qui constitue d'ailleurs
un des gros défauts du système, il sera même bon
de supprimer tout tuyau de chute entre les sièges et
les tinettes, et par conséquent de ne jamais installer
de cabinets plus haut que le rez-de-chaussée des
bâtisses.

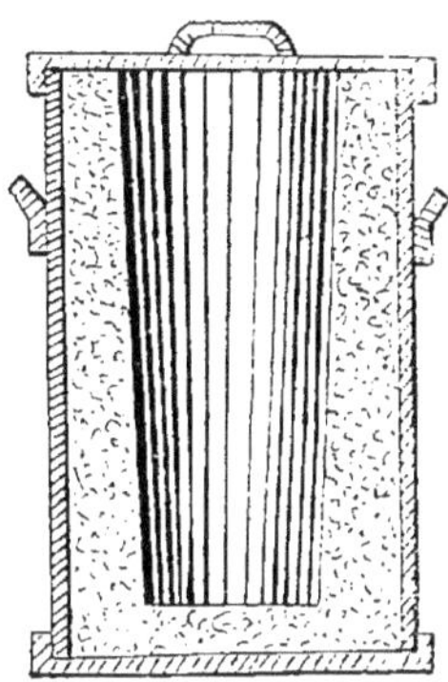

Fig. 90. — *Tinette Goux
garnie (coupe).*

Malheureusement, les entrepreneurs qui exploitent ce procédé, par négligence ou par calcul, ne
mettent le plus souvent à peu près pas d'absorbant dans les tinettes ; ils se
contentent de le figurer par un peu de paille : dès lors il n'y a ni absorption
ni désodorisation. Les latrines et leurs alentours sont empestés ; les liquides
débordent des tinettes soit au cours de leur transport, soit sur place parce
que leur enlèvement ne se fait pas régulièrement. C'est ce que l'on peut constater
dans la plupart des établissements où fonctionnent les tinettes Goux, ou soi-disant telles. Une surveillance incessante et une grande sévérité vis-à-vis des
entrepreneurs sont indispensables pour que le système reste assez salubre. Au
surplus, l'extension du dit système à de grands centres de population n'est pas
pratique en raison de la circulation de tinettes que cela nécessiterait.

Finalement, si l'usage de tinettes avec substances sèches absorbantes est plus
salubre pour les habitations que celui des fosses fixes et même des tinettes simples, il ne faut pourtant pas croire que cette méthode assure pleinement l'intégrité du milieu habité ou qu'elle fasse disparaître les inconvénients du charroi
puis de la mise en dépôt des matières excrémentitielles, sans parler des difficultés de leur destination ultime qui reste toujours un problème fort délicat à
résoudre comme nous le verrons. Jamais les cabinets d'aisances à tinettes avec
absorbants n'offriront la propreté rigoureuse des cabinets à water-closets : d'un
autre côté la manutention des tinettes et de leur contenu ne saurait approcher,
dès qu'il s'agit d'une agglomération humaine considérable, de la simplicité de
l'évacuation des matières fécales par une canalisation dans laquelle l'eau les
véhicule.

2° Systèmes séparateurs avec double canalisation.

Les systèmes séparateurs avec double canalisation comportent essentiellement
l'évacuation par conduites distinctes d'une part des matières excrémentitielles
auxquelles on joint les eaux ménagères, d'autre part des eaux pluviales ou d'arrosage (provenant des rues, des toitures, etc.), ainsi que de certaines eaux

industrielles peu souillées (eaux de condensation des machines à vapeur par exemple).

Comme on le voit, il n'est plus question ici de vidange, ou plus exactement de charroi des matières excrémentitielles à la surface du sol dans des récipients divers : ces matières quittent désormais l'habitation par voie souterraine, ce qui est assurément un grand progrès.

Le principe de la séparation des immondices en deux masses constituées comme il vient d'être dit repose sur l'attribution aux masses en question de caractères très différents : la première, formée des matières excrémentitielles et des eaux ménagères, offrant un haut degré de souillure mais un débit régulièrement médiocre par comparaison avec la seconde, c'est-à-dire les eaux de rue et les eaux industrielles, dont la quantité est susceptible de devenir temporairement énorme et qui sont considérées en revanche comme ne renfermant qu'une assez faible proportion d'impuretés. D'après ces données on comprend que l'on ait songé à ne pas faire écouler par les mêmes conduites les liquides issus de l'habitation et ceux provenant de la rue, les uns en raison de leur nocuité évidente devant être très exactement éloignés dans une canalisation parfaite mais qui n'a pas besoin d'atteindre de grandes dimensions et paraît par conséquent devoir être économique, les autres, soi-disant inoffensifs, pouvant être reçus dans des canaux à peu près quelconques, voire de simples caniveaux à ciel ouvert, mais disposés de manière à se prêter sans difficultés à des crues aussi rapides qu'abondantes. Cette manière de faire n'irait pas d'ailleurs sans procurer un avantage précieux en ce qui concerne la destination finale à donner aux immondices liquides : on n'aurait à assurer l'épuration que d'un volume restreint et constant d'eaux résiduaires très souillées (matières excrémentitielles et eaux ménagères), tandis que la masse si variable et parfois si considérable des eaux des rues et des établissements industriels pourrait, en considération de sa médiocre impureté, être déversée sans précautions préalables dans les cours d'eau du voisinage qui n'en seraient pas sensiblement altérés.

L'hypothèse fondamentale ci-dessus énoncée, à savoir la faible souillure et l'innocuité des eaux de rue et d'industrie ne va pas sans réserves ; tout au moins un tel état de choses n'est-il pas général mais dépend d'une foule de conditions locales. D'abord il est nécessaire de faire un choix parmi les eaux industrielles. Beaucoup ne sauraient être admises sans inconvénient dans des canaux quelconques et de là directement dans les cours d'eau naturels. Quant aux eaux d'origine météorique ou autre qui ont ruisselé à la surface des rues, des places, des cours, même en admettant avec Gärtner qu'elles ne véhiculent pas de germes pathogènes provenant de ces divers points, il faut bien reconnaître cependant que, dans des centres à population dense, où la voie publique est très fréquentée, elles présentent volontiers une teneur en matières organiques banales, putrescibles, qui ne saurait être indifférentes vis-à-vis de certaines rivières appelées à servir de déversoir final aux dites eaux. On devra se préoccuper dans chaque cas particulier du débit et de la vitesse du courant de la rivière dont il s'agira afin de s'assurer que la souillure des eaux de rue n'occasionnera jamais d'envasement dans cette rivière et y sera toujours suffisamment diluée, quelles que soient les circonstances météorologiques.

Du reste, à tous les points de vue, comme cela a été dit notamment au Congrès d'hygiène de Buda-Pesth, en 1894, par Bechmann et par H. Lindley, et comme en a même convenu Gärtner dans un rapport pourtant très favorable au système séparateur lu en 1897 à Carlsruhe au XXIIe congrès de l'Association allemande d'hygiène publique, ce sont les conditions locales de chaque ville, voire de chaque quartier, qui décideront de la supériorité ou de l'infériorité du système séparateur vis-à-vis du système des égouts unitaires. C'est ainsi que la séparation sera indiquée : dans une ville peu importante dont les habitations sont quelque peu disséminées, car alors les eaux ruisselant à la surface du sol et des voies de communication ont bien des chances pour être relativement peu souillées et d'un autre côté se trouvent volontiers en quantité si considérable par rapport aux eaux résiduaires de maison qu'elles augmenteraient dans une trop forte proportion le volume de celles-ci, entraînant ainsi des frais d'épuration inutiles ; quand on disposera de très grandes facilités pour se débarrasser des eaux pluviales, soit que le terrain offre des pentes très rapides pour leur prompt écoulement à la surface même du sol, soit qu'une ancienne canalisation encore suffisante existe déjà, ou que l'on se trouve en présence de nombreux cours d'eau ou canaux proprement dits auxquels il est facile de faire aboutir des conduites d'évacuation ne présentant par suite qu'un développement fort restreint. On peut encore être amené à recourir aux systèmes séparateurs avec double canalisation quand la nappe souterraine est très superficielle, que le terrain est presque absolument plat, ou enfin que la distribution d'eau qui alimente la localité est peu abondante ; dans ces divers cas des égouts unitaires de dimensions un peu considérables ne seraient pas commodes à établir, manqueraient aisément de pente ou seraient insuffisamment lavés : difficultés et défauts qui s'atténuent ou même disparaissent du moment où il s'agit d'une canalisation à petite section spécialement destinée à écouler les matières fécales et les eaux ménagères. Mais si d'ailleurs on doit établir une autre canalisation complète et très développée pour les eaux météoriques et industrielles il ne faut pas s'imaginer que l'on dépensera moins qu'en construisant des égouts unitaires ; ce sera bien plutôt le contraire ; et par surcroît on aboutira à un dispositif inutilement compliqué.

Systèmes séparateurs avec évacuation pneumatique. — Il convient de décrire d'abord à part parmi les systèmes séparateurs ceux avec lesquels la circulation dans les conduits réservés aux matières excrémentitielles et eaux ménagères a lieu grâce à une aspiration mécanique exercée sur l'air de cette canalisation.

On peut dans ce cas ne plus se préoccuper de la question par ailleurs si importante des pentes à donner à ces conduits. Mais cela ne va naturellement pas sans une grande complication de machines et d'appareils dont le fonctionnement ne saurait être à l'abri de bien des troubles. D'un autre côté ces systèmes ne comportent pas l'évacuation *immédiate* des matières au fur et à mesure de leur production dans l'habitation ; ils tendent à n'admettre que le moins de liquide possible dans la canalisation pneumatique dont il importe, pour assurer un fonctionnement économique, de restreindre les dimensions au strict nécessaire ; par suite l'installation de cabinets pourvus d'assez d'eau pour assurer une propreté suffisante est difficile ; en fin de compte on est obligé de transformer directement en engrais par des procédés artificiels les matières qui sortent de ces conduites trop peu diluées pour se prêter à autre chose. Aussi les systèmes que nous allons décrire brièvement ont-ils été justement considérés par beaucoup d'auteurs comme des variantes des systèmes que caractérisent le collectionnement et la vidange des immondices : à ce titre les systèmes séparateurs pneumatiques paraissent avoir bien mérité la réprobation de l'immense majorité des hygiénistes et l'oubli dans lequel ils sont tombés partout, sauf en France cependant.

Système Liernur. — Avec ce système une ville est partagée au point de vue de l'évacuation des matières excrémentitielles en un certain nombre de petits districts en un point central de chacun desquels se trouve placé souterrainement un assez vaste récipient métallique dit *réservoir de district :* on peut y faire le vide au moyen d'une conduite spéciale aboutissant à une usine pourvue de machines aspiratrices et vers laquelle se dirige également un *collecteur général* en fonte de 0ᵐ.20 à 0ᵐ.30 de diamètre communiquant aussi par l'intermédiaire d'un robinet avec le réservoir de district ; ce dernier reçoit d'autre part des *conduites aspiratrices de rues* (C). de 0ᵐ.12 à 0ᵐ.15. qui recueillent sur leur parcours des *branchements de maison* (B) également en fonte de 0ᵐ.10, plusieurs fois infléchis en siphon pour répartir l'action aspiratrice quel que soit le remplissage de la conduite ; ces branchements partent eux-mêmes d'un récipient métallique R (fig. 91). installé en cave et dans lequel se déversent les tuyaux de chute des latrines (et éviers) prolongés d'autre part au-dessus des toits ; le récipient en question contient une grille destinée à arrêter les corps étrangers susceptibles d'occasionner plus loin des obstructions. Pour faire fonctionner le système, on détermine le vide dans le réservoir de district. puis on ouvre les robinets qui commandent le débouché dans ce réservoir des conduites de rues : d'un seul coup l'aspiration vidange les récipients et les branchements de maison dont le contenu se précipite dans le réservoir de district. Celui-ci est ensuite mis en communication avec le collecteur général pour être vidangé à son tour. Les opérations que nous venons de décrire pourraient dit-on se répéter assez souvent.

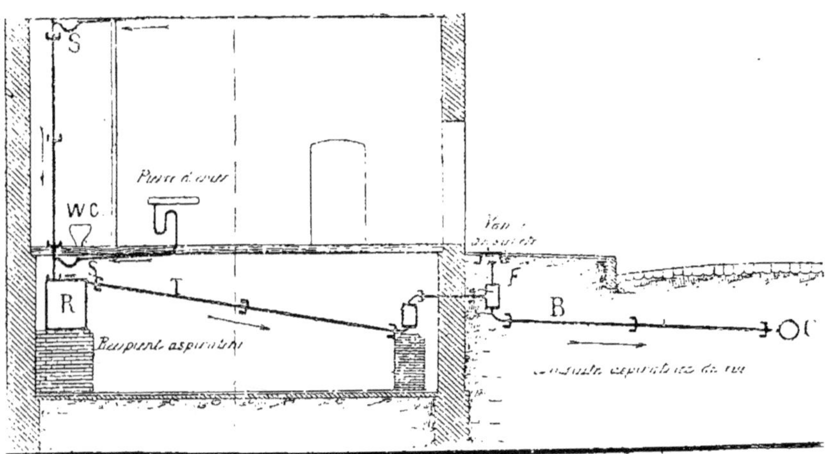

Fig. 91. — *Système Liernur. Canalisation de maison.*

Mais dans la pratique. à Trouville par exemple. elles n'ont lieu qu'une fois par 24 heures ; il est bien évident que dans l'intervalle les matières séjournent dans le récipient placé en cave au pied du tuyau de chute et dans le branchement de maison qui lui fait suite.

Primitivement le système appliqué par l'inventeur lui-même à un quartier d'Amsterdam (où le sol est absolument horizontal. présente une nappe souterraine tout à fait superficielle. et se trouve coupé de très nombreux canaux) n'admettait pour ainsi dire pas d'eau dans la canalisation des matières excrémentitielles et comportait obligatoirement l'emploi dans les cabinets d'une cuvette de construction spéciale avec coupe-air (siphon) où c'était la matière fécale qui faisait les frais de l'obturation. Bien que Liernur ait ensuite accepté d'évacuer avec les matières excrémentitielles une partie des eaux des éviers de cuisine,

Thoinot, qui est à peu près aujourd'hui le seul partisan du système Liernur, reconnaissait cependant naguère que ce système est « essentiellement *limitatif d'eau* », le taux de la quantité évacuable étant invariablement fixé et ne pouvant être augmenté une fois la canalisation établie ; aussi la société exploitant le procédé recommande-t-elle surtout pour les cabinets une « cuvette profonde » qui paraît bien être établie en vue de supprimer tout lavage puisqu'elle aurait « l'avantage qu'une fois les matières arrivées à leur niveau constant dans le siphon, elles sont éloignées de la vue, tandis que dans les cuvettes ordinaires on aperçoit les matières de près. » Ceci étant donné, et encore que la Société ait consenti à Trouville à tolérer tout autre genre de cabinets « même les water-closets », sans doute parce que l'on savait bien que les ressources de la localité ne permettaient pas d'y mettre beaucoup d'eau, nous ne voyons pas sur quoi l'on s'appuie pour prétendre que le système « vaut mieux actuellement que la réputation qu'on lui a faite et mérite autre chose que de vivre sur la légende des premières installations d'Amsterdam » (Thoinot), installations qui, comme on le sait, en échange de quelques rares partisans enthousiastes, ont valu à la méthode de Liernur l'opposition absolue de la plupart des hygiénistes français et étrangers.

Le système Liernur a été installé dans certains quartiers d'Amsterdam (renfermant environ 70,000 habitants), de Leyde et de Dordrecht il y a une trentaine d'années, un peu plus tard à l'hôpital de Hanau et dans des casernes de Prague, d'Olmütz et de Brünn. On aurait pu croire naguère que l'on n'en verrait jamais d'autre réalisation, quand en 1892 la municipalité de Trouville, séduite surtout par des conditions financières exceptionnellement avantageuses, en apparence, se décida à l'adopter après un rapport trop bienveillant de Thoinot dont le Comité consultatif d'hygiène adopta les conclusions : il est vrai que celles-ci semblaient comporter des modifications dont les plus importantes ont été totalement mises de côté. Cependant Thoinot s'est récemment déclaré satisfait du système tel qu'il existe, oubliant, en faveur de la transformation finale en vase clos des matières en une poudrette dont on ne paraît pas avoir encore le placement assuré, que selon ses propres calculs Trouville est désormais condamnée à ne pas fournir plus de 34 litres d'eau par tête et par jour à ses habitants puisque c'est la quantité maximum que la canalisation établie peut évacuer ; nous doutons fort qu'avec cela on soit jamais en mesure de jouir des « cabinets modernes hygiéniques et largement lavés par l'eau » dont on prétend que le système Liernur s'accommoderait. Au surplus on avance d'ailleurs que les cabinets reliés au système Liernur resteraient inodores même à Amsterdam où ils ne reçoivent pas plus de 2 à 3 litres d'eau par personne et par jour, croyons-nous, et où la vidange des canalisations ne fonctionne pas le dimanche.

Fait digne de remarque, six ans après l'adoption de ce système, il n'y avait à Trouville de l'aveu de Thoinot que 300 maisons sur 1800 qui fussent reliées à la canalisation ; assurément cela ne témoigne pas d'un bien grand enthousiasme de la part de la population.

Système Berlier. — Avec ce système l'aspiration est effectuée d'une manière permanente depuis une usine spéciale dans toute la canalisation qui comprend des conduites en fonte de $0^m.10$ (branchements de maison) à $0^m,30$ (collecteurs), recevant à la fois les matières excrémentitielles et les eaux ménagères, à la condition toutefois que la proportion de ces dernières soit assez faible. L'évacuation n'est pourtant pas continue. Dans la cave de chaque maison, au bas du tuyau de chute se place un récipient en tôle pourvu intérieurement d'une grille pour arrêter les corps susceptibles de donner lieu à des obstructions de conduites et au dessus de cette grille d'un arbre pourvu de palettes dont la rotation permet de malaxer les matières, de broyer certains corps ou du moins de constater leur présence ; les matières s'accumulent et séjournent d'ordinaire pendant quelques heures dans le récipient jusqu'à ce que leur niveau soit suffisamment élevé pour soulever un flotteur relié à un clapet qui dégage alors l'orifice de la conduite aspiratrice d'évacuation : à ce moment le récipient se vide tout d'un coup. Il y a d'autre part un dispositif particulier pour faire exécuter une fois par jour une chasse liquide d'une certaine importance dans le récipient, en même temps qu'on fait mouvoir le malaxeur et qu'on enlève les corps étrangers trop volumineux et trop durs. — A l'usine les matières arrivent dans des cuves réceptrices d'où on peut les refouler ailleurs.

Le système Berlier, d'origine française, n'a pas été employé à l'étranger. Longtemps il n'a eu que quelques applications limitées soit à Lyon soit à Paris (casernes, établissement divers et un certain nombre d'immeubles des VIIIe et IXe arrondissements). Depuis 1892 il a été adopté à Levallois-Perret sous la forme que nous venons de décrire et qui n'est pas tout à fait celle de ses débuts. En 1898 d'après Thoinot la canalisation de Levallois-Perret desservait un peu plus de 500 immeubles comprenant une population de 15,000 habitants (sur 45,000 que compte la ville), et elle évacuait journellement de 300 à 400 mètres cubes d'eaux vannes, ce qui correspond à une moyenne par habitant de 20 à 26 litres ; on pourrait dit-on évacuer bien davantage : il ne serait pas superflu d'en fournir la démonstration, car les chiffres que nous venons de rapporter ne sont pas de nature à donner une haute idée de la puissance du système et feraient plutôt penser qu'il s'arrange surtout d'une production d'eaux ménagères singulièrement restreinte et d'une consommation d'eau dans les cabinets qui ne saurait suffire à assurer leur propreté rigoureuse.

On dit que le système Berlier fonctionne très régulièrement à Levallois-Perret. Ajoutons, car la chose a bien son importance, que la ville est traversée par les grands égouts collecteurs de Paris et qu'elle a mis à profit son droit d'y déverser ses eaux vannes.

Système séparateur avec évacuation par flottaison. — C'est ici à proprement parler le système séparateur type, le « *separate-system* » des Anglais par lesquels il a été d'abord employé, mais qui est également appelé système Waring, du nom de l'ingénieur qui l'a appliqué en 1880 à Memphis (Etats-Unis) et dont les écrits ont particulièrement contribué à le faire connaître. En dehors de l'affectation d'une canalisation spéciale, de faibles dimensions, à l'évacuation des matières fécales et des eaux ménagères, la caractéristique de ce système est que la progression absolument continue des matières diluées dans la totalité des eaux ménagères, en quelque sorte sans limitation de la quantité de ces dernières, a lieu sous la seule influence de la pesanteur, c'est-à-dire de la pente des conduites. Ce fait comporte déjà dans le sens de la simplicité une grande supériorité sur les systèmes pneumatiques ; au point de vue exclusif de la salubrité l'absence de toute restriction à l'emploi de l'eau dans la maison et notamment dans les cabinets, d'un autre côté la continuité de l'évacuation immédiate des souillures hors de l'habitation, constituent des avantages non moins incontestables. A vrai dire nous retrouverons tout cela avec les égouts unitaires : les conditions locales qui pourront conduire à leur préférer parfois le système séparateur ont été indiquées précédemment (voir p. 368).

Encore que le système séparateur ne fonctionne pas sans chasses d'eau destinées à assurer le parfait nettoyage de ses conduites, grâce aux faibles dimensions de celles-ci ce lavage n'exige pas qu'on lui consacre spécialement une quantité d'eau aussi considérable que s'il s'agissait de grands égouts unitaires. Du même coup, ainsi que par suite de l'exclusion totale des eaux météoriques, la masse des eaux vannes qu'il faut épurer avant de s'en débarrasser est relativement modérée. Il y a là, on ne saurait le nier, deux causes sérieuses d'économie dans l'exploitation. En revanche, l'étroitesse de la canalisation doit faire craindre des obstructions susceptibles d'entraîner des frais d'entretien élevés.

Les partisans du système séparateur allèguent d'autre part en sa faveur que la canalisation où passent les matières fécales et les eaux ménagères ne communique pas forcément avec l'air des rues par des bouches d'admission et que, comme elle ne reçoit pas les eaux météoriques, on n'est pas exposé en cas de grandes pluies à voir ses liquides refluer dans les caves des maisons ou déborder dans les rivières. Mais nous montrerons à propos des égouts unitaires l'innocuité des rapports de l'air de ces conduits, supposés bien construits et bien entretenus, avec l'air des rues ; au surplus une canalisation à petite section doit être pourvue de nombreux regards de visite pour prévenir les frais de fouilles en cas d'obstruction. Nous indiquerons aussi comment on évite tout reflux des liquides de l'égout dans la maison ; quant à leur débordement dans les cours d'eau naturels lors des grosses averses, l'extrême dilution des souillures qui existe à ce moment paraît bien capable de ne pas rendre la chose beaucoup plus grave que le déversement régulier dans les mêmes cours d'eau de tout ce qui ruisselle à la moindre pluie à la surface des chaussées lorsque le système séparateur est en vigueur.

Les dispositions générales de la canalisation du système séparateur réservée aux matières excrémentitielles et aux eaux ménagères sont, soit dans la maison soit au dehors, celles qui seront décrites pour le système des égouts unitaires. Il suffit de mentionner ici que le système séparateur ne comporte que des conduites en grès de 0^m,10 à 0^m,40 ; ces faibles dimensions et la profondeur relativement peu considérable à laquelle cette canalisation doit être placée contribuent à amoindrir dans une mesure appréciable, mais qu'il ne faut pas s'exagérer, les frais de premier établissement, si d'ailleurs il n'y a pas grand chose à faire pour assurer l'évacuation des eaux de rue, comme il a été dit précédemment.

Quand on n'arrive pas à donner à l'ensemble de la canalisation des eaux ménagères et matières fécales une pente suffisante, il convient de diviser le territoire à desservir en un certain nombre de bassins ou sections (d'où le nom de *système sectionnel* donné à ce mode de répartition du drainage d'une ville), chacune de ces zones offrant un point bas où viennent se rassembler les eaux vannes ; là existe une machine de refoulement de ces eaux à un niveau supérieur d'où elles se dirigeront ensuite sous la seule influence de la gravité vers leur destination finale. Des dispositions analogues peuvent être prises dans une certaine mesure avec les égouts unitaires. Mais dans quelques villes pourvues du système séparateur on en a fait la règle et adopté dans ce but comme appareils élévatoires les éjecteurs hydro-pneumatiques de Shone (fig. 92) dans lesquels l'air comprimé fourni par une usine centrale vient agir directement sur la surface des liquides.

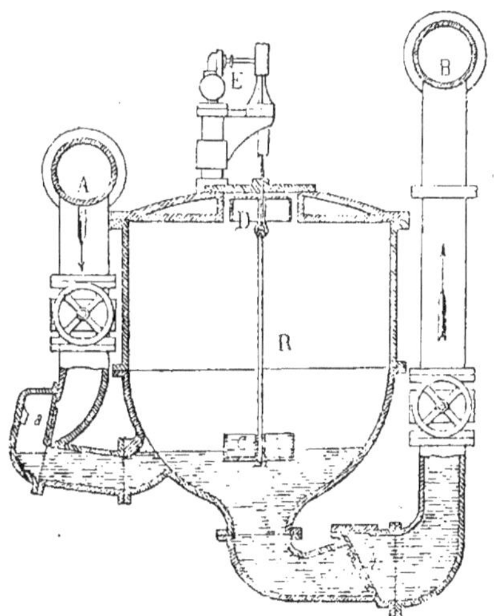

Fig. 92. — *Éjecteur hydro-pneumatique de Shone.*

L'ensemble de l'appareil placé au point bas de chaque section est une sorte de réservoir collecteur en fonte où les eaux vannes arrivent par un tuyau A en soulevant le clapet *a* et s'élèvent peu à peu dans le réservoir refoulant et comprimant l'air qui s'y trouve ; à un moment donné cet air finit par soulever la cloche D d'où action sur la tige du piston de distribution E lequel livre alors passage à l'air comprimé venant de l'usine centrale ; il en résulte un refoulement général du liquide accumulé en R qui soulevant le clapet *b* est chassé dans la colonne B jusqu'à ce que la cloche *c* n'étant plus immergée fasse opérer à la tige qui la supporte un mouvement de descente qui interrompt l'arrivée de l'air comprimé. Le clapet *b* retombe, le clapet *a* s'ouvre de nouveau et les mêmes effets se reproduisent. — Les appareils Shone seraient très robustes : on en connaît qui datent d'une dizaine d'années et n'ont pas cessé de bien fonctionner (Richou).

Le système séparateur tel qu'il vient d'être décrit, avec évacuation des matières par flottaison dans une quantité abondante d'eaux ménagères (en tout et en moyenne un volume d'une centaine de litres par jour et par personne) est compatible avec l'épuration des eaux vannes par le sol, étant donnée la dilution des excréments dans ces eaux. Il fonctionne depuis plus ou moins longtemps dans un assez grand nombre de villes anglaises du bassin de la Tamise : Oxford, Reading, Henley, Teddington, Wimbledon, Sutton, Croydon, auxquelles le comité de défense de la Tamise (*Thames Conservancy*) permet par suite d'écouler leurs eaux pluviales directement dans les cours d'eau naturels. On rencontre encore ce système à Eastbourne où les eaux de maison sont finalement envoyées en mer par des éjecteurs Shone, et à Wolverhampton et Dudley, deux grands centres manufacturiers où à vrai dire Nocht a constaté que les petites rivières qui recevaient les eaux de rues présentaient un assez fâcheux aspect. Sur le continent le système séparateur a été appliqué : en Allemagne à Göttingue, à Lichtemberg et partiellement, dans les quartiers bas, à Cologne, Postdam, Carlsbad, Pankow, ainsi que dans les quartiers élevés d'Elberfeld ; en Hongrie, à Arad ; en Italie dans la partie basse de Naples. Bechmann reconnaissant que ce mode de canalisation est appelé à rendre des services dans certains cas particuliers où ses avantages propres se trouvent répondre précisément à certaines conditions locales, l'a conseillé, avec des appareils Shone, pour Toulon ; de même en Italie Canalis pour les villes du littoral génois, et en Belgique Van Ermengem pour Ostende.

3° Système des égouts unitaires.

Ce système a pour caractéristique l'évacuation par flottaison (allemand : *Schwemmsystem*) de la totalité des immondices liquides, matières excrémentielles, eaux ménagères, industrielles et pluviales, dans les mêmes conduits ; pour cette raison ceux-ci sont appelés égouts unitaires ou encore égouts combinés ; le système est aussi très connu sous la désignation de *tout à l'égout* parce qu'il réalise le plus exactement cette formule posée depuis une cinquantaine d'années en Angleterre : « l'égout doit recevoir tout ce qui est susceptible d'être entraîné par les eaux ». L'eau représente en effet le véhicule essentiel de toutes les matières dont on se débarrasse ainsi et dont le cheminement s'opère d'une façon continue sous l'influence de la pente des conduits, sans stagnation nulle part. La quantité de cette eau, toujours grande, est très variable en conséquence de l'admission dans les égouts du produit des pluies, qui peut offrir momentanément un volume énorme lors des grosses averses : c'est surtout pourquoi il est nécessaire de donner aux égouts unitaires des dimensions assez considérables, mais non pas supérieures cependant à celles des conduits qui dans les systèmes séparateurs sont chargés d'évacuer les eaux pluviales et industrielles, d'ordinaire avec tout ou partie des eaux ménagères ; ces mêmes conduits, s'ils étaient d'ailleurs établis dans de bonnes conditions, pourraient aussi recevoir les matières excrémentitielles dont le volume comparé à celui des eaux résiduaires est pratiquement bien peu important.

L'évacuation des immondices par voie d'égouts unitaires, ou en d'autres termes le tout à l'égout, a la préférence de la très grande majorité des hygiénistes français et étrangers, sauf pour le cas où, comme il a été dit plus haut, des conditions locales très spéciales rendent plus avantageux le système séparateur ordinaire (genre Waring).

On a souvent comparé l'état sanitaire des villes avant et après l'établissement du tout à l'égout ; nous ne le ferons point parce que d'habitude ce n'est pas seulement par la création d'une canalisation que les villes s'assainissent lorsqu'elles se décident à faire quelque chose à cet égard : et alors il est difficile de discerner la part qui revient dans le résultat final aux diverses améliorations réalisées.

Les qualités intrinsèques d'une canalisation unitaire ressortiront assez de l'exposé que nous allons faire. On y verra en même temps sans peine que ce système ne comporte naturellement pas les inconvénients des systèmes précédemment étudiés.

Etablissement des égouts. — L'ensemble de la canalisation d'une ville comprend plusieurs catégories de conduites que l'on peut classer d'après leur importance croissante, du point de départ à la terminaison, en : conduites de maison (qui seront étudiées à part), égouts de rue, galeries principales, collecteurs, dont nous allons exposer les conditions générales d'installation.

Tracé. — Le tracé des égouts de rue qui, quelquefois par l'intermédiaire de branchements particuliers, reçoivent dans chaque rue les conduites des maisons situées de part et d'autre de la voie publique, correspond naturellement au tracé des rues elles-mêmes. Quant au tracé général des galeries principales et des collecteurs, quant au sens dans lequel ces canaux évacuent les eaux vannes, ceci dépend avant tout de la configuration du terrain à laquelle est étroitement subordonnée l'importante question de la pente de toute la canalisation. Si l'on a affaire à une ville bâtie sur les flancs d'une vallée, les galeries principales suivant les lignes de plus grande pente, les vallonnements le cas échéant, se dirigent vers le cours d'eau qui occupe le fond de la vallée, mais sans l'atteindre, interceptées qu'elles sont par les collecteurs qui suivent les bords du fleuve ou de la rivière ; c'est ce que l'on trouve par exemple à Londres, à Paris (fig. 93), à Francfort-sur-le-Mein. Souvent, comme dans ces deux dernières villes, les grands collecteurs ainsi placés le long de l'axe de la vallée sont doublés par des collecteurs secondaires, parallèles aux premiers, mais situés à une certaine distance à des niveaux supérieurs de manière à recueillir les eaux vannes des zones les plus élevées sans les laisser descendre jusqu'aux quartiers les plus bas : d'où une plus grande facilité à trouver de bonnes pentes pour évacuer finalement ces eaux vers l'aval, et un allègement du rôle des grands collecteurs.

Les tracés du *type parallèle* ou *longitudinal* que nous venons d'indiquer permettent de rassembler sans peine en un point donné la totalité des eaux vannes d'une ville, ce qui peut être du reste selon le cas un avantage ou un inconvénient au point de vue de leur épuration ultérieure. Il en va tout autrement avec le *type radial* qui convient d'ailleurs aux villes bâties à plat : on les divise en un certain nombre de territoires dont chacun est pourvu d'un réseau d'égouts distinct duquel part un collecteur se portant directement du centre vers la périphérie de l'agglomération urbaine ; les collecteurs ainsi établis peuvent être de dimensions relativement restreintes, étant donné la zone de médiocre étendue qu'ils desservent ; leur parcours n'étant pas bien long, il n'y a pas trop de difficultés à leur assurer une pente convenable ; enfin lorsque la ville s'accroît on

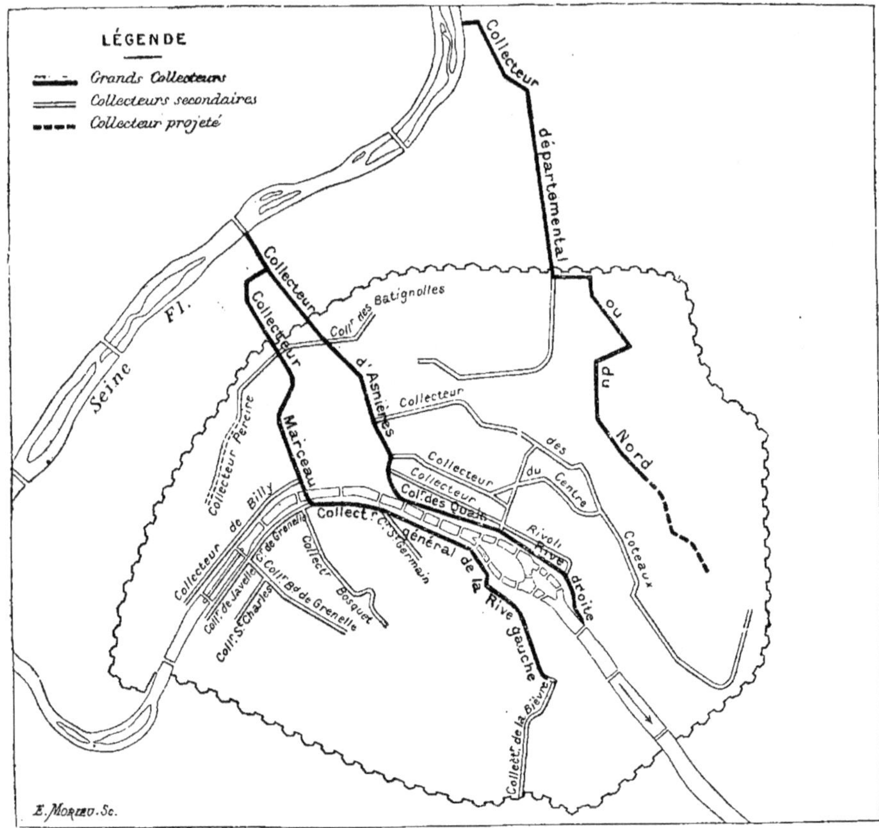

Fig. 93. — *Réseau des égouts collecteurs de Paris.*

n'a qu'à prolonger les collecteurs en augmentant progressivement leurs dimensions au fur et à mesure de l'extension des nouveaux quartiers. Le réseau d'égouts du type radial le plus connu est celui de la ville de Berlin, conçu par L. Hobrecht ; les onze collecteurs qui y prennent naissance aboutissent chacun à une usine de refoulement d'où les eaux vannes sont envoyées sur les différents domaines réservés à leur épuration. Le système donne évidemment une grande liberté quant aux choix des emplacements à cet usage.

Les égouts de rue sont placés dans l'axe de la chaussée. Quand celle-ci a plus de 20 m. de large, on installe un égout au-dessous de chaque trottoir afin de diminuer la longueur des branchements de maison.

Le tracé des égouts sera aussi rectiligne que possible, dans le but de favoriser la rapidité de l'écoulement des liquides et d'éviter les ralentissements qui donnent volontiers naissance à des dépôts. Les jonctions des différentes conduites ou galeries entre elles se feront toujours à angle aigu, dans le sens du courant, afin de ne pas rompre ce dernier.

Profondeur, pente. — La profondeur minima à laquelle doivent se trouver les égouts dépend d'abord de la profondeur où peut atteindre la gelée, soit 1 m. dans nos régions ; puis du niveau des caves que les égouts ont pour mission de drainer aussi bien que le reste de chaque maison sans jamais y laisser refluer d'eaux vannes ; au surplus il est nécessaire de pouvoir donner au branchement qui unit les conduites de maison à l'égout une pente raide. Pour toutes ces raisons Lindley estime que le radier des égouts de rue sera utilement placé à environ 4^m,50 au-dessous de la surface du sol. Cette disposition a surtout l'avantage de donner la plus grande sécurité vis-à-vis d'un reflux des eaux d'égout vers la maison et dispense dès lors de l'installation de tout appareil compliqué pour obtenir ce résultat.

Il faut assurer aux eaux vannes un écoulement assez rapide dans les égouts pour qu'elles n'entrent pas trop en putréfaction avant leur issue de la ville et aussi pour qu'elles offrent une très grande puissance d'entraînement. Le minimum de vitesse admissible à ce dernier point de vue serait d'environ 0^m,70 par seconde avec une épaisseur d'eau de 2 cm. au moins, la hauteur d'eau intervenant dans la vitesse. Celle-ci ne dépassera pas d'ailleurs 1^m,80 par seconde.

La vitesse d'écoulement des eaux encore qu'elle soit fonction de leur hauteur et de la section des égouts dépend surtout de la pente de ces canaux. La pente doit être d'autant plus forte que l'égout est plus petit, car le débit est moins régulièrement abondant que dans un grand égout. Voici d'après Brix les pentes qu'il convient de donner aux différents égouts suivant leur diamètre.

	DIAMÈTRE	PENTE		
		MINIMUM	MAXIMUM	A PRÉFÉRER
Petits égouts. . . .	0 m.20 à 0 m.30	1 : 250	1 : 15	1 : 150 à 1 : 45
Moyens.	0 m.30 à 0 m.60	1 : 400	1 : 25	1 : 250 à 1 : 100
Grands.	0 m.60 à 1 m.	1 : 1000	1 : 40	1 : 500 à 1 : 150
Collecteurs . . .	1 m. à 2 m.	1 : 3000	1 : 75	1 : 1000 à 1 : 250

Profil, dimensions. — En ce qui concerne le profil des égouts, on est d'accord pour recommander la forme générale d'un œuf debout sur sa pointe, selon la conception de J. Dupuit : c'est la forme qui avec les faibles débits permet de conserver la plus grande hauteur d'eau possible, circonstance favorable au maintien d'une bonne vitesse d'écoulement ; toutefois la différence à cet égard entre la forme ovoïde et la forme circulaire est insignifiante avec les petites sections, dit Bechmann ; en conséquence la forme circulaire, d'ailleurs plus économique parce que sous une épaisseur donnée ses parois offrent une solidité supérieure, sera employée de préférence tant que le diamètre nécessaire aux conduits n'excédera pas 0^m.40 à 0^m.60. Au delà la quantité d'eau qu'il faut faire

couler dans une conduite circulaire pour atteindre à une vitesse donnée est de
15 0 0 plus forte qu'avec un égout ovoïde. Pour les égouts ovoïdes de faibles
dimensions dans lesquels on n'a guère à circuler on peut user du profil continu
donnant comme cunette l'ensemble du radier, disposition reproduite par la
fig. 94 qui représente un égout de 2 m. de hauteur à Berlin. Quand les dimensions deviennent plus considérables, il est avantageux d'obtenir une cunette
relativement étroite en même temps qu'une banquette de circulation comme
cela a été réalisé dans le type d'égout proposé par Durand-Claye et maintenant
très répandu à Paris que représente la fig. 95. Les collecteurs enfin offrent une

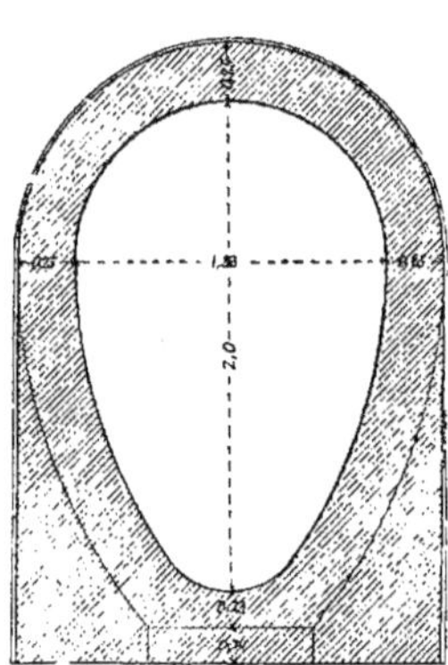
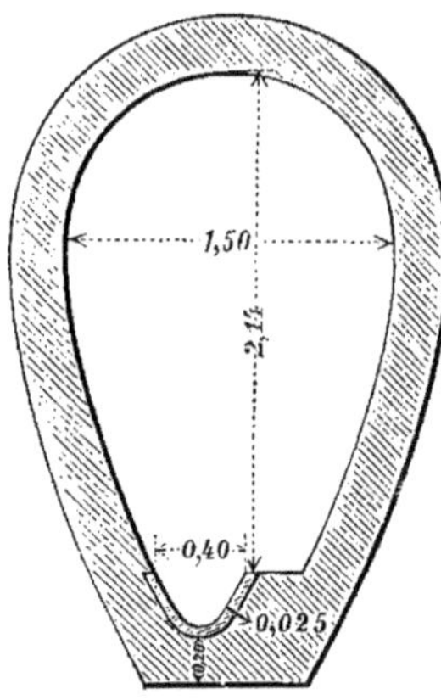

Fig. 94.— *Profil de l'égout ovoïde de Berlin.*   Fig. 95. — *Egout ovoïde moyen de Paris.*

cunette large, à côtés verticaux, ménageant une double banquette de circulation
(fig. 96).

Les dimensions à donner aux égouts dépendent naturellement de la quotité
maximum des eaux vannes qu'ils peuvent avoir à évacuer en un temps déterminé. Or, comme il a déjà été dit, il faut distinguer au point de vue du débit
deux portions dans ces eaux vannes ; la première, au total de beaucoup la
moins considérable, dont l'apport est relativement très régulier et facile à calculer d'une façon assez exacte, est essentiellement composée par les eaux de
maison (y compris les matières excrémentitielles) ; la seconde, infiniment variable à tous égards, mais qui est susceptible d'atteindre à un volume énorme,
est représentée par les eaux météoriques. La quantité des eaux provenant des
maisons est sensiblement inférieure à celle qui y est envoyée ; elle atteindra
donc au plus une centaine de litres par tête et par jour, d'après ce que nous
avons admis à propos de l'alimentation en eau (p. 121) ; or des observations
faites dans un certain nombre de villes ont montré que le maximum par heure
des eaux vannes s'écoulant dans la canalisation n'atteignait pas 7 0 0 du total :
connaissant d'ailleurs le nombre des habitants d'une ville ou plutôt d'un quartier par hectare, on trouve sans difficulté ce qu'il doit passer d'eau de maison
dans l'égout par seconde et par hectare desservi : le chiffre obtenu n'est pas supérieur à 1 lit. 50 pour les quartiers les plus peuplés d'une grande ville (800 hab.
à l'hectare), 0 lit. 75 dans les villes moyennes (400 hab. à l'hectare), et il
s'abaisse au-dessous de 0 lit. 50 dans les quartiers où la population est relativement clairsemée (moins de 250 hab. à l'hectare).

C'est là bien peu de chose à côté de l'apport éventuel des eaux météoriques même augmenté de l'eau de lavage des rues. Du reste il est inutile de se préoccuper de la hauteur d'eau de pluie qui tombe annuellement; ce qu'il importe de connaître c'est la quantité la plus grande qui est susceptible de tomber dans un temps donné et dont on doit assurer l'écoulement sous peine d'inondation des caves, ou même des rues. Selon Brix en Allemagne les égouts devraient posséder des dimensions en rapport avec une chute de pluie fournissant en moyenne 45 millimètres de hauteur d'eau à l'heure, soit 125 litres par hectare et par seconde. Mais d'ailleurs toute cette eau n'arrive pas à l'égout : une partie s'évapore, une autre est absorbée par le sol, les quantités qui disparaissent ainsi étant au surplus très variables suivant les circonstances de temps et de lieu. Brix estime qu'en fin de compte avec la chute de pluie précédemment indiquée l'égout devra recevoir par hectare et par seconde à peu près 100 litres d'eau dans les quartiers des grandes villes où l'entassement des constructions est au maximum, 75 litres dès que les maisons moins serrées possèdent des cours assez spacieuses et des jardinets, 50 litres quand on a affaire à des villas séparées les unes des autres par des jardins. Par conséquent le volume des eaux pluviales auquel il faut proportionner les égouts représente 50 à 80 fois (et même 100 fois) le volume des eaux de maison.

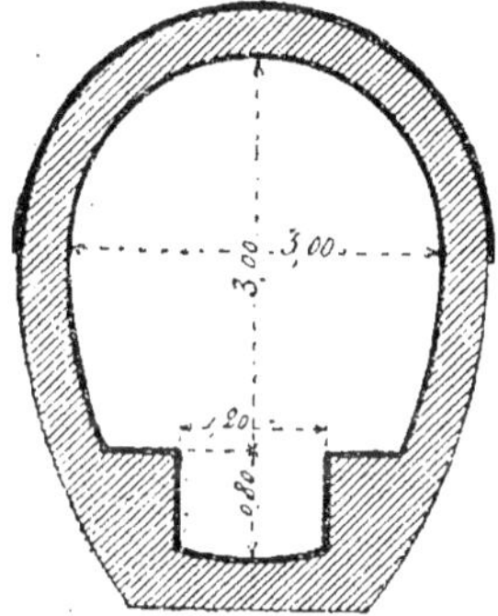

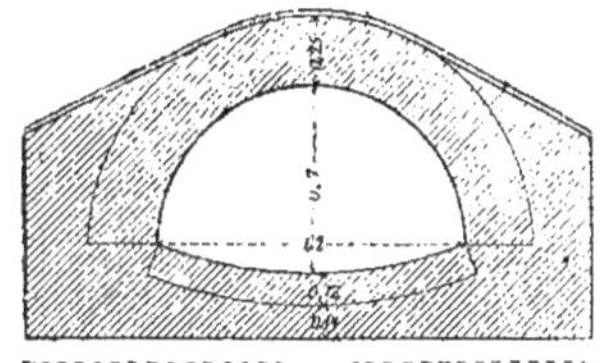

Fig. 96. — *Egout collecteur de Paris.*   Fig. 97. — *Conduite de décharge à Berlin.*

Nous ne saurions entrer ici dans le calcul des dimensions des égouts au moyen des formules spéciales qui sont exclusivement du domaine des ingénieurs et qui indiquent les rapports à établir entre la pente, le profil des égouts, la hauteur d'eau qu'ils contiennent, d'une part, leur débit d'autre part.

Conduites de décharge. — Dans les grandes villes on renonce à évacuer par les collecteurs la totalité des eaux provenant des plus fortes pluies, et des déversoirs spéciaux permettent d'envoyer alors directement aux cours d'eau naturels le trop plein des égouts. On évite de la sorte de donner à ceux-ci des dimensions très considérables entraînant de grandes dépenses, dont le seul but serait d'arriver à écouler un afflux d'eau pluviale qui ne s'observe pas plus de trois ou quatre fois par an, tandis que normalement on aurait beaucoup de peine à faire passer dans les vastes canaux en question une quantité d'eau suffisante pour y assurer l'entraînement des matières lourdes et les empêcher de former des dépôts.

Les conduites de décharge s'amorcent dans la partie supérieure de la voûte des égouts, de manière à n'entrer en fonction qu'au moment où ceux-ci sont complètement remplis. Ces conduites, contrairement à ce qui se fait pour les égouts, sont volontiers plus larges que hautes et leur radier est à peine excavé.

Leur nombre est très variable : on en installe une par 25 à 70 hectares de superficie de terrain desservi, selon les dimensions dans lesquelles on veut maintenir les égouts. Il ne faut pas que la moindre pluie, donnant par exemple 1 à 2 millimètres d'eau à l'heure mette en jeu les conduites de décharge ; mais elles peuvent fonctionner selon Brix du moment où la quantité de liquide contenue dans l'égout est au moins 5 fois plus forte que la quantité maximum provenant de la maison, c'est-à-dire, dans des conditions moyennes, avec une pluie fournissant 5 millimètres d'eau à l'heure : ce qui ne se produit guère que pendant une centaine d'heures par an.

Ce système a souvent été critiqué par les adversaires du « tout à l'égout » qui trouvent un grave inconvénient à laisser couler si volontiers aux cours d'eau naturels des liquides ayant circulé dans des égouts où passent d'ailleurs les matières excrémentitielles ; on infecterait ainsi à chaque instant les cours d'eau, dit-on, ce qui n'arriverait pas si l'on avait recours à un système séparateur d'éloignement des immondices. Or le danger est infiniment moins certain qu'on ne paraît le croire, car en somme le fait incriminé ne dure pas longtemps, ne se renouvelle pas souvent, et au moment où il a lieu le débit des cours d'eau est sérieusement augmenté, d'où une nouvelle dilution des impuretés à ajouter à celle déjà opérée dans l'égout même ; d'ailleurs de nombreuses observations ont démontré que la souillure (banale, au moins) des eaux vannes en temps normal ne différait pas sensiblement, que ces eaux reçussent ou non les matières excrémentitielles ; il convient au surplus à faire aboutir autant que possible les conduites de décharge dans des fleuves ou des rivières à débit naturel au moins 15 fois supérieur à celui des égouts ; notons enfin que les rues et la canalisation ont déjà été sérieusement lavées quand les conduites de décharge commencent à fonctionner, et que l'égout véritable a en somme évacué la portion la plus souillée des liquides qui ont été précipités, chose qui n'avait pas lieu avec le système séparateur.

Peut-être dans certaines villes, à Berlin entre autres, a-t-on cependant un peu trop escompté l'entrée en jeu des conduites de décharge qui serait plus fréquente qu'il ne convient par suite de l'exiguité relative des égouts, établis économiquement, pour la plupart en simples tuyaux de poterie.

Matériaux. — La nature des matériaux employés pour la construction des égouts dépend en grande partie du genre de profil adopté. En effet très généralement les égouts à profil circulaire sont de simples tuyautages en poterie, tandis que les égouts à profil ovoïde sont constitués par une véritable maçonnerie : ce seul fait rend déjà les premiers bien moins coûteux que les seconds.

Les conduites en poterie sont des tuyaux de grès vernissé, à emboîtement à collet, que l'industrie fournit par bouts de 0^m60 de longueur. Pour les conduites de rue ces tuyaux offrent des diamètres de 0^m22 à 0^m60 avec une épaisseur de paroi de 2 à 4 centimètres selon le calibre ; ils peuvent résister à une pression externe uniformément répartie de plus de 1000 kilogr. Leur émail est inattaquable aux acides, ils offrent une remarquable imperméabilité et leur durée paraît être d'ordinaire très satisfaisante. Ces tuyaux se posent en tranchées dont le fond est préalablement bien nivelé et au besoin consolidé par un bétonnage recouvert de sable fortement tassé, avec de petites dépressions transversales pour recevoir les collets. La pente ne doit pas être inférieure à 2 et même 3 centimètres par mètre s'il n'y a point de chasses d'eau, à 1 millimètre par mètre dans le cas contraire. Les joints seront faits avec le plus grand soin au moyen d'un mortier composé par parties égales de ciment à prise demi-rapide et de sable ; pour leur donner une certaine élasticité il sera bon d'entourer l'extrémité du bout mâle qui s'engage dans le collet d'un peu de corde goudronnée ; on achève de remplir le reste du collet avec du mortier ou de l'asphalte.

On a rarement recours à des conduites tubulaires en fonte pour les égouts de rue.

Les galeries ovoïdes quand elles n'atteignent pas de grandes dimensions sont souvent construites en béton de ciment (1 partie de ciment pour 6 à 8 de gravier) moulé dans des formes en bois ; cela fait bon usage quand on n'a pas affaire à des liquides trop acides. D'autres fois les petites galeries ovoïdes sont comme les grandes construites en pierres ou en briques bien cuites, maçonnées au mortier de ciment, dont l'ensemble, d'une épaisseur de 0m 20 à 0m 40, reçoit extérieurement une chape et intérieurement un enduit en ciment.

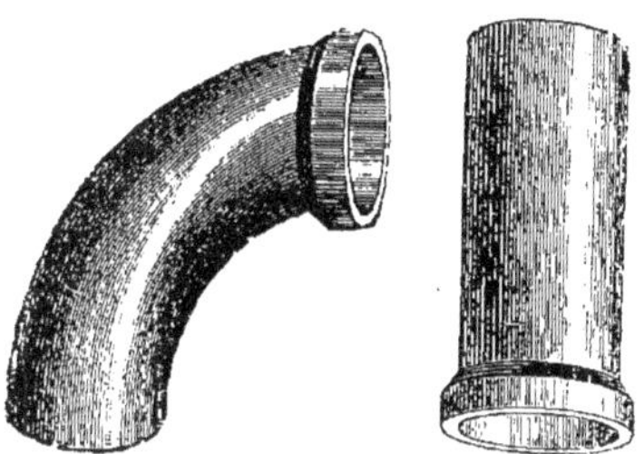

Fig. 98. — *Tuyaux de grès vernissé à emboîtement à collet.*

On a proposé d'établir des égouts en ciment armé ; mais on ne possède pas encore de renseignements circonstanciés sur la valeur de ces conduites, du moins au point de vue de leur durée.

On recherche l'étanchéité aussi parfaite que possible des égouts ; mais lors même qu'on ne la réaliserait pas du premier coup elle ne tarde pas à s'établir (hors le cas de véritable fissure de la paroi) comme l'ont démontré jadis les recherches de Wolffhügel sur les égouts en briques de Münich. Au surplus le fait de l'écoulement rapide des eaux à l'intérieur de l'égout tend à déterminer une certaine aspiration de dehors en dedans plutôt qu'une filtration de liquide vers l'extérieur. Toutefois les parois des égouts sont aujourd'hui composées de telle manière que tout échange par leur intermédiaire peut être considéré comme pratiquement insignifiant. Malgré cela la canalisation contribue à drainer le sol au sein duquel elle est enfouie ; l'eau peut circuler en effet le long des flancs des conduites ; on favorisera au besoin ce phénomène en jetant de la pierraille dans les tranchées où sont placées les conduites ; parfois même on installe de véritables tubes de drainage au niveau du radier. En tous cas la construction d'un réseau d'égouts détermine régulièrement un abaissement sensible du niveau de la nappe souterraine et assèche le sol.

Bouches d'égout et regards. — Les eaux qui ont ruisselé sur la chaussée des rues gagnent les égouts par des orifices connus sous le nom de *bouches d'égout* et qui sont placés de distance en distance dans la bordure des trottoirs notamment aux points bas des rues. A Paris où le simple égout de rue est une galerie ovoïde au moyen de laquelle on compte évacuer tous les produits du nettoyage des rues, boues, neiges, etc. (sauf les ordures ménagères), la bouche d'égout se continue librement par une sorte de cheminée verticale à laquelle fait suite un branchement très incliné qui se raccorde à l'égout comme on le voit dans la fig. 99.

Dans les villes où les boues des rues sont au contraire exclues de la canalisation, ce qui s'impose d'ailleurs lorsque celle-ci n'est qu'un tuyautage de petit calibre, il est nécessaire de munir les bouches d'égout de dispositifs ne laissant guère passer que les liquides et retenant la majeure partie des solides.

A cet effet la bouche d'égout, alors munie d'une grille, s'ouvre à Berlin (fig. 100) dans un *gully* ou puisard en maçonnerie au fond duquel la boue tombe et s'amasse tandis que le trop plein de l'eau s'échappe par un tuyau de faible diamètre dont l'entrée se trouve à mi-hauteur dans le puisard ; ce tuyau rejoint d'autre part la conduite d'égout. Quand le dépôt formé dans le puisard atteint le niveau du trop plein des ouvriers viennent retirer la boue accumulée. C'est une opération assez répugnante. On la facilite un peu en plaçant au fond du puisard un récipient métallique, mobile, à jours, dit panier ramasse boues, que l'on enlève avec son contenu d'un seul coup. On voit cet appareil dans la fig. 101 représentant un *gully* de Carlsruhe; celui-ci est d'autre part aménagé de manière à maintenir au-dessus du dépôt boueux une certaine quantité

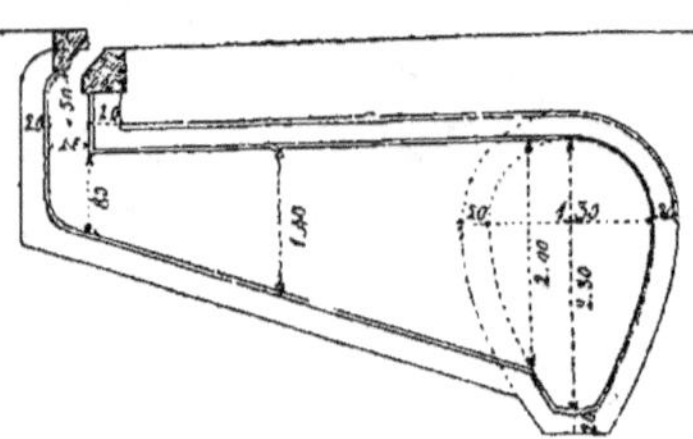

Fig. 99. — *Bouche d'égout et branchement de bouche à Paris.*

d'eau qui interrompt en même temps la communication atmosphérique avec l'égout. Ce dernier point n'a peut-être pas à vrai dire grande importance ; et la garde d'eau recouvrant les boues du puisard ne suffit probablement pas toujours à empêcher les mauvaises odeurs qui prennent naissance du fait de la putréfaction des matières en partie organiques ainsi collectionnées.

En somme les *gullys* représentent au point de vue sanitaire un notable inconvénient des canalisations à petite section.

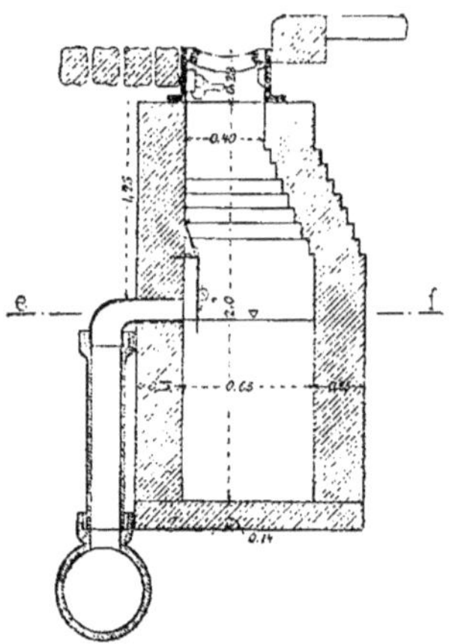

Fig. 100. — *Puisard d'une bouche d'égout (Berlin).*

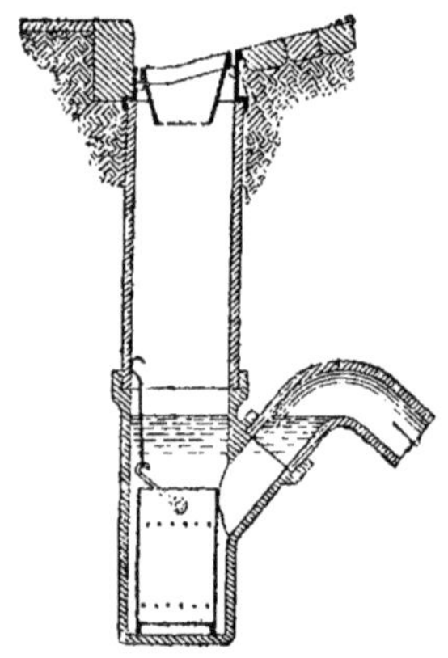

Fig. 101. — *Puisard d'une bouche d'égout (Carlsruhe).*

Des *regards de visite* permettant l'inspection de la canalisation doivent être placés en divers points de celle-ci.

Le regard est essentiellement une cheminée verticale à parois maçonnées, de largeur suffisante pour livrer passage à un homme, qui est creusée au milieu de la chaussée et atteint l'égout ovoïde par sa voûte ; d'autres fois la cheminée a son orifice supérieur dans le trottoir et on arrive d'autre part à l'égout par un bran-

chement à peu près horizontal qui s'étend du fond du trou d'homme à la paroi
latérale de l'égout.

Avec les canalisations à petite section, dans lesquelles les ouvriers ne peuvent
pas circuler, il faut multiplier les regards de visite et en établir surtout aux
changements de direction, aux jonctions. Le trou d'homme est placé juste au-
desus de la conduite qui en occupe le fond sous forme de demi-tuyau ou simple
caniveau découvert.

Au niveau du sol les regards sont fermés avec un tampon en fonte, d'ordinaire
perforé pour laisser passer de l'air.

Lavage et curage des égouts. Réservoirs de chasse. — Dans les égouts les
mieux établis, le courant habituel plus ou moins continu et abondant des seules
eaux de maison et de rue ne suffit pas pour entraîner exactement toutes les impuretés dont les plus lourdes finissent toujours par se déposer en quantité plus
ou moins considérable en divers points de la canalisation. Pour empêcher la
formation de ces dépôts ou pour les faire disparaître, ce qui importe absolument
au maintien de l'activité de la circulation des eaux vannes, il faut avoir recours
à un certain nombre de procédés de nettoyage.

Les plus simples consistent à déterminer un lavage énergique des conduites
en y précipitant tout d'un coup une masse d'eau proportionnée à leur calibre :
c'est ce que l'on appelle une *chasse d'eau*, que l'on obtient en vidant brusquement dans l'égout l'eau collectée à cet effet dans un réservoir de capacité convenable installé en tête ou sur le parcours de la conduite. D'après certains ingénieurs un réservoir de chasse devrait contenir une quantité d'eau égale au
dixième de celle qui remplirait la longueur d'égout à nettoyer, ou du moins
sa cunette s'il s'agit d'un égout ovoïde. Les réservoirs de ce genre peuvent
s'ouvrir par des vannes, c'est-à-dire des portes que l'on manœuvre à la main.
Mais plus souvent ils se vident spontanément à intervalles déterminés au moyen
d'un siphon à amorçage automatique, suivant le procédé imaginé par Rogers
Field et qui est au reste une application du principe du vase de Tantale.

La plupart des appareils en usage pour produire les chasses automatiques
sont des siphons à cloche (ou siphons annulaires) plongeant dans l'eau des
réservoirs ; le niveau de celle-ci s'élevant peu à peu à l'intérieur de la cloche,
c'est-à-dire dans l'espace annulaire (formant courte branche du siphon) qui est
compris entre la cloche et le tube central qu'elle coiffe, l'air se comprime dans
le tube central (longue branche du siphon) jusqu'au moment où il peut s'en
échapper soudain par la partie inférieure, rompant ainsi l'équilibre et déterminant par aspiration la brusque précipitation de l'eau dans le tube central par sa
partie supérieure.

Parmi les siphons de ce genre qui ne diffèrent en somme que par le dispositif
assurant spécialement l'amorçage nous citerons : celui de Geneste-Herscher
(fig. 102) qui a été très employé et dans lequel, quand la surface du liquide s'abaissant par l'effet de la compression à l'intérieur de la longue branche du siphon
atteint le niveau de l'extrémité inférieure du tube *b*, l'air s'échappe brusquement
par ce tube en chassant la petite quantité d'eau qui s'y trouve, d'où aspiration
du liquide du réservoir dans le tube central du siphon ; le tube *r* permet d'y
rétablir la pression atmosphérique pour amener le désamorçage ; — celui d'Adams
(fig. 103), plus simple, où l'air refoulé peu à peu dans la longue branche du
siphon finit par s'échapper tout à coup au dehors en chassant devant lui, grâce
à un rétrécissement du tube, la portion centrale du liquide qui lui faisait équilibre ; l'eau du réservoir est alors entraînée à travers le siphon dans la longue

branche duquel la pression atmosphérique se rétablissant ensuite grâce à un petit tube latéral fait cesser l'amorçage en temps utile; — celui de la maison Flicoteaux où l'air se comprime dans la cloche jusqu'à ce qu'il chasse l'eau contenue dans le petit tube; ce phénomène se produit au moment où la hauteur

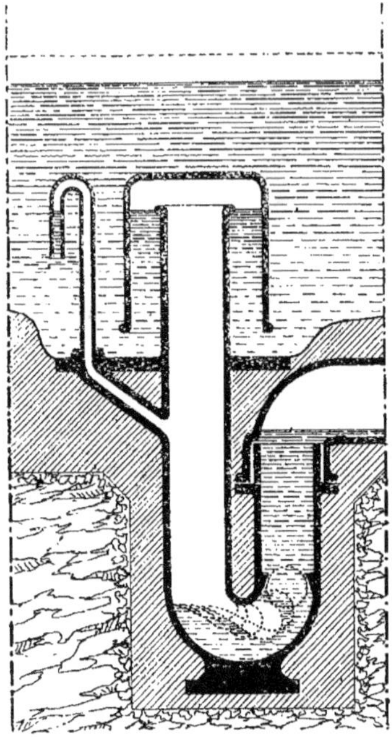

Fig. 102. — *Siphon à amorçage automatique d'Adams.*

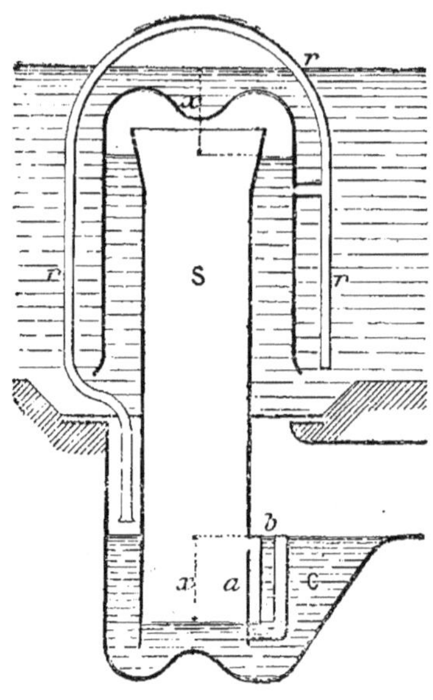

Fig 103. — *Siphon à amorçage automatique de Geneste-Herscher.*

de l'eau du réservoir amène la détente; alors l'eau se précipite dans le tube central jusqu'à ce que le réservoir soit vide.

Les réservoirs de chasses, suffisants tant que l'on a affaire à des égouts tubulaires à petite section, devront recevoir le secours d'autres moyens de nettoyage du moment où il s'agit d'égouts ovoïdes d'un diamètre supérieur à 0m60. C'est pourquoi Bechmann demande que de ce calibre on passe sans transition à la galerie de 1m,90 au moins de hauteur qui permet une facile circulation des ouvriers appelés à mettre en œuvre les procédés dont il va être question.

C'est d'abord la vanne mobile qui épouse le profil de la cunette de l'égout et derrière laquelle l'eau se met en charge tout en passant d'ailleurs avec force au-dessous de la vanne ainsi que sur ses côtés; la sphère légère que l'on engage dans les conduites en siphon, au diamètre desquelles elle est légèrement inférieure, et qui longe la paroi supérieure de ces conduites tandis que l'eau coule avec force entre la paroi inférieure et la boule elle-même; les wagons-vannes et les bateaux vannes, qui ne circulent que dans les collecteurs et portent un panneau mobile formant vanne dans la cunette des galeries; enfin les raclettes et autres outils manœuvrés à la main.